Guke
Zhuanke Huli

湖南省专科护理领域岗位规范化培训教材
重庆市专科护理领域岗位规范化培训教材

骨科
专科护理

—— 周阳　张玉梅　贺爱兰　高远　主编 ——

U0231539

化学工业出版社
·北京·

本书主要介绍骨科护理概论，骨科病房的设置与管理，运动系统解剖，骨科常用诊疗技术，骨科患者护理评估、常见症状及护理，骨科患者常用药物及护理，麻醉护理，围术期护理，骨折概论，严重创伤早期并发症护理，上肢骨折患者护理，手外伤及断肢（指）再植患者护理，下肢骨折患者护理，骨盆及髋臼骨折患者护理，脊柱骨折与脊髓损伤患者护理，关节损伤患者护理等内容，还附有湖南省骨科专科护士资格认定培训临床实践与评价指引、综合评价、临床综合能力现场评价表等考核评价内容。本书图文结合，力求贴合临床、突出重点。

本书既可作为骨科专科护士资格认定培训教材，又适合骨科护士阅读。

图书在版编目（CIP）数据

骨科专科护理 / 周阳等主编 . —北京：化学工业
出版社，2020.6（2024.10重印）
ISBN 978-7-122-36637-5

Ⅰ.①骨…　Ⅱ.①周…　Ⅲ.①骨科学-护理学　Ⅳ.
①R473.6

中国版本图书馆 CIP 数据核字（2020）第 073311 号

责任编辑：戴小玲	文字编辑：李　媛
责任校对：边　涛	装帧设计：史利平

出版发行：化学工业出版社（北京市东城区青年湖南街 13 号　邮政编码 100011）
印　　装：北京天宇星印刷厂
710mm×1000mm　1/16　印张 29　字数 582 千字　2024 年 10 月北京第 1 版第 8 次印刷

购书咨询：010-64518888　　售后服务：010-64518899
网　　址：http://www.cip.com.cn
凡购买本书，如有缺损质量问题，本社销售中心负责调换。

定　　价：99.00 元

编写人员名单

主　编： 周　阳　张玉梅　贺爱兰　高　远

副主编： 彭伶丽　谭晓菊　成湘红　秦梅兰

编　者：（排名不分先后）

周　阳　中南大学湘雅医院
张玉梅　陆军军医大学第二附属医院
贺爱兰　中南大学湘雅医院
高　远　中国人民解放军总医院第一医学中心
彭伶丽　中南大学湘雅医院
谭晓菊　中南大学湘雅二医院
成湘红　中南大学湘雅三医院
秦梅兰　湖南省人民医院
常文杰　中国人民解放军总医院第一医学中心
陈　洁　中南大学湘雅医院
陈　游　长沙市第四医院
陈玉娥　中国人民解放军总医院第一医学中心
丁瑜欣　中南大学湘雅医院
郭　琴　陆军军医大学第二附属医院
何　洁　陆军军医大学第二附属医院
何永琴　陆军军医大学第二附属医院
何远艳　永州市中心医院
胡志辉　联勤保障部队第 921 医院
姜鲜银　中南大学湘雅医院
李彬彬　岳阳市一人民医院
李佳惠　中国人民解放军总医院第一医学中心
李　群　长沙市第四医院
李小燕　中南大学湘雅医院
李　玉　陆军军医大学第二附属医院
李凯霖　中南大学湘雅医院

林　丹　中南大学湘雅三医院
刘　敏　中南大学湘雅三医院
刘明明　中南大学湘雅护理学院
刘　萍　中南大学湘雅二医院
刘青丰　岳阳市二人民医院
罗丹清　南华大学附属第二医院
罗　宏　中南大学湘雅三医院
罗爽英　湖南省人民医院
罗迎春　长沙市第三医院
满　亚　湖南省肿瘤医院
彭德艳　中南大学湘雅医院
彭芳敏　中南大学湘雅医院
秦　瑕　陆军军医大学第二附属医院
佘　盼　中南大学湘雅医院
苏曼曼　中南大学湘雅医院
谭丽萍　郴州市第一人民医院
汤　慧　南华大学附属长沙中心医院
王　灿　中南大学湘雅医院
王　玲　中南大学湘雅二医院
王卫星　中南大学湘雅二医院
王文丽　中南大学湘雅二医院
王玉花　湖南省肿瘤医院
吴婷婷　陆军军医大学第二附属医院
吴欣欣　中国人民解放军总医院第一医学中心
肖昌慧　南华大学附属第一医院
肖　婷　湘潭市中心医院
肖　霞　中南大学湘雅二医院
杨昌凤　陆军军医大学第二附属医院
杨　驰　中南大学湘雅三医院
杨佳琪　中南大学湘雅医院
杨　倩　娄底市中心医院
易德坤　陆军军医大学第二附属医院
易　鑫　陆军军医大学第二附属医院
尹罗娟　湖南中医药大学第一附属医院
余　婕　中南大学湘雅医院
喻　蓉　长沙市第三医院

袁辉辉　娄底市中心医院
曾必云　中南大学湘雅医院
张锦华　张家界市人民医院
张雅妮　陆军军医大学第二附属医院
张　燕　中南大学湘雅护理学院
赵兴娥　中南大学湘雅二医院
钟　平　中南大学湘雅医院
朱方惠　长沙市中医医院（长沙市第八医院）
邹晓慧　中南大学湘雅医院
左晓兰　湖南省人民医院
彭　婧　中南大学湘雅医院
申　婷　中南大学湘雅三医院

秘　书：姜鲜银　苏曼曼　曾必云

主　审：胡懿郃　中南大学湘雅医院

序

近年来，我国的护理事业得到了快速蓬勃的发展，在为人民群众提供安全、高效的专业服务中发挥了重要作用。专科化是护理专业化发展的重要体现，也是未来护理学科发展的方向。

2007年，原卫生部印发了《专科护理领域护士培训大纲》，针对重症监护、手术室、急诊、器官移植、肿瘤5个专科护理领域，就培训对象、目标、时间、内容、考核等进行了规定，对指导我国专科护理领域的培训工作发挥了重要作用。随着护理学科的不断成熟，我国专科护理领域不断拓展，目前已涵盖20多个领域。为进一步提升专科护理人才培养培训质量，中华护理学会也一直在培训课程设置、培训效果评价以及培训基地建设等方面完善制度、加强管理，并积极为国家相关政策和制度的出台建言献策。

为紧跟护理专科化发展趋势，促进骨科专科化人才培养，中南大学湘雅医院组织人员调查了全国29个省、市、自治区的342家医院共计5020名骨科医护人员，较全面地了解了临床一线工作者对骨科专科护士资格认定培训的期望和需求。为更好地开展骨科专科护士的培养工作，本书主编联合了全国多个骨科专科护士资格认定培训基地编写完成，既包括了骨科基础知识、各亚专科疾病护理等，也包括穿支皮瓣、加速康复外科等新的理念和技术进展；既涵盖骨科常用仪器的应用与管理，也包括了专科护理教学等。该书内容全面、实用、前沿，不仅适用于骨科专科护士的培训，也可用于护理院校在校学生的专业知识拓展培训。

相信本书一定能够成为骨科护理从业人员的良师益友。也希望，未来各省（市、区）专科护士资格认定培训基地能够在加快我国专科护理人才培养中发挥更大的作用，为助力"健康中国"建设做出新的、更大贡献！

吴欣娟

2020年1月16日

前·言

专科护士在护理实践中扮演协作者、教育者、临床专家、研究者和管理者等多重角色，是专业领域发展的领军人物。专科护士能充分发挥护理工作者的专业价值，对规范护理行为、提升护理水平和服务质量具有深远影响。发展专科化的护理已成为许多国家临床护理实践发展的策略和方向，也是《全国护理事业发展规划（2016—2020年）》的重点任务。

骨科专科护士资格认定培训是指护士经骨科护理领域的系统化培训后，接受骨科护理相关认证组织开展的考试和认证，获得较高理论水平和实践技能的过程。目前，国内专科护士资格认定培训研究多集中在 ICU、急诊、手术室、糖尿病和肿瘤等方向，而对骨科专科护士资格认定培训研究尚处于起步阶段。为造就一支更高、更精、更尖的骨科专科护理人才队伍，湖南省联合北京市、重庆市共 23 家医院通力合作编写这本湖南省和重庆市专科护理领域岗位规范化培训教材之《骨科专科护理》，以期为省级乃至国家级骨科专科护士资格认定培训基地开展骨科专科护士资格认定培训、发展骨科专科护理提供借鉴和参考。

本书在已开展多期骨科专科护士资格认定培训并总结临床教学工作、临床带教经验的基础上，参阅了大量相关文献，结合新技术、新理念、新进展编写的包括骨科患者基本护理、专科技能、常见疾病护理、危重症处理、临床教学等 27 章，内容贴近临床、图文并茂、重点突出，并增设"知识拓展"版块，分享前沿的学术观点和技术发展，以期与读者进行深度的探讨。

本书在编写过程中，得到了中南大学湘雅医院、陆军军医大学第二附属医院、中国人民解放军总医院、湖南省等 23 家医院护理部、科室主任及医生的悉心指导和帮助，在此，全体编委向各位致以最崇敬的谢意。同时，参考和借鉴了许多文献资料，谨在此一并向作者表示深切的谢意。但由于地域差异、专业能力和学术水平有限，难免有疏漏之处，敬请各位专家和读者朋友们谅解并惠予批评指正。

编　者
2020 年 1 月

目•录

第一章 ▶▶ 骨科护理概论

骨科护理是在现代医学模式和护理观指导下，根据骨科患者的身心、社会、文化需要，以人的健康为中心，以护理程序为框架，提供优质的个体化整体护理。

第一节 · 骨科专科护理的形成与发展

随着人类社会的进步和医学的发展，骨科护理伴随着现代护理学及骨科学的发展而逐渐形成并不断发展。

一、骨科专科护理的形成

（一）国外

19 世纪中叶，现代护理学的鼻祖——英国的南丁格尔率领 38 位护士奔赴战场为伤员护理，启蒙了创伤护理。

1975 年，英国骨科护理协会（BAON）和美国护士协会（ANA）合作发表了骨科护理的定义："对患有急性和（或）潜在性骨骼肌肉功能障碍的个体提供护理"。

2001 年，国际骨科护理合作协会（International Collaboration of Orthopaedic Nurisng，ICON）成立，目前已经发展成跨越 4 大洲和 13 个国家（含中国）的国际协会。它是一个国家性和区域性的骨科护士协会的联盟，通过促进教育、研究和循证实践方面的战略伙伴关系，来推动全世界骨科护理的发展。

（二）国内

1. 骨科护理专著出版

1981 年，《创伤骨科护理学》问世，它是我国骨科护理的第一本专著，也是经典之作；1995 年，《骨科护理学》引进了护理问题这一概念；1999 年，《实用骨科护理学》融入了祖国医学辨证施护及以患者为中心的整体护理理念；2004 年，《实用专科护士丛书·骨科分册》以临床护理为重点、护理管理与教学为辅助、护理科研融入其中，成为中华护理学会推荐的专科护士培训用书之一。此后，骨科护理相关书籍如雨后春笋般相继出版。2013 年，《骨科护理查房》《常见关节外科疾病功能康复指导》出版，并配有光碟，深受护理人员和患者喜爱。

2. 骨科护理学术组织成立

1999 年，中华护理学会骨科护理专业委员会成立。2009 年，中华医学会骨科分会护理学组成立。之后，部分省、自治区、直辖市相继成立骨科护理专业委员会和学组。湖南省医学会骨科学专业委员会护理学组于 2013 年成立，是全省医学会首个护理学组。骨科护理学术组织的成立，为广大骨科护理人员提供了良好的学术交流平台。

3. 骨科护理专科实践

在此，重点介绍骨科护理专科门诊。上海市第六人民医院于 2005 年在国内率先开设了骨科护理咨询门诊，2013 年又开设了骨科疑难伤口护理门诊。此后，南京市、广州市、漳州市等地相继有医院开设骨科护理门诊，为患者提供护理咨询、健康教育、用药指导、伤口换药、拆线和辅助器械使用等。但是出诊护士资质有待提高并统一，且需完善专科护理门诊质量控制体系。

二、骨科专科护理未来发展趋势

1. 老年骨科护理需求增加

中国在 2001 年就已开始进入了老龄化社会，老龄化所带来的骨科疾病也日渐增多，如老年骨质疏松与骨折、骨关节病以及糖尿病所致的肢体坏疽、骨肿瘤（特别是转移癌）等疾病，均需要提供一系列的护理服务。

2. 疾病谱或病种的改变及非生物材料的应用所带来的护理需求增加

随着交通业的发展，创伤患者明显增加，且来势凶猛，医院需提供迅速、准确、果断、有效的护理。另外，由于生活水平的提高带来饮食结构的改变，如因嘌呤代谢紊乱引起的痛风性关节炎发病率也逐渐增加。还有各专业的相互渗透、相互推动，如类风湿病外科治疗涉及骨科及免疫学科、血友病外科治疗涉及骨科及血液科等，要求骨科护士掌握交叉学科及边缘学科的护理知识。特别是非生物材料的应用，如人工关节置换等，需要护士掌握非生物材料在体内植入的相关知识。

3. 康复医学的崛起将拓宽护士的职能

可以说"所有的骨科问题都与康复有关"。康复医学的宗旨是减少、减轻和防止病残发生。康复的理念应融会贯通于骨科护理工作的全过程，即从开始抢救或治疗就应着重于患者的功能保持和恢复，应尽可能将病残率降低到最低程度，使患者能够早日返回社会，自食其力。

第二节 · 骨科专科护士定位与培养

一、骨科专科护士的定位

1. 相关定义

专科护士（Specialty Nurse，SN）是指在某一特殊或者专门的护理领域具有较高水平和专长的专家型临床护士。

高级临床专科护士（Advanced Practice Nurse，APN）是指在某一专业领域受过进一步和（或）特定专业教育并具有实践经验的注册护士，能评估、诊断、治疗个体、家庭、社区存在的和（或）潜在的健康问题的复杂反应，从事预防疾病、保持健康方面具有高水准的专家型技能水平的护士，能执行超越一般注册护士功能范畴，并在医生的监护下为患者提供初级照护和治疗。

临床护理专家（Clinical Nurse Specialist，CNS）是指具有较高的护理学学历，在护理某一专科或专病领域内，具有较高水平的理论知识和实践技能，在对个人、家庭、社会人群存在的和潜在的健康问题综合反应的诊断和处理中，能够进行全面的健康评估和展示高水平、自主的专业技能，能制定管理急、慢性病和增进健康的临床决策的高素质护理人才。该类人才集教育、研究、管理、领导、顾问的临床角色于一身，在与护理人员、医生、医技人员以及影响健康领域的其他人士的协作关系中行使职责。

2. 骨科专科护士角色定位

骨科专科护士是指在骨科护理领域具有较高水平和专长的专家型临床护士。其角色定位：

（1）护理者、计划者　对患者实施预见性护理，准确、动态评估其心理、生理和社会需求；对危重、疑难、大手术，尤其是高龄患者，随时监测病情，制定切实可行的护理措施，因人、因病施护。

（2）教育者、咨询者　向患者及其家属进行健康教育与咨询；言传身教，带教各层次的实习生、进修生及在职培训人员，向提问者提供最新的权威建议。

（3）协调者　与骨科相关学科专业人员做好协调，提高团队合作效能。

（4）研究者、改革者　开展护理科研，钻研专病专护，发展专科护理；不断运用并探索护理新模式，改进护理用具和方法，使护理从技术向科学和艺术发展；探索专科相互渗透性疾病及合并症的护理方法。

（5）维护者　维护患者及人类健康。护理对象从个体向家庭和群体发展；护理目标从护理疾病向预防疾病和促进健康发展；护理方法从强调提供照顾向协助患者自我照顾发展。

（6）管理者　参加相应的护理管理委员会，参与护理质量评价和卫生经济学分析。

二、骨科专科护士的培养

美国骨科专科护士包含骨科护士、骨科护理医生、骨科护理专家，都必须通过美国专科护理认证监督委员会（ABSNC）下于1986年成立的骨科护士认证委员会（ONCB）的认证考试。

我国骨科专科护士培养仍处于起步阶段。最初的骨科专科护士培训起源于2007年，由广东省卫生厅与香港医管局联合培训。直至2010年，广东共派出84名骨科护士赴香港进行为期10个月的骨科专科护士培训。

2012年10月，以省级卫生厅主导，委托省护理学会遴选出的骨科专科护士培训基地落户于苏州大学附一院，江苏省骨科专科护士培训开班。此后，北京、上海、河北、安徽、重庆、山西、江西、广东、贵州及湖南等省、直辖市组织了骨科专科护士资格认定培训。但全国尚未统一培训标准。可喜的是，由湖南省骨科专科护士培训基地牵头，对全国342家医院的5020名医护人员进行问卷调查，以期了解骨科专科护士资格认定培训的期望和需求，其研究结果发表在《中华护理杂志》，希望能为全国骨科专科护士资格认定培训提供循证支持。

三、骨科专科护士的能力要求

1. 具有扎实的医学、护理理论与技能水平

尤其是与骨科密切相关的解剖学、生物力学、影像学、骨科疾病诊断与治疗等知识；熟练掌握骨科疾病护理常规、常用护理技术、危急重症的处理、康复护理等技能。

2. 具有全面的临床综合能力

包括评估、观察、沟通、照护与康复指导能力等。

3. 具有较好的专业发展能力

清晰的职业规划并能适时调整；一定的教学素养和科研基础；较强的团队意识；良好的协调能力。

四、如何才能成为一名骨科专科护士

1. 自主性发展

自主性发展是指通过教育、专业经验与专业团体功能发挥和运作，使护理人员获得应有的专业知识、技能与态度，提高综合素养，并与道德伦理标准及法律结合而达到专业服务水准。其过程因人和环境而异，可以通过自学、学历教育、参加培训班、阅读文献，学习的内容不局限于护理，包括医疗及交叉学科；还可以从工作中向护理同行、医生等与护理工作相关的人员学习，不断总结经验与教训。

2. 参加骨科专科护士资质培训

骨科专科护士资格认定培训是指护士经骨科护理领域的系统化培训后，接受骨科护理相关认证组织的考试和认证，获得较高理论水平和实践技能的过程。通过全脱产培训2～3个月，系统学习专业课程，进行临床实践，培养专业发展能力，从而提高护理核心能力。

（贺爱兰　佘盼）

第二章 ▶▶ 骨科病房的设置与管理

第一节·建筑布局

1. 病房

由于骨科患者行走不便，治疗过程中常需借助平车或病床转运，使用拐杖、助行器、轮椅等辅助工具辅助行走。因此，骨科病房的建筑布局应满足其专科要求，即在普通病区的基础。病房门等通道无障碍、宽敞，病床能整体通过，卫生间门宽度能够保证轮椅进出；走廊两侧设扶手等安全设施；病房、走廊地面材质减噪、防滑、易清洁；病房的宽度应保证病床与墙壁垂直摆放时，床尾端通道净宽≥1.5m。

2. 辅助用房

由于骨科患者治疗的特殊性，辅助用房在普通外科病区的基础上增设石膏室。石膏室与换药室邻近，空间宽敞，便于医生做骨折复位及石膏固定；室内干、湿分区，石膏绷带专柜存储远离水源，保持干燥；石膏操作台与水池并排设立，方便石膏浸泡、制作托，水池下方设滤网，下水道开口应大于普通开口，以防浸泡石膏后，水中石膏颗粒沉积而堵塞管道。

第二节·设施设备

骨科病房专科性强，在普通外科病区的基础上增加骨科专科设施设备，包括多功能骨科牵引床、电钻、牵引架、牵引锤、换药床、石膏床、石膏剪、石膏锯、间歇充气加压设备、皮温测量仪、冰敷机，以及功能训练用具、肌力运动训练设备、关节被动活动度器、矫形用具等骨科康复设备。

第三节·人力配备

护理人力资源是一个人力的数量、素质、人才结构、职称结构以及护理临床、教学、科研等功能发挥和利用的综合管理概念。护理人力配置应遵循以下原则。

（1）根据《医院实施优质护理服务工作标准（试行）》（卫医政发［2010］108号）中要求：依据护理工作量和患者病情配备护士，病房实际床位数与护士数的比例应当≥1∶0.4，三级甲等医院达到1∶0.6，每名责任护士平均负责患者数量不超过8名。一级护理患者数量较多的病房，护士配置应当适当增加。

（2）按照科室护理工作量配置护士数量的计算公式（参考《实用医院护理人力资源管理学》）：

$$护士数量=\frac{病房床位数×床位使用率×平均护理时数}{每名护士每日工作时间}+机动人数$$

注：机动人数是指因正常缺勤而在一般编制人数基础上另增加人数；床位使用率＝占用床位数/开放床位数；平均护理时数＝每病区24h护理总工时/该病房患者总数。

（3）按照医院实际情况配置　根据医院的性质、规模、护理工作特点、患者需求、疾病轻重缓急、医学发展、实际工作需求等因素配备护理人员。

第四节·质量控制

护理质量控制是为保证护理过程和结果质量达到护理质量标准而采取的护理质量检查活动，是护理质量保证的基础，在护理质量管理中起着重要的作用。

一、质量控制的目的

通过采取预防措施来排除质量形成的各环节、各阶段产生问题的原因，从而控制偏差和提高质量。

二、质量控制的措施

1. 制订质控指标

质控指标包括结构、过程和结果三种指标。

（1）结构指标　护患比等。

（2）过程指标　评价护理行为结果及护理过程的各个环节的质量。骨科专科护理过程质量控制指标包括：肢体血液循环评估准确率、神经功能评估准确率、疼痛评估准确率、体位护理合格率、肌力评估准确率、康复行为训练准确率等。

（3）结果指标　衡量患者护理结局的最终质量。骨科专科护理结果质量指标主要包括：外固定并发症发生率、高风险患者呼吸道梗阻发生率、静脉血栓栓塞症（Venous thromboembolism，VTE）发生率、患者满意度等。

2. 设定质量目标

设定原则参照 Katz &Green（1992）建议，涉及生命危险层面 99%～100%，技术层面 91%～95%，记录或态度层面 85%～90%。同时不能低于各等级医院和所在医院的目标值，又能适配护理组的能力水平。

3. 质控监测

重点是数据的收集，它是质量管理的主干。包括成立质量控制小组、确定数据来源的途径、进行数据收集和分析。

三、质量持续改进

持续改进是基于质量控制数据的质量改进过程，在全面护理质量管理的基础上，注重过程管理和环节质量控制，是护理管理的核心。质量持续改进常用的工具有品管圈（QCC）、根本原因分析法（RCA）、失效模式与效应分析法（FMEA）等。

第五节 · 医院感染防控管理

医院感染是指住院患者在医院内获得的感染，包括在住院期间发生的感染和医院内获得出院后发生的感染；不包括入院前已经存在的感染或入院时已经处于潜伏期的感染。医院工作人员在院内获得的感染也属于医院感染。常见病原微生物以金黄色葡萄球菌、G⁻杆菌、无芽孢厌氧菌等细菌为主。本节仅介绍骨科医院感染防控，提到的医院感染并不仅仅是指骨关节部位的感染，还包括在骨科住院期间发生的其他部位感染。

一、医院感染分类

1. 按病原体来源分
① 内源性医院感染：病原体来自患者体内和体表。
② 外源性医院感染：病原体来自于患者机体以外的环境。

2. 按感染部位分
呼吸系统感染、骨关节感染、手术部位感染等。

3. 按致病菌分
① 致病微生物感染：包括各种病毒、细菌、真菌或者寄生虫引起的感染。
② 机会/条件致病微生物感染：条件致病微生物是指人体内正常的菌群，机会致病微生物是指广泛存在于自然界中的如真菌、病毒、原虫等，只有当机体免疫力低下等情况才会致病。
③ 多重耐药细菌感染：由于抗生素的广泛、长期使用导致的对多种抗生素耐药的病原菌引起的感染，如耐甲氧西林金黄色葡萄球菌（MRSA）、耐万古霉素肠

球菌（VRE）等导致的感染，发病率和病死率都较高，应是医院感染监控和防范的重点。

二、医院感染防控

1. 监测指标

指标包括医院感染抗菌药物漏报率≤20%；抗菌药物使用率<50%；常规物品消毒灭菌合格率100%；接触黏膜的医疗用品细菌总数≤20cfu/g 或 100cm²，不得检出致病微生物；接触皮肤的医疗用品细菌总数≤200cfu/g 或 100cm²，不得检出致病微生物；骨科相关环境空气细菌菌落总数：普通手术室、普通保护性隔离室、ICU、无菌区≤200cfu/m³，注射室、换药室、普通病房≤500cfu/m³。骨科物体表面细菌菌落总数：普通手术室、普通保护性隔离室、ICU、无菌区≤5cfu/m²，注射室、换药室、普通病房≤10cfu/m²。医护人员手卫生细菌菌落总数与相同环境下的物体表面标准一致。医疗废物的处理参见国家《医疗废物管理办法》细则。

2. 组织实施

医院感染防控小组由科室主任、护士长、本科感染防控医生及感染防控护士组成。负责本科室医院感染的各项工作，根据本科室的疾病特点制定管理制度，并组织实施，发现医院感染病例应及时填写医院感染上报表上报医院感染管理科，有效监督科室各类感染控制环节，降低科室医院感染的发生率。

3. 有效隔离

隔离技术是指利用各种手段切断传播途径，防止微生物在患者、医务人员等媒介中扩散。由于感染源和易感宿主很难控制，因此隔离是控制感染传播的主要措施。隔离的种类包括：①根据疾病类目而采取的隔离预防系统（A 系统）；②以不同疾病特点采取的隔离预防系统（B 系统）；③体内物质隔离系统；④普遍预防；⑤标准预防。其中，较常用的有 A 系统和标准预防。

（1）A 系统　包括 7 个类目。①严格隔离：预防高传染性、致死性的疾病，如气性坏疽等。隔离标志为黄色。②接触隔离：预防可通过接触传染的疾病。骨科常见的有各种细菌感染如金黄色葡萄球菌、各种耐药菌感染引起的大面积皮肤、软组织伤口感染（坏疽、坏死性筋膜炎/蜂窝组织炎等）等。隔离标志为橙色。③呼吸道隔离：预防经空气短距离传播的疾病。隔离标志为蓝色。④消化道隔离：预防经消化道传播的疾病。隔离标志为棕色。⑤结核隔离：隔离标志为灰色。⑥血液-体液隔离：为防止直接或间接接触传染性血液和体液而发生的感染，如艾滋病、梅毒和病毒性肝炎等。隔离标志为红色。⑦引流物-分泌物隔离：防止因直接或间接接触传染性脓液及分泌物的传染，包括轻度皮肤软组织感染和关节感染等。隔离标志为绿色。除了第⑥、第⑦类不要求入住隔离室外，其余类目均尽可能入住隔离室进行隔离。

（2）标准预防　将普遍预防和体内物质隔离系统的许多特点进行综合，认为患者的血液、体液、分泌物、排泄物均具有传染性，需要进行隔离。无论是否存在明显血迹、污染，是否接触非完整的皮肤与黏膜，只要接触上述物质者，就必须采取防护措施。其特点是：①强调双向预防，防止疾病从患者至医护人员之间的双向传播；②既要防止血源性疾病的传播，也要防止非血源性疾病的传播；③根据疾病的主要传播途径来采取隔离措施。

（李玉 易德坤 吴婷婷 张玉梅）

第三章 ▶▶ 运动系统解剖

　　解剖学是骨科知识体系的基础，也是更好地理解专科护理、康复技能的关键。作为骨科专科护士，应对运动系统解剖学方面的知识有较好的掌握。本章主要针对脊柱各节段、骨盆、四肢关节及其相关部位的肌肉、神经、血管等解剖学知识进行了阐述，还结合了一些临床医护要点，以供读者更好地学习与探索。

第一节·骨科解剖基本术语

一、解剖学姿势

　　也称为标准姿势，即身体直立，面向前方，两眼平视正前方，双足分开，与肩同宽，足尖向前，双上肢下垂于躯干两侧，掌心朝前。在描述任何解剖结构或位置时都应以此标准姿势进行描述。

二、人体的轴和面

　　在解剖学姿势的基础上，为了更好地描述、分析关节的运动和某些解剖结构的三维位置，解剖学家设置了 3 条轴和 3 个面（图 3-1）。

　　（1）轴　包括垂直轴、矢状轴和冠状轴。关节沿冠状轴进行的运动称为屈或伸，两骨间角度减小的运动称为屈，反之为伸。关节沿垂直轴进行的运动称为旋转，朝前内的运动为内旋，反之为外旋。

　　（2）面　包括水平面、矢状面和冠状面。关节沿矢状面进行的运动称为外展和内收，远离矢状面的运动称为外展，反之为内收。

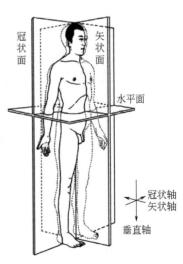

图 3-1　人体的轴、面

三、方位术语

（1）上和下　近颅者为上，近足者为下。在四肢解剖的描述中，通常又将上和下称为近端和远端。

（2）前和后　凡是离身体腹部平面比较近的称为前侧，反之为后侧。同时，前侧和后侧又被描述为腹侧和背侧。

（3）内侧和外侧　以正中矢状面为参照，距离其远者为外侧，近者为内侧。在四肢解剖的描述中，通常又将外侧和内侧称为桡侧/腓侧和尺侧/胫侧。

（4）其他术语　浅和深是以体表为参照，靠近体表者为浅，反之为深。

第二节·脊柱

一、脊柱大体解剖

脊柱共含 26 个椎骨（33 节脊椎），其中颈椎 7 节（C1～C7），胸椎 12 节（T1～T12），腰椎 5 节（L1～L5），骶骨和尾骨则分别由 5 节骶椎和 4 节尾椎融合而成。脊椎的一般骨性结构包括：椎体、椎弓（椎弓根和椎板）、各种骨性突起（横突、棘突、肋突、乳突）以及脊椎孔（椎孔、椎间孔、横突孔）。脊柱侧面观是一个"S"形曲线，其中颈、腰段为前凸，胸、骶尾段为后凸。正常人的脊柱的正后面观呈一条直线，若非直线即可怀疑存在脊柱侧凸，也称脊柱侧弯，是一种冠、矢状和水平面上的三维畸形。脊柱存在＞10°的侧方弯曲即可诊断为脊柱侧弯。脊柱的椎管是由椎体和椎弓间的椎孔所串联构成，内纳脊髓（图 3-2）。脊柱各节段与其他解剖结构的对应关系见表 3-1。

表 3-1　脊柱各节段与其他解剖结构的对应关系

脊柱节段名称	相应结构	脊柱节段名称	相应结构
C2～C3	下颌	T7	剑突
C3	舌软骨	T10	脐部
C4～C5	甲状软骨	L1	脊髓末端
C6	环状软骨	L3	主动脉分叉处
C7	隆椎	L4	髂嵴
T3	肩胛冈		

二、脊髓

（1）脊髓大体形态（图 3-3）　脊髓位于椎管内，分为颈、胸和腰骶尾段三个功能区。颈膨大处发出臂丛，腰骶膨大处发出腰骶丛。成年男、女脊髓平均长度约为45cm和42cm。与脊髓相连的前后神经根汇合形成脊神经，经由相应的椎间孔出椎管。

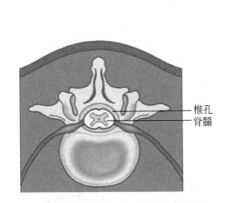

图 3-2 脊柱上面观（椎孔和脊髓）

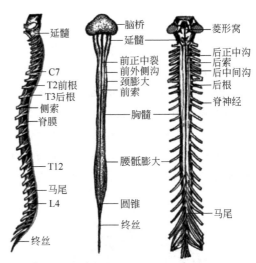

图 3-3 脊髓大体形态（侧、前、后面观）

（2）脊髓内部结构

脊髓由灰质和白质构成。脊髓横切面中央有一细小中央管，外绕"H"状的灰质。灰质前部为前角，后部为后角。白质被脊髓的纵沟分为前索、外侧索和后索。白质由众多纤维束构成，包括上、下行纤维束，这些纤维束是脊髓与大脑间及脊髓各节段间的联络纤维，一般按其起止位置来命名。

① 灰质前角：灰质前角运动神经元细胞群可分为内、外侧核。内侧核支配颈部和躯干的固有肌，见于整个脊髓。外侧核仅见于颈膨大和腰骶膨大节段，支配四肢肌肉。

② 灰质中间带和后角：脊髓胸段和腰段 L1～L3 可见明显中间外侧核即侧角，由交感神经节前神经元细胞体组成。后角尖部腹侧有后角固有核，主要接受来自躯干、四肢的浅感觉冲动。

③ 白质纤维束：包括上、下行纤维束。A. 上行纤维束即感觉传导束，主要有以下传导束。a. 薄束和楔束：位于后索内侧，传导来自身体同侧肌肉、关节的本体觉和皮肤精细触觉。如后索发生损伤，患者闭目时可导致身体摇晃倾斜，易跌倒。b. 脊髓小脑束：包括后束和前束，均位于外侧索，主要传导来自下肢和躯干下部的本体觉。c. 脊髓丘脑束：包括位于前索和外侧索前部的前束和侧束，主要传导粗触觉、痛觉、温觉。B. 下行纤维束即运动传导束，主要有以下传导束。a. 皮质脊髓束：该束在下行过程中沿途发出的纤维主要位于同侧前角运动神经元。皮质脊髓束

损伤时，由于前角运动神经元失去上运动神经元控制而呈现释放状态，表现为痉挛性瘫痪。b. 红核脊髓束：对支配肢体远端屈肌的运动神经元有兴奋作用。c. 前庭脊髓束：主要兴奋躯干和肢体的伸肌，并参与身体平衡调节。

三、脊柱骨解剖

（1）颈椎骨　颈椎的椎孔呈三角形，7个椎孔连接构成颈段椎管，内纳颈髓。相邻椎骨的椎间切迹组成椎间孔，内有神经根通过。颈椎是头部活动的平台，是脊柱中最灵活的部分。颈椎的运动包括前屈、后伸、左右侧屈和左右旋转。正常成年人的颈椎最大活动度一般为：前屈或后伸70°，左右侧屈均各50°，左右旋转各90°。

① 寰椎（C1）：寰椎无椎体无棘突，其椎体处代以前弓（图3-4）。包括C1在内的7个颈椎均有横突孔，横突孔是横突前后结节围绕而成，其内通过椎动脉、椎静脉和神经。横突孔周围病变如钩突增生等，易压迫椎动脉产生相应症状。

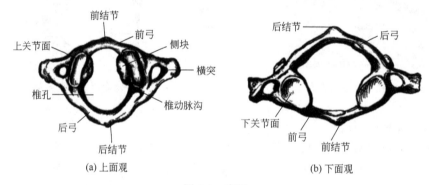

图 3-4　寰椎

② 枢椎（C2）：其下部与其余颈椎椎体基本相同，而上部则具有齿突等独特结构（图3-5）。棘突从C2开始出现（C1为后结节），一般除C7外，其他颈椎棘突呈分叉状。枢椎是颈部活动枢纽，其骨折发生率较高，多为齿突骨折，可分三型：Ⅰ型为齿突尖骨折，Ⅱ型为齿突颈或基底部骨折，Ⅲ型骨折延伸至枢椎体部（图3-6）。

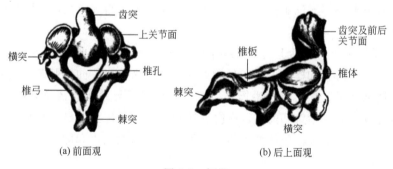

图 3-5　枢椎

③ 第 3～7 颈椎（C3～C7）：C3～C7 椎体的横径大约为矢径的 2 倍，椎体上面两侧缘隆起为钩突，其与上位椎体侧缘形成钩椎关节（图 3-7）。钩突与其外侧横突孔等部构成钩突横突关节突复合结构，C7 横突孔内只有椎静脉通过。C3～C7 椎管部分由细变粗，一般而言，若此段矢径<12mm，横径<17～19mm，即考虑颈椎椎管狭窄（C1、C2 横径<16～17mm）。

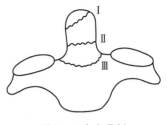

图 3-6 齿突骨折

（2）胸椎骨 胸椎总共 12 个，主要特点包括：①椎体横切面呈心形；②椎孔较小，呈近似圆形；③椎弓根较短且细；④关节突接近额状位，不易发生脱位；⑤棘突细长，向后下方伸出，上下呈叠瓦状；⑥横突呈圆柱状，其末端有肋凹，与肋骨结节构成关节（图 3-8）。总体而言，胸段椎管较小，且较其他节段更易发生椎管内肿瘤。

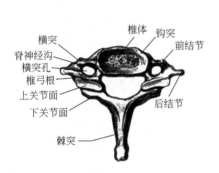

图 3-7 第 7 颈椎上面观

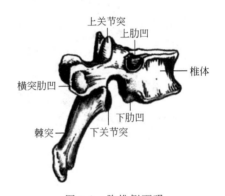

图 3-8 胸椎侧面观

（3）腰椎骨 腰椎椎骨体积最大，自 L1～L5 逐渐增大。腰椎上关节突和横突常作为椎弓根螺钉内固定术的定位标志。椎间孔侧入路内镜术则是经椎间孔进行操作的。

（4）骶尾椎骨 骶骨原有 5 个骶椎构成，骶骨正中线两侧有两排骶孔，骶神经由此孔穿出，尾骨原由 4～5 块尾椎融合而成（图 3-9）。当人体处于中正坐位时，主要由坐骨结节负重，尾骨不受力。

四、脊柱的关节与连结

（1）颈椎关节与连结

① 寰枕关节：由寰椎侧缘关节面和枕骨髁构成，是两个关节组成的联合关节（图 3-10）。寰枕关节在横轴上可做头的屈伸运动，范围约为 45°，矢状轴上的侧屈运动范围则很小。

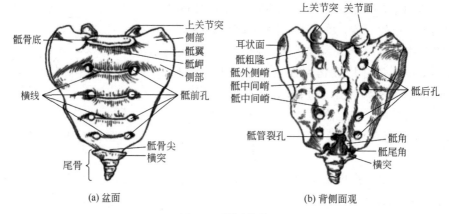

(a) 盆面　　　　　　　　　　(b) 背侧面观

图 3-9　骶尾椎骨

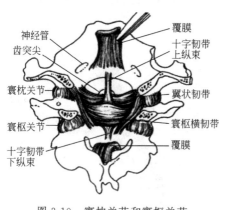

图 3-10　寰枕关节和寰枢关节

② 寰枢关节：由位于中间位置的两个车轴关节和侧方的两个摩动关节构成，前者包括寰椎及其横韧带与齿突前后关节面形成的关节，后者为寰、枢椎两侧关节突构成的关节（图 3-10）。寰椎横韧带是维持寰、枢椎稳定的主要韧带，也是枕颈部最强大的韧带，该韧带发生断裂后可逐渐导致寰椎前脱位，甚至使椎管内脊髓受压。寰枢关节主要负责枕颈部的旋转，寰椎骨折后，寰枢椎间的屈伸和侧屈运动幅度会大致增加 90% 和 40%，但旋转运动不受到明显影响。

③ 钩椎关节：由颈椎椎体侧缘的钩突与相邻上椎体下关节面侧方的斜性凹面构成（图 3-11）。钩椎关节的功能在于限制颈椎侧屈，并能在一定程度上阻止颈椎间盘髓核的脱出。颈椎前屈位时，钩椎关节的应力较后伸位可增加 50% 左右。30% 以上中老年人的钩椎关节存在退变，尤其是 C4～C6，主要表现为骨赘增生。

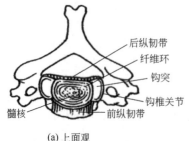

(a) 上面观

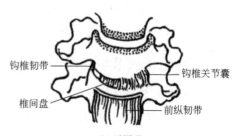

(b) 后面观

图 3-11　钩椎关节

④ 颈椎间盘：由外周的纤维软骨环和内部的髓核构成。C1 和 C2 间的椎间盘缺如。椎间盘发生退变时，其高度降低，可导致钩椎关节等部位关系紊乱而发生骨质增生。另外，髓核若发生突出，可能向侧方游离至钩椎关节后方，对神经根产生压迫、牵拉和炎性刺激。颈椎病的主要原因是椎间盘退行性病变而引起的一系列变化，引起椎间盘退变的因素主要有：长期反复地承受压力、过度屈伸，椎间不稳及椎骨畸形变等。椎间盘的详细解剖结构与生理特点具体见本节腰椎间盘。

⑤ 颈椎的韧带：脊柱有三条长韧带维系正常生理功能，即前纵、后纵和棘上韧带。其中椎体间的连结包括前纵和后纵韧带，为牵制脊柱过伸和过屈。前纵韧带附着于椎体前侧，为一层纤维带。后纵韧带位于椎管前壁，起于枢椎。颈椎间盘若出现多次损伤，可导致后纵韧带骨化，严重时可出现脊髓压迫症状。黄韧带附着于上位椎板前下缘，下附着于下位椎板后上缘，用于连结相邻椎骨的椎弓。颈部黄韧带薄而宽，可协助维持头颈部直挺状态。颈部黄韧带可发生钙化，多见于女性。另外，颈部还有由 C7 棘突处棘上韧带移行而来的项韧带（图 3-12）。脊柱韧带的详细解剖结构与生理特点见本节腰椎关节与连结。

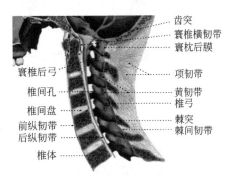

图 3-12 颈椎的韧带

（2）胸椎关节与连结 胸椎间盘较薄，椎体前后有前、后纵韧带，椎板间有黄韧带，其他还存在棘上韧带、棘间韧带和横突间韧带。此外，胸椎还与肋骨形成了肋头关节和肋横突关节。

（3）腰椎关节与连结

① 腰椎间盘：整个脊柱除了 C1～C2 外，包括 L5 至 S1 等在内的其他椎体间均有椎间盘。成年人的椎间盘共有 23 个。由于腰椎活动度大，腰椎间盘较其他节段更厚，颈部其次。

椎间盘主要由软骨终板、髓核以及纤维环所构成（图 3-13）。a. 软骨终板：从人出生后不断发育、钙化、骨化、生长，到人 25 岁左右软骨终板完全骨化时，椎体生长也随之停止。b. 髓核：富有弹韧性，是一种半流体胶质状物质。椎间盘横切面的 50%～60% 都是髓核。髓核一般位于纤维环的中后部，但颈椎间盘则多在中前部。脊柱运动时，髓核起类似轴承作用（图 3-14）。c. 纤维环：为同心环状、多层结构，有内、中、外 3 层，纤维环是椎间盘负重的最主要结构。脊柱活动时，纤维环可使其保持良好稳定性，也能一定程度上起到减震的作用。此外，纤维环可维持髓核水分从而保持其稳定性。

椎间盘的软骨终板、髓核和纤维环共同构成了对抗张力和重力的闭合缓冲系统。人体在各种不同姿势下椎间盘的所受压力会产生较大变化（图 3-15）。

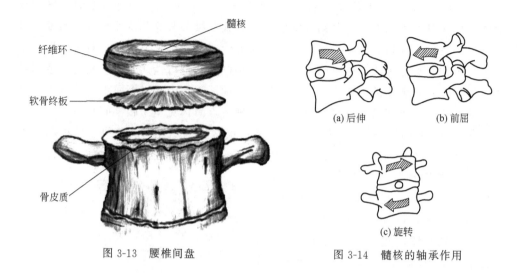

图 3-13　腰椎间盘

图 3-14　髓核的轴承作用

② 前、后纵韧带：前纵韧带较宽厚，坚韧不易断裂，是人体最长的韧带，上起于枕骨的咽结节和寰椎前结节，下行止于 S1～S2，紧密贴合于椎体前缘。正常情况下前纵韧带的限制和棘突相互抵触致脊柱后伸范围较前屈小。后纵韧带位于椎体后部，起自枢椎，较前纵韧带薄弱，且宽窄不齐（图 3-16）。腰椎后纵韧带骨化较颈椎少。

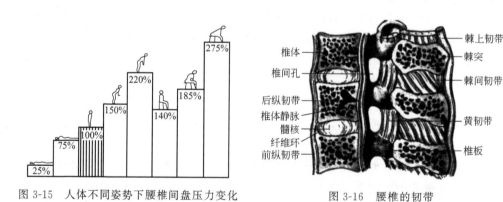

图 3-15　人体不同姿势下腰椎间盘压力变化

图 3-16　腰椎的韧带

③ 腰椎椎弓间和骨突间连结：包括以下几种韧带。a. 黄韧带：由薄而坚韧的黄色弹力组织组成，其弹性纤维组织在人体所有韧带中的含量最高，可达 60%～80%，起着稳定脊柱和保护脊髓的作用。b. 棘上韧带：附着于棘突末端的后方和两侧，呈连续细索状突起，可限制脊柱过度前屈，颈椎的棘上韧带增厚移行为项韧带。c. 棘间韧带：位于上下棘突间。棘间韧带不如棘上韧带坚韧，可限制腰部屈曲或后伸时椎骨的前移或后移。

五、脊柱的主要肌肉与血管神经

1. 颈部的肌肉与血管神经

（1）胸锁乳突肌　是颈部的重要标志，是颈前和颈后三角的分界线。两侧同时收缩可后伸颈部即仰头；一侧收缩则屈头至同侧，面部转向对侧。若一侧胸锁乳突肌出现挛缩，则可引起斜颈。胸锁乳突肌受副神经和C2～C4神经的前支支配（图3-17）。

（2）斜角肌　位于胸锁乳突肌深层，包括前中后三部分（图3-18），其中以前斜角肌最重要。斜角肌由第C4～C8神经支配，可上提第1、2肋骨，并能协助屈头至同侧。

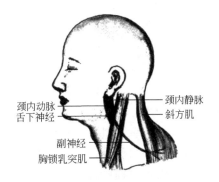

图3-17　胸锁乳突肌（左侧）及其神经支配

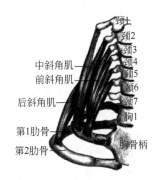

图3-18　斜角肌（右侧）

（3）颈部动脉　主要包括颈总动脉和锁骨下动脉。①颈总动脉行至甲状软骨上缘时即分为颈外、颈内动脉。颈内动脉可看作是颈总动脉的延续，并负责脑部60%左右的血液供给（图3-19）。②锁骨下动脉可按其与前斜角肌的关系分为3段，第1段位于前斜角肌内侧，此段发出椎动脉，由经枕骨大孔进入颅内；锁骨下动脉第2段在前斜角肌之后；第3段则位于外侧，并向外下移行为腋动脉（图3-20）。

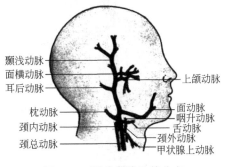

图3-19　颈总动脉及其分支

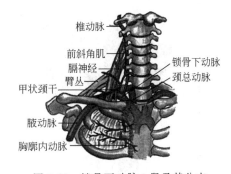

图3-20　锁骨下动脉3段及其分支

（4）颈部静脉　主要有颈内静脉和锁骨下静脉，均汇入头臂静脉，与同名动脉伴行（图 3-21）。

（5）**颈部神经** 主要来自于颈丛分支（图 3-22）。皮支包括枕小、耳大、颈横、锁骨上神经，肌支包括膈神经和副膈神经。膈神经支配膈肌，直接影响腹式呼吸。

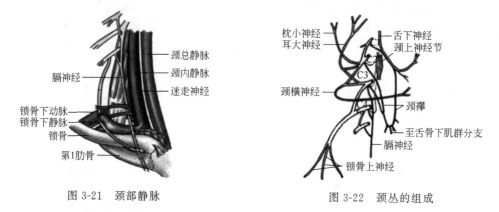

图 3-21　颈部静脉　　　　　　　图 3-22　颈丛的组成

2. 腰背部的肌肉与血管神经

（1）**腰背部浅层肌肉** 人体腰背部浅层肌肉分为 3 层（图 3-23）。①第 1 层包括斜方肌和背阔肌，斜方肌收缩可使肩胛骨向脊柱靠拢；背阔肌可内收内旋和后伸肱骨。②第 2 层包括肩胛提肌和大小菱形肌，前者可上提肩胛骨，后者能协助内收内旋肩胛骨。③第 3 层包括上后锯肌和下后锯肌，前者可上提肋骨，后者则可使肋骨下降。

（2）**腰背部深层肌肉** 深层肌肉同样分为 3 层（图 3-24）。①第 1 层包括夹肌和竖脊肌。一侧夹肌收缩可使同向转头，双侧收缩则后仰头颈；竖脊肌的肌束由内向外分为并列的三个肌柱，分别为棘肌、最长肌和髂肋肌，为纵行肌群，是一对强大的脊柱后伸肌，一侧下端固定时，可使脊柱向同侧屈曲。②第 2 层为横突棘肌。③第 3 层包括枕下肌群、棘间肌、横突间肌等。

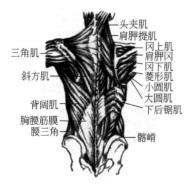

图 3-23　腰背部浅层肌肉

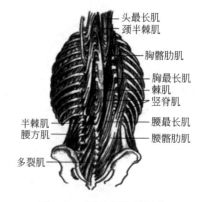

图 3-24　腰背部深层肌肉

（3）腰椎的血管 腰椎的动脉血供来自腹主动脉后壁发出的腰动脉及其分支（图 3-25）。腰椎静脉系统包括椎体（内）静脉、椎（管）内静脉和椎（管）外静脉（图 3-26）。

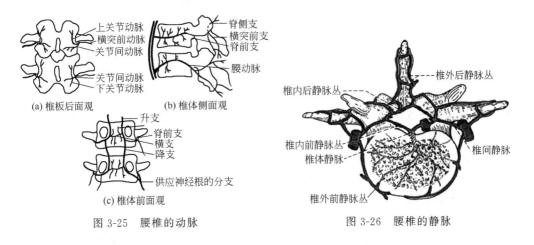

图 3-25 腰椎的动脉　　　　　图 3-26 腰椎的静脉

（4）腰背部神经 脊神经后支支配着脊柱后侧的肌肉、韧带和关节突关节等，分为后内侧支和后外侧支。

第三节·骨盆

一、骨盆骨解剖

骨盆的骨构成有三部分，其正后方为骶尾椎，骨盆前方为耻骨联合及耻骨升支，两侧为髋骨的内侧面。

（1）骶尾椎和髋骨 骶尾椎的骨解剖具体见本章第二节脊柱骨解剖中的骶尾椎骨解剖。尽管骶骨形状与骨盆入口的形状直接相关，但即便是完全相同的两块骶骨组成的骨盆也有所不同，因为骶骨倾斜度的差异可导致骨盆入口的不同。髋骨由髂骨、坐骨和耻骨组成，三骨汇合处为髋臼，两侧髋骨在人体前部借耻骨联合相联。

（2）第 5 腰椎（L5） 并不直接参与骨盆组成，但其与骨盆密切相关。L5 椎体在其生长过程中可能会发生骶骨化，其一侧或双侧横突将与骶翼愈合，乃至髂腰韧带骨化或使其与髂嵴相愈合，可导致腰痛。

（3）大小骨盆 以人体两侧髋骨的弓状线和骶骨上缘构成的圆周为界，其上为大骨盆，下为小骨盆（图 3-27）。大骨盆内有部分消化器官，小骨盆内则有直肠和泌尿生殖器官。

人体站立时，重力由骶骨底和 S1～S3 传递至髂骨，后传递至髋臼和股骨，坐

21

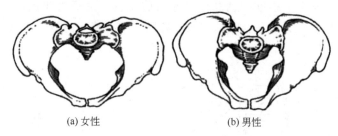

(a) 女性　　　　　　　　　(b) 男性

图 3-27　小骨盆上口

位时则传递至坐骨结节。除了传递重力，骨盆牢固的骨结构还有保护盆腔脏器及提供附近肌肉韧带附着点的功能。

骨盆可看作一个完整的环结构，该环可以分为前弓和后弓，前者主要包括髂骨至耻骨部分，后弓则由 S1～S3、骶髂关节及其至髋臼部分组成。骨盆环最坚强部位为骶骨两侧，最薄弱部位是坐骨支、耻骨支以及髂骨翼，尤其是耻骨支容易发生骨折。人从高处跳下时，可因冲击力导致耻骨骨折，股骨头可穿破髋臼进入骨盆腔，骨盆碎片亦可刺伤盆腔内脏器，同时也应密切关注神经血管的损伤。摔倒呈坐位时，可发生尾骨骨折或骶尾关节脱位。若骨盆前后同时受到挤压，耻骨支可首先发生骨折，若挤压力进一步加大，骶髂关节邻近位置亦可受到累及。若骨盆压力为横向，则前弓软弱部位最容易骨折。

二、骨盆的关节

骨盆的关节主要包括 1 个耻骨联合和 2 个骶髂关节，这些连结具有很好的弹性，既可吸收震荡，也能在剧烈运动中维持骨盆的稳定。

三、骨盆的软组织

骨盆肌肉可按侧、后壁和骨盆底来进行区分。侧壁包括闭孔内肌和梨状肌，前者可协助大腿外旋，后者可协助外旋和外展大腿。后壁含髂肌和腰大肌，两者向下汇为髂腰肌，是大腿的一个重要屈肌。骨盆底肌群则是由提肛肌和尾骨肌组成。骶尾骨前部覆盖有胸腰筋膜的延续，是维持腰部稳定的重要结构。骶尾后部表层皮肤组织在正常情况下比较坚厚，但长期卧床伴营养不良等情况的患者，易发生压力性损伤。

四、骨盆的血管和神经

（1）骨盆附近的血管　骨盆血供主要来自于髂总动脉及其分支（图 3-28），骨盆壁的静脉丛多吻合形成网状，血管壁薄、弹性差，损伤后易造成大量渗血。

① 骨盆前段：包括骨盆的坐骨支、耻骨支和耻骨联合。大部分骨盆骨折（70％左右）发生于这几个部位，尤其是耻骨支，其附近紧贴髂外动、静脉，闭孔

动、静脉，容易受到损伤。

② 骨盆中段：髋臼窝底部较薄，内有闭孔动、静脉穿行，髋臼骨折或发生髋关节中心型脱位时，可能会损伤上述血管，但总体发生率低。

③ 骨盆后段：包括骶髂关节、骶骨及髂骨翼后部，附近有髂内动、静脉及其分支。髂腰动、静脉越过骶髂关节行至骶骨前方。骶髂关节脱位时，髂腰动、静脉的分支最易撕裂。

由于骨盆骨成分为松质骨，若伤及骨内血管，可加重渗血。另外，骨盆内脏器如膀胱、直肠等也有丰富血管网，骨折波及亦可引起大量出血。因此，骨盆骨折须引起高度重视，尤其是骨盆骨折后出血的评估和治疗。

（2）骨盆的神经　骨盆神经主要来自于脊神经骶丛和自主神经系统的骶骨部分（图3-29）。骶丛贴骨盆后壁，发出坐骨神经和阴部神经等分支。坐骨神经为全身最大外周神经，其起始处横径可达 2cm。

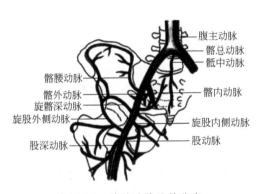

图 3-28　髂总动脉及其分支

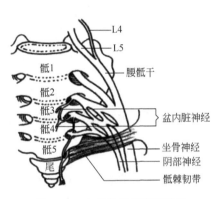

图 3-29　坐骨神经和阴部神经

第四节 · 四肢骨关节

一、关节学概述

关节是指骨与骨之间靠纤维结缔组织、软骨或骨形成连结，又被称为骨连结，分为直接连结和间接连结。直接连结包括纤维连结、软骨连结和骨性结合；间接连结是骨连结的最高分化形式，也被广称为关节或滑膜关节，这是被人们表达或意指的最多的关节概念，也是本节主要阐述的内容。

（1）基本结构　滑膜关节（以下称关节）包括关节面、腔和囊3部分（图3-30）。①关节面：凸面为关节头，凹面为关节窝。关节面上均附着软骨，软骨表面光滑且富有弹性，可承受负荷，吸收震荡，减少活动时摩擦。但关节软骨不含血管神经，仅靠关节腔内滑液和滑膜血管供给营养。②关节腔：由关节软骨和关节囊滑膜共同构成的密闭腔隙，正常情况下腔内呈负压。③关节囊：关节囊由内层滑膜和外层纤维膜所组成。纤维膜厚而坚韧，富含血管淋巴神经。滑膜位于纤维膜内层，其表面积大于纤维膜时，可卷折突入关节腔内形成滑膜襞，若通过纤维膜薄弱或缺如处向外突出，则形成滑膜囊。滑膜襞和滑膜囊均可缓冲关节活动时的震荡、摩擦。

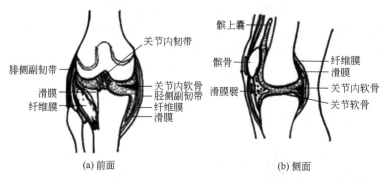

图 3-30　滑膜关节的基本结构

(2) 辅助结构　关节的辅助结构主要包括韧带、关节内软骨，上述的滑膜襞和滑膜囊也可认为是关节的辅助结构。

二、肩关节

(1) 肩关节的骨解剖　肩关节一般是指由肱骨头和肩胛骨关节盂所构成的球窝关节，也称盂肱关节（图 3-31），肩部活动还需要胸锁、肩锁关节等予以协助。本部分主要叙述肩关节，组成肩关节的两骨分别为肩胛骨和肱骨。肩胛骨的关节盂与肱骨上端朝向后方约 30°的肱骨头组成肩关节，肱骨上端与肱骨干交界处为外科颈，是骨折的易发部位（图 3-32）。

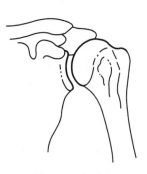

图 3-31　肩关节

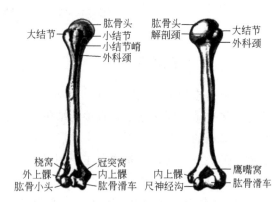

图 3-32　肱骨前后面观

（2）肩关节周围的软组织

① 肩关节的关节囊、韧带：关节囊纤维层附着于肱骨解剖颈和关节盂周缘。肩关节囊薄而松弛，以下壁为甚。另外，关节盂的关节面只能容纳肱骨头的 25％ 左右。盂肱关节是全身最为灵活的关节，但是稳定性较差，容易脱位，多为前下方。临床关节脱位、骨折等情况需要制动时，制动位置需严格固定于功能位。肱骨头前方的肩胛下肌腱，上方冈上肌腱，后方冈下肌腱和小圆肌腱，组成的肌腱复合体即肩袖，可使肩关节内旋、外旋和上举，同时对维持肩关节的稳定也起重要作用。

② 肩关节的肌群：肩关节相关肌肉，可分为 3 类。a. 仅提供动力，如胸大肌、斜方肌等，此类肌肉萎缩或瘫痪时，关节脱位风险小。b. 主要起稳定作用，次要提供动力，如组成肩袖的肌肉，其肌腱与纤维性关节囊紧密相连，若发生萎缩或瘫痪，关节脱位风险将大大提升。c. 提供动力和稳定作用并重，如三角肌（图 3-33）。

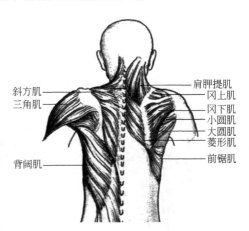

图 3-33　肩部周围的肌群

③ 肩关节的血管神经：肩关节的血供丰富，主要由旋肱前、肩胛上和旋肱后动脉供给。此外，腋动脉也非常重要，其在肩关节前脱位或肱骨外科颈骨折时容易受到波及（图 3-34）。

④ 肩关节的神经：肩关节的神经支配主要来自臂丛中的第 4～7 对颈神经（图 3-35）。来源于臂丛后束的腋神经位于腋动脉后方，其主要支配三角肌和小圆肌，当肩关节附近受到损伤或持久压迫腋神经，如长时间用腋窝挂拐等情况可能会导致上臂外展和旋外功能障碍。

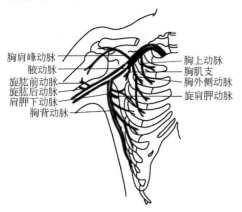

图 3-34　腋动脉及其分支

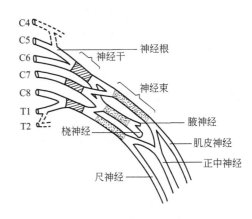

图 3-35　臂丛的组成

三、肘关节

(1) 肘关节的骨解剖　肘关节由肱骨下端、尺骨上端、桡骨上端构成，包括肱尺、肱桡关节和桡尺近端关节（图3-36）。肘关节囊后壁较薄弱，尺、桡骨脱位一般为后脱位。肘关节以屈伸运动为主，肱尺关节占主要地位。一般肘关节伸直时，前臂与上臂轴存在10°～15°的外翻角，称为外偏角或提携角（图3-37）。若肘关节附近骨折后修复不良可造成该角的增大或减小，从而形成肘外翻或内翻。尺、桡骨骨折时须注意防治骨筋膜室综合征（缺血性肌挛缩）。

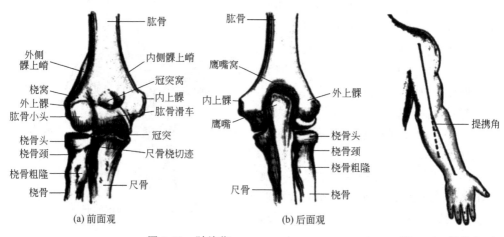

(a) 前面观　　　　(b) 后面观

图 3-36　肘关节　　　　　图 3-37　提携角

(2) 肘关节周围的软组织

① 肘前部肌肉：肘前部的三角形凹陷为肘窝。肘窝底为肱骨髁连线，外侧为肱桡肌，内侧为旋前圆肌（图3-38）。肘窝底部上内侧为肱肌，其上大部分被肱二头肌所覆盖。肱肌和肱二头肌的主要作用为屈肘。肘窝两侧边缘肱桡肌和旋前圆肌也有屈肘作用，但后者同时也可旋前前臂。

② 肘后部肌肉：肘后皮肤较厚，但皮下组织疏松，容易形成窦道或发生脓肿。肘后部近端为肱三头肌移行肌腱（图3-39）。肱三头肌主要运动作用为伸肘。另外，覆盖于肱桡关节之后的肘肌是一块完全属于肘部的肌肉，可稳定肘关节，也能在桡神经支配下协助伸肘。

③ 肘关节韧带：肘关节韧带包括尺桡侧副韧带和桡骨环韧带。尺桡侧副韧带由肱骨内、外上髁向下延伸扩展，桡骨环韧带则位于桡骨环状关节面周围（图3-40）。

(3) 肘关节的血管神经　位于肘窝浅层内侧为贵要静脉，外侧为头静脉，正中为连接两侧静脉的肘正中静脉（图3-41）。肘窝处静脉是行经外周静脉植入中心静脉导管的常用穿刺血管，尤其是贵要静脉。

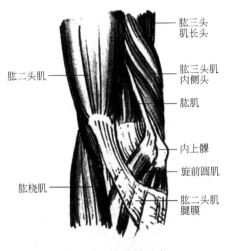

图 3-38 肘前部肌肉

肱三头肌长头
肱二头肌
肱三头肌内侧头
肱肌
内上髁
旋前圆肌
肱桡肌
肱二头肌腱膜

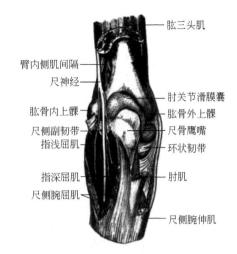

图 3-39 肘后部肌肉

肱三头肌
臂内侧肌间隔
尺神经
肘关节滑膜囊
肱骨内上髁
肱骨外上髁
尺侧副韧带
尺骨鹰嘴
指浅屈肌
环状韧带
指深屈肌
肘肌
尺侧腕屈肌
尺侧腕伸肌

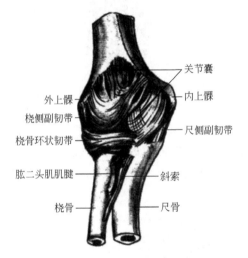

图 3-40 肘关节韧带

关节囊
外上髁
内上髁
桡侧副韧带
桡骨环状韧带
尺侧副韧带
肱二头肌肌腱
斜索
桡骨
尺骨

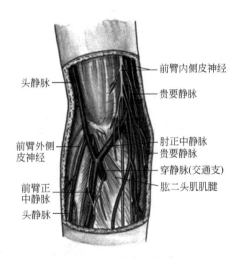

图 3-41 肘窝浅静脉

前臂内侧皮神经
头静脉
贵要静脉
前臂外侧皮神经
肘正中静脉
贵要静脉
穿静脉(交通支)
前臂正中静脉
肱二头肌肌腱
头静脉

　　肘关节附近的动脉主要为肱动脉及其分支（图 3-42）。肱动脉行经肘窝时，一般在平桡骨颈和尺骨冠突处分为桡尺动脉。肘关节脱位或肱骨中下 1/3 段骨折时可引起肱动脉及其分支损伤。

　　（4）肘关节的神经　桡、尺、正中神经是肘关节其中最为重要的三个神经。桡神经起自臂丛后束，常因桡骨中段或肱骨中下段骨折而发生损伤，另外上臂中、下1/3止血带的包扎亦可能损伤桡神经。该神经损伤后常因前臂伸肌功能障碍而出现"垂腕"。尺神经起自臂丛内侧束，走行于肱骨内上髁后方的尺神经沟。尺神经损伤后可有"爪形手"。正中神经起自臂丛内外侧束，在前臂分为肌支、皮支。正中神经损伤运动方面可表现为前臂不能旋前，屈腕力降低，拇指、示指无法屈曲，拇指不能对掌，手掌平坦（猿掌）。

四、腕关节

（1）腕关节的骨解剖　腕关节实质是指桡腕关节（图 3-43），该关节面一侧是由桡骨腕关节面和尺骨头下方关节盘共同组成的关节窝，另一侧为手舟骨、月骨和三角骨近侧关节面共同组成的关节头。平日所称腕关节除桡腕关节外，还应包括手腕部附近的腕骨间关节和腕掌关节。

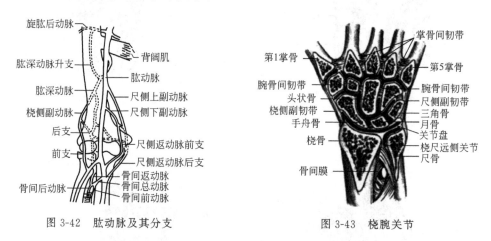

图 3-42　肱动脉及其分支　　　　图 3-43　桡腕关节

（2）腕关节周围的软组织　屈肌支持带和腕骨沟共同构成腕管。屈肌支持带为前臂深筋膜增厚形成（图 3-44），可有效保护位于腕管内部的正中神经。若该支持带增厚，则可压迫正中神经而发生腕管综合征。另外，腱鞘炎或腱鞘囊肿等亦可导致腕管综合征。

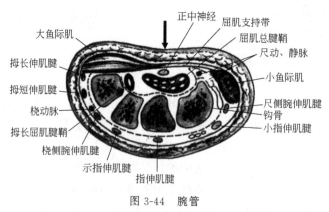

图 3-44　腕管

（3）腕关节的血管神经　腕部桡动脉下行于肱桡肌和桡侧腕屈肌之间，尺动脉则下行于指浅屈肌和尺侧腕屈肌之间，与尺神经伴行。

五、髋关节

（1）髋关节的骨解剖　髋关节由髋臼和股骨头所构成，属于多轴球窝关节（图3-45）。髋关节较深的髋臼结合其周围韧带和髋臼唇等加强结构，使之不易脱位。髋臼成倒置环形，约占完整球面的60%。股骨头除其头凹处外，均有软骨覆盖，但厚度不均。

髋骨是不规则骨，髋臼位于髋骨中部，朝外下方，髋骨的髂骨、耻骨、坐骨3部分会合于髋臼（图3-46）。髋臼下有一大孔，为闭孔。股骨是人体最大的长骨，其上端有朝向内上方

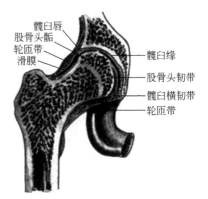

图 3-45　髋关节

的股骨头，顶端中部的股骨头凹是股骨头韧带的附着处，股骨头下部股骨颈与股骨干相连处上外侧的隆起称为大转子，内下方隆起则称为小转子。大、小转子间前有转子间线（图3-47）。

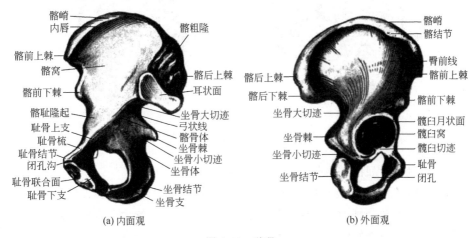

(a) 内面观　　　　　　　　　　　　(b) 外面观

图 3-46　髋骨

（2）髋关节周围的软组织

① 髋关节的关节囊、韧带：髋关节的关节囊附于髋臼缘、髋臼唇等处，前侧远端最终止于转子间线，后侧在股骨颈外中1/3交界处止于转子间嵴内侧。因此，股骨颈前部全在囊内，而后面有1/3位于囊外。髋关节囊前后均有韧带加强，以髂股韧带最为坚韧，该韧带主要负责限制髋关节过度后伸并承担除屈曲动作之外的张力维持。其他韧带还包括坐股韧带、股骨头韧带（圆韧带）等（图3-48）。髋关节周围韧带的特点决定了其囊内下和后下侧相对薄弱，髋关节于屈曲、内收和轻度内旋时，其关节囊最为松弛，股骨头易脱出。临床上如传统后路髋关节置换术术后早

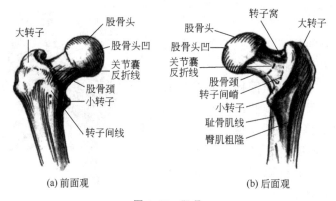

(a) 前面观   (b) 后面观

图 3-47   股骨

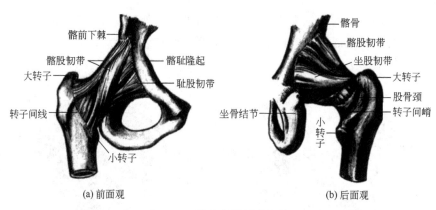

(a) 前面观   (b) 后面观

图 3-48   髋关节周围的韧带

期应严格限制患者屈曲、内收、内旋体位活动。

② 髋关节的肌肉：臀小肌位于关节囊上方，闭孔外肌、髂腰肌位于关节囊下方。囊前由内向外分别为耻骨肌、腰大肌和髂肌，髂肌外侧为股直肌，最外层为阔筋膜张肌。髋关节外侧的臀中肌、臀小肌和阔筋膜张肌是十分有力的外展肌，这些肌肉的前侧肌束可同时帮助髋关节内旋。囊后部还有如梨状肌、闭孔内肌、股方肌等小外旋肌（图 3-49）。

③ 髋关节的血管：髋关节血供来源主要有臀上、臀下动脉，旋股外侧、内侧动脉。其中供应股骨头、股骨颈血液的动脉包括闭孔动脉、旋股外侧和内侧动脉发出的相应分支及股骨头滋养动脉（图 3-50）。其中旋股内侧动脉在转子间嵴沿股骨颈部发出的这条分支是股骨头血液供应的主要来源，若此血管受到损伤，则可引起股骨头缺血性坏死。

④ 髋关节的神经：髋关节的神经支配主要有前方的股神经和闭孔神经，后方的臀上神经、坐骨神经。股神经损伤时，会发生屈髋无力，伸膝不能。闭孔神经则

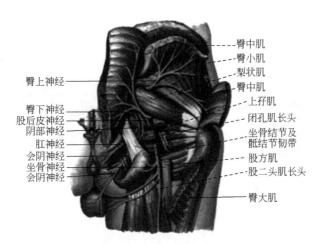

图 3-49　髋关节周围主要的肌肉和神经

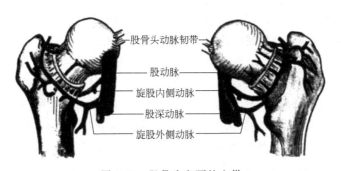

图 3-50　股骨头和颈的血供

主要负责髋关节附近内收肌群的收缩。髋关节大部分感觉神经主要来自闭孔神经，由于该神经同时支配膝关节，因此罹患髋关节疾病的患者也多伴有膝部感觉异常。

六、膝关节

（1）膝关节的骨解剖　膝关节是人体最大最复杂的关节。其构成骨包括：股骨下端、胫腓骨上端和髌骨（图 3-51），另外膝关节还有重要的附属软骨。

① 股骨下端：向两端延伸为股骨内外侧髁，外侧髁较内侧宽大，但狭长程度不及内侧髁。在内外侧髁之间有一个骨凹为髁间窝，为前后交叉韧带的股骨附着点。

② 胫骨上端：平面为胫骨平台（图 3-52）。胫骨上端的内外侧髁与股骨远端的内外侧髁相接连，其间有内外侧半月板。胫骨平台是骨折的好发部位，多是高处摔落冲击或膝关节内收/外展时引起。胫骨两髁间存在 2 个胫骨髁间结节（隆起），其前后为前后交叉韧带胫骨的附着点。胫骨髁间结节损伤常伴随前交叉韧带损伤和髁间前区及外侧半月板的撕裂。

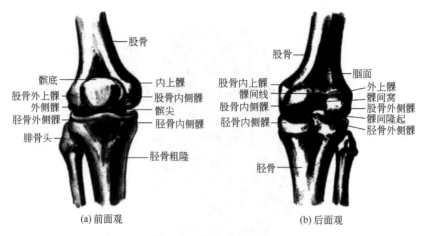

(a) 前面观 (b) 后面观

图 3-51 膝关节的组成

③ 腓骨上端：上端为腓骨头，后方有腓总神经绕行。该神经比较表浅，患者侧卧或膝周有制动硬物时，应密切预防神经压伤。胫腓骨位于小腿骨筋膜室（骨筋膜室由骨、骨间膜、肌间隔、深筋膜构成），骨折导致的出血、组织水肿等变化使室内容积增加，和（或）外包扎过紧致室内压力陡增，当压力达到一定程度（一般前臂压力大约为 65mmHg，小腿压力大约为 55mmHg；正常组织压力应为 0mmHg）可使小动脉闭合，形成缺血—肿胀—缺血的恶性循环，最终导致骨筋膜室综合征。

④ 髌骨：是全身最大的籽骨。前为股四头肌肌腱膜（髌韧带）所覆盖，后面则完全被软骨覆盖，且与股骨髌面组成髌股关节。髌骨主要承担保护膝关节，传递股四头肌力量，增加股四头肌作用力矩以及保护膝关节半屈位稳定性。

⑤ 半月板：内外侧半月板分别位于股骨、胫骨内外侧髁关节面之间，为纤维软骨（图 3-53）。半月板边缘厚，中间薄，内缘与胫骨髁间隆起相连，外缘与关节囊相连。内侧半月板相对较大，呈"C"形。外侧半月板相对较小，呈"O"形。半月板可缓冲震荡，减轻冲击力，还有加深关节窝，使关节面相互适应。当膝关节

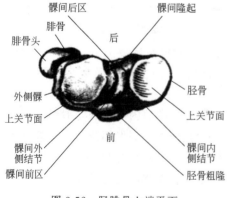

图 3-52 胫腓骨上端平面

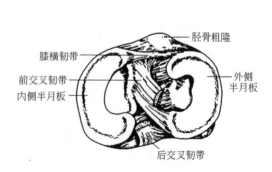

图 3-53 膝关节半月板（右侧）

快速伸直并伴旋转时，半月板无法及时向前滑动，而被膝关节上下关节面卡住，即可发生半月板损伤。另外，由于内侧半月板还与胫侧副韧带紧密相连，所以较外侧而言，其损伤机会更大。

（2）膝关节周围的软组织　膝关节的支持结构分为静力和动力稳定结构。前者包括韧带、关节囊、半月板、骨骼，而肌肉及其肌腱组成动力稳定结构。其中韧带按是否位于关节囊内分为囊内韧带和囊外韧带。

① 膝关节的关节囊、韧带：膝关节囊附着于整个关节面的周缘，整个关节囊较薄但坚韧。膝关节囊高过膝关节边缘约 1.25cm，股骨两侧上髁处于关节囊之外。膝部有 5 大韧带（图 3-54）。a. 髌韧带：从髌骨向下止于胫骨粗隆，髌韧带与髌骨、股四头肌腱共同组成膝关节伸直装置，该装置可因屈膝跌倒时肌肉的强力收缩发生髌上或髌下断裂。b. 胫侧副韧带：也称内侧副韧带，自股骨内上髁向下止于胫骨内侧髁，与关节囊和内侧半月板紧密贴合。c. 腓侧副韧带：也称外侧副韧带，与膝关节囊存在间隙，腓侧副韧带自股骨外上髁向下止于腓骨头，胫腓侧副韧带在伸膝时处于紧张状态，半屈膝时最为松弛，此时膝关节可允许轻微旋转。d. 腘斜韧带：可防止膝关节过伸，位于关节囊后壁。e. 交叉韧带：属于囊内韧带，其中前交叉韧带（ACL）起自胫骨髁间隆起前方，止于股骨外侧髁内侧面。ACL 可防止胫骨前移、股骨后移，同时还能限制膝关节过度伸直和旋转。后交叉韧带（PCL）起自胫骨髁间隆起的后方，止于股骨内侧髁的外侧面。PCL 可限制胫骨后移，同时与 ACL 等结构一起限制膝关节过伸和过旋。临床上 PCL 损伤相比 ACL 损伤发生率低，主要原因可能在于 PCL 比 ACL 更为强大及 ACL 有更多的致伤形式。

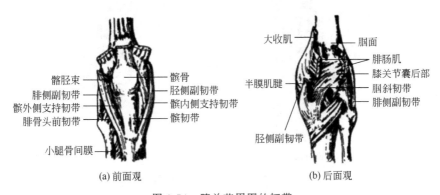

图 3-54　膝关节周围的韧带

② 膝关节的滑膜：膝关节滑膜面积是全身关节中最大的（图 3-55）。滑膜皱褶构成了许多囊状隐窝，大大增加了膝关节腔容积。正常膝关节腔在伸直时可容纳 60ml 液体左右，轻微屈曲时可增加至 80ml 以上。滑膜内部有感觉神经末梢，当滑膜发生外伤或受到炎症刺激时，患者自感疼痛明显，滑膜会出现水肿、增厚变性，最终导致纤维化而失去固有弹性。

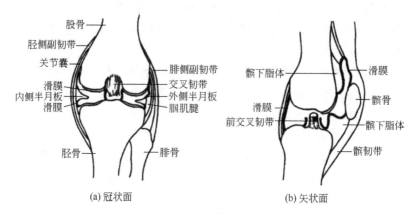

(a) 冠状面　　　　　　　　　　(b) 矢状面

图 3-55　膝关节滑膜

③ 膝关节的肌肉：膝关节周围肌肉主要是股骨和胫腓骨所附肌肉的肌腱延续。前侧包括阔筋膜加厚部分即髂胫束，当膝关节屈曲 10°～30° 时，髂胫束最为紧张。膝关节屈曲并伴有严重的胫骨内旋，可发生髂胫束的损伤。前侧股四头肌腱由浅入深包括股直肌、股内外侧肌和股中间肌腱。后侧主要包括腘窝周围的股二头肌、半腱肌、半膜肌肌腱以及腓肠肌内外侧头等，后侧肌肉主要是协助屈伸、旋转和稳定关节（图 3-56）。

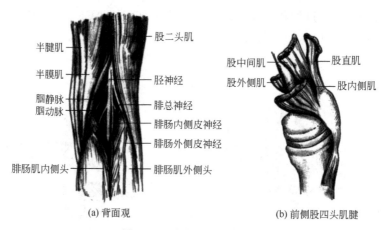

(a) 背面观　　　　　　　　　　(b) 前侧股四头肌腱

图 3-56　膝关节周围的肌肉

（3）膝关节的血管　膝关节的血供主要由股动脉、腘动脉、胫前动脉和股深动脉发出的相应分支供给（图 3-57）。距膝关节髌骨两侧 1.5～2cm（半月板上方 2～3cm）处血管神经分布相对较少，关节腔穿刺可由此部位进针。膝关节附近的静脉包括大隐静脉交通支网，穿行腘窝的小隐静脉，并汇入腘静脉。深静脉与同名动脉伴行。临床上要密切关注下肢深静脉血栓的防治，除胫前、胫后静脉，腘静脉等较大深静脉外，肌肉间的血管丛，如比目鱼肌静脉的血栓也应引起重视。

（4）膝关节的神经　膝关节前侧主要由股神经、闭孔神经前支和隐神经支配，后侧主要由坐骨神经及其分支和闭孔神经后支支配。其中股神经为腰丛最大分支，经腹股沟韧带下、股动脉外侧进入股三角区后分为肌支和皮支，肌支主要支配股四头肌，皮支则主要为隐神经，由膝关节内侧穿出后沿小腿内侧面下行至足部。股神经损伤后可表现为屈髋和伸膝障碍、膝反射消失等。此外，来源于骶丛的坐骨神经为全身最大外周神经，下行于腘窝处分为胫神经和腓总神经，支配股后肌群、小腿肌肉和足部肌肉的运动，也是重要的感觉神经。

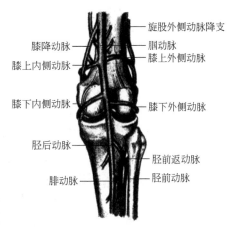

图 3-57　膝关节的血管（腘动脉）

七、踝关节

（1）踝关节的骨解剖　踝关节实为距小腿关节。距小腿关节属于足关节的一部分，其他足关节还包括跗骨间关节、跗跖关节、跖趾关节和趾骨间关节（图 3-58）。踝关节由胫腓骨下端和距骨滑车构成，其关节囊两侧有韧带加强，但前后部薄弱。足部处于跖屈时，距骨体较宽的前部滑出，较窄后部取代前部进入踝关节致使稳定性大大下降，此机制为踝关节扭伤的重要原因。

（2）踝关节周围的软组织　踝关节的前、内和外侧均有深筋膜加厚，可保护其下肌腱、血管和神经。跟腱是人体最长最坚韧的肌腱，长度约 15cm，来源于比目鱼肌和腓肠肌内外侧头（图 3-59）。跟腱断裂多因膝关节过度伸直、足尖着地或足部背伸时小腿肌肉猛力收缩所致。

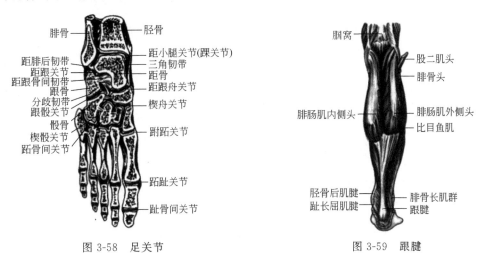

图 3-58　足关节　　　　　　　　　　　图 3-59　跟腱

（3）踝关节的血管　踝关节血供主要来自胫前动脉及胫后动脉的分支——腓动脉（图 3-60）。其中胫前动脉来自腘动脉，其向前延续为足背动脉，是判断下肢血液循环是否良好的重要血管。

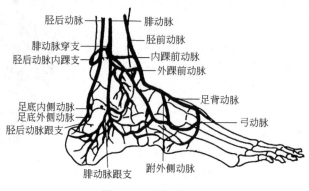

图 3-60　踝部的动脉

（何洁　张玉梅）

第一节·骨科实验室检查

实验室检查对于协助诊断、制定医疗方案、了解患者机体功能状态、确定手术治疗时机与判断预后有重要价值，本节介绍与骨科较密切的实验室检查与临床意义。

一、血液检查

（一）骨代谢指标检查

1. 骨形成标志物

（1）Ⅰ型前胶原羧基端前肽

① 正常参考值：$50\sim200\mu g/L$。

② 临床意义：是骨形成的早期指标，出现于细胞增殖期。增高见于儿童发育期、妊娠最后 3 个月、畸形性骨炎、骨肿瘤（特别是前列腺癌骨转移）。降低见于绝经期后骨质疏松经雌激素治疗 6 个月后，可降低 30%。

（2）骨源性碱性磷酸酶

① 正常参考值：$\leqslant200U/L$。

② 临床意义：是反映骨形成的重要指标，出现于骨基质成熟期，是骨形成中期指标，它在血中的浓度能反映骨形成的速率，浓度越高，说明"缺钙"越严重。

（3）骨钙素

① 正常参考值：男 $1.71\sim4.51nmol/L$；女 $1.33\sim2.87nmol/L$。

② 临床意义：是骨形成末期指标，骨钙素出现于骨基质矿化期。增高见于骨肿瘤、多发性骨髓瘤等。降低见于肾上腺皮质功能亢进、妊娠等。

2. 骨吸收标志物

（1）Ⅰ型胶原吡啶交联终肽

① 正常参考值：$1.500\sim5.200\mu g/L$。

② 临床意义：是溶骨指标，来源于破坏的成熟的骨基质，能直接反映溶骨的

范围。升高见于类风湿关节炎和恶性肿瘤伴骨转移。

（2）抗酒石酸酸性磷酸酶-5b

① 正常参考值（仪器法）：1.59～4.47U/L。

② 临床意义：是骨吸收的指标，是破骨细胞分泌的骨转换生化标志物。增高见于骨质疏松症、变形性骨炎、癌症骨转移、多样性骨髓瘤等。

（二）与骨代谢相关指标

（1）甲状旁腺激素（PTH）

① 正常参考值：15～65pg/ml（1.6～6.9pmol/L）。

② 临床意义：PTH促进钙离子进入细胞，作用于破骨细胞，促进骨质吸收，促进肾小管、肠黏膜上皮细胞对钙的吸收，使血钙增高。增高见于原发性甲状旁腺功能亢进、肾性骨病等。降低见于原发性甲状旁腺功能减退。

（2）总钙和离子钙

① 正常参考值：总钙2.25～2.75mmol/L；离子钙1.02～1.6mmol/L。

② 临床意义：增高见于甲状旁腺功能亢进症、维生素D增多症、多发性骨髓瘤、肿瘤广泛的骨转移、代谢性骨病等。降低见于甲状旁腺功能减退症等。

（3）镁

① 正常参考值：0.6～1.4mmol/L。

② 临床意义：增高见于痛风、多发性骨髓瘤等。降低见于甲状腺功能亢进症等。

（4）磷

① 正常参考值：0.97～1.62mmol/L。

② 临床意义：增高见于甲状旁腺功能减退症、维生素D增多症、多发性骨髓瘤和骨折愈合期等。降低见于甲状旁腺功能亢进症、佝偻病或软骨病、甲状腺功能亢进症等。

（三）人类白细胞抗原B_{27}（HLA-B_{27}）检测

① 正常值阴性。

② 临床意义：HLA-B_{27}类风湿关节炎（RA）的标记性抗体，特异性高，对于早期RA或临床症状不典型的RA具有诊断意义。HLA-B_{27}与强直性脊柱炎（AS）有密切的相关性，90%的AS患者HLA-B_{27}呈阳性反应。

③ 抽血注意事项：早晨空腹抽取血清，禁忌饮食。

（四）血清蛋白电泳和免疫固定电泳

（1）血清蛋白电泳

① 正常参考值：白蛋白，62%～71%；α1球蛋白，3%～4%；α2球蛋白，6%～10%；β球蛋白，7%～11%；γ球蛋白，9%～18%。

② 临床意义：对肝肾疾病和多发性骨髓瘤有诊断意义。多发性骨髓瘤呈现特异

的电泳图形，大多在 γ 球蛋白区（个别在 β 蛋白区）出现一个尖峰，称为 M 蛋白。

（2）免疫固定电泳 用于对多发性骨髓瘤进行分型。

（五）炎症反应指标

临床常用的炎症反应指标有血常规、α_1 球蛋白、α_2 球蛋白、γ 球蛋白、C 反应蛋白、血沉、降钙素原等。

（1）血清蛋白电泳中的 α_1 球蛋白、α_2 球蛋白和 γ 球蛋白

① 正常值：α_1 球蛋白，3%～4%；α_2 球蛋白，6%～10%；γ 球蛋白，9%～18%。

② 临床意义：α_1 或 α_2 球蛋白增加提示存在炎症和感染，且在急性感染的发病初期；γ 球蛋白增加提示慢性炎症或感染后期。

（2）血沉

① 正常值：魏氏法，成年男性 0～15mm/h，成年女性 0～20mm/h；潘氏法，成年男性 0～10mm/h，成年女性 0～12mm/h。

② 临床意义：增快见于细菌性急性炎症期、风湿活动期、结核、多发性骨髓瘤、恶性肿瘤、组织损伤及坏死、贫血等。减慢意义较小。

（3）C 反应蛋白（CRP）

① 正常参考值：免疫扩散或浊度法 800～8000μg/L。

② 临床意义：增高见于各种急性炎症、组织损伤、手术创伤等，发作后数小时迅速升高，并有成倍增长之势。病变好转时，又迅速降至正常，其升高幅度与感染的程度呈正相关。手术后患者 CRP 升高，术后 7～10 天 CRP 水平应下降，如 CRP 不降低或再次升高，提示可能并发感染或血栓栓塞。

（4）降钙素原（PCT）

① 正常值：胶体金比色法，<0.5ng/ml。

② 临床意义：鉴别诊断细菌性感染、非细菌性感染和炎症，升高见于细菌感染。

二、细菌学检查

（1）开放性损伤和术后切口感染 采集前先用无菌生理盐水进行伤口冲洗和清创，尽量去除表层覆盖物和渗出物，用咽拭子深入伤口取样，取邻近新生组织标本两份，用于涂片和培养。对已形成肉芽或组织增生的慢性感染，取感染部位下的组织送检。出血并敷有药物的创面应在清创 2h 后采集标本，避免出现假阴性。伤口表面分泌物不能做厌氧菌培养，如怀疑有厌氧菌感染，应严格按照厌氧菌标本采集要求采样送检，或者联系微生物实验室寻求帮助。

（2）闭合性脓肿 需要在穿刺术或手术时采集标本。首先清创，勿用拭子取样，用注射器抽取脓肿内容物，或将脓肿切开引流后，取脓肿壁的一部分送检。如必须用拭子，取样后要立即插入配套的运送培养基中送检。闭合性脓肿应加做厌氧

菌培养，标本采集后应将注射器内空气排空，同时将针头插入灭菌胶塞内送检。

三、关节液检查

关节液检查可以帮助确定关节炎的基础病因，尤其是化脓性或晶体性关节炎。白细胞计数、分类计数、关节液细胞培养、关节液细胞革兰染色以及在偏振光显微镜下寻找晶体是最有价值的检查。

1. 指征

患者存在关节积液或提示关节炎症的体征，但病因不明时。

2. 标本采集的要求

（1）严格无菌操作，尽快将标本转移至无菌管和培养皿中。

（2）关节液采集量≥1ml。

（3）进行细胞计数和晶体检查时，需使用紫色盖（含 EDTA）或绿色盖（含肝素）采血管。

（4）进行细菌培养时，使用无菌采血管，在保证革兰染色和常规培养的前提下，可将一份关节液注入需氧血培养瓶，以提高培养检出率；怀疑存在厌氧菌感染时应使用厌氧血培养瓶。

3. 检查内容和意义

（1）常规检查　包括外观（量、透明度、颜色及黏度）、黏蛋白凝块形成试验、pH 值。正常关节液透明、无色、有一定的黏度、黏蛋白凝块形成良好，pH 值为 7.35～7.45。

① 透明度：如透明度下降通常是由于存在大量有核细胞或红细胞、坏死的脂类、乳糜液滴、尿酸单钠晶体等。

② 颜色：黄色或黄绿色多见于炎症性或化脓性关节炎，鲜红色、铁锈色或巧克力棕色提示新鲜出血或陈旧出血。

③ 黏度：黏度下降提示关节炎症且有蛋白水解酶释放进入滑液中，黏度升高多见于关节化脓性感染。

④ 黏蛋白凝块形成试验：形成不良多见于化脓性关节炎、结核性关节炎、类风湿关节炎、痛风。

（2）生化检查　包括蛋白质定量、葡萄糖定量、乳酸、尿酸等。

① 蛋白质定量：正常关节液中总蛋白质为 10～30g/L，其中白蛋白与球蛋白之比约为 4∶1，无纤维蛋白原。炎症时由于滑膜渗出增加，总蛋白、白蛋白、球蛋白和纤维蛋白原等增加。关节液中蛋白质增加量可反映炎症的程度，含量由低到高依次为：健康人、外伤性关节炎、类风湿关节炎、感染性关节炎。

② 葡萄糖定量：测定关节液葡萄糖时，应同时测定患者的空腹血糖，正常关节液中葡萄糖比血糖稍低，其差值在 0.5mmol/L 以内，差值如在 2.2mmol/L 以上时，应考虑为化脓性关节炎。

③ 尿酸：关节液显微镜检查发现疑似尿酸盐结晶时，用生化定量方法测定尿酸含量加以鉴别，这对尿酸盐痛风的诊断是有价值的。

④ 乳酸：轻度升高多见于类风湿关节炎，明显升高多见于化脓性关节炎。

（3）显微镜下检查

① 细胞计数：正常关节液中无红细胞，白细胞参考范围为（$0.2 \sim 0.7$）$\times 10^9$/L。关节炎症时，白细胞数增加；急性尿酸盐痛风、类风湿关节炎时，白细胞数$\geq 20 \times 10^9$/L；化脓性关节炎时，白细胞数$\geq 50 \times 10^9$/L。

② 细胞分类：正常关节液中含有 65% 左右的单核巨噬细胞，约 10% 淋巴细胞和约 20% 的中性粒细胞，偶见软骨细胞、组织细胞。炎症活动期中性粒细胞可超过 75%，化脓性关节炎时中性粒细胞可高达 95%。病毒感染、结核杆菌感染时，淋巴细胞和单核细胞增加，可出现异型淋巴细胞。在类风湿关节炎、痛风等疾病的关节液中可见到中性粒细胞内有大量免疫复合物形成的包涵体，呈灰色，大小约 $0.52 \mu m$，这种细胞称为类风湿细胞（又称"RA"细胞）。关节液中嗜酸性粒细胞增多提示寄生虫感染、过敏、肿瘤或莱姆病。

③ 晶体检查：尿酸盐结晶是急性尿酸盐痛风的特征；焦磷酸钙结晶见于假风湿甲状腺功能低下或甲状旁腺功能亢进；磷灰石结晶偶见于关节钙化；脂类结晶见于类风湿关节炎、结核性关节炎；草酸钙结晶见于慢性肾衰竭、先天性草酸盐代谢障碍引起的急慢性关节炎；滑石粉结晶见于手术后残留滑石粉引起的慢性关节炎；皮质类固醇结晶见于注射过该药的关节腔内，并持续数月之久。

④ 淀粉样蛋白：可发现含有淀粉样蛋白的滑膜内壁细胞碎片。

（4）免疫化学检查　包括类风湿因子、抗核抗体、免疫球蛋白、补体、细胞因子等。

（5）细菌学检查

① 革兰染色：关节液革兰染色简便易行，出结果快，可帮助诊断和治疗化脓性关节炎。除了识别常见微生物以外，革兰染色可能还是唯一能够发现难培养微生物感染的检测。革兰染色的敏感性为 29%～50%，因此，未发现细菌并不能排除感染，特别是在感染早期或者是由某些微生物（如支原体、分枝杆菌和真菌）引起的感染。

② 细菌培养：如怀疑感染，在抽取关节液行细菌培养前不要使用抗生素。

第二节·影像学检查及护理

一、X 线

1. 在骨科的应用

（1）骨、关节病变的诊断和治疗方案的制定　X 线检查可显示骨与关节损伤或疾病的部位、范围、性质、程度及其周围软组织的关系。

（2）治疗前后或随访比较　可了解骨损伤、疾病手法整复、手术治疗定位、内植物的位置，可观察治疗效果、病变的发展以及预后的判断等。

（3）观察骨骼生长发育、骨折愈合、植骨融合的情况，及某些营养和代谢性疾病对骨骼的影响。

2. 护理配合和注意事项

（1）X 线禁用于孕妇，紧急危重情况除外。

（2）检查前准备　讲解检查目的，取得配合；嘱患者脱去多余的衣物（包括胸罩）和饰品，只留单层棉质内衣；不能合作者先行镇静药或相应的处置。

（3）检查中配合　按要求摆好体位、制动，平静呼吸或屏气。

（4）预防关节脱位或加重骨折移位　骨折者选择合适支具制动，搬运或摄片时患肢保持正确体位。

二、电子计算机体层扫描（CT）

1. 在骨科中的应用

（1）脊柱病变的诊断和治疗方案的制定　可准确显示脊椎的完整骨性结构及椎体周围软组织；显示椎间盘脱出、移位；判断脊髓、神经根受侵犯情况及韧带、关节突关节改变。

（2）四肢关节损伤与软组织病变的诊断和治疗方案的制定　可准确显示复杂的骨盆及髋臼缘骨折及某种类型足、踝脱位、骨折等；诊断股骨头缺血性坏死和骨性关节炎；显示骨的囊性病变、骨和软组织肿瘤、骨与关节感染的部位、范围、程度。

（3）引导活检。

2. 护理配合和注意事项

（1）CT 平扫　参照 X 线检查护理配合和注意事项的（2）～（4）。

（2）CT 增强　在 CT 平扫的基础上增加：

① CT 增强禁用于对碘造影剂过敏、严重肝、肾功能损害、重症甲状腺疾患、半年内计划生育的夫妻等。

② 服用双胍类药物的患者，检查前 48h 停用双胍类药物，并一直持续到检查后 48h。

③ 检查前空腹 4h，上腹 CT 检查要求空腹 8h。

④ 检查后多饮水，连续 2 天日饮水量达 2000ml 以上，并要求患者前 3h 内每小时饮水 500ml，以促进造影剂排出，减轻肾脏损伤。

三、磁共振成像（MRI）

（一）MRI 在骨科的应用

（1）脊柱疾病的诊断和治疗方案的制定　MRI 对脊髓神经组织、椎间盘等所提供的影像资料优于其他检查方法。用于脊柱骨与软组织肿瘤、椎管内肿瘤、椎间盘病变、脊柱脊髓损伤、脊柱感染、脊髓空洞等。T1加权像适用于评价髓内病变、脊髓囊肿、骨破坏病变，T2像则适用于评价骨唇增生、椎间盘退行性病变与急性脊髓损伤。

（2）四肢关节损伤与软组织病变的诊断和治疗方案的制定　MRI能发现早期股骨头缺血性坏死、关节唇的撕裂、骨关节病与肿瘤、骨与关节感染；准确显示膝关节半月板损伤（包括盘状半月板）、交叉韧带的损伤，肩袖撕裂的部位、关节盂、关节囊、二头肌腱病变，骨与软组织肿瘤和软组织中较大血管、神经干和肿瘤的关系。

（二）护理配合和注意事项

（1）MRI禁用于安装心脏起搏器、神经刺激器、动脉瘤夹、铁磁性异物患者（如体内存留有弹片、眼内金属异物、金属假肢、体内胰岛素泵）、妊娠不足3个月的患者。

（2）根据产品说明书判断是否行MRI　安装有人工心脏瓣膜、人工血管、血管扩张器、人工耳蜗、血管夹及其他植入物等的患者。

（3）凡有顺磁性的金属不能进入磁场，检查前取下身上的一切金属物品。

（4）在静磁场中，产生磁流体动力学效应会引起心电图T波升高，有明显心脏病的患者于扫描前后应做心电图观察。

（5）MRI对早孕的危害尚无定论，对育龄妇女要问清有无妊娠。

（6）环境和心理干预　机房里噪声很大，检查前让患者熟悉环境，做好宣教。检查时佩戴耳机，并引导患者闭上双眼来调节身体上的恐惧。

（7）对于婴儿及躁动患者，应遵医嘱适当给予镇静处理。对于危重患者原则上不做MRI检查，如特别需要，应由有经验的医师陪同，并备齐抢救器械和药物，如发生意外不能在机器房内实施抢救。

四、单光子发射型计算机断层扫描（SPECT）

（一）SPECT在骨科的应用

（1）显示全身性病变或多发病变的分布情况　如查找多发骨肿瘤、骨转移瘤；了解代谢性骨病；了解多发性关节炎活动性病变分布情况等。

（2）显示早期病变或轻微病变　如急性骨髓炎、隐性应力性骨折、缺血性骨坏死、局部游走性骨质疏松症等。

（3）观察植骨术后骨成活情况。

（二）护理配合和注意事项

（1）检查前准备　讲解检查目的，取得配合；前一日晚餐清淡饮食、禁酒，禁长时间剧烈运动；排尽尿液，避免尿液污染内裤及皮肤；取下金属饰品及皮带。

（2）注射显像剂后 2～4h 进行骨扫描，注射显像剂后应多饮水（500～1000ml），加速排出血液和软组织内的放射性活性，提高显像质量。

（3）口服放射性核素　在给药之后禁食 2h，以便充分吸收。

（4）检查中疼痛剧烈的患者，显像前应给予镇痛治疗。显像过程中避免体位变动，以免影响图像质量。

（5）检查后避免放射性污染　无论放射性核素是何种途径到达体内，游离的放射性药物会在唾液、大小便中出现，因此必须避免放射性污染。

① 不随地吐痰，使用一次性餐巾纸擦嘴，不要用公用毛巾。

② 在排尿的过程中避免尿液污染到衣物，在排尿以后，要立即将厕所冲洗干净，洗手，避免环境污染。

③ 24h 内避免到处走动及到公共场所，减少对他人的影响，并避免家属和亲友的探视，尤其是孕妇和婴幼儿。

五、骨密度

（一）临床应用

骨密度检测特别适合于下列 4 种情况。

（1）骨质疏松的诊断，主要用于骨质疏松症高危人群。

（2）骨质疏松症的骨折危险度预测。

（3）内分泌及代谢疾病或药物对骨量影响的评价与监测。

（4）骨质疏松的随访和疗效评价。

（二）注意事项

不适用于：①在妊娠期 2～6 天内口服过影响图像显影的药物或最近进行了放射性核素检查者；②不能平卧于检查床上或不能坚持平卧 5min 的患者；③脊柱有严重畸形或有金属内置物者；④脚跟有皮肤溃烂者。

六、超声成像

对于软组织包括肌肉、肌腱病变，如肿瘤、脓肿和血肿等的检出有一定应用价值，并可评估血流状况。

七、正电子发射断层显像（PET）

（一）临床应用

PET 临床主要应用于骨肿瘤，包括：鉴别良恶性肿瘤；肿瘤恶性程度评价；治疗反应评价；肿瘤复发判断；骨转移肿瘤探测。

（二）护理配合和注意事项

（1）检查前准备

① 讲解检查目的，取得配合；

② 禁食、茶、咖啡、酒 4～6h，可饮少量清水；

③ 避免使用葡萄糖注射液；

④ 血糖≤11.1mmol/L；

⑤ 疼痛剧烈者镇痛，不配合者镇静。

（2）病历、X 线、CT、MRI 等送往 PET 中心，以供医生参考。

（3）注射药物后休息　安静、光线略暗的房间里安静休息，避免剧烈活动和勿与他人说话，避免大脑和肌肉受刺激，45～90min 后扫描，可提高图像质量。

（4）扫描前准备　排空膀胱，避免膀胱内容物对扫描的干扰，同时减少对膀胱的辐射。

（5）检查中注意事项　制动，避免伪像。

（6）检查后注意事项　告知患者大量喝水，以加速药物的排泄。避免放射性污染（参见本节 SPECT）。

第三节 · 常用治疗技术

一、石膏固定术

常用的石膏按照形状可分为石膏托、石膏夹板、石膏管形、石膏围领等。按所固定部位可分为躯干石膏、四肢石膏及特殊类型石膏等。

（一）适应证

骨折复位后的固定；关节损伤和关节脱位复位后的固定；周围神经、血管、肌腱断裂或损伤等的制动；急慢性骨、关节炎症的局部制动；畸形矫正术后矫正位置的维持和固定。

（二）禁忌证

全身情况差；伤口发生或疑有厌氧菌感染；孕妇禁忌躯干部大型石膏固定；伤口有活动性出血者禁用封闭性石膏。

（三）护理措施

1. 操作前准备

（1）做好解释　向患者及其家属说明石膏固定的目的与意义、操作过程和注意事项。

（2）患肢评估　包括患肢肿胀、感觉、运动和血液循环情况。

（3）用物准备　备齐石膏固定所需用物。

（4）皮肤准备　局部皮肤清洁，有伤口者更换敷料。

2. 石膏干固前的护理

（1）搬运时手掌平托石膏固定的肢体。

（2）软枕妥善垫好石膏，维持固定位置直至石膏完全干固；行石膏背心及人字形石膏固定者，勿在头及肩下垫枕，避免胸腹部受压；下肢石膏应防足下垂及足外旋。

（3）未干固的石膏需覆盖被服时应用支被架托起。

3. 石膏干固后的护理

（1）保持清洁、干燥　髋人字形石膏及石膏背心固定者，大小便后应及时清洁臀部及会阴；石膏污染清洁后立即擦干；断裂、变形和严重污染的石膏应及时更换。

（2）正确体位　四肢石膏固定者患肢略高于心脏，避免患肢旋转、扭曲；躯干部石膏固定患者用垫枕支起躯体凹部，骨突部悬空，使患肢舒适、安全；在翻身或搬动时保持患肢固定位置，防止石膏断裂、变形等意外情况发生。

（3）有效固定　行石膏管型固定者，因肢体肿胀消退或肌萎缩可导致原石膏失去固定作用，必要时应重新更换。

（4）病情观察及处理

① 密切观察患肢远端感觉、运动、血液循环情况，如患肢有固定性疼痛、发麻、发凉、苍白或发绀，行石膏背心者有腹痛、呕吐等，立即将石膏松解或拆除；

② 观察创口有无渗血、渗液和异味，少量出血时，用记号笔标记出范围、日期，并详细记录，如血迹边界不断扩大和（或）出现异味，立即报告医师并协助开窗检查和处理。

4. 常见并发症的预防和处理

（1）骨筋膜室综合征　一旦发生肢体血液循环受阻或神经受压立即放平肢体，全层剪开固定的石膏，严重者拆除石膏，必要时行肢体切开减压术。

（2）压力性损伤　石膏边缘垫以软物，防止边缘损伤皮肤。石膏内皮肤瘙痒的患者，禁用尖硬物件搔抓，避免皮肤破溃。如出现持续性灼痛、麻木、有异味、渗出等情况，立即开窗检查。

（3）化脓性皮炎　主要表现为局部性疼痛、形成溃疡、有恶臭及脓性分泌物流出或渗出石膏，一旦发生应立即开窗检查及处理。

（4）石膏综合征　预防措施为少量多餐，避免进食过快、过饱及进食产气多的食物等。如出现反复呕吐、腹痛、面色苍白、发绀、血压下降甚至呼吸窘迫等症状，立即予上腹部充分开窗；严重者应立即拆除石膏，予以禁食、胃肠减压及静脉补液等处理。

（5）废用综合征　指导患者行石膏内肌肉收缩运动，未固定的肢体和关节主动活动。

（6）废用性水肿　石膏拆除后，用弹性绷带包扎，逐步放松肢体，进行适应性训练。

（7）其他 由于行石膏固定术后长期卧床，患者还可能出现坠积性肺炎、便秘、泌尿系统感染等并发症，应加强观察、预防和处理。

二、小夹板固定术

小夹板固定更换方便，利于骨愈合过程中及时进行调整。

（一）适应证

四肢管状骨闭合骨折，不完全骨折和稳定性骨折；是股骨、胫骨不稳定骨折的辅助固定手段；骨折拆除石膏或内固定后的短时间外固定保护。

（二）操作方法

1. 用物准备

备齐固定所需用物，其中小夹板长度一般以不超过骨折上、下关节为准（关节附近的骨折例外），所用小夹板宽度的总和，应略窄于患肢的最大周径，每两块小夹板之间有一定的间隙。

2. 小夹板固定的包扎方法

（1）续增包扎法 骨折复位后，先从患肢远端开始向近端包扎内衬绷带1～2层，保护皮肤，然后放置对骨折起主要固定作用的两块小夹板，绷带包扎两圈后再放置其他小夹板，再用绷带固定，最后从近侧到远侧捆扎横带3～4根，每根横带绕肢体两周后打结。

（2）一次包扎法 骨折复位后先包内衬绷带，然后将几块小夹板一次放置于伤肢四周，外用3～4根横带捆扎，但小夹板的位置容易移动，应经常检查。

（三）护理措施

（1）抬高患肢并保持患肢处于功能位。

（2）有效固定 每天检查并调整横带的松紧度，避免因肿胀的消退和横带的松脱导致小夹板松动。

（3）病情观察 观察患肢远端感觉、运动、血液循环，正确区分和处理肢体血供障碍和骨折导致的疼痛，前者最早的症状是剧烈疼痛，后者疼痛局限于骨折断端周围。

（4）皮肤护理 夹板扎带与夹板不能直接接触皮肤，布带结一律系在外侧，打结方向要一致，各布带距离相等，与小夹板垂直，固定时松紧度要适宜。定期检查皮肤受压情况，认真倾听患者主诉，如出现固定性疼痛，应及时松开小夹板进行检查，预防压力性损伤形成。

（5）保持夹板清洁。

（6）指导患者进行正确功能锻炼。

三、牵引术

牵引术是骨科常用的治疗方法，是利用牵引力和反牵引力作用于骨折部，达到复位或维持复位固定的治疗方法。包括皮牵引、骨牵引和兜带牵引。

（一）适应证

骨折、关节脱位的复位及维持复位后的稳定；挛缩畸形的矫正治疗和预防；炎症肢体的制动和抬高；骨和关节疾病治疗前准备；防止骨骼病变。

（二）禁忌证

局部皮肤受损和对胶布或泡沫塑料过敏者禁用皮牵引。

（三）护理措施

1. 操作前准备

（1）做好解释　向患者及家属解释牵引的意义、目的、步骤及注意事项，取得配合。

（2）局部准备　清洁皮肤，必要时备皮。

（3）用物准备　准备牵引床、牵引架、牵引绳、重锤；皮牵引备胶布、纱布绷带、扩张板或海绵牵引带；骨牵引备骨牵引器械包（内备骨圆针和克氏针、手摇钻、骨锤）、牵引弓等。

（4）体位准备　根据牵引类别和部位摆好体位。

2. 操作中配合

（1）皮牵引　多用于四肢牵引，牵引重量一般不超过 5kg，牵引时间为 2～4 周。骨突处垫以棉垫或纱布。行下肢皮牵引时，防止压迫腓总神经。

（2）骨牵引　常用于颈椎骨折或脱位、肢体开放性骨折及肌肉丰富处的骨折。牵引重量根据病情、部位和患者体重确定，下肢牵引重量一般是体重的 1/10～1/7，颅骨牵引重量一般为 6～8kg，不超过 15kg。牵引时间可达 2～3 个月。颅骨牵引后旋紧固定螺丝，防滑脱。

（3）兜带牵引

① 枕颌带牵引：常用于颈椎骨折或脱位、颈椎间盘突出症及颈椎病等。卧床持续牵引时，牵引重量一般为 2.5～3kg；坐位牵引时牵引重量自 6kg 开始，可逐渐增加至 15kg。1～2 次/d，30min/次，牵引时，避免枕颌带压迫两耳及头面两侧。

② 骨盆水平牵引：常用于腰椎间盘突出症的治疗。将骨盆兜带包托于骨盆，在骨盆兜带上加适当重量，将床尾抬高 20～25cm 行反牵引，可定时间歇牵引，也可将特制胸部兜带固定在床架上行反牵引。

③ 骨盆悬吊牵引：常用于骨盆骨折的复位与固定。将兜带从后方包托于骨盆，前方两侧各系牵引绳，交叉至对侧上方通过滑轮及牵引架进行牵引，牵引重量以将

臀部抬离床面 2～3cm 为准。

3. 牵引中护理

（1）健康教育　向患者说明牵引后肢体应保持的正确位置及注意事项，如出现不适及时向医护人员反映。

（2）生活护理　协助患者满足正常生理需要，如协助洗头、擦浴、床上大小便等。

（3）做好记录　记录牵引开始日期、牵引重量、患肢长度、健肢长度、患肢体位及需制动部位，便于健肢患肢对照观察和患肢前后对照观察，进行正确护理。

（4）保持有效的牵引

① 保持反牵引力：颅骨牵引时，应抬高床头 15～30cm；下肢牵引时，抬高床尾 15～30cm，若身体移位，及时调整。儿童股骨骨折行双下肢悬吊（Bryant）牵引时，臀部必须离开床面。

② 牵引重锤保持悬空：牵引方向与被牵引肢体长轴应成直线，不可随意放松牵引绳，牵引重量不可随意增减或移除。

③ 皮牵引者：检查胶布、绷带、海绵牵引带有无松脱，扩张板位置是否正确，若出现移位，及时调整。

④ 颅骨牵引者：在翻身时应保持头与躯干成一直线，有专人保护颈部，使头、肩及牵引装置同向转动，既可保持牵引的有效性又可避免扭曲加重脊髓损伤。检查牵引弓有无松脱，并拧紧螺母，防止其脱落。

4. 并发症的预防和处理

（1）肢体血液循环障碍　患肢远端感觉、运动、血液循环障碍，若出现患肢青紫、肿胀、发冷、麻木、疼痛、运动障碍以及脉搏细弱等异常情况，立即解除牵引并报告医师处理。

（2）压力性损伤　对胶布牵引部位及长期卧床患者，每班应检查皮肤和骨隆突处，防止出现水疱及压力性损伤，发现异常即时处理。

（3）牵引针眼感染

① 保持牵引针眼处干燥、清洁；

② 75％酒精消毒针眼处，2 次/d 或用小敷贴保护（有渗出时及时更换）；

③ 牵引针有偏移时应严格消毒后调整；

④ 正确处理针眼处分泌物和痂皮，干痂可不去除，如有分泌物、痂下有积液应去除并严格消毒。

（4）腓总神经损伤

①下肢皮牵引时，膝外侧垫棉垫，防止压迫腓总神经。

② 行胫骨结节牵引时，要准确定位，以免误伤腓总神经。

③ 如患者出现足背伸无力、小腿外侧麻木，则为腓总神经损伤的表现，及时去除致病原因，穿"丁字鞋"保持踝关节于功能位。

（5）过牵综合征

① 行肢体牵引者，每日测量被牵引肢体长度，与健侧进行对比，预防过度牵引导致骨折断端分离，如出现及时调整牵引重量。

② 行颅骨牵引者密切观察是否有牵引过度导致血管、神经损伤的症状和体征。舌下神经、臂丛神经、脊髓、肠系膜上动脉等容易受伤，舌下神经过牵表现吞咽困难、伸舌时舌尖偏向患侧，臂丛神经过牵表现为一侧上肢麻木，如出现，及时通知医生，必要时去除牵引。

（6）关节僵硬和跟腱挛缩　置踝关节于功能位，指导患者进行正确的功能锻炼。

四、矫形器治疗

矫形器又名支具，是一种以减轻四肢、脊柱、骨骼肌系统的功能障碍为目的的体外支撑装置，旨在限制身体的某项运动，从而直接用于非手术治疗或辅助手术治疗效果的外固定。主要作用有稳定关节、保护植骨或骨折处以代替负重、矫正畸形或防止畸形加重、临时外固定等。

（一）颈托

适用于颈椎病包括儿童和成年患者的保守治疗；接受颈椎手术后的患者。

（二）头颈胸支具

适用于颈椎（寰枢椎除外）损伤后的保守治疗及术后的固定、康复治疗；高位胸椎损伤；颈椎疾病的治疗；去除 Halo-vest 外固定架后的治疗。

（三）胸腰部支具

适用于胸椎压缩骨折，L1、L2 压缩骨折患者的保守治疗；用于胸椎术前、术后的固定（如胸椎骨折、腰椎滑脱、椎管狭窄症等）；矫正畸形。

（四）腿部支具

下肢支具按其功能可分为限制性与矫正性两种，主要起支撑体重、辅助或替代肢体功能、预防矫正畸形的作用。

1. 小腿支具

小腿支具（ankle-foot orthosis，AFO），固定范围为从小腿上部至足底。

（1）常规小腿支具　踝关节可根据病情需要设计成限制跖屈、帮助背屈式及自由运动式和固定式，适用于足下垂患者。限制背屈、帮助跖屈式，适用于小腿腓肠肌麻痹。自由运动式，适用于踝关节侧向不稳定如足内翻、足外翻等。固定式踝关节，适用于连枷关节。如病情需要，小腿支具还可以增设牵引簧或丁字带。

（2）塑料小腿支具　塑料小腿支具较常规支具有重量轻、穿着时无响声、与肢体适合程度较好等优点，但对石膏模型的制取和修整技术要求较高，还有透气性较差以及制成后修改较困难的问题。

2. 大腿支具

大腿支具（knee-ankle foot orthosis，KAFO），固定范围为自大腿上段至足底。主要适用于膝关节伸肌不全性麻痹和步行支撑期无力维持膝关节伸直的患者。

3. 膝关节支具（KO）

对于需要限制膝关节运动而不需要限制踝、足运动的患者可使用关节支具。常用的支具有四护膝架，四护膝架相当于大腿支具的中间部分，其固定范围一般为膝关节上、下各 20cm，主要用于限制膝关节的反常运动，如膝过伸、膝关节韧带松弛等。

（五）护理措施

（1）健康教育　告知患者佩戴支具的目的和重要性，以及可能出现的不良反应，取得配合。

（2）保证治疗效果　佩戴支具位置要准确，松紧度适宜，与佩戴部位的生理曲线相适应。

（3）皮肤护理　用柔软、吸湿性强的衬垫保护好皮肤，避免支具直接与皮肤接触。每日检查并清洁皮肤，防止损伤。

（4）健康教育

① 佩戴胸腰支具时避免过饱，保持大便通畅；

② 正确指导患者功能锻炼和日常活动，尽可能减少对患者日常生活的影响；

③ 教会患者和家属对支具的保护，防止支具变形或损坏。

（5）遵医嘱按时复查。

五、外固定术

外固定术是将骨圆钉穿过远端骨折处的骨骼，利用夹头在钢管上的移动和旋转达到牵引复位，维持固定，骨折端加压，矫正移位的目的。外固定术有利于感染的控制，维持肢体的长度，促进骨折愈合，可以纠正早期的成角畸形与旋转畸形。

（一）适应证

开放性骨折；闭合性骨折伴广泛软组织损伤；骨折合并感染和骨折不愈合；截骨矫形或关节融合术后。

（二）护理措施

（1）病情观察　严密观察患者远端感觉、运动、血液循环情况，防止因固定过紧造成缺血性挛缩，术区周围肿胀是否进行性加重，针孔处有无活动性出血。

（2）正确体位　外固定架治疗双下肢骨折时，抬高床尾或软垫垫于腘窝及小腿处，使膝关节屈曲 20°～30°，以促进淋巴及静脉血流，减轻肿胀。搬动肢体时，托扶骨折上下端，避免出现剪切力。

（3）保持有效固定　观察外固定架是否松动、滑脱，针锁是否紧固，并及时调整；注意患肢的固定位置，勿压迫外固定支架；更换体位时避免拖拉外固定架；酒精消毒针眼，2次/d，防止感染。

（4）指导患者进行正确的功能锻炼。

六、关节腔、骨髓腔内冲洗及引流技术

关节腔、骨髓腔内冲洗及引流技术是治疗急性血源性骨髓炎、大关节的化脓性关节炎有效的治疗方法，通过局部冲洗、引流脓液达到治疗目的。

（一）适应证

（1）关节腔冲洗　浅表的大关节（膝关节、肩关节）、较深的大关节（髋关节）有积脓时。

（2）骨髓腔冲洗　急性骨髓炎经抗生素治疗后48～72h仍不能控制局部症状；小儿患者则在病灶清除后以求消灭死腔。

（二）禁忌证

（1）有出血性疾病的患者，结核病、肿瘤患者。

（2）穿刺部位皮肤有破溃，有严重皮疹和感染者。

（3）糖尿病患者慎用。

（4）严重凝血机制障碍，如血友病等。有些凝血机制障碍患者已经进行预防性治疗，并非绝对禁忌，但仍需慎重。

（三）护理措施

（1）健康指导　告知患者灌洗的目的和配合方法，不可自行调节滴速，更换体位时防止管路滑脱。

（2）防止院内感染　连接灌注通路、更换冲洗液和引流袋时，严格无菌操作；冲洗液现配现用，开袋后24h内滴注完毕。

（3）标识正确　灌注液要有明显标识，与静脉输液分开放置，记录灌洗开始时间、滴速。

（4）保持冲洗管道通畅　抬高患肢，防止管道受压、扭曲、折叠、脱出。术后24h冲洗速度要快，以后每隔2～3h冲洗1次，并加快冲洗速度（30s/次），防止血凝块或脱落的坏死组织堵塞管道。灌注液袋或瓶高于患肢70～80cm，引流袋低于患肢50～60cm。如果连接负压吸引器，应保持负压吸引有效。

（5）病情观察　观察引流液的颜色、性质、量，并做好记录，根据病情决定入量。若引流量＜灌入量，提示引流不畅，若引流液持续呈红色，提示有活动性出血，查找原因并处理。

（6）拔管指征　体温正常，局部无炎性反应，引流液清亮且连续3次培养阴性，先拔除进水管，吸引1～3天后再拔除出水管。

（7）指导患者进行正确的功能锻炼。

七、负压封闭引流术

负压封闭引流术（vacuum sealing drainage，VSD）是指用内含有引流管的聚乙烯酒精水化海藻盐泡沫（VSD敷料）来覆盖和填充皮肤和软组织缺损的创面，再用聚氨酯薄膜（生物半透膜）进行封闭，使其成为一个密闭的空间，连接负压源，通过可控制的负压对创口进行持续引流，将各种渗出物经VSD敷料中的微孔和引流管及时排出，有效促进了创面愈合，减轻了患者创口经久不愈反复换药的痛苦。

（一）适应证

（1）严重软组织挫裂伤、软组织缺损，开放性骨折可能或合并感染，骨筋膜室综合征。

（2）体表脓肿、化脓性感染；慢性溃疡和压力性损伤；植皮术后的植皮区；大面积陈旧性血肿或积液。

（3）关节腔感染需切开引流者。

（4）手术切口感染。

（5）急、慢性骨髓炎需开窗引流者。

（二）禁忌证

被引流区有活动性出血。

（三）护理措施

（1）严格无菌操作：引流管的位置低于出口位置，引流量达2/3时应更换引流瓶；更换负压瓶时，应用血管钳夹住引流管，关闭负压源，避免引起逆流感染。

（2）维持有效负压

① 病情观察：观察并记录引流液的颜色、性质、量。

② 负压源的维持：根据患者的创面情况和引流量选择合适负压（0.04～0.06MPa）。避免长时间停止负压吸引，防止堵管。引流管固定于床旁，检查中心负压源和引流装置的封闭性能，注意引流管有无裂缝，引流瓶是否破损，各衔接处、半透膜粘贴处是否密封，引流管内液体柱是否流动。

③ 健康教育：告知患者翻身时不能牵扯、压迫、折叠引流管，避免按压VSD敷料而导致半透膜粘贴不牢。

（3）创面护理

① 不需每天为创面换药，1次负压引流可以保持7～14天。

② 创面有异物时，在加强抗感染的同时，可用敏感抗生素行局部创面冲洗，2次/d，冲洗时应保持有效负压，防止引流管扭曲脱落，防止逆行感染。

（4）病情观察 观察患肢疼痛程度、肿胀程度、颜色、皮温、毛细血管回流、足趾活动情况；观察创面周围皮肤有无水泡、渗液、红疹，创面有无异味。

（5）故障处理

① 引流管堵塞的处理：逆行缓慢注入生理盐水浸泡 10～15min，待堵塞的引流物变软后，重新接通负压源。

② VSD 敷料干结变硬的处理：若前 48h 变硬，可以从引流管中缓慢注入生理盐水浸泡使其变软，然后再接通负压源，检查密封情况。若 48h 之后变硬，此时引流管中已无引流物持续流动，可不做处理，一般不会影响 VSD 的最终效果。

③ 新鲜血液吸出的处理：仔细检查创面内是否有活动性出血，并做出相应的处理。

第四节 · 骨科常用仪器的使用及护理

一、冷疗仪

冷疗是应用比人体温度低的物理因子（冰水或冰块）刺激机体而减慢神经传导速率，麻痹局部末梢神经，收缩微血管，降低组织温度及细胞代谢的一种治疗方法。达到减少出血和渗出，减轻肿胀，减少组织创伤后炎症介质的释放，减少肌肉牵拉造成的疼痛，抑制肌肉痉挛的目的。

（一）适应证

闭合性软组织损伤；骨折术后；关节置换术后；膝关节镜术后。

（二）禁忌证

血液循环障碍；慢性炎症或深部化脓病灶；组织损伤或有开放性伤口处等。

（三）使用要点和注意事项

（1）向患者讲解使用冷疗目的、方法、注意事项及配合要点；取舒适的体位。

（2）冷疗温度 10～15℃，冷疗持续时间 15～30min/次，根据病情选择每日冷疗的频次。

（3）治疗时严格掌握治疗过程中的四个期：刺激期、交换期、神经感应期、冷效应期。

（4）注意非治疗部位的保温，以防感冒。

（5）枕后、耳廓、阴囊处、心前区、腹部、足底禁用冷疗。

（6）出现以下状况，立即停止冷疗：不断出现发红症状，瘙痒有"燃烧"的感觉；起水疱或皮肤变色；敷料渗水、伤口浸渍；过度麻木；伤口开裂。

二、热疗仪

热疗是指通过人体温度以上的物质对身体表皮的作用实现局部和全身效应的治

疗方法。达到解除局部血管痉挛，改善局部血液循环，促进炎症消除及组织愈合，减轻肿胀、肌紧张和疼痛的目的。

（一）适应证

闭合性软组织损伤的后期。

（二）禁忌证

扭伤、挫伤后 48h 内；出血性疾病患者；治疗部位有恶性肿瘤时；治疗部位有金属移植物者；开放性伤口处；闭合性软组织损伤的早期、高热、出血。

（三）使用要点和注意事项

（1）向患者讲解使用热疗目的、方法、注意事项及配合要点；取舒适的体位。

（2）防止烫伤　掌握好温度，灯与照射部位的垂直距离为 40～60cm，防止光线直射眼睛。

（3）热疗时间　20～30min/次，不能过长，＞30min，反而使血管收缩而降低了治疗效果。

三、光子治疗仪

光子治疗仪的原理是通过高能窄谱红光治疗技术，消炎，镇痛，改善创面血液循环，促进肉芽组织生长，加速伤口和溃疡的愈合。

（一）适应证

各种手术后的伤口、软组织损伤、烧伤、慢性难愈伤口、脂肪液化、伤口感染、创面湿疹、糖尿病足等。

（二）禁忌证

眼、性腺、妊娠妇女腹部；带有心脏起搏器的患者；新生儿、婴幼儿。

（三）使用要点和注意事项

向患者讲解治疗目的及注意事项，取得理解和配合；避免光线对眼睛的刺激，操作者和患者带上保护眼镜（罩）；光源头上严禁置覆盖物。

四、骨折治疗仪

骨折治疗仪的原理是通过特制的磁耦合器产生调频、调幅聚焦式，顺磁式、交变电磁场，磁场线穿透皮下骨骼及软组织，刺激骨细胞生长，促进钙盐沉积，促进局部血液、淋巴循环，引导骨滋养血管生长，达到消除肿胀、促进骨痂愈合、减轻疼痛的目的。

（一）适应证

四肢骨折；骨不愈合或延迟愈合；各种关节、肌肉疾病；周围神经疾病。

（二）禁忌证

急性化脓性炎症、出血倾向、血栓性静脉炎、活动性结核病灶；有心脏起搏器、治疗区域内有活体肿瘤的患者。

（三）使用要点和注意事项

（1）向患者讲解治疗目的及注意事项，取得理解和配合。

（2）协助患者取治疗体位，注意患者伤口的遮挡和保暖。

（3）开始治疗时间术后24～48h，也可根据创伤程度、出血情况延缓1～2天。

（4）选择治疗仪的频率、强度、磁场模式，应根据骨折部位及治疗方法而定。聚焦模式主要用于四肢骨折，顺磁模式主要用于治疗短骨骨折、关节损伤、肢体肿胀、伤口炎症及疼痛。

（5）定时巡视，如出现局部皮肤潮红、瘙痒、皮疹等，立即停止治疗，对症处理。

（6）启动前进行各参数的选择，治疗开始后，不能进行参数切换，如需变换，可先"复位"后进行变换，否则将损坏仪器。

五、持续被动运动机

持续被动运动（continuous passive motion，CPM）机是以持续的被动运动理论为基础，通过模拟人体自然运动，使关节按照预设好的角度和速度进行活动，防止关节粘连，促进关节内软骨的再生与修复，对肢体功能的恢复有重要作用。

（一）适应证

关节置换术后；骨关节骨折坚强内固定术后；关节粘连挛缩僵硬松解术后；膝关节镜下肌腱、韧带修补术、半月板切除/缝合术、滑膜切除术；截瘫患者的功能康复等。

（二）禁忌证

粉碎性骨折、骨折固定不稳；开放性骨折污染严重，术后感染没有得到控制；下肢深静脉血栓形成；凝血功能障碍，术后伤口有活动性出血；皮肤张力高。

（三）使用要点和注意事项

（1）向患者讲解治疗目的及注意事项，取得理解和配合。

（2）评估患肢长度，调节CPM机支架长度，妥善固定患肢，患肢膝关节与机器夹角要处于同一水平线。

（3）评估关节活动度，根据患者的耐受程度，调节起始运动角度，小角度缓慢增加。

（4）锻炼过程中倾听患者主诉，观察患肢伤口情况，发现异常及时停止并报告医生。

（5）锻炼结束后，注意抬高下肢，高于心脏水平面20～30cm，促进血液回流，预防肢体肿胀，局部予以冰敷半小时，减轻患者活动后的疼痛。

（6）指导患者继续行主动功能锻炼。

六、间歇式充气加压装置

间歇式充气加压装置（intermittent pneumatic compression，IPC）由可间歇性充气膨胀及恢复的肢体加压套、充气加压泵和相应的控制装置组成。通过多腔气囊定向，有顺序地反复充、放气，形成对肢体和组织的循环压力，从肢体的远端向近端均匀地挤压，使下肢血流速度增加240%。其作用是清除静脉瓣后血液、减少血液淤积，增加全身纤维蛋白溶解活性，防止血液凝集，促使内皮细胞释放一氧化氮（NO）、扩张血管、促进血液回流，预防下肢深静脉血栓（DVT）。

（一）适应证

卧床或制动≥72h；多发创伤、大中型手术患者预防DVT；血液黏稠度增高、高凝状态患者；静脉功能不全患者。

（二）禁忌证

充血性心力衰竭、肺水肿或下肢严重水肿者；肢体严重创伤或重度感染未得到有效控制者；疑发生DVT或血栓形成急性期（2周内）未放置下腔静脉滤器者；下肢局部严重病变（如恶性肿瘤、感染、皮炎、坏疽或近期接受皮肤移植手术等）者；下肢血管严重动脉硬化或其他缺血性血管病者；下肢严重畸形者。

（三）使用要点和注意事项

（1）向患者讲解治疗目的及注意事项，取得理解和配合。

（2）根据小腿中段腿围选择合适的腿套，穿一次性护套，避免腿套与皮肤直接接触，防止交叉感染。

（3）使用的过程中，脚踝处垫棉垫，防足跟受压，注意观察伤口情况和皮肤有无红肿及其他异常现象，询问患者的感觉，根据情况及时调整治疗剂量。

（4）对老年患者或血管弹性差的患者，压力值从小开始，逐步增加，直到耐受为止。

七、足底泵

足底泵的作用原理与行走的自然循环过程相似，0.4s左右快速充气将120～180mmHg的充气压作用于足底静脉丛，由此瞬间产生的高速血流，使充盈在足底静脉丛内的血液在极短的时间内排空回到心脏，形成血液湍流对静脉进行冲刷，达到预防DVT的目的。

适应证、禁忌证、使用要点和注意事项参见IPC。

八、梯度压力弹力袜

梯度压力弹力袜（graduated compression stockings，GCS）是根据人体生理学原理，通过自下而上压力梯度（18mmHg、14mmHg、8mmHg、10mmHg、8mmHg）系统的作用，增加小腿肌肉泵的作用，下肢肌肉小幅度收缩可瞬时加快血流流速达138%，促进静脉瓣膜功能，减少静脉淤滞，减轻由于血管壁损伤造成的内皮过度牵拉，预防DVT发生。

（一）适应证

术后或长期卧床等下肢DVT的高发人群；下肢静脉回流障碍性疾病；DVT患者慢性期的辅助治疗。

（二）禁忌证

下肢局部情况异常（如皮炎、坏疽、半月内皮肤移植或静脉剥脱手术等）；下肢血管严重动脉硬化或其他缺血性血管病；下肢严重畸形；对弹力材料过敏者。

（三）使用要点和注意事项

（1）根据制造商推荐意见和小腿最粗部周径为患者选择大小和尺寸合适的弹力袜。

（2）定期测量腿部周径，避免因肿胀引起弹力袜压力过高而造成的潜在并发症。

（3）定期做ABI测量（ABI＝足踝动脉收缩压/肱动脉收缩压），如ABI≥1，说明动脉血管正常，可使用；1＞ABI≥0.8，提示有轻微的动脉血管病变，应请示医生；0.5≤ABI＜0.8，提示有动脉血管病变，不建议使用；ABI＜0.5，提示有严重动脉血管病变，不能使用。

（4）使用前应保持足部和腿部清洁与干燥。

（5）正确穿着弹力袜的方法　弹力袜的后跟部（横行编织部位）对准患者的后跟。穿长腿弹力袜时，如患者腿短，不要过度牵拉，弹力袜大腿固定带一定要贴在皮肤上，在固定带下部无皱褶返折，防止压伤患者皮肤。

（6）每天至少一次脱去弹力袜并进行皮肤的清洁、护理和评估。

（7）定期检查弹力袜、支配肢体的神经、血液循环情况，以确保正确使用、没有皱褶或影响血液循环的情况发生。

（8）指导并督促患者坐位时腿部离开床单位，以确保弹力袜不在膝部起到止血带作用，造成循环障碍。

（9）使用时间因风险程度而定，一般10天；每天穿着时间也因人而异，术后早期可不去除，下床后一般早上起床时穿，晚上睡眠时去除。

（10）脱弹力袜时，手指协调抓紧弹力袜的内外侧，将弹力袜外翻，顺腿脱下。

（11）做好健康教育工作，患者熟悉弹力袜的作用、正确的穿着方法和自我护理方法。

（12）弹力袜含有橡胶成分，易老化，造成弹力梯度下降，不管穿着频率如何，建议每半年更换一次。

九、无动力助行器

无动力助行器是不借助外力或他人帮助，靠使用者自身动力辅助行走的助行工具。目的是帮助患者恢复正常行走步态，保持身体的平衡。

（一）适应证

单侧下肢无力或截肢，需要比杖类助行架更大的支撑力，如关节置换术后等；广泛性体能减弱，需要支持者。

（二）使用要点和注意事项

（1）健康教育　告知患者使用助行器的目的，示范并教会患者使用。

（2）行走前准备　确保地面干燥、无障碍物；患者病情稳定、体力充足、衣着宽松、鞋子防滑舒适。

（3）助行架高度选择　双臂自然下垂，双肘屈曲25°～30°时助行器扶手与手腕高度一致，基本平齐患者股骨大转子的高度。

（4）行走时助行架放置位置　放置于患者本人正常行走一步的距离，否则容易摔倒。

（5）行走时患者站在助行器内中心位置，双手支撑握住扶手，患肢向前迈出，重心前移，迈腿时助行器保持不动，健肢向前移动一步，站稳后再将助行器向前移动。

（6）遵循循序渐进的原则，行走过程中观察患者的生命体征，及时听取患者的主诉。

（7）上下楼梯不宜使用无动力助行架。

（8）坐下和起身时不要倚靠在助行器上，否则容易使助行器翻倒。

十、拐杖

拐杖是维持人体平衡，避免患肢负重，为下肢行动不便的人提供的一种简单辅助行走器具。

（一）适应证

下肢损伤、疾患、术后，需要拐杖辅助站立行走及行功能锻炼的患者。

（二）禁忌证

上、下肢活动受限或肌力不足以支持使用拐杖者；不能保持身体平衡者。

（三）使用要点和注意事项

（1）拐杖长度的选择　站立时拐杖底部置于脚尖前10cm，再向外10cm处，拐杖顶端与腋窝间留有 5～10cm 的距离。

（2）行走步态的选择　四点步态法适用于双脚可支撑身体部分重量时；三点步态法适用于单脚部分或完全不能支撑身体重量，另一脚可支撑全身重量的患者；两点步态法适用于肌肉协调好，且臂力强的患者使用。

（3）预防臂丛神经损伤　正确使用拐杖，确保不要将腋窝靠压在拐杖顶部。

（4）确定拐杖有橡皮垫且无老化，厚垫肩托以及手柄，保证零件牢固，无破损。

（5）避免在湿滑的地面行走，如地面湿滑嘱患者绕行。

十一、振动排痰机

机械排痰法具有加压呼吸和震动按摩两种功效，并且能够使患者气道内黏性物质的底部有空气进入，从而使患者的咳痰能力增加，使患者呼吸道内的黏性物质能够顺利排出。在骨科，长期卧床不能运动，肺部以及气管很容易发生炎症，并且有痰液阻塞，因此在护理中要注意患者的排痰情况。

（一）适应证

各种呼吸道疾病导致的痰液增多、不易咳出；术后、体弱患者肌力下降导致的排痰困难；长期卧床不能活动的患者；老年患者的肺组织弹性和咳嗽能力下降等。

（二）禁忌证

以下患者禁用：局部皮肤破损、感染；肺部、肋骨、脊柱肿瘤及血管畸形；肺结核、肺脓肿、气胸、胸壁疾病；凝血功能异常或出血性疾病；肺栓塞、咯血或肺出血；急性心肌梗死、心内血栓、心房颤动不能耐受振动。

（三）使用要点和注意事项

（1）使用前评估　患者年龄、病情、意识、活动能力、合作程度和心理状况；皮肤状况，有无开放性伤口；呼吸道情况；是否指导有效咳嗽；用餐情况。

（2）教育指导　向患者讲解排痰的意义，指导患者正确咳嗽、咳痰的方法，

（3）操作时机　餐前或餐后 2h；雾化吸入后。

（4）根据患者的具体情况选择频率和强度，避开胃和心脏部位。

（5）排痰过程中每 5min 观察患者是否需要清除呼吸道内的分泌物。

（6）结束后协助患者进行有效咳嗽。

（张玉梅　何远艳　张锦华　肖婷　尹罗娟　李群　陈游
刘敏　袁辉辉　刘青丰　左晓兰　罗爽英　秦梅兰）

第五章

骨科患者护理评估、常见症状及护理

第一节·骨科患者护理评估

当骨与关节出现损伤、病变时，运动系统的结构和功能必然发生改变。护士必须首先对患者进行全面、准确的评估，才能提出正确的护理诊断/问题，从而实施个性化的护理措施，并对其效果进行评价。本节主要介绍骨科患者常用护理评估和专科评估内容。

一、常用护理评估

1. 日常生活能力评定

（1）评定工具　Barthel 指数量表（见附表 A-1）。

（2）评定时机　入院/转入、术后当日、术后第 3 日、病情变化时、出院前。

（3）自理能力分级　包括重度依赖、中度依赖、轻度依赖和无需依赖。

2. 压力性损伤风险评估

（1）评定工具

① 成人 Braden（见附表 B-1）、Norton、Waterlow 3 个量表。

② 儿童 Braden-Q，该表是在 Braden 量表基础上，增加了组织灌注与氧合作用项目，更能有效识别儿童压力性损伤高危人群。

（2）评定时机　入院时；病情有显著变化时（活动、移动能力发生改变等）；出院前。极高度风险每班评估记录一次，高度风险每日评估记录一次，中度风险病情稳定时每周评估记录一次；急症住院患者应在 72h 后和（或）当患者病情变化时再评估，然后每周进行评估；康复患者或老年患者可每周评估，持续 4 周，然后每 3 个月再进行评估。

注意：评估患者的压力性损伤风险时，不可仅依赖风险评估量表的分数。因为无论怎样进行风险评估的结构化处理，临床判断都是最重要的。对于综合性医院的患者，可结合各专科界定的压力性损伤风险高危人群进行综合判断。

3. 疼痛评估

（1）评定工具　包括数字评价量表（NRS）、语言评价量表（VDS）、视觉模拟评分（VAS）、面部疼痛表情量表（FPS-R）、行为疼痛评估表（BPS）、McGill 疼痛情况调查问卷（MPQ）等。

（2）评定时机　目前尚缺乏统一规范。普遍认为对在院患者均应进行疼痛评估，重点对象为就诊时存在疼痛、经历有创操作与手术、癌症患者等。评估应贯穿于整个就医过程，融入日常工作中；应根据患者的疾病特点进行个性化评估。骨科患者的疼痛评估应包括静息痛和运动痛。

4. 跌倒风险评估

（1）评定工具　包括 Morse 跌倒危险因素评估量表（成年）、约翰霍普金斯（Johns Hopkins）医院跌倒风险评估量表（老年）、Hendrich 跌倒风险评估量表（老年）等，可根据医院、疾病种类和患者的具体情况选择（见附录 C）。

（2）评定时机　入院时；病情有显著变化时（活动、移动能力发生改变等）；高危跌倒风险每周续评。

5. 营养风险筛查

（1）评定工具　NRS 2002 营养风险筛查量表（见附表 D-1）等。

（2）评定时机　入院时；病情有显著变化时（影响营养摄入和吸收）；出院前。每周。

6. VTE 风险评估

（1）评定工具　包括 Caprini 评分表、Autar 评分表等。其中 Caprini 评分表是一个被广泛使用的定量模型，而且是被外部验证的预测 VTE 风险的模型，作为普通外科手术、整形外科（含骨科）手术以及肿瘤患者的 VTE 风险预测。

（2）评定时机　入科 8h 内、术后即时、病情变化时、出院前、回访时评估（出院时评估为高危患者在出院 1 周、4 周、12 周时回访，其理由是：骨科大手术即使在常规抗凝治疗下，术后 3 个月内症状性 DVT 发生率仍可高达 1.3%～10.0%，而且主要发生在出院后，血栓风险将持续至术后 3 个月）。

二、专科评估

（一）健康史

1. 一般情况

包括年龄、性别、职业、经济状况、社会背景、文化程度等。

2. 外伤史

（1）外伤患病史　外力作用的时间、方式、性质和程度：如车祸或撞伤、跌倒时的暴力打击史，骤然跌倒致肌肉急剧收缩，长期、持续、轻度损伤累积所致积累性损伤史。

（2）骨骼疾病史　由于骨骼疾病（如骨髓炎、骨肿瘤等）使骨质脆弱或破坏，轻微外力作用即可发生骨折的骨骼疾病史。

（3）受伤时的状况和处理　受伤时的体位和环境，伤后立即发生的功能障碍及其发展情况，急救处理的经过等。

3. 现病史

对于非外伤患者，应了解患病的全过程，即疾病发生、发展及演变过程。

4. 既往史

曾患疾病，特别是与现患疾病密切相关的疾病；是否有过外伤、手术史；用药史；过敏史；预防接种史。

5. 家族史

家庭成员及亲属健康状况。

（二）身体状况

理学检查包括以下几项。

① 用物齐全：包括卷尺、各部位关节量角器、叩诊锤或骨科专用检查工具等。

② 体位合适：一般采取卧位，上肢或颈部检查可取坐位。

③ 暴露充分：根据检查需要，充分暴露检查部位，且与健侧对比。

④ 顺序正确：按视、触、叩、动、量及神经系统、各部位特殊检查顺序进行，先查健侧，后查患侧，先查病变远处，后查病变近处，并对身体状况进行观察。

⑤ 手法规范，主动检查与被动检查结合，即从患者主动的运动开始，了解其运动幅度、功能受限范围、疼痛点等，在此基础上做进一步检查。

通过视、触、叩、动、量、神经系统、各部位特殊检查等，对患者进行评估。

（1）视诊　观察姿势、步态与活动有无异常；脊柱有无侧弯、前后凸；肢体有无畸形、肌肉有无萎缩、与健侧相应部位是否对称；软组织有无肿胀及皮肤状况，包括有无瘢痕、色素沉着、静脉怒张，有无窦道、发红，有无创面，有无青紫、瘀斑，出汗程度等。

（2）触诊　病变局部有无压痛，压痛程度及性质；骨性标志有无改变，有无异常活动及骨擦感；病变部位有无包块，及其大小、硬度、活动度，有无波动感；皮肤温度、质地及感觉有无异常等。

（3）叩诊　为明确骨折、脊柱病变或进行反射检查时常用此法。四肢骨折常有纵向叩击痛，脊柱病变常有棘突叩击痛、脊柱间接叩击痛等。

（4）动诊　检查关节的活动及肌肉的收缩力。先观察患者的主动运动，再进行被动运动和异常活动的检查。注意有无活动范围减小、超常及假关节活动。

（5）量诊　测量肢体的长度、周径、关节的活动范围等。

① 肢体长度测量：将患肢与健肢置于对称位置，以相同的解剖标志为起止点，双侧对比测量。

a. 上肢长度：肩峰至桡骨茎突（或中指尖）。

b. 上臂长度：肩峰至肱骨外上髁。

c. 前臂长度：肱骨外上髁至桡骨茎突或尺骨鹰嘴至尺骨茎突。

d. 下肢长度：髂前上棘至内踝下缘或大转子至外踝下缘。

e. 大腿长度：大转子至膝关节外侧间隙。

f. 小腿长度：膝关节内侧间隙至内踝下缘或膝关节外侧间隙至外踝下缘。

② 肢体周径测量：两侧肢体取相对应的同一水平测量，若有肌萎缩或肿胀，选取表现最明显的平面测量。

a. 上臂周径：在肩峰下 10cm 或 15cm 处，测量两侧肱二头肌周径。

b. 前臂周径：在尺骨鹰嘴下 10cm 处测量。

c. 大腿周径：在髌骨上 10cm 或 15cm 处测量。

d. 小腿周径：在胫骨结节下 10cm 或 15cm 处测量。

③ 轴线测量：测量躯干、肢体的轴线是否正常。正常人站立时，枕骨粗隆垂线通过颈、胸、腰、骶椎棘突以及两下肢间；前臂旋前位伸肘时上肢呈一直线；下肢伸直时髂前上棘与第 1、2 趾间连线经过髌骨中心前方。

④ 关节活动范围测量：用量角器测量，采用中立位 0°法，以伸直位作为运动的起点；记录时以中立位为起始点 0°，按照该关节屈伸、内收、外展、内旋、外旋各运动平面的两个相反方向记录活动起始到终末的度数，两度数之差即为活动范围。关节活动度测量时，均应先测量主动活动度，再测量被动活动度，主、被动活动一致时则记录一次即可，若活动不一致则应分别记录，关节过伸应在过伸度数前

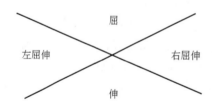

加"＋"表示过伸，关节伸直功能受限则应在缺失度数前加"－"号表示伸直所缺度数。脊柱活动范围记录格式见图 5-1。

图 5-1　脊柱活动范围记录格式

a. 颈椎：前屈 35°～45°，后伸 35°～45°，左右侧屈各 45°，左右旋转各 60°～80°（图 5-2）。中立位为面向前，眼平视，下颌内收。

b. 腰椎：前屈 90°，后伸 30°，左右侧屈各 20°～30°，左右旋转各 30°（图 5-3）。中立位为直立，颈向上伸直，两眼平视，下颌内收。

c. 肩关节：前屈上举 150°～170°，后伸 40°～45°，外展上举 160°～180°，内收 20°～40°，水平位内旋 70°～90°，水平位外旋 60°～80°，贴臂内旋 45°～70°，贴臂外旋 45°～60°（图 5-4）。中立位为上肢自然下垂、靠近躯干，亦可为上臂贴近胸壁，屈肘 90°，前臂伸向前方。在测量外展角度时应注意固定肩胛骨。

d. 肘关节：屈曲 135°～150°，伸展 0°～10°，旋前 80°～90°，旋后 80°～90°（图 5-5）。中立位为伸直成一条直线。

e. 腕关节：掌屈 65°～80°，背伸 55°～75°，桡偏 15°～25°，尺屈 30°～45°（图 5-6）。中立位为手掌向下，手与前臂成一条直线。

f. 髋关节：屈髋 130°～140°（仰卧位屈髋屈膝），后伸 10°～15°（俯卧位后伸），

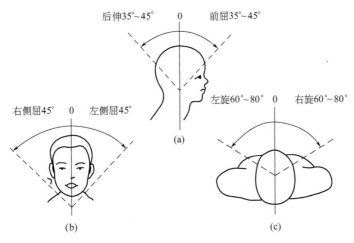

图 5-2　颈椎活动范围

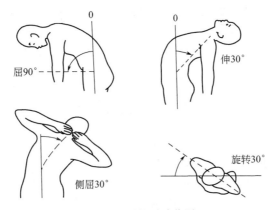

图 5-3　腰椎活动范围

外展 30°～45°，内收 20°～30°，内旋 40°～45°（屈膝 90°位），外旋 30°～40°（屈膝 90°位）（图 5-7）。中立位为仰卧位，腰椎不要过分前突（离床不超过 2cm），两侧髂前上棘与耻骨联合在同一水平线上，下肢自然伸直且垂直与两侧髂前上棘连线，髌骨向上。

g. 膝关节：屈曲 120°～150°，过伸 5°～10°，内旋 10°（膝关节屈曲时），外旋 20°（膝关节屈曲时）（图 5-8）。中立位为大腿与小腿成一条直线。

h. 踝关节：以足外缘与小腿垂直为中立位 0°，踝关节背屈 20°～30°，跖屈 45°～50；踝关节内翻及外翻活动主要发生在距下关节，内翻 30°，外翻 30°～35°（图 5-9）。

（6）神经系统检查　包括肌力、感觉、反射及神经检查等。

① 肌力检查：肌力是指某一肌肉或一条运动神经支配的肌群主动收缩的力量。

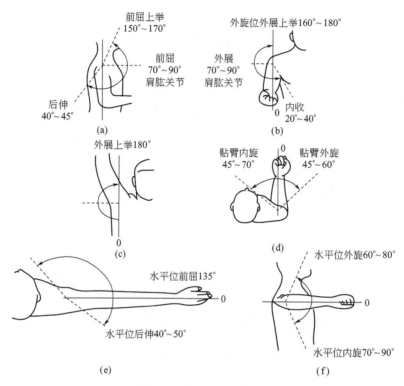

图 5-4　肩关节活动范围

检查时嘱患者做肢体伸缩动作，检查者从相反方向给予阻力，从而测试患者对阻力的克服力量，并且注意两侧比较。根据抗引力或抗阻力的程度，通常将肌力分为6级。0级：无肌肉收缩，无关节活动。1级：有轻度肌肉收缩，无关节活动。2级：有肌肉收缩，关节有活动，但不能对抗引力。3级：可对抗引力，但不能对抗阻力。4级：对抗中度阻力时，有完全关节运动幅度，但肌力较弱。5级：肌力正常。

②感觉检查：检查时要求自身两侧比较，近端和远端比较，在患者较安静

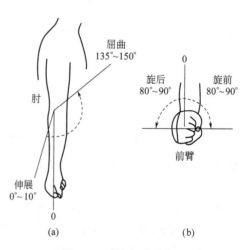

图 5-5　肘关节活动范围

配合下进行，检查部位暴露良好。一般只检查痛觉及触觉，必要时还检查温觉、位置觉、两点辨别觉等。常用棉花在皮肤上轻轻擦过测触觉，用注射针头轻刺皮肤测痛觉，用0～10℃冷水、10～50℃温水交叉接触患者皮肤测温度觉。分别以"----"

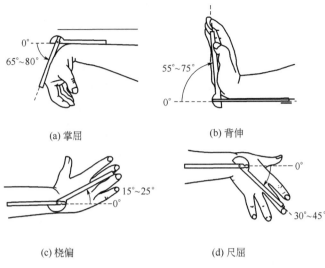

(a) 掌屈   (b) 背伸

(c) 桡偏   (d) 尺屈

图 5-6 腕关节活动范围

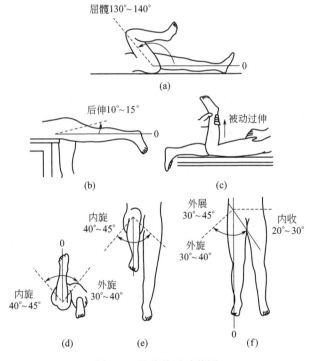

图 5-7 髋关节活动范围

"VVVV""～～～"记录触觉、痛觉、温觉的障碍边界，以了解神经病损的部位和程度。

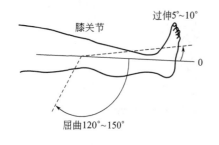

图 5-8 膝关节活动范围

③ 反射检查：应在患者肌肉和关节放松的情况下进行，包括生理反射及病理反射2类。

a.生理反射：包括浅反射和深反射，浅反射主要有腹壁反射、提睾反射、肛门反射及跖反射等，深反射主要有膝腱反射、跟腱反射、肱二头肌反射、肱三头肌反射及桡骨骨膜反射等。

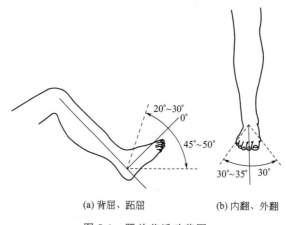

(a) 背屈、跖屈　　(b) 内翻、外翻

图 5-9 踝关节活动范围

b.病理反射：包括霍夫曼征（Hoffmann sign）、巴宾斯基征（Babinsiki sign）、髌阵挛（patellar clonus）和踝阵挛（ankle clonus）。

④ 神经检查

A.中枢神经检查：包括感觉、运动、反射、交感神经、尿道、肛管括约肌功能等。

a.检查时应尽量不搬动患者，移除衣着，观察呼吸运动。若胸腹呼吸运动消失或腹部呼吸运动反常，应考虑颈髓损伤；若仅有胸部呼吸而无腹部呼吸，为胸髓中部以下损伤。

b.上肢完全瘫痪为上颈髓损伤；屈肘位瘫痪为下颈髓损伤；阴茎可勃起者，反映脊髓休克已解除，尚保持骶神经功能。

c.检查躯干和肢体的触觉、痛觉，以明确麻痹平面，并做好记录。感觉检查先上而下，然后自下而上测试和确认感觉消失的平面，一般以自上而下检查作为麻痹水平；反复检查几次，前后进行对比，以便于观察疗效及增强准确性。

d.麻痹平面的上升或下降提示病情的加重或好转。

e.会阴部检查：有无尿潴留，肛门括约肌的收缩力情况。详细检查肌力、腱反射及其他反射，包括腹壁反射、提睾反射、肛门反射、球海绵体反射。

B. 周围神经检查：

a. 臂丛神经：通过测试肩、肘、腕和手指的主动运动判断受损的神经段，然后用针刺和轻触，检查感觉，再标记受累的皮节。

b. 腋神经损伤：最常见于肩关节脱位和肱骨近端移位骨折，通常可自行恢复。当肌肉废用影响三角肌饱满度时，肩关节外侧呈扁形状，检查三角肌运动和腋神经感觉支配区。

c. 桡神经损伤：明显的腕下垂、前臂肌肉萎缩、肱三头肌萎缩。检查伸腕和伸指功能，旋后肌、肱桡肌、肱三头肌功能和桡神经感觉支配区。肘关节以上桡神经损伤，出现垂腕畸形，即手背"虎口"区皮肤麻木，掌指关节不能伸直；肘关节以下桡神经深支损伤时，因桡侧腕长伸肌功能存在，故无垂腕畸形；单纯浅支损伤可发生在前臂下 1/3，仅有拇指背侧及手桡侧感觉障碍。

d. 尺神经：应检查骨间肌、小指外展肌、拇收肌、尺侧腕屈肌、指深屈肌腱、尺神经感觉功能，触诊腕部尺侧腕屈肌腱外侧的尺神经。尺神经损伤时，肌力减弱；若为陈旧性损伤可出现"爪形手"（claw fingers），即小鱼际和骨间肌萎缩，小指和环指指间关节屈曲，掌指关节过伸。

e. 正中神经：应检查旋前圆肌、腕部正中神经和正中神经感觉功能。损伤多发生于肘部和腕部。在腕关节水平损伤时，大鱼际肌瘫痪，桡侧 3 个半手指掌侧皮肤感觉迟钝或消失，不能用拇指和示指捏取精细物品；损伤水平高于肘关节时，还表现为前臂旋前和拇指、示指的指间关节不能屈曲；陈旧性损伤还有大鱼际肌萎缩，拇指伸直与其他手指在同一水平面，不能对掌，称为"平手"或"猿手"。

f. 坐骨神经：应检查大腿后侧肌群、腓肠肌、腓骨肌、足底肌。

g. 股外侧皮神经：压迫该神经引起大腿感觉异常。

h. 股神经：应检查股四头肌、髂腰肌和股神经感觉支配区。

i. 腓总神经：应观察是否有足下垂，通过让患者足部背屈和外翻检查运动功能，检查腓总神经支配区域的感觉。若有损伤，则足下垂内翻，不能主动背屈和外翻，小腿外侧及足背感觉障碍。

j. 胫神经：应观察足趾是否呈爪状或有无溃疡，检查足趾屈曲力量和胫神经支配区域的感觉。

C. 自主神经检查（植物神经检查）：损害时表现为毛细血管循环障碍，表皮脱落、无汗，指（趾）甲增厚裂隙、指（趾）甲失去光泽等。

（7）各部位检查法

① 脊柱检查

a. 视诊：脊柱位置是否正中，以骨盆为参照点，观察有无侧凸畸形。如有异常的前后凸和侧凸应注明其方向和部位。常见的畸形：角状后凸（肿瘤、结核、骨折等）、圆弧状后凸（强直性脊柱炎等）、侧凸（椎间盘突出、先天性脊柱侧凸等）。注意双侧骶棘肌是否对称、有无萎缩或痉挛、患者的姿势和步态，如行走时身体向前侧方倾斜，见于腰椎间盘突出的患者；腰扭伤或者腰椎结核的患者常以双手扶腰行走。脊柱的运动主要在颈椎及腰椎，包括前屈后伸，左右侧屈及左右旋转。

b. 触诊：在棘突和棘突旁自上而下按节触摸和叩击，注意有无痉挛和压痛，是否伴有放射痛。腰肌外侧触摸深部横突，有无压痛。继续往下触摸骶髂关节，有无压痛和叩击痛；牵伸髋关节，即牵拉髂腰肌，检查同侧骶髂关节有无疼痛。腰背肌压痛常见于腰肌劳损，而腰部肌肉痉挛则是腰椎结核、腰扭伤的一种保护性现象。

c. 动诊和量诊：脊柱中立位是身体直立，目视前方。颈椎活动范围见图 5-2。腰椎活动范围见图 5-3。测量颈椎活动时需固定双肩，测量腰椎活动时需固定骨盆。头于竖直位，自下颌至胸骨颈静脉切迹，为颈的长度。将头向上牵伸，观察胸椎后凸的活动性。在前屈后伸时，测量 C7 和 T12 棘突之间的距离。正常时，前屈距离比后伸增加 4~6cm。或于站立位，腰椎前屈时，两膝伸直，测量指尖与地面之间的距离，可作为整个脊柱关节功能的测试指标，同时也可测量 C7 至 S1 在前屈时脊柱长度增加的程度，一般增加 15cm。

d. 特殊检查

• 压头试验（spurling sign）：患者取坐位，头后仰并偏向患侧，检查者手掌在其头顶加压，出现颈痛并向患侧手臂放射可判定为阳性（图 5-10）。常见于神经根型颈椎病。

• 上肢牵拉试验（eaton sign）：检查者一手扶患侧颈部，一手握患侧腕部，外展上肢，双手反向牵引，患者颈部出现放射痛与麻木感为阳性（图 5-11）。也常见于神经根型颈椎病。

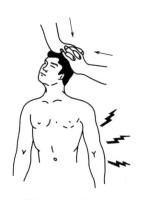

图 5-10　压头试验

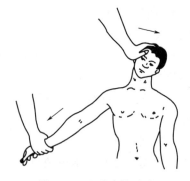

图 5-11　上肢牵拉试验

• 拾物试验：在地上放一物品，嘱患者去拾，患者一手扶膝，蹲下，腰部挺直地用手接近物品，屈膝屈髋而不弯腰地将物拾起，即为阳性。阳性表示患者脊柱有功能障碍，多见于脊椎病变如脊椎结核、强直性脊柱炎、腰椎间盘脱出，腰肌外伤及炎症等（图 5-12）。

• 直腿抬高和加强试验：患者取仰卧位，检查者一手保持患者膝关节伸直，一手托其足跟，缓慢抬高患肢，至 60°以内即出现放射痛则为直腿抬高试验阳性，是神经根受压或粘连使移动范围减小或消失，牵拉坐骨神经所致。缓慢放低患肢高度，至放射痛消失，再被动背屈踝关节以牵拉坐骨神经，若又出现疼痛，则为加强试验阳性（图 5-13）。常见于腰椎间盘突出症。

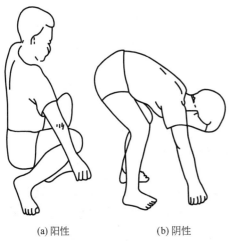

(a)阳性   (b)阴性

图 5-12 拾物试验   图 5-13 直腿抬高试验（实线）和加强试验（虚线）

② 肩部检查

a. 视诊：肩的正常外形是圆隆状，注意肩和肩胛骨的高度，并在后方进行两侧对比。如三角肌萎缩或肩关节脱位后弧度变平，称为"方肩"。

b. 触诊：明确盂肱关节、肩锁关节和胸锁关节的稳定性。可在皮下摸到锁骨的全长，在患者后方检查时，可作两侧比较。肩胛骨的喙突端、肩峰端与肱骨大结节形成正常的肩三角，可用以检查肩关节的正常关系。若有骨折或脱位，肩三角即呈异常。

c. 动诊和量诊：评估运动时，需鉴别是盂肱关节单独活动，还是整个肩关节的联合活动。因为即使盂肱关节已僵硬，但其他三个关节的活动，可使广义的肩关节仍有较大的活动范围。将手放在身后，可测量桡骨茎突至 C7 棘突的距离，两侧可作比较，这是测量上肢全长的方法。对肩关节脱位患者，可测量肩峰至肱骨外上髁的距离，脱位则缩短。

d. 特殊检查：杜加征（dugas sign）又称搭肩试验。正常人将手搭在对侧肩上，肘部能贴近胸壁。肩关节脱位时，患侧肘部内收受限，若手掌搭在健侧肩部，则肘关节不能与胸壁贴近；若患侧肘部贴紧胸壁，则手掌不能搭至健侧肩部，此为杜加征阳性。

③ 肘部检查

a. 视诊：注意鹰嘴突、肱骨内上髁和肱骨外上髁之间的关系，以确认肘关节是否处于正常状态的。正常时，当屈肘至 90°时，三点呈等边三角；在完全伸直时，三点呈一直线。另外，前臂伸直于完全旋前位时，上臂与前臂呈一直线；当旋后伸直时，可见 10°~15°外翻角，称为携物角。该角度小于 0°时称为肘内翻，增大时称为肘外翻。此外，还应注意桡骨头的形状和位置。当肘关节伸直时，鹰嘴桡侧有个小的凹陷，为肱桡关节的部位。桡骨头骨折时凹陷消失，有压痛。桡骨头脱位时此部位可见到异常骨突。

b. 触诊：当肘屈至 90°时，旋转前臂，可在肱骨外上髁下感到桡骨头旋动。在肘后，可摸到肱骨外上髁、肱骨内上髁和鹰嘴突。肱骨内、外上髁为肘部慢性劳损的常见部位。

c. 动诊和量诊：当肘关节完全伸直时，前臂旋后，测量上臂轴线与前臂轴线所形成的携物角度数，两者比较。

d. 特殊检查——米尔征（Mill's sign）：伸肘、屈腕同时前臂旋前，若肱骨外上髁疼痛则为阳性。常见于肱骨外上髁炎（网球肘）（图 5-14）。

④ 腕部检查

a. 视诊：拇长伸肌腱和拇短伸肌腱与拇长展肌之间的正常凹陷，称鼻烟窝。鼻烟窝以及尺骨头的向背侧的正常隆突作为常用的体表标志。鼻烟窝的基底部为舟状骨，因此舟状骨骨折或病变将引起凹陷消失。腕背皮下半球形肿物多为腱鞘囊肿；如全关节肿胀，则考虑类风湿关节炎或腕关节结核。

b. 触诊：检查桡骨茎突、尺骨头、鼻烟窝和下尺桡关节的稳定性。远端桡骨骨折时，桡骨茎突与尺骨茎突的解剖关系发生改变。桡骨茎突狭窄性腱鞘炎时，可触及桡骨茎突局限性压痛结节。

c. 动诊和量诊：桡骨茎突应比尺骨头低 1.5cm，其连线与第三掌骨垂直的轴线呈 10°~15°。桡骨纵轴与第一掌骨纵轴应平行，如此可形成正常的桡尺偏。

d. 特殊检查：握掌尺偏试验。拇指屈曲，握拳将拇指握于掌心，同时腕向尺侧倾斜，引起桡骨茎突部锐痛为阳性，提示桡骨茎突狭窄性腱鞘炎（图 5-15）。

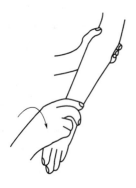

图 5-14　米尔征

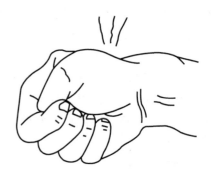

图 5-15　握掌尺偏试验

⑤ 手部检查

a.视诊：注意手部肌肉有无萎缩、手掌和手指是否偏离正常轴线、有无畸形。常见的畸形有并指、多指、巨指等。并指畸形多属先天性畸形，也可由损伤、烧伤后处理不当引起，常为2个指并连，也有3个或4个手指连在一起。"爪形手"由尺神经损伤所致前臂缺血性肌挛缩，出现掌指关节过伸，近端指间关节屈曲畸形。正中神经损伤时，拇、示、中指不能屈曲，拇指不能外展，形成典型的"猿状手"畸形。

b.触诊：骨折错位、畸形都可以用触诊检查。掌指关节掌侧压痛多为指屈肌肌腱狭窄性腱鞘炎，有时可触及硬结、压痛。

c.动诊和量诊

• 手的休息位：是手内在肌、外在肌、关节囊、韧带张力处于相对平衡状态，即手自然静止的状态。表现为腕关节背伸10°～15°，轻度尺偏；掌指关节、指间关节半屈曲位，从示指到小指各指腹到手掌的距离越来越小，各指轴线延长线交汇于腕舟骨结节；拇指轻度外展，指腹正对示指远端指间关节桡侧（图5-16）。当肌腱损伤后，手的休息位将发生改变。

• 手的功能位：是手将发挥功能时的准备体位，呈握球状。表现为腕关节背伸20°～25°，轻度尺偏；拇指外展、外旋与其余手指处于对指位，其掌指及指间关节微屈；其余手指略显分开，掌指、近指间关节半屈位，远侧指间关节轻微屈曲，各手指关节的屈曲程度较一致（图5-17）。当严重手外伤术后，特别是预计日后关节功能难以恢复正常，甚至会发生关节僵直时，固定于功能位可保持最大功能。检查时除测量各指长度以外，测量活动（特别是握拳）时，注意手和手指的握力。在测量各关节活动度时，应限制上下关节的运动。手指的活动应一个一个关节分别检查。

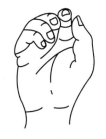

图 5-16　手的休息位

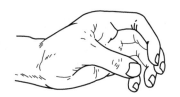

图 5-17　手的功能位

d.特殊检查

• 两点辨别试验：人体任何部位都有区分两个点的能力，只是两点间的距离不同，手指和指尖两点区分试验的距离最小，因此也最敏感。检查者稳住患者手指，被检查者闭上眼睛，沿手指皮肤两侧纵向测试，两点之间的距离从大到小，直到不能分辨两点为止，用以判断手感觉功能。

• 毛细血管充盈试验：患者取平卧位，使身体各部位基本与心脏处于同一水平。用手指压迫患者指（趾）甲或额部、胸骨表面、胫骨前内侧面等皮下组织表浅部位，片刻后去除压力，观察按压局部皮肤颜色变化，以判断血液循环状态，如再植指（趾）血液循环情况。

• Allen试验：检查者用双手同时按压桡动脉和尺动脉，嘱患者反复用力握拳和张开手指5～7次至手掌变白，松开对尺动脉的压迫，继续保持压迫桡动脉，观察手掌颜色变化，以检查手部的血液供应、桡动脉和尺动脉之间的吻合情况。若手掌颜色在10s之内迅速变红或恢复正常，表明尺动脉和桡动脉存在良好的侧支循环，即Allen试验阴性，经桡动脉进行穿刺，若桡动脉发生闭塞也不会出现缺血；相反，若在10s内手掌颜色仍为苍白，Allen试验阳性，表明手掌侧支循环不良，不应选择桡动脉进行穿刺。

⑥ 髋部和骨盆检查

a.视诊：充分显露双侧髋关节，对比髋的前、后和侧方，观察有无畸形和肿胀，肢体有无短缩，肌肉有无萎缩。同时观察患者的站立姿势和步态。观察股骨大转子的高度，臀部、膝和足的位置。髋关节呈屈曲内收畸形时，考虑有无慢性感染；屈曲、内收、内旋、畸形时注意有无髋关节脱位；股骨颈及转子间骨折时，伤肢常呈外旋畸形。

b.触诊：检查压痛点，有否肿胀和肌痉挛，特别是内收肌痉挛，这是髋关节疾病的早期表现；骨折的患者有局部肿胀压痛；明显的局部不对称性突出时考虑有无脱位。

c.动诊：检查屈、伸、外展、内收、外旋、内旋情况，在检查外展、内收、外旋和内旋时，应保持骨盆稳定，以消除腰椎的代偿活动。嘱患者在双腿并拢时下蹲，观察能否完成此动作，髋关节有无弹响。如不能下蹲，且出现弹响，为弹响髋，见于臀肌挛缩的患者。

d.量诊

• Shoemaker线（髂转线）：从大转子顶至同侧髂前上棘划一连线，向腹壁延长。正常时，上延长线在脐或脐上与腹中线相交。当股骨颈骨折或髋关节脱位时，大转子上移后，该延长线在脐以下与腹中线相交。

• Nelaton线（髂坐线）：患者仰卧位并屈髋45°～60°，由髂前上棘至坐骨结节间划一连线。正常时此线通过大转子尖。若股骨大粗隆顶点超过此线，表明髋关节脱位或股骨颈骨折。

• Bryant三角：患者取仰卧位，由髂前上棘向床面划一垂线，自大粗隆顶点与身体平行划一线与上线垂直，构成一三角形。大转子上移时底边比健侧缩短，提示髋关节脱位或股骨颈骨折。

e.特殊检查

• 骨盆挤压分离试验：患者仰卧位，检查者两手分别放于髂骨翼两侧，两手同时向中线挤压，如有骨折则会发生疼痛，为骨盆挤压试验阳性；两手同时向外推按髂骨翼，使之向两侧分开，局部发生疼痛反应，称为骨盆分离试验阳性，提示有骨盆骨折或骶髂关节病变。

• "4"字试验：检查髋关节屈曲、外展和外旋三种运动。患者仰卧，患肢屈曲，将外踝置于健侧髌骨上方。检查者用手下压其患侧膝部，若患髋出现疼痛而使膝部不能触及床面为阳性（图 5-18），提示髋关节结核。由于该试验受个体因素（年老或肥胖）影响较大，应进行两侧对比，且作对比时外踝放置的位置应相同。

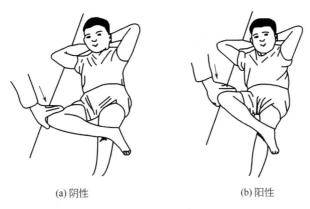

(a) 阴性   (b) 阳性

图 5-18 "4"字试验

• 托马斯征：患者仰卧，患侧下肢放平时腰前凸增加，将健侧髋与膝尽量屈曲，使腰部平贴在检查台上，患肢尚能伸直平放于床面者为阴性；若患肢不能伸直呈屈曲状为阳性。见于髋部病变引起的髋关节屈曲畸形或屈髋肌挛缩或痉挛。

⑦ 膝部检查

a. 视诊：主要观察膝关节有无肿胀，股四头肌有无萎缩，膝关节有无内外翻等。检查时患者立正姿势站立，双腿并拢，暴露双膝关节。当膝关节于伸直位时，髌骨两侧可有轻度凹陷。若有积液或增厚，则凹陷消失。股四头肌萎缩是下肢废用时最早常见的体征，可用周径测量了解萎缩程度。在正常状态，双膝及双踝能同时靠拢。若双踝能并拢，双膝分开者，为膝内翻（"O"型腿）；若双膝并拢而双踝分开者，则为膝外翻（"X"型腿）。

b. 触诊：检查是否有明显疼痛、疼痛部位、性质，腘窝是否有肿块，肿块的大小、活动度等。由于膝关节较表浅，轻度肿胀或关节内积液可被早期察觉。触诊顺序为先检查膝前方，如股四头肌、髌骨、髌腱和胫骨结节的关系，然后在俯卧位检查膝关节后方，在屈曲位检查外侧的股二头肌腱、内侧的半腱肌腱、半膜肌腱有无压痛或挛缩。髌骨前方的囊性肿物，多为髌前滑囊炎；膝前外侧的囊性肿物，多为半月板囊肿；膝后部的肿物，则多为腘窝囊肿。若考虑膝关节有积血或积液，可行浮髌试验。由于膝关节表面软组织较少，病灶的位置往往就是压痛点的位置。同时，也要注意检查髋关节，髋关节疾病可刺激闭孔神经，会引起膝关节的牵涉痛。

c.动诊和量诊：膝关节在伸直前数度内，有外旋交锁，使膝于完全伸直位保持稳定。从完全伸直开始屈曲时，膝出现内旋，使膝解锁。当膝关节伸直时疼痛，考虑是由于肌肉和韧带紧张，关节面的压力而产生，这是关节面病变的表现。当最大屈曲时胀痛，则可能是由于股四头肌的紧张，髌上滑囊内的压力增高和肿胀的滑膜被挤压而引起，这是膝关节水肿的表现。如果将膝关节向外翻，做膝关节屈曲动作，产生疼痛时，说明外侧半月板或股骨外髁有病变。相反，内翻屈曲时疼痛，则在内侧半月板或股骨内髁有病变。

d.特殊检查

• 侧方应力试验：将膝关节被动做外翻、内翻动作，与健侧对比，若超出正常范围，为阳性，说明有内侧或外侧副韧带损伤。

• 抽屉试验：患者坐位或仰卧位，屈膝90°，检查者坐于患肢足前方，双手握住小腿上段，将其向后推压，如果胫骨能向后推动则为阳性，多为后交叉韧带断裂；再将小腿上段向前牵拉，如果胫骨能向前拉动也为阳性，多为前交叉韧带断裂（见图5-19）。检查时注意两侧对比。

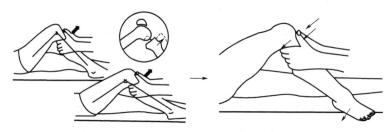

图 5-19 抽屉试验

• 麦氏征：患者仰卧位，髋膝屈曲成锐角，尽量使足靠近臀部，检查者一手放在其膝部，手指触摸关节间隙，另一手握其踝部，令患者肌肉放松，然后将小腿极度外展外旋，或者内收内旋，在保持这种应力的情况下，膝关节逐渐伸直，在伸直过程中若能听到响声，或感到膝部有弹拨感，并出现疼痛为麦氏征阳性，提示半月板有损伤。

• 浮髌试验：患者仰卧、伸膝、放松股四头肌，检查者一手置于髌骨近侧，将膝内液体挤入髌骨下关节腔，另一手急速下压髌骨后快速松开，若觉察到髌骨浮起，为浮髌试验阳性，常提示膝关节积液。一般积液达到50ml时，浮髌试验才呈阳性。

⑧ 踝和足部检查

a.视诊：观察双足外形、大小、步态、运动情况，内外踝、足背等有无肿胀情况，有无先、后天畸形。常见的有扁平足、马蹄足、弓形足、内外翻足、踇外翻等。

b.触诊：应注意疼痛的性质、部位、肿物的大小、肿物质地、跟腱张力、足底内侧跖腱膜有无挛缩、足部活动等，最重要的是检查足背动脉，了解足和下肢的血液循环状态，一般可在足背第一、第二跖骨之间触及搏动。内外踝骨折、跟骨骨折、韧带损伤局部可出现压痛；第二、第三跖骨头处压痛，见于跖骨头无菌性坏死；第二、第三跖骨干压痛，见于疲劳骨折；跟腱压痛见于跟腱腱鞘炎；足跟内侧压痛见于跟骨骨棘或跖筋膜炎。

c.动诊和量诊：包括背屈、跖屈、内翻、外翻检查，测量内外踝间距、足长度，并两侧对比；踝关节的中立位为小腿与足外缘垂直。

⑨ 肢体血液循环检查：肢体血液循环检查是骨科护理评估最基本、最常见的内容。需将患肢与健肢相比较，以判断有无异常及其异常程度。肢体血液循环正常表现为：皮肤和指（趾）甲色泽红润，皱纹明显，指（趾）腹丰满，毛细血管回流时间正常，肢体远端动脉搏动可明显扣及。

（三）心理-社会状况

（1）患者的生活、学习或工作环境。

（2）患者及家属对疾病的认识与治疗期望值等。

（3）患者有无焦虑、抑郁等负性情绪。

（4）患者及家属对康复训练和早期活动是否配合，对出院后的继续治疗是否了解等。

第二节 · 骨科患者常见症状及护理

症状是指在疾病状态下机体生理功能发生异常时患者的感受。骨科患者常见症状有疼痛（参见第八章第七节围术期疼痛管理）、发热、腹胀、尿潴留、便秘、躯体移动障碍、焦虑等，在此介绍其定义、临床表现、与骨科相关的原因及护理措施。

一、发热

发热是指由于致热原的作用使体温调定点上移而引起调节性体温升高（超过 0.5℃）。

（一）病因与分类

1. 非感染性发热

（1）体温调节中枢功能失调　见于颈脊髓损伤或病变、中暑、脱水。

（2）吸收热　见于出血量较大的骨折，如股骨骨折、骨盆骨折后血肿吸收出现的低热。

（3）外科热　机体对手术创伤的反应。

（4）变态反应　输血、输液反应，药物热，排斥反应等。

2.感染性发热

（1）感染性疾病　见于结核、骨髓炎、化脓性关节炎等。

（2）切口/伤口感染等。

（二）临床表现

体温高于正常范围，自感发热、不适。

（三）护理措施

1.对因处理

观察热型的变化，配合医师积极查明发热的原因，有针对性地给予处理。如对急性化脓性骨髓炎患者及早、足量、联合且根据药物敏感试验使用抗生素。

2.减少体热产生及增加体热散失

（1）环境　置空调房间，保持室温 18～22℃，湿度 50％～70％，通风良好。

（2）物理降温　温水擦浴、酒精擦浴、冰敷、冰盐水灌肠等方法。

（3）药物降温　遵医嘱使用解热药，必要时使用冬眠疗法。

3.减少发热给机体造成的影响

（1）高热时卧床休息，吸氧。

（2）饮食　给予清淡且易消化的高能量、富含维生素的流质或半流质饮食，保证水分的摄入，防止水电解质紊乱。

（3）口腔护理　保持口腔清洁；口唇干燥时涂液状石蜡或护唇油，以防口腔炎及口唇干裂。

（4）皮肤护理　及时擦浴、沐浴、更衣、换床单，避免着凉和压力性损伤。

4.预防发热

对颈脊髓损伤或病变患者应注意周围环境温度的调节，避免因环境温度过高而出现中枢性高热。

二、腹胀

腹胀是指腹部胀大或胀满不适。既是一种主观上的感觉，感到腹部的一部分或全腹部胀满；又是一种客观上的检查所见，腹部一部分或全腹部膨隆。腹胀，既可为生理性的，又可为病理性的；可以是消化系统本身疾病，也可以是全身性疾病在胃肠道的表现。

（一）病因

（1）骨折后合并症　胸腰椎骨折后；骨盆骨折合并腹膜后血肿时，血肿刺激腹腔神经丛，使肠蠕动减慢。

（2）石膏固定后综合征　髋人字石膏、石膏背心等固定后，由于上腹部包裹过紧影响进食后胃的容纳和扩张。

（3）脊柱手术后并发症　脊柱侧凸矫形术后因术中牵拉或维持过度矫正位置，

可引起不同程度的胃肠道反应，出现恶心、呕吐、腹胀、腹痛。

（4）低血钾　禁食患者未及时补钾，出现低钾性麻痹（胃肠蠕动减慢，甚至是肠道的麻痹）。

（5）应激性溃疡　严重外伤、多发骨折或大手术后出现应激性溃疡。

（6）疼痛　因伤口疼痛而拒绝或不敢活动，胃肠功能减弱，导致肠道内容易积气；另一方面可能由于疼痛呻吟或大口呼吸，导致吸入过多气体；另外，自控镇痛装置应用的芬太尼等镇痛类药物有抑制肠蠕动的。

（7）饮食不当　如麻醉尚未恢复而过早进食，或过晚进食肠道未得到食物的刺激；此外进食不易消化的食物或含糖分高的食物。

（8）活动减少　卧床时间较长，胃肠蠕动、消化吸收减慢，逐渐出现便秘、积气。

（二）临床表现

轻者仅表现为腹部稍饱胀感；重者全腹膨胀，影响呼吸等。

（三）护理措施

1. 密切观察病情变化，警惕合并症

（1）胸腰椎骨折后　12h 左右发生腹胀，2～4 天达到高峰，1 周左右缓解。

（2）骨盆骨折后　若出现腹痛、腹胀、呕吐、肠鸣音和腹膜刺激征，需定时测量腹围，以判断是否合并有腹膜后血肿、直肠破裂后所致的弥漫性腹膜炎等。

（3）脊柱侧凸矫形术后　一般在术后 24～48h 肠蠕动恢复后腹胀即可消失。若72h 仍有恶心，呕吐呈喷射状，应警惕肠系膜上动脉综合征。

2. 对因处理

（1）行髋人字石膏、石膏背心等上腹部包裹过紧者　适当改变体位，持续胃肠减压，禁食，补液，防治水、电解质紊乱，必要时石膏开窗。

（2）低血钾者　及时补钾。

（3）应激性溃疡者　对严重外伤、多发骨折或大手术后患者采取预防措施（保护胃黏膜药物），及早发现应激性溃疡征象（腹胀、呕血/便血）并处理。

（4）术后患者　科学进食，及时镇痛。

（5）预防便秘并及时解除便秘　指导患者保持合理饮食，进食高纤维素、清淡、易消化的食物，少食甜食、易产气、油炸类食物，禁食含糖较高的水果，禁食豆类、白薯、生蒜、生葱等产气食物。病情允许下多饮水，每日达 2000～3000ml，且在每日清晨时饮用温开水，促进胃-结肠反射，以加快排便，降低肠胀气。

（6）功能训练　根据患者病情指导及鼓励其在床上进行四肢主动和被动训练，如上肢扩胸、外展运动及直腿上抬、肩部旋转运动，两手进行"腕泵"锻炼，以及五点式腰背肌训练。

3. 对症处理

（1）排空肠道　禁食，补液，保持水电解质平衡，胃肠减压、肛管排气，使用促进肠蠕动药物。

（2）吸氧　对因腹腔胀气、横膈升高、胸腔变小致肺呼吸功能受到限制引起呼吸困难者予及时吸氧。

（3）热敷与按摩　对腹部无出血者，可用松节油、薄荷油热敷，进行腹部按摩。患者取平卧位，指导患者或家属并拢右手小指、环指、中指及示指，经右下腹部开始按顺时针方向顺着结肠走向每日按摩2次，每次按摩10min。注意观察患者的反应，感觉不适时及时呼叫医护人员。

（4）腹式呼吸　指导患者取平卧位，四肢放松，一手置于腹部，一手置于胸前，呼气时轻压腹部尽可能使腹部回缩，吸气时以对抗压力鼓起腹部。呼吸过程尽可能使胸部不动，并以鼻深吸气，缩唇逐渐呼气，呼气时间应略长于吸气时间，可按3~4次/d，10~15min/次，16~20次/min的频率进行训练。

三、尿潴留

尿潴留是指个体处于膀胱胀满而不能自动排出的状态。

（一）病因

（1）流出道梗阻

① 机械性梗阻：是指尿道的物理性狭窄，如前列腺增生、尿道损伤等。

② 动力性梗阻：是指尿道内和尿道周围肌张力增高，如硬脊膜外腔麻醉等。

（2）神经功能缺损　可继发于支配逼尿肌的感觉或运动神经的阻断，如创伤所致脊髓受损、脊髓梗死或脱髓鞘、硬膜外脓肿、硬膜外转移瘤等。

（3）药物　阿片类和抗胆碱能药物可减弱膀胱感觉，抗胆碱能药还可降低逼尿肌收缩力，拟交感神经药物可增加膀胱颈区域的平滑肌张力。

（4）感染　泌尿系感染可引起尿道炎和尿道水肿。

（5）心理因素　焦虑、肌肉紧张；不习惯卧床排尿等。

（二）临床表现

一般患者下腹部有胀满感，焦虑不安、出汗。瘫痪患者下腹部饱满，膀胱的容积可以增至3000~4000ml，高达脐部水平，使腹部呈膨隆状。

（三）护理措施

1. 对因处理

（1）正确、及时处理骨折　如脊柱骨折、骨盆骨折及合并伤（如尿道损伤）。

（2）处理尿潴留　对心理因素导致的尿潴留患者给予暗示，以放松肌肉，消除顾虑，并创造排尿环境；对行麻醉术后或不习惯卧床排便等功能性尿潴留患者，采用开塞露10~20ml肛门塞入法诱导排尿。其机制是肛门括约肌和膀胱括约肌可有内在的协同作用，肛门注入开塞露后大小便均可排出。

2. 对症处理

（1）按压　操作者手置于患者下腹部膀胱膨隆处，向左右轻轻按摩 10～20 次，促进腹肌松弛。然后一手掌自膀胱底部向下推移按压，另一手以全掌压关元、中极两穴位，促进排尿。注意用力要均匀，由轻而重，逐渐加大压力，切忌用力过猛而损伤膀胱。持续 1～3min，尿液即可排出，尿液排空后再松开手。若患者膀胱高度膨胀，病情严重时，首次排尿不超过 1000ml，以免由于腹压突然降低引起虚脱，或因膀胱内压力突然降低而引起膀胱黏膜急剧充血导致血尿。对年老体弱及有高血压病史的患者慎用按压法排尿。

（2）针灸　刺中极、曲骨、三阴交穴，以促排尿。

（3）导尿　上述措施无效或尿潴留系梗阻引起，则选用导尿术，必要时使用气囊导尿管留置导尿。留置导尿时注意：一般患者气囊注入液体 10～30ml 以固定，而截瘫患者则为 6～12ml。

四、便秘

便秘是指个体排便次数减少、粪便量减少、粪便干硬，伴有排便费力。是骨科患者常见的症状，必须结合粪便的性状、平时排便习惯和排便有无困难等进行判断。

（一）病因

（1）中枢神经系统引起排泄反应障碍　脊髓损伤或病变。

（2）肠蠕动反射障碍　骨盆骨折。

（3）机械性障碍，见于腹部、盆腔及横膈肌等肌肉软弱无力，痔疮排便时疼痛与出血，年老体弱，缺乏 B 族维生素，低钾导致肌无力。

（4）长期卧床，缺少活动。

（5）饮食结构不合理　谷类、蔬菜、纤维素摄入不足，液体摄入不足。

（6）药物性因素　轻泻剂使用时间过长；抗肿瘤药物（长春碱类药）、麻醉性镇痛药（阿片类药）、钙通道拮抗药等均会导致便秘。

（7）心理因素　担心排便导致邻近会阴部的伤口受影响；排便环境改变，而未能定时排便等。

（二）临床表现

除前述症状外，左下腹部可触及包块，排便时疼痛。

（三）护理措施

1. 解除便秘和由便秘导致的不适症状

（1）便秘伴有肠胀气　肛管排气。

（2）直肠型便秘　肛门注入开塞露（甘油栓）10～20ml，刺激肠壁引起排便反应并起局部润滑作用。

（3）"粪结石"处理　对秘结成团的"粪结石"，须先软化大便，然后使用轻泻剂或油类保留灌肠。如口服大黄碳酸氢钠（每次 3.0g，每隔 6h 服用 1 次，连服 3 次）以软化大便而排出秘结成团的"粪结石"。另外，由于大黄还能抑制环加氧酶及其下的环节而抑制花生四烯酸形成前列腺素 E2（PGE2）等，从而减少体温中枢递质活性而有降温作用。据报道和临床发现，便秘能引起患者持续低热。因此，使用大黄碳酸氢钠处理低热伴有"粪结石"有一举两得的疗效。由此提示：对于发热患者应首先询问有无便秘，并给予妥善处理。

（4）人工协助排便　上述方法均无效时，戴手套用手指挖出粪便，但应防止损伤直肠黏膜和引起痔疮出血。

2. 维持患者身体清洁和舒适

大便后做好皮肤清洁，更换污染床单，开窗排异味等。

3. 预防便秘

总则：定时排便，注意便意，食用促进排泄的食物，摄取充足水分，进行力所能及的活动等，尽可能消除各种相关因素。

（1）消除引起患者便秘的直接因素　如妥善处理骨盆骨折、手术解除脊髓压迫症状、痔疮局部用药等；对药物性因素导致的便秘则调整药物。

（2）建立正常排便形态

① 给患者提供合适的环境（如用屏风或布帘遮挡）与充足的时间排便。

② 饮食管理

a. 选用富含植物纤维的食物，如粗粮、蔬菜、水果、豆类及其他粗糙食物，以增加食物残渣，刺激肠壁，促进肠管蠕动，使粪便及时排出；

b. 多食植物油、新鲜水果、酸奶、果酱、蜂蜜、凉拌黄瓜、萝卜、白薯等食物；

c. 多饮水和果汁（如梅子果汁），每日饮水量＞3000ml，以防止粪便干燥；

d. 少食多餐，以利于消化吸收；

e. 避免食用刺激性食物，如辣椒、生姜等。

③ 训练患者定时排便：在早餐后协助患者排便，因在餐后，尤其是早餐后，由于肠蠕动刺激而产生多次的胃结肠反射而排便。训练定时排便的方法有：a. 可于早餐前适当饮用较敏感的刺激物（如咖啡、茶、开水或柠檬汁等热饮料）；b. 也可轻压肛门部位；c. 还可在腹部做环状按摩，按摩左腹部可促进降结肠上端之粪便往下移动；d. 在排便时适当用力；e. 协助进行增强腹部肌肉力量的锻炼（病情允许时）。

五、躯体移动障碍

躯体移动障碍是指个体独立移动躯体的能力受限。

（一）病因

（1）骨折，神经受损，医疗限制（牵引、石膏固定等）。

（2）体力和耐力下降。

（3）意识障碍，如骨折合并有脑外伤时。

（二）临床表现

不能有目的地移动躯体，强制性约束，包括机械性原因和医疗限制，如牵引、石膏固定。

（三）护理措施

1. 协助料理日常生活

如协助患者洗漱、进食、排泄及个人卫生等。

2. 鼓励自理

（1）告诉患者疾病康复过程，如成年骨折后一般2～3个月后愈合，使患者心中有数，增强自理信心。

（2）指导患者康复训练及使用助行器。

（3）指导并鼓励患者做力所能及的自理活动，如瘫痪患者用吸管吮吸饮用水及漱口。

3. 预防并发症

（1）预防肢体损伤、皮肤破损　移动患者躯体时，动作稳、准、轻。

（2）预防关节僵硬或强直　指导并协助患者进行功能锻炼。

① 早期：伤后1周～2周，尽早开始做患肢肌肉的等长舒缩活动，避免骨折端上下关节活动，其他部位关节照常活动。

② 中期：伤后2周后，骨折端上下关节开始活动，活动范围由小到大，速度由慢到快，强度由弱到强。

③ 后期：骨折临床愈合后，除去固定，在床上运动1～2周后，扶拐杖下床活动，循序渐进，防止跌伤，直到完全康复。

（3）预防由于缺少活动引起的并发症

① 压力性损伤：见相关章节。

② VTE：见相关章节。

③ 肺部感染：见相关章节。

④ 便秘：见相关章节。

⑤ 肢体畸形：用支被架、预防垂足板、沙袋等防止足部受压，以保持踝关节功能位，每日数次按摩踝关节和足背、足趾，以防足下垂畸形；每日数次将腘窝下垫枕拿开，进行膝关节伸屈活动以防膝关节屈曲、挛缩畸形；卧硬板床并进行伸髋锻炼，以防屈髋畸形；患者仰卧时，两臂离开躯干放置；病情允许下，指导和协助患者自行梳头、扣后背纽扣、拉住床头栏杆向床头方向移动身体，使膀臂外旋外展，以防肩内收畸形；全臂用枕垫起，以防肩后伸畸形。

六、焦虑

焦虑是最常见的情绪反应，是个体所面临潜在性威胁而产生的一种复杂、消极的心理应激反应。患者出现焦虑等负性情绪可能会造成其临床生理疾病症状的进一步加重或延缓恢复。

（一）病因

创伤打击；疼痛；康复效果未知；住院时间长且费用高等。

（二）临床表现

（1）心理　心理活动增加：轻者有警觉性且思考更清晰；重者失眠，显示出曾学习过应付危险的某种反应：以高声谈笑作掩饰，生气，敌意，哭。

（2）生理　循环系统改变：脉搏、呼吸均增快，血压升高，面色潮红或苍白；肌肉紧张；头痛；出汗过多；语言改变：口吃；精神很难集中，健忘。

（三）护理措施

1. 观察患者心理状态

由于焦虑与疼痛程度及恢复程度存在线性关系。因此，应多关注患者的心理状态，及时发现负性心理；建立良好的护患关系，促进有效沟通。

2. 观察患者及家属因焦虑伴随的生理反应

观察患者及家属有无因焦虑而出现心悸、情绪激动、烦躁不安、血压升高以及失眠等症状。应秉持同理心，聆听患者和家属的抱怨与需求，给予他（她）们鼓励和关怀，及时解决存在的问题，安抚不安情绪，树立康复的信心与勇气。

3. 强化患者角色，减轻陌生感

介绍环境、疾病基本知识、治疗与护理方案，增进患者对自身疾病和治疗护理的了解；及早进行疼痛管理，促进患者术后早期活动与康复。

4. 对症处理

如放松训练，改善紧张心理。

5. 增进家庭及社会支持

全面了解患者的家庭及社会状况，让家属参与患者的护理，并给予有效支持；对于经济困难的患者通过社会工作者或志愿者等社会支持系统给予帮助，缓解其经济压力和精神负担。

（贺爱兰　张玉梅　佘盼　余婕）

第六章

骨科患者常用药物及护理

药物治疗是治疗骨科疾病的有效方法之一，离不开护士的密切配合与主动参与。在药物治疗过程中必须严格"三查八对"，确保药物治疗的准确、及时。护士应与医生、药师紧密合作，及时发现医生、药师可能出现的失误，共同全程监控用药，保障临床用药安全、有效。

骨科患者常用药包括镇痛药、镇静药、抗生素类药、抗结核药、脱水药、止吐药、中枢神经系统药、周围神经营养药、止血药、抗凝药、治疗骨质疏松药、导泻药、止泻药、血容量扩充药等。本章只介绍与骨科专科疾病密切相关的治疗性药物的药理作用、适应证和护理注意事项。用药剂量指的是成人用量。

第一节 · 镇痛药

镇痛药主要作用于中枢或外周神经系统，选择性抑制和缓解各种疼痛。骨科常用的镇痛药包括阿片类镇痛药、非阿片类的中枢性镇痛药物、对乙酰氨基酚、非甾体类抗炎药（NSAIDs）、辅助镇痛药和其他等。本节主要介绍前四类。

一、阿片类镇痛药

阿片类镇痛药是目前已发现镇痛作用最强的药物，并且没有"天花板"效应，镇痛作用随剂量的增加而增强，因此并不存在所谓最大或最佳剂量。对个体患者而言，最佳剂量由镇痛作用与可耐受不良反应之间的平衡决定，因此，在获得镇痛作用的同时处理阿片类相关不良反应具有重要意义。本节仅介绍骨科常用的阿片类药物，包括吗啡注射液、盐酸哌替啶注射液、地佐辛注射液、丁丙诺啡透皮贴和布桂嗪注射液。

（一）药理作用

阿片类药物的镇痛作用机制是多方面的。阿片药物与位于脊髓背角胶状质（第二层）感觉神经元上的阿片受体结合，抑制 P 物质的释放，从而阻止疼痛传入脑内；阿片物质也可作用于大脑和脑干的疼痛中枢，发挥下行疼痛抑制作用。按药理作用分为激动药：吗啡、芬太尼、哌替啶等；激动一拮抗药：地佐辛、纳布啡等；部分激动药：丁丙诺啡等。

（二）临床应用

1. 吗啡注射液

强效镇痛药，镇痛作用维持时间 4～6h。

（1）适应证

① 其他镇痛药无效的急性锐痛，如严重创伤、癌症等重度疼痛患者；

② 心肌梗死血压正常者，镇静并减轻心脏负担；

③ 急性左心衰竭者，镇静并缓解肺水肿症状。

（2）用法用量　皮下注射：5～15mg/次，15～40mg/d。极量：20mg/次，60mg/d。

2. 盐酸哌替啶注射液

镇痛效果是吗啡的 1/8～1/10，镇痛作用维持时间 2～4h。

（1）适应证

① 各种重度疼痛，如创伤性疼痛、手术后疼痛等；

② 用于内脏绞痛，应与阿托品配伍应用；

③ 用于分娩止痛时，须监护本品对新生儿的抑制呼吸作用。

（2）用法用量　肌内注射：25～100mg/次，100～400mg/d。极量：150mg/次、600mg/d。

3. 地佐辛注射液

镇痛效果是吗啡的 1/8～1/10，镇痛作用维持时间 1.2～7.4h。

（1）适应证　需要使用阿片类镇痛药治疗的各种疼痛。

（2）用法用量　肌内注射：5～20mg/次。极量：20mg/次，120mg/d。

4. 丁丙诺啡透皮贴

弱阿片类镇痛药，镇痛作用维持时间 7 天。

（1）适应证　非阿片类镇痛药不能控制的慢性疼痛如骨关节炎等，不用于急性疼痛。

（2）用法用量

① 贴于上臂外侧、前胸上部、后背上部或胸部侧方没有过敏的完好皮肤；

② 每贴使用 7 天；

③ 18 岁及以上患者：初始剂量 5mg/片，逐渐调整至理想剂量。

5. 布桂嗪注射液

用于中度疼痛，镇痛作用为吗啡的 1/3，镇痛效果维持 3～6h。

（1）适应证　炎症性疼痛、关节痛、外伤性和手术后疼痛等。

（2）用法用量　皮下或肌内注射，50～100mg/次，1～2次/d。

（三）护理注意事项

（1）阿片类药物为国家特殊管理的麻醉药品，须严格遵守国家对麻醉药品的管理条例，医院和病室的贮药处均须加锁，严格遵守交接班制度。

（2）在临床应用中，已应用纯激动药治疗的患者不能换用混合激动-拮抗药或部分激动药，否则可能导致戒断反应。而用混合激动-拮抗药或部分激动药进行治疗的患者可较安全地换用纯阿片激动药，不会产生戒断反应。

（3）与多种药物有配伍禁忌，使用前详细阅读药品配伍说明。

（4）禁忌证

① 对阿片类镇痛药过敏患者。

② 脑外伤颅内高压、慢性阻塞性肺疾病、支气管哮喘、肺心病、甲状腺功能减退、皮质功能不全、前列腺肥大、排尿困难、肝功能减退、室上性心动过速等患者。

③ 严禁与单胺氧化酶抑制剂同用。

④ 妊娠期、哺乳期妇女、新生儿和婴儿。

（5）一般不良反应及处理　眩晕、视物模糊或复视、恶心、呕吐、心动过速及直立性低血压等，应注意观察，及时对症处理，预防不良反应带来的意外事件，如窒息、跌倒等的发生。

（6）急性中毒反应及处理　主要表现为昏迷、针状瞳孔、呼吸浅弱、支气管痉挛、喉头水肿、血压下降、发绀等。中毒解救可用吗啡拮抗剂纳洛酮0.4～0.8mg静脉注射或肌内注射，必要时2～3min重复一次；或将纳洛酮2mg溶于生理盐水或5%葡萄糖注射液500ml内静脉滴注。

（7）哌替啶（杜冷丁）　长期使用可导致其代谢产物去甲哌替啶在体内蓄积，引起中枢神经系统中毒症状，加之作用时间短、镇痛效果仅为吗啡的1/8～1/10，因此，在WHO推荐的"癌症三级止痛阶梯治疗方案"中，提倡对重度疼痛患者使用吗啡，不主张用杜冷丁。

（8）丁丙诺啡透皮贴　在剂量调整期间可根据需要服用短效的补充镇痛药。在所用剂量达到最大有效性之前3天，不能增加剂量。随后的剂量增加应以对补充性镇痛药的需求和患者对贴剂的止痛效果的反应为基础。增加剂量时，可更换为尺寸较大的贴剂，或者在不同的部位联合使用另一贴剂以达到理想的剂量。无论何种剂量的丁丙诺啡透皮贴剂，每次最多同时使用两贴。在随后的3～4周不要在相同的部位使用新的贴剂。

二、非阿片类的中枢性镇痛药物——曲马多

（一）药理作用

曲马多（tramadol）有两种异构体，即右旋曲马多和左旋曲马多，右旋曲马多

与其代谢产物 M1 是 μ 阿片受体激动剂，抑制 P 物质释放，阻断痛觉的上行传导。右旋曲马多通过抑制 5-羟色胺再摄取，左旋曲马多通过抑制去甲肾上腺素加强疼痛的下行抑制，同时起到抗抑郁的作用。无抑制呼吸作用，无致平滑肌痉挛作用，依赖性小。

（二）临床应用

镇痛效果是吗啡的 1/10，镇痛作用维持时间 4～5h。适用于中等程度的各种急性疼痛及创伤、手术后疼痛和慢性中度疼痛。用法用量：①口服或肌注，50～100mg/次，2～3 次/d，极量为 400mg/d；②连续用药不超过 48h，累计用量不超过 800mg；③静脉、皮下、肌内注射，50～100mg/次，极量为 400mg/d。

（三）护理注意事项

（1）按第二类精神药物保管本品。

（2）不良反应及处理 有多汗、恶心、呕吐、头晕、嗜睡等不良反应。罕见皮疹、心悸、体位性低血压，在患者疲劳时更易产生，可引起癫痫，静脉注射过快可有颜面潮红、一过性心动过速。长期应用也可成瘾。如出现，立即停药，必要时对症处理。

（3）禁忌证

① 严重脑损伤、视物模糊、呼吸抑制等患者。

② 酒精、安眠药、镇痛药或其他精神药物中毒者禁用。

③ 严禁与单胺氧化酶抑制剂同用。

④ 禁与单氨氧化酶抑制药合用。

（4）药物配伍 抗癫痫药卡马西平可降低曲马多血药浓度，减弱其镇痛作用。安定类药可增强其镇痛作用，合用时应调整剂量。

三、对乙酰氨基酚

（一）药理作用

对乙酰氨基酚（paracetamol）是乙酰苯胺类解热镇痛药。它通过抑制环氧酶，选择性抑制下丘脑体温调节中枢前列腺素的合成，导致外周血管扩张，出汗而起到解热作用，其解热作用强度与阿司匹林相似；通过抑制前列腺素等的合成和释放，提高痛阈而起到镇痛作用，属外周镇痛药，对轻、中度疼痛有效，抗炎作用较弱。对血小板及凝血机制无影响。

（二）临床应用

用于轻、中度疼痛，与阿片类、曲马多或非甾体类抗炎药（NSAIDs）联合应用，可发挥镇痛相加或协同效应。适用于感冒发热、关节痛、手术后疼痛等。用法用量：口服，0.3～0.6g/次，0.6～0.8g/d，极量为 2g/d，1 个疗程不宜超过

10 天。

（三）护理注意事项

（1）不良反应及处理　过敏性皮炎、粒细胞缺乏、血小板减少、高铁血红蛋白血症、贫血及肝、肾功能损害等，如出现，立即停药，必要时对症处理。

（2）药品过量中毒反应及处理　主要表现为严重肝脏损害和急性肾小管坏死。处理：①及时洗胃或催吐；②尽早并给予拮抗药乙酰半胱氨酸，开始时口服给予140mg/kg，随后按每 4h 1 次，每次 70mg/kg，共给予 17 次，病情严重时可将药物溶于 5％葡萄糖注射液 200ml 中静脉滴注或口服甲硫氨酸，对肝脏进行保护；③拮抗药 12h 内给予疗效较佳，超过 24h 则疗效较差，应进行其他疗法，如血液透析。

（3）禁忌证

① 对本药过敏者；

② 重度肝、肾功能不全，重度活动性肝病患者。

③ 冠状动脉旁路移植术围术期疼痛患者和重度心力衰竭患者；

④ 使用 NSAIDs 后诱发哮喘、荨麻疹或过敏反应、胃肠道出血或穿孔史患者。

⑤ 活动性消化性溃疡或出血、有复发溃疡或出血史者。

（4）用药期间禁止饮酒或饮用含有酒精的饮料。

四、非甾体类抗炎药

NSAIDs 是指不含糖皮质激素而具有抗炎、解热、镇痛作用的药物，基于对环氧化酶（COX）亚型 COX-1 和 COX-2 的抑制作用而分为非选择性 COX 抑制剂和选择性 COX-2 抑制剂。我国临床上术后镇痛常用的 NSAIDs 有：①非选择性 COX抑制剂有双氯芬酸、布洛芬、美洛昔康、酮洛酸、氟比洛芬酯等；②选择性 COX-2 抑制剂有塞来昔布、依托考昔、帕瑞昔布等。

（一）药理作用

（1）解热作用　通过抑制中枢前列腺素的合成发挥解热作用。

（2）消炎、镇痛作用　机制是：①抑制前列腺素的合成，减少缓激肽的形成，抑制白细胞、血小板的凝集；②抑制淋巴细胞活性和活化的 T 淋巴细胞的分化，减少对传入神经末梢的刺激；③直接作用于伤害性感受器，阻止致痛物质的形成和释放。

（二）临床应用

（1）成人急性疼痛（轻、中度疼痛）、癌性疼痛、运动性损伤疼痛等。

（2）与阿片类药物协同治疗的重度疼痛，以减少阿片类药物的用量和相关副作用的发生。

（3）可以是多模式镇痛方案的一部分，作为区域镇痛等其他镇痛方式的辅助手段。

（4）术前的预防性镇痛和围手术期的预防性镇痛，提高患者的痛阈。

（5）可用于各种急慢性炎性关节病、成人 Still 病、儿童关节炎、各种软组织风湿性疾病，缓解强直性脊柱炎的症状。

（三）护理注意事项

（1）不良反应及处理

① 胃肠道不良反应：最为常见，包括胃十二指肠溃疡和胃出血、胃穿孔等。选择性 COX-2 抑制剂的镇痛及抗炎效果与非选择性 NSAIDs 相当，但胃十二指肠溃疡和胃肠道症状则比非选择性 NSAIDs 更少。

② 血栓形成：选择性的 COX-2 抑制剂，抑制血管内皮的前列腺素生成使血管内的前列腺素和血小板的血栓素动态平衡失调，导致血栓素升高，促进血栓形成，增加了严重心血管血栓事件、心肌梗死和脑卒中的风险。应告知患者如出现胸痛、气短、无力、言语含糊等严重心血管事件的症状和体征，应马上就诊。

③ 过敏反应：塞来昔布有类磺胺过敏反应，比较严重的时候可能会出现史蒂文斯约翰逊综合征、中毒性表皮坏死松解症、剥脱性皮炎甚至可以导致死亡。

④ "天花板"效应：镇痛不能超过药品日剂量，避免两种或多种 NSAIDs 合并用药。

（2）用药期间不宜饮酒，否则会加重对胃肠道黏膜的刺激。

（3）不宜与抗凝药（如华法林）合用，可能会增加出血的危险。

（4）禁忌证

① 血细胞减少者；

② 塞来昔布、帕瑞昔布不可用于对磺胺类过敏的患者；

③ 妊娠和哺乳期妇女禁用；

④ 余同对乙酰氨基酚。

第二节·抗生素

凡对细菌和其他微生物具有抑制和杀灭作用的物质统称抗生素，临床常用抗生素包括 β-内酰胺类（青霉素类、头孢菌素类等）、大环内酯类（红霉素、阿奇霉素等）、氨基苷类（链霉素、庆大霉素、依替米星等）、喹诺酮类（氟哌酸、左氧氟沙星等）、林可霉素类、多肽类（万古霉素、去甲万古霉素等）等抗生素。本节重点介绍骨科临床常用抗生素。

一、青霉素类

青霉素类抗生素分为天然青霉素和半合成青霉素两大类。青霉素类的作用是干扰细菌细胞壁的合成，对处于繁殖期大量合成细胞壁的细菌作用强，而对已合成细胞壁、处于静止期的细菌作用弱，故属于繁殖期杀菌剂。由于哺乳类动物的细胞没有细胞壁，所以对人体的毒性很低。主要用于 G$^+$ 菌、G$^-$ 球菌、螺旋体、放线菌感染，对 G$^-$ 杆菌不敏感。半合成青霉素与天然青霉素之间有交叉过敏反应，因此皮试药液尽可能选用拟用药品。

（一）苯唑西林钠

1. 药理作用

主要用于抗葡萄球菌，在胃酸中稳定，故可口服。容易进入多数组织和体液，在胸水、脓液、关节腔和化脓性骨髓炎病灶中均可达到有效浓度。

2. 临床应用

适用于敏感菌所致的各种感染。口服和肌内注射用于轻度感染，静脉注射或静脉滴注用于严重感染。用法用量：①肌内注射，4 次/d，4～6g/d；②静脉滴注，2～4 次/d，4～8g/d，严重感染每日剂量可增加至 12g。

3. 护理注意事项

（1）不良反应及处理

① 过敏反应：荨麻疹等各类皮疹较常见，白细胞减少、哮喘发作等和血清病型反应少见；过敏性休克偶见，一旦发生，必须就地抢救，予以保持气道畅通、吸氧及使用肾上腺素、糖皮质激素等治疗措施。

② 静脉使用时可产生恶心、呕吐和血清氨基转移酶升高。

③ 严重肾功能减退患者大剂量静脉滴注可引起抽搐等中枢神经系统毒性反应。一旦发生应及时停药并予对症、支持治疗。血液透析不能清除苯唑西林。

（2）药物配伍　静滴时不宜与庆大霉素、四环素、磺胺嘧啶、维生素 C、复合维生素 B 及阿拉明等配伍。

（3）禁用于对青霉素过敏者。

（4）水溶液在室温不稳定，应现配现用。

（二）注射用哌拉西林钠他唑巴坦钠

1. 药理作用

哌拉西林通过抑制细菌的隔膜和细胞壁的合成发挥杀菌作用，三唑巴坦是多种 β-内酰胺酶的强效抑制剂，注射用哌拉西林钠他唑巴坦钠配方中由于三唑巴坦的存在，增强并扩展了哌拉西林的抗菌谱。

2. 临床应用

适用于：①敏感菌所致的各种感染；②与氨基糖苷类药物联合用于中性粒细胞减少症患者的细菌感染和治疗铜绿假单孢菌（绿脓杆菌）某些菌株的感染。用法用量：根据感染的严重程度、部位和患者的临床病情及细菌学进展情况决定每日的用药总剂量和疗程。剂量范围从每次 2.25～4.5g，可每 6h、8h 或 12h 一次。肾功能损害者应根据受损程度调整用药剂量。

3. 护理注意事项

（1）不良反应及处理

① 出血：常与凝血异常有关，多见于肾功能衰竭患者。如果有出血的表现，立即停用，并采取相应的治疗措施。

② 二重感染：做好预防措施，注意在治疗过程中可能出现耐药菌株，如果出现采取相应的措施。

③ 中枢神经系统毒性反应：多见于大剂量静脉滴注，如出现立即停用。

④ 白细胞减少和中性粒细胞减少：疗程≥21天的患者，定期检查造血功能。

⑤ 过敏反应：发热和皮疹等常见，过敏性休克偶见。

（2）缓慢给药　静脉滴注＞20～30min，静脉注射＞3～5min。

（3）药物配伍　哌拉西林钠他唑巴坦钠在体外可导致氨基糖苷类药物的大量失活。两者联合用药时应分别配制、稀释，分别给药。

（4）禁用于　对任何β-内酰胺类抗生素（包括青霉素类和头孢菌素类）或β-内酰胺酶抑制剂过敏的患者，给药前做药敏试验。

（5）定期测定血电解质水平　每克哌拉西林总共包含64mg的钠，可引起患者钠总摄入量的增加，而钾储备低者或合并应用可降低血钾水平的药物的患者又可发生低钾血症。

二、头孢菌素类

头孢菌素类抗生素是半合成抗生素，属于β-内酰胺类抗生素，其特点是：抗菌谱广，对厌氧菌高效；引起的过敏反应较青霉素类轻；对酸及对各种细菌产生的β-内酰胺酶较稳定；通过抑制细菌细胞壁的生成而达到杀菌的目的；是一类高效、低毒、临床广泛应用的重要抗生素，世界上该类药已发展到第四代。与青霉素有交叉过敏反应，因此对青霉素过敏和高敏体质的患者应用拟用药品做过敏试验。

1. 药理作用

（1）第一代头孢菌素抗菌活性较强，抗菌谱较窄，抗 G^+ 菌、G^- 菌。代表药：头孢唑啉、头孢拉定、头孢氨苄等。

（2）第二代头孢菌素保留了第一代的对 G^+ 菌的作用外，由于对 G^- 杆菌产生的β-内酰胺酶较第一代稳定，显著地扩大和提高了对 G^- 杆菌作用。代表药：①酰胺型头孢烯类，如头孢呋辛等；②头霉素类，如头孢美唑、头孢西丁和头孢替坦等。

（3）第三代头孢菌素对多种β-内酰胺酶稳定性好，对 G^+ 菌和 G^- 菌均有显著的抗菌活性。与第一、第二代相比，其抗菌谱更广，抗菌活性更强。代表药：①酰胺型头孢烯类包括氨噻肟型（头孢噻肟、头孢唑肟、头孢曲松和头孢他啶等）和哌嗪型（头孢哌酮等）两类，其中头孢他啶在头孢菌素中抗绿脓杆菌活性最强；②头霉素类；③氧头霉素类。

（4）第四代头孢菌素对多种 β-内酰胺酶的稳定性很好。对多种 G^+ 菌、G^- 菌（包括厌氧菌）有很强的抗菌作用。我国一般作为三线抗菌药物（特殊使用类）来使用，以治疗多种细菌的混合感染或多重耐药菌感染引起的疾病。由于抗生素的滥用，对第四代头孢菌素耐药的细菌也开始增多，如鲍曼不动杆菌、绿脓杆菌等，都已显示出较高的耐药性。代表药：有头孢匹罗、头孢唑南等。

2. 临床应用

主要用于耐药金黄色葡萄菌及一些 G^- 杆菌引起的严重感染，如肺部感染、尿路感染、败血症、脑膜炎及心内膜炎等。与氨基糖苷类合用，有协调抗菌作用。

3. 护理注意事项

（1）不良反应

① 过敏反应：皮疹、哮喘、血管神经性水肿、过敏性休克等。

② 胃肠道反应和菌群失调：恶心、呕吐、食欲缺乏等反应。第二、第三代头孢菌素能强力地抑制肠道菌群，可致菌群失调，严重时引起二重感染。

③ 肝毒性：大剂量应用时会引起转氨酶、碱性磷酸酶、胆红素等的升高。

④ 肾毒性：大多数头孢菌素由肾脏排泄，偶可导致血尿素氮升高、少尿、蛋白尿，与呋塞米（速尿）、氨基糖苷类抗生素、抗肿瘤药合用，加剧肾损害。

⑤ 凝血功能障碍：抑制肠道菌群产生维生素 K，因此具有潜在的致出血作用。

（2）禁忌证

① 对头孢菌素过敏者及有青霉素过敏性休克或即刻反应者禁用。

② 静脉输注液中含钙时禁静脉注射使用头孢曲松钠，避免产生头孢曲松-钙沉淀物的风险。

（3）慎用情况

① 对青霉素类或其他 β-内酰胺类抗生素有过敏既往史者，使用前应做药物过敏试验。

② 严重肝、肾功能障碍者。

③ 对进食不良或非经口营养者，全身状况不良的患者及老人。

④ 有癫痫史或中枢神经系统功能障碍的患者。

（4）药物相互作用　同时饮用含有酒精的饮料引起双硫仑样反应。

三、喹诺酮类

喹诺酮类（4-quinolones），又称吡酮酸类或吡啶酮酸类，是人工合成的含 4-喹诺酮基本结构的抗菌药。1979 年合成诺氟沙星，随后又合成一系列含氟的新喹诺酮类药，通称为氟喹诺酮类。喹诺酮类药物分为四代，目前临床应用较多的为第三代。

1. 药理作用

喹诺酮类以细菌的脱氧核糖核酸（DNA）为靶，抑制 DNA 回旋酶，进一步造成细菌 DNA 的不可逆损害，达到抗菌效果。它们对细菌显示选择性毒性，与许多抗菌药物间无交叉耐药性，抗菌活性强，主要作用于革兰阴性菌。第一代喹诺酮类因疗效不佳已很少使用。第二代喹诺酮类对肠杆菌属、枸橼酸杆菌、绿脓杆菌、沙雷杆菌也有一定抗菌作用，代表药有吡哌酸，是国内主要应用品种。第三代喹诺酮类的分子中均有氟原子，因此称为氟喹诺酮。对一些 G^- 菌的抗菌作用较第二代强，对葡萄球菌等 G^+ 菌也有抗菌作用，代表药有诺氟沙星、氧氟沙星、环丙沙星等。第四代喹诺酮类与前三代药物相比加强了抗厌氧菌活性、半衰期延长和更小的不良反应，但价格较贵。代表药有加替沙星和莫西沙星。

2. 临床应用

用于敏感菌所致的感染，严格把控适应证。

3. 护理注意事项

（1）不良反应

① 胃肠道反应：恶心、呕吐等。

② 中枢反应：头痛、头晕、睡眠不良等，并可致精神症状。

③ 诱发癫痫：通过抑制 γ-氨基丁酸。

④ 结晶尿：尤其在碱性尿中更易发生，预防措施多饮水，保持 24h 排尿量在1200ml 以上。

⑤ 肝损害：见于大剂量或长期应用。

⑥ 中、重度光敏反应：应用时应避免过度暴露于阳光，如发生光敏反应需停药。

⑦ 严重的副作用：偶见。引起一种破坏性和渐进性的病症，损伤精神、感觉、肌肉、肌腱和神经，甚至出现包括肌腱断裂和不可逆转的神经损伤，即使停用药物，一些副作用仍然存在。

（2）禁忌证　对喹诺酮过敏者，孕妇、儿童。慎用于中枢神经系统疾病和癫痫病史者。

（3）药物配伍

① 氟喹诺酮类抑制茶碱的代谢，与茶碱联合应用时可使茶碱的血药浓度升高致茶碱的毒性反应。

② 碱性药物、抗胆碱药、H_2 受体阻滞药均可降低胃液酸度而使本类药物的吸收减少，应避免同服。

（4）静脉输注时间要求

① 左氧氟沙星氯化钠注射液：250～500mg，滴注时间＞60min，750mg，滴注时间＞90min。

② 莫西沙星氯化钠注射液 250ml：滴注时间＞90min。

四、美罗培南

1. 药理作用

美罗培南（Meropenem）为人工合成的广谱碳青霉烯类抗生素，容易穿透大多数 G^+ 菌和 G^- 菌的细胞壁，通过抑制细菌细胞壁的合成而产生抗菌作用。

2. 临床应用

适用于成人和儿童由单一或多种对美罗培南敏感的细菌引起的感染；对成人粒细胞减少症伴发热和多重感染患者，可单用或联合抗病毒药或抗真菌药使用。

3. 护理注意事项

（1）不良反应　皮疹、腹泻、恶心、呕吐等。严重的不良反应有过敏性休克、急性肾衰竭等严重肾功能障碍、伴有血便的重症结肠炎、白细胞减少、肝功能障碍等。

（2）禁忌证　对本品成分及其他碳青霉烯类抗生素过敏者，使用丙戊酸的患者。

（3）慎用于

① 对青霉素类或其他 β-内酰胺类抗生素过敏者，使用前应做药物过敏试验。

② 严重肝、肾功能障碍者。

③ 对进食不良或非经口营养的者，全身状况不良的患者及老年人。

④ 有癫痫史或中枢神经系统功能障碍的患者。

（4）二重感染　做好预防措施，如果出现采取相应的措施。

（5）药物配伍　与齐多夫定、昂丹司琼、多种维生素、多西环素、地西泮、葡萄糖酸钙等药有配伍禁忌，联合用药时应分别配制、稀释，分别给药。

五、去甲万古霉素

1. 药理作用

去甲万古霉素作用于细菌细胞壁，抑制蛋白质合成，属于快效杀菌药。主要对 G^+ 菌有显著的抗菌作用，对耐甲氧西林的金黄色葡萄球菌和表皮葡萄球菌更为敏感。

2. 临床应用

适用于葡萄球菌（包括产酶株和耐甲氧西林株）、肠球菌（耐氨苄西林株）、难辨梭状芽孢杆菌等所致的感染。用法用量：静滴，$0.8\sim1.6g/d$，2 次/d，缓慢滴注 $\geqslant 1h$。

3. 护理注意事项

（1）不良反应

① 过敏反应；

② 中性粒细胞和血小板减少，常出现于用药 1 周后，停药可恢复；

③ 可致严重的耳中毒和肾中毒，大剂量和长时间应用时尤易发生。用药期间应监测听觉和肾功能变化，并避免与其他耳毒性和肾毒性药物合用；

④ 输入速度过快、剂量过大可出现类过敏反应，如血压降低，甚至心搏骤停，以及喘鸣、呼吸困难、皮疹、皮肤发红（称为红颈综合征），尤以躯干上部为甚，胸背部肌肉痉挛，可产生红斑样或荨麻疹样反应等。应严格用量和缓慢滴注。

（2）禁忌证　本药或万古霉素类抗生素过敏者；肾功能不全者。

（3）药物配伍　与许多药物可产生沉淀反应，含本品的输液中不得添加其他药物。

第三节 · 止血药

氨甲环酸（TXA）作为经典的止血用药，目前在手术创伤较大的骨科手术中是一种必不可少的围术期止血药物。TXA 能与纤溶酶和纤溶酶原上的纤维蛋白亲和部位的赖氨酸结合部位（LBS）强烈吸附，阻抑了纤溶酶、纤溶酶原与纤维蛋白结合，从而强烈地抑制了由纤溶酶所致的纤维蛋白分解而起到止血作用。

1. 临床应用

适用于急性或慢性、局限性或全身性原发性纤维蛋白溶解亢进所致的各种出血，如外伤或手术出血。静脉滴注：$0.25\sim0.5g$/次，必要时 $1\sim2g$/d，$1\sim2$ 次/d。也可局部应用。

2. 护理注意事项

（1）不良反应　常见的有食欲缺乏、恶心、呕吐、胃灼热、瘙痒、皮疹等。缓慢静滴，以减轻胃肠道不良反应。出现后暂停给药并进行适当处置。

（2）禁忌证　对本品中任何成分过敏者和正在使用凝血酶的患者。

（3）慎用于　有血栓形成倾向者、血友病或肾盂实质病变发生大量血尿时。不单独用于弥散性血管内凝血所致的继发性纤溶性出血，以防进一步血栓形成，影响脏器功能。

第四节 · 抗凝药

抗凝药通过影响凝血过程中的某些凝血因子阻止凝血过程的药物，骨科临床常用于防治 VTE。本节介绍骨科临床常用的抗凝血药低分子肝素和利伐沙班。

一、低分子肝素

1. 药理作用

低分子肝素（LMWH）通过对凝血酶和对凝血活性因子 $Xa(FXa)$ 的抑制起到抗凝作用。由于 LMWH 主要表现为抗 FXa 作用，对抗凝血酶的作用较小，故在达到有效的抗凝作用的同时可以减少肝素所致的出血等不良反应，在临床应用上很有价值。

2. 临床应用

骨科主要用于预防和治疗 VTE。皮下注射 LMWH 常用方法，不同的 LMWH 品规，用量不同，参照药品说明书。

3. 护理注意事项

（1）不良反应　出血，如发生活动性大出血，用鱼精蛋白（1mg/100U 肝素）逆转。

（2）注射部位　脐为中心，上下 5cm，左右 10cm 范围（脐周 1cm 除外），左右上下交替，2 次注射点间距 2cm 以上。

（3）注射方法　"Z"路径皮下注射法：左手环指和中指将皮肤及皮下组织由下向上或由内向外移 2cm，左手食指与拇指将侧移的皮肤捏起，右手持针在皱褶顶部垂直进针，拔针后皮肤和皮下组织的位置还原，针刺通道即变成了"Z"型，有效防止了药液外渗。推注完毕后停留 5s。

（4）围术期用药管理

① 术前：治疗剂量 24h 停用，预防剂量 12h 停用。

② 术后 12～24h（硬膜外管拔除后 2～4h）给予常规剂量（或术后 4～6h 给予常规剂量的一半），次日恢复常规剂量。

（5）用药监测

① 血小板计数、肾功能（肌酐清除率＞30ml/min）。

② 对有过敏史者、有出血倾向及凝血机制障碍者、已口服足量抗凝药者要慎用并注意监护。

二、直接Ⅹa因子抑制剂——利伐沙班

1. 药理作用

利伐沙班是一种新型口服抗凝药，它选择性地阻断Ⅹa因子的活性位点，达到有效的抗凝作用，且不需要辅因子（例如抗凝血酶Ⅲ）以发挥活性，不增加出血风险。

2. 临床应用

骨科适用于择期髋关节或膝关节置换术后 VTE 的预防及治疗。

3. 护理注意事项

（1）不良反应及处理　出血、急性肾功能衰竭，一旦发生立即停用。

（2）禁忌证

① 对药物或片剂中任何辅料过敏的患者。

② 活动性出血、凝血异常、先天性或获得性出血性疾病、不伴活动期溃疡但可导致出血并发症的胃肠道疾病、临床相关出血风险的肝病患者、支气管扩张症或有肺出血史患者；

③ 未控制的严重高血压；

④ 肌酐清除率（Ccr）<30ml/min 的患者；

⑤ 血管源性视网膜病；

⑥ 孕妇及哺乳期妇女；

⑦ 使用吡咯类抗真菌药、HIV 蛋白酶抑制剂的患者，以上药物是 CYP3A4 和 P-gp 的强效抑制剂，会引起血药浓度升高（平均 2.6 倍），增加出血风险。

（3）用药管理

① 停药至少 24h 之后才能接受有创性操作或手术治疗；

② 手术患者首次给药应在术后 6～10h，伤口无活动性出血；

③ 接受髋关节大手术的患者，推荐治疗疗程为 35 天，接受膝关节大手术的患者，推荐治疗疗程为 15 天。

第五节·抗骨质疏松药

骨质疏松症（osteoporosis，OP）是多种病因单独或综合引起的一种全身代谢性疾病，以骨量减少、骨组织微观结构退化和骨的力学性能下降为特征，伴随着骨脆性和骨折风险的增加。OP 是骨科老年患者常见的合并疾病。抗 OP 药物有基本补充剂、抑制骨吸收药物和促骨形成药物这三大类。本节介绍骨科临床常用 OP 的治疗用药降钙素、双膦酸盐类和甲状旁腺激素类似物。

一、降钙素

1. 药理作用

降钙素（calcitonin）为参与钙剂骨质代谢的一种多肽类激素，通过以下机制治疗骨质疏松：①抑制破骨细胞活性，从而抑制骨吸收，降低骨转换；②抑制破骨细胞前体转化为破骨细胞，但不导致破骨细胞凋亡；③刺激成骨细胞增殖，也有促进软骨及骨石灰化的作用，对骨的形成也有促进作用；④降低血钙、促进骨钙沉积，从而抑制溶骨作用；⑤促进下丘脑分泌内啡肽，达到缓解骨痛的作用。

2. 临床应用

（1）适应证　骨质疏松症和骨质疏松引起的疼痛；变形性骨炎；继发于乳腺癌、肺癌或肾癌、骨髓瘤和其他恶性肿瘤骨转移所致的高钙血症；甲状旁腺功能亢进症、缺乏活动或维生素 D 中毒（包括急性或慢性中毒）引起的高血钙等。

（2）用法用量

① 依降钙素注射剂：肌内注射，20U/支，20U/次，1 次/周；10U/支，10U/次，2 次/周。

② 鲑降钙素鼻喷剂：2ml(4400U)/瓶，200U 鼻喷/次，1 次/每日或隔日。

③ 鲑降钙素注射剂：皮下或肌内注射，50U/支，50U 或 100U/次，1 次/d。

3. 护理注意事项

（1）不良反应　可出现恶心、呕吐、头晕、轻度的面部潮红伴发热感。罕见有多尿和寒战。

（2）禁忌证

① 对降钙素或药品中任何赋形剂过敏者；

② 孕妇及哺乳期妇女禁用。

（3）偶有过敏现象，可按照药品说明书的要求确定是否做过敏试验。

（4）长期卧床患者每月须检测血液生化指标和肾功能。

（5）变形性骨炎及有骨折史的慢性疾病患者，应根据血清碱性磷酸酶及尿羟脯氨酸排出量决定停药或继续治疗。

二、双膦酸盐类

1. 药理作用

双膦酸盐（Bisphosphonates，BPs）是抗骨吸收的一类新药，通过以下机制治疗骨质疏松：①抑制破骨细胞前体向成熟细胞转化；②抑制破骨细胞活性，抑制其破骨功能；③抑制破骨细胞酶的活性和酸性物质的产生；④诱导破骨细胞凋亡；⑤抑制肿瘤细胞对骨质的黏附作用。双膦酸盐类药物已合成三代，第一代依替膦酸钠，第二代氯膦酸钠、帕米膦酸钠和替鲁膦酸钠，第三代阿仑膦酸钠、奈立膦酸钠、奥帕膦酸钠、利塞膦酸钠、伊班膦酸钠、唑来膦酸。

2. 临床应用

（1）适应证　绝经后骨质疏松症和增龄性骨质疏松症；由多发性骨髓瘤、乳腺癌、前列腺癌及肺癌等恶性肿瘤骨转移引起的骨代谢异常所致的高钙血症；变形性骨炎等。

（2）用法用量

① 依替膦酸二钠：0.2g/次，2 次/d。服用方法：两餐间服用，本品需间断、周期性服药，即服药两周，停药 11 周，然后再开始第 2 周期服药，停药期间可补充钙剂及维生素 D；服药 2h 内，避免食用高钙食品（例如牛奶或奶制品）、含矿物质的维生素、抗酸药。

② 氯膦酸二钠胶囊：0.4g/次，2 次/d。服用方法：早晨空腹 200～300ml，白水送服；一日 2 次第二个剂量应在进食、饮水（白水除外）或口服其他任何药物 2h 之后、1h 之前。服药 1h 内，患者应禁止进食、饮水（白水除外）及口服其他任何药物。

③ 阿仑膦酸钠：70mg/次，1 次/周或 10mg/次，1 次/d。服用方法：早晨空腹 200～300ml 白水送服；服药后 30min 内避免平卧，应保持直立体位（站立或坐立）；此期间应避免进食牛奶、果汁等任何食品和药品。

④ 利塞膦酸钠：35mg/次，1 次/周或 5mg/次，1 次/d。服用方法：同阿仑膦酸钠。

⑤ 唑来膦酸注射液：5mg/次，1 次/年。

3. 护理注意事项

（1）不良反应

① 急性一过性反应：如流感样综合征、头痛、头晕、皮疹、关节痛、肌肉疼痛等。

② 过敏反应：皮肤瘙痒、皮疹等症状。

③ 血清乳酸脱氢酶等肝酶水平升高，白细胞减少及肾功能异常等。

④ 口服双膦酸盐类：引起上消化道紊乱，表现为恶心、呕吐、咽喉灼热感、吞咽困难、食管炎、食管糜烂、食管或胃溃疡，罕见食管狭窄或穿孔、口咽溃疡，还可以引起腹泻、腹痛、恶心、便秘等。

（2）禁忌证　对本品任何成分过敏者；Ccr＜35ml/min 者；重度肾功能损害者；骨软化者；孕妇和哺乳期妇女；低钙血症者。口服双膦酸盐类禁用于导致食管排空延迟的食管疾病和不能站立或坐直 30min 者。

（3）治疗之前　必须先纠正低钙血症。

（4）治疗期间　充分补钙和维生素 D：钙，1000mg/d；维生素 D，400～1200IU/d。

（5）口服双膦酸盐类注意事项

① 服药后 2h 内，避免食用高钙食品以及服用补钙剂或含铝、镁等的抗酸药物。

② 不能咀嚼或吮吸药片，以防口咽部溃疡。

③ 如漏服了一次每周剂量，应当在记起后的早晨服用一片。

④ 不宜与阿司匹林或非甾体抗炎药同服。

（6）唑来膦酸注射液静脉滴注意事项

① 用药前充分水化。

② 单次滴注剂量不应超过 5mg，每次 1 瓶，未用完应弃之。

③ 滴注时间：不少于 15min（建议每秒 1 滴），并维持恒定滴速。

④ 药物配伍：不可与任何含钙溶液、其他二价离子制剂接触，不能与其他治疗药物混合或同时静脉给药。

⑤ 溶液出现可见微粒或变色现象时禁用。

⑥ 如经冷冻，须达到室温后方可使用。

⑦ 如出现一过性用药症状，使用 NSAIDs 药物对症处理，对危险患者予临床监护。

⑧ 治疗初期，监测血清肌酐、血清钙、磷酸盐和镁的含量（建议 1 周至 1 个月内）。

三、甲状旁腺激素类似物——特立帕肽

1. 药理作用

特立帕肽（teriparatide）是一种合成的多肽激素，通过以下机制治疗骨质疏松：①增加骨的重建；②促进骨重建部位达到正平衡（骨形成＞骨吸收）；③增加骨小梁体积，提高小梁之间的连接度来增加皮质厚度、骨的几何学，提高截面惯性矩和骨强度，从而改善骨的结构。

2. 临床应用

（1）适应证

① 有骨折高风险的绝经后骨质疏松症。

② 男性骨质疏松症和糖皮质激素性骨质疏松症。

（2）用法用量　皮下注射，20μg/次，1 次/d。

3. 护理注意事项

（1）不良反应　血压降低（直立性低血压）、头晕、血钙增高、腿痛性痉挛、关节痛、恶心、腹痛、腹泻等。

（2）禁忌证

① 并发畸形性骨炎、骨骼疾病放射治疗史、肿瘤骨转移及并发高钙血症者。

② Ccr＜35ml/min 者。

③ 小于 18 岁的青少年和骨骺未闭合的青少年。

④ 对本品过敏者。

（3）监测血钙水平　少数患者注射特立帕肽后血钙浓度有一过性轻度升高，并在 16～24h 内回到基线水平，用药期间应监测血钙水平，防止高钙血症的发生。

（4）治疗时间不超过 2 年。

（张玉梅　袁辉辉　杨倩　刘敏　刘青丰）

第七章 ▶▶ 麻醉护理

第一节 · 概述

麻醉是指用药物或其他方法使患者全身或局部暂时失去感觉，以达到无痛目的，为手术治疗或其他医疗检查及治疗提供条件。

根据麻醉作用部位和用药，将临床麻醉分为以下 5 种。

① 全身麻醉：包括吸入麻醉和静脉麻醉。

② 局部麻醉：包括表面麻醉、局部浸润和区域阻滞麻醉，神经和神经丛阻滞。

③ 椎管内麻醉：包括蛛网膜下腔阻滞、硬脊膜外隙阻滞（含骶管阻滞）。

④ 复合麻醉：包括静脉麻醉、吸入麻醉、静吸复合麻醉、全麻与非全麻复合麻醉等。

⑤ 基础麻醉：患者进入手术室前，使之处于熟睡或浅麻醉状态的方法称为基础麻醉。包括氯胺酮、神经安定镇痛术和强化麻醉等。

第二节 · 麻醉前准备

麻醉前准备是骨科患者麻醉实施前的重要环节，目的在于提高患者的麻醉耐受力和安全性，保证手术的顺利进行。

一、病情评估

1. 术前风险评估

患者术前风险评估可根据美国麻醉医师学会（American Society of Anesthesiologists，ASA）分级（表 7-1），ASA 分级是目前预测手术病死率最可靠的方法之一。

102

表 7-1 ASA 分级

病情分级	标准
I	体格健康,发育营养良好,各器官功能正常
II	除外科疾病外,有轻度并存疾病,功能代偿健全
III	并存疾病较严重,体力活动受限,但尚能应付日常活动
IV	并存疾病严重,丧失日常活动能力,经常面临生命危险
V	无论手术与否,生命难以维持 24h 的濒死患者
VI	确诊为脑死亡,其器官拟用于器官移植手术

2. 主要器官及系统评估

（1）心血管系统　了解患者既往心血管疾病史,包括高血压病、心脏病、冠心病、心肌梗死等;近期是否有心肌缺血或心、肺功能不全等症状;心血管药物使用及其用药后的效果和反应;根据日常活动能力等评估心脏功能（表 7-2）。

表 7-2 心脏功能临床分级

心功能	屏气试验	临床表现	心功能状况与麻醉耐受力
I 级	>30s	普通体力劳动、负重、快速步行、上下坡,均无心悸、气促	心功能正常,麻醉耐受力良好
II 级	20～30s	能胜任正常活动,但跑步或重体力工作时心悸、气促	心功能较差,麻醉处理恰当,麻醉耐受力仍好
III 级	10～20s	需静坐或卧床休息,轻度体力活动后即出现心悸、气促	心功能不全,麻醉前充分准备,避免围术期任何心脏负担的增加
IV 级	<10s	端坐呼吸,不能平卧,肺底有啰音,任何轻微活动即出现心悸、气促	心功能衰竭,麻醉耐受力极差

（2）呼吸系统　评估患者有无长期咳嗽、咳痰、气短史,哮喘病史,近期有无急性上呼吸道感染;有无吸烟史,每天吸烟量和持续时间;目前劳动能力、能否胜任较重的体力劳动和剧烈活动;是否有呼吸困难及分级（表 7-3）。

表 7-3 呼吸困难程度分级

分级	临床表现
0 级	正常行走,无呼吸困难症状
I 级	能按需行走,但易疲劳
II 级	行走距离有限制,走 1～2 条街后,需停步休息
III 级	短距离行走即出现呼吸困难
IV 级	静息时出现呼吸困难

（3）肝功能评估　询问患者输血史、肝炎史、呕血史,注意肝功能不全患者的

凝血功能情况。

（4）肾功能评估　了解有无肾脏损害的症状（如少尿、蛋白尿及贫血、水肿等）和病因。

（5）神经功能评估　评估患者有无中枢和周围神经系统疾病；脑缺血发作史、脑血管意外、癫痫史等。

（6）其他评估　如心电图、胸部X线片、血清电解质、尿液分析、全血细胞计数、凝血功能、血型鉴定和筛查等。

二、用药管理

麻醉前应全面检查并存疾病比较复杂的患者，评估其在用药物与麻醉药物之间的相互作用，做好用药管理，减少麻醉中的不良反应。

（1）降压药（如利血平）、安定类药（如氯丙嗪）、抗心绞痛药（如β-受体阻滞药）等，麻醉中可导致低血压、心动过缓等，术前应调整剂量或暂停使用。

（2）正在抗凝治疗的患者，术前根据疾病、手术方式和须继续使用药物决定停用时间。

（3）长期服用某些中枢神经抑制药，如阿片类、巴比妥、三环类抗抑郁药、单胺氧化酶抑制药等，均可影响对麻醉药的耐受性，或术中诱发呼吸和循环意外，术前应停止使用。

（4）胰岛素、洋地黄、抗癫痫药和皮质激素，一般都需要使用至术前。

（5）长时间服用皮质激素而术前停用1个月以上的患者，术中可能发生急性肾上腺皮质激素功能不全危象，术前应检查激素水平，并恢复使用外源性皮质激素，直至术后数天。

三、患者准备

目的是为了减少患者焦虑、恐惧，同时降低麻醉并发症和病死率。

（1）心理准备　对于麻醉和手术，患者常感到紧张、焦虑、甚至恐惧。应耐心听取患者的顾虑和担忧，解答其疑问，增强患者对麻醉和手术成功的信心。并结合病情向患者讲解麻醉方案和配合的要点（体位等），使患者对麻醉有更好的理解和配合。

（2）胃肠道准备　指导患者麻醉前做好常规排空胃内容物的准备，防止术中或术后发生胃内容物返流、呕吐而致误吸可能导致肺部感染。术前6h禁食蛋白质类流质（牛奶、肉汤），4h禁食碳水化合物（稀饭、馒头），2h禁饮清亮液体。

（3）输液输血准备　对于水电解质或酸碱平衡紊乱的患者，给予纠正。检查患者血型，做好交叉配血试验。

（4）口腔卫生　嘱患者早晚刷牙、饭后漱口；对患有口腔疾病的患者需专科治疗；有活动性义齿的患者进手术室前应摘下，防止麻醉时脱落，造成误吸入气管或嵌顿于食管。

（5）膀胱准备　应嘱进入手术室前排空膀胱，防术中尿床和术后尿潴留。对危重或复杂大手术患者，需留置导尿管。

（6）皮肤准备　手术区域若毛发细小，可不剃毛；若毛发影响手术操作，手术前应予剪除。手术区皮肤准备范围包括切口周围至少 15cm 的区域。

（7）麻醉前用药　为提高患者术后痛阈，减轻紧张不适，保持呼吸道通畅，缓解或消除因手术或麻醉引起的不良反应、预防术后感染等，术前应遵医嘱按时给予头孢菌素类抗生素、镇静药和催眠药、镇痛药、抗胆碱能药和抗组胺药。

第三节・局部麻醉

局部麻醉是使用局部麻醉药物暂时阻断周围神经的冲动传导，使这些神经所支配的区域产生感觉麻痹的状态。具有简便易行、安全有效、并发症较少的优点。

一、麻醉方法

（1）表面麻醉　将渗透性能强的局部麻醉药（简称"局麻药"）与局部黏膜接触，药物穿透黏膜作用于神经末梢而产生的局部麻醉作用称为表面麻醉。

（2）局部浸润麻醉　沿手术切口线分层注入局麻药，阻滞神经末梢，称为局部浸润麻醉。

（3）区域阻滞麻醉　在手术区四周和底部注射局麻药，以阻滞支配手术区的神经干和末梢的方法称为区域阻滞。

（4）神经及神经丛阻滞　将局麻药注入神经干、丛、节的周围，阻滞相应区域的神经冲动传导并产生麻醉作用，称为神经阻滞或神经丛阻滞。

二、护理要点

术前应了解患者有无局部麻醉药过敏史；对于在锁骨上和肋间隙进行阻滞者，观察有无气胸等并发症的发生。

第四节・椎管内麻醉

椎管内阻滞是将局部麻醉药注入椎管内，阻滞脊神经的传导，使其所支配区域的感觉运动、反射功能暂时性障碍。

一、硬膜外隙阻滞麻醉

硬膜外隙阻滞麻醉将局部麻醉药注入硬脊膜外间隙，阻滞脊神经根，使其支配的区域产生暂时性麻痹。麻醉后护理事项如下。

（1）病情观察　手术结束后，再次测定麻醉平面，密切监测血压、脉搏、呼吸、动脉血氧饱和度，关注意识、尿量、体温、感觉和运动变化情况，观察引流液的颜色性状和量。

（2）安全管理　做好未完全恢复感觉的肢体和阻滞区域的保护，妥善固定穿刺部位敷贴。保证患者输液通畅，备好抢救药物及设备。

（3）体位护理　因交感神经阻滞，血压多受影响，应平卧（可不去枕）4～6h。

（4）术后并发症的观察与护理

① 硬膜外血肿

a. 相关因素：硬膜外穿刺和置管时损伤血管导致。

b. 临床表现：患者出现剧烈背痛，进行性脊髓压迫症状，伴肌无力、尿潴留、括约肌功能障碍，血肿压迫脊髓可并发截瘫。

c. 处理：尽早行硬膜外穿刺抽出血液，必要时切开椎板，清除血肿。

② 导管拔除困难或折断

a. 相关因素：椎板、韧带及椎旁肌群强直或置管技术不当、导管质地不良、拔管用力不当等。

b. 预防和处理：遇到拔管困难，切忌使用暴力，可将患者置于原穿刺体位，热敷或在导管周围注射局麻药后再行拔出。

二、蛛网膜下隙阻滞麻醉

蛛网膜下隙阻滞麻醉是将局部麻醉药注入脑脊液中，直接阻滞脊髓神经的传导功能，具有良好的镇痛和肌肉松弛效果。除部分同硬膜外隙阻滞麻醉外，术后并发症的观察与护理如下。

1. 头痛

常出现在术后2～7日。

（1）相关因素　腰椎穿刺时刺破硬脊膜和蛛网膜，脑脊液流失，颅内压下降。

（2）临床表现　枕部、顶部或颞部搏动性疼痛，抬头或坐立位时加重，平卧时减轻或消失。

（3）预防　使用细穿刺针，避免反复穿刺，缩小针刺裂孔。术后平卧6～8h。

（4）处理　一旦出现，应平卧休息，每日补液或饮水2500～4000ml；遵医嘱给予镇痛或安定类药物；严重者于硬脊膜外隙注入生理盐水或5%葡萄糖注射液或右旋糖酐-40 15～30ml，必要时采用硬膜外自体血充填疗法。

2. 尿潴留

（1）病因　支配膀胱的副交感神经恢复较迟、手术后切口疼痛、手术刺激膀胱及患者不习惯床上排尿。

（2）临床表现　尿液潴留于膀胱、尿频、排尿不畅，常伴有下腹部胀满、疼痛。

（3）预防　术前指导患者床上练习排尿。

（4）处理　一旦有尿意及时处理，排尿方法：可针刺足三里、三阴交等穴位；热敷、按摩下腹部、膀胱区；遵医嘱肌内注射副交感神经兴奋药卡巴胆碱；必要时留置尿管。

第五节 · 全身麻醉

全身麻醉是麻醉药经呼吸道吸入、静脉或肌内注射进入体内，产生中枢神经系统的抑制，患者表现为神志不清、全身痛觉丧失、遗忘、反射抑制和一定程度的肌肉松弛。是目前临床上最常用的麻醉方式，能满足全身各部位手术需要。

一、麻醉恢复前护理

（1）病情观察　苏醒前有专人护理，常规持续监测生命体征和血氧饱和度，同时注意患者皮肤、口唇色泽及周围毛细血管充盈情况，至患者完全清醒、呼吸循环功能稳定。

（2）维持呼吸功能　护理措施包括：①常规给氧；②保持呼吸道通畅；③手术结束后，除意识障碍患者需带气管插管回病房外，一般应等待患者意识恢复、拔除导管后送回病房。

（3）维持循环功能稳定　在麻醉恢复期，血压容易波动，体位变化也会影响循环功能。低血压的主要原因包括低血容量、静脉回流障碍、血管张力降低等；高血压常见原因有术后疼痛、尿潴留、低氧血症、高碳酸血症、颅内压增高等。应严密监测血压变化，出现异常时及时查明原因，对症处理。

（4）其他监护　注意保暖，提高室温。保持静脉输液及各引流管通畅，记录苏醒期用药以及引流量。严密观察有无术后出血。

（5）防止意外伤害　患者苏醒过程中常出现躁动不安或幻觉，容易发生意外伤害。应注意适当防护，必要时予以约束，防止发生坠床、碰撞及非计划性拔管等意外伤害。

（6）复苏评估　麻醉苏醒进展评分总分＞7分，提示可离开麻醉复苏室。评估内容包括以下方面。

① 活动：四肢均能活动计2分；能活动2个肢体计1分；不能活动计0分。

② 呼吸：能深呼吸并咳嗽计2分；呼吸困难或间断计1分；无自主呼吸计

0分。

③ 循环：与麻醉前基础血压相比，收缩压变化率在±20％内计2分；20％～50％计1分；＞50％计0分。

④ 意识：意识清楚、回答问题正确计2分；呼其名时会睁眼计1分；呼唤无反应计0分。

⑤ 色泽：面、口唇、指端色泽正常计2分；苍白、灰暗计1分；明显青紫计0分。

二、安全转运

在转运前应补足血容量，轻柔、缓慢地搬动患者。转送过程中妥善固定各管道，防止脱出。有呕吐可能者，将头偏向一侧；全麻未醒者，在人工辅助呼吸状态下转运；心脏及大手术、危重患者，在人工呼吸及监测循环、呼吸等生命体征下转运。

三、麻醉恢复后护理

（1）病情观察　监测患者呼吸给予常规吸氧。维持循环功能稳定，严密监测血压变化，出现异常及时通知医生并协助查明原因，进行相应处理。

（2）气道管理　保持患者呼吸道通畅，包括术后去枕平卧、头偏向一侧，及时清除口咽分泌物及异物；对于痰液黏稠、量多者，行雾化吸入，鼓励引导并协助其有效咳嗽、排痰。

（3）管道护理　做好气管导管、各种引流管、导尿管等管路的妥善固定，防止滑脱。

（郭琴　易鑫　张雅妮　张玉梅）

第八章 ▶▶ 围术期护理

第一节 · 加速康复外科

一、概述

加速康复外科（enhanced recovery after surgery，ERAS）是以循证医学证据为基础，以减少手术患者的生理及心理的创伤应激反应为目的，通过外科、麻醉、护理、营养等的多学科协作（multidisciplinary teamwork，MDT），对围手术期处理的临床路径予以优化，从而减少围手术期应激反应及术后并发症，缩短住院时间，促进患者康复。这一优化的临床路径贯穿于住院前、手术前、手术中、手术后、出院后的完整治疗过程，其核心是强调以服务患者为中心的诊疗理念。

MDT 是 ERAS 实施的基础，突破学科限制，制订明确的、标准化的目标，密切协作，才能使各项优化措施得到及时、准确、有效地实施。护理团队在各学科间的衔接、患者病情的动态评估、措施的执行、效果监控及反馈中起着非常重要作用。

二、 ERAS 围术期管理优化策略

1. 术前优化策略

（1）术前评估　术前应全面筛查患者营养状态、心肺功能及基础疾病，积极纠正及针对性治疗并存疾病，将患者调整至最佳状态，以降低围手术期严重并发症的发生率；评估手术指征与麻醉、手术的风险及耐受性，针对并存疾病及可能的并发症制定相应预案，指导麻醉方案的设计和管理；了解患者的心理精神状态以及治疗配合程度。

（2）术前宣教　针对不同患者，采用卡片、多媒体、展板等形式重点介绍麻醉、手术、术后处理等围手术期诊疗过程，缓解其焦虑、恐惧及紧张情绪，使患者知晓自己在此计划中所发挥的重要作用，获得患者及其家属的理解、配合。术前戒烟、戒酒，进行术前心肺功能预康复训练，术后早期进食、早期下床活动等。

（3）术前营养支持　术前采用营养风险评分2002（nutritional risk screening 2002，NRS2002）进行全面的营养风险评估，给予针对性的营养支持，以改善患者营养状况。

（4）术前禁食禁饮

① 禁饮时间延后至术前2h，之前可口服清亮液体，包括清水、糖水、无渣果汁等。

② 禁食时间延后至术前6h，之前可进食淀粉类固体、牛奶等乳制品食物。

2. 术中优化策略

（1）预防性抗生素的使用　有助于降低择期骨科手术术后感染的发生率。①应在切皮前30min至1h输注完毕；②如手术时间＞3h或术中出血量＞1000ml，可在术中重复使用1次。

（2）麻醉方式的选择　根据每位患者的具体情况，拟定精准的麻醉方案。骨科手术常用的麻醉方法有椎管内麻醉、神经丛（干）阻滞和全身麻醉等，两种或两种以上麻醉方法联合应用可增加患者的舒适度，减少术中或术后并发症，有助于术后疼痛控制，并可克服单一麻醉方法给术后康复锻炼带来的不便。

（3）术中液体管理　ERAS液体管理目标为尽量减少机体体液量的改变，丹麦学者Brandstrup于2003年提出的限制性输液方案，其输液量一般为2～10ml/(kg·h)，以避免补充第三间隙液体量和补充性扩容，降低心肺并发症。

（4）术中血液管理

① 控制性降压：术中平均动脉压降至基础血压的70%（60～70mmHg），或收缩压控制在90～110mmHg，以减少术野出血。

② 术中血液回输：预计术中出血量达全身血容量的10%或者400ml以上，或失血可能导致输血者可采用。

③ 药物控制出血：氨甲环酸是一种抗纤溶药，在关节置换围术期静脉滴注联合局部应用比单纯静脉滴注或局部应用能更有效减少出血及降低输血率。

（5）术中体温管理　手术中避免低体温可以降低伤口感染、心脏并发症的发生率，降低出血和输血需求，提高免疫功能，缩短麻醉后苏醒时间。术中应常规监测患者体温直至术后，可以借助加温床垫、加压空气加热（暖风机）或循环水加温系统、输血输液加温装置等，维持患者中心体温不低于36℃。

（6）手术方式与手术质量　创伤是患者最为重要的应激因素，而术后并发症直接影响到术后康复的进程，提倡在精准、微创及损伤控制理念下完成手术，以减小创伤应激。

（7）优化止血带应用　应用止血带可以有效止血、使术野清晰、方便术者操作等，但可引起缺血再灌注损伤，因此应严格选择适应证，尽可能不用或缩短使用时间。

（8）优化引流管应用　根据手术创伤程度和出血量决定引流管的安置，尽早拔除引流管。

（9）优化尿管　应用留置尿管可明显增加患者不适感及尿路感染发生，因此应尽可能不留置尿管。留置尿管的指征是手术时间＞1.5h，手术失血超过5％或＞300ml。术后尽早拔除。

3. 术后优化策略

（1）术后恶心、呕吐的预防　术后恶心、呕吐危险因素包括：女性、不吸烟者或有晕动症病史、高度紧张焦虑、偏头痛者，以及使用吸入麻醉药、阿片类药物、长时间手术等。预防措施有：①术前2～3h口服莫沙必利5mg；②尽可能避免使用吸入麻醉药；③术后体位为床头抬高40°～50°，床尾抬高30°；④术中、术后静脉注射地塞米松10mg、5-HT$_3$受体拮抗剂等。

（2）术后进食　术后无恶心、呕吐即可经口饮水、进食，以尽早促进肠道运动功能恢复。

（3）预防静脉VTE（参见本章第五节）。

（4）优化镇痛方案（参见本章第七节）。

（5）睡眠管理　失眠是围术期患者最主要的睡眠障碍，对有睡眠障碍史的患者应提前给予睡眠干预。环境因素导致的单纯性失眠者选择苯二氮䓬类或非苯二氮䓬类药物；习惯性失眠或伴明显焦虑情绪者使用选择性5-羟色胺再摄取抑制剂（SSRIs）类及苯二氮䓬类药物。

（6）术后早期下床活动　早期下床活动可促进呼吸、胃肠、肌肉骨骼等多系统功能恢复，有利于预防肺部感染、压力性损伤和VTE形成。推荐术后清醒、肌力恢复后即可下床活动。

（7）功能锻炼　良好的疼痛控制下的有目标的功能锻炼可以增加肌肉力量以及有利于关节功能的恢复，减少相关并发症的发生（参见各章节功能锻炼）。

第二节 · 术前护理

一、术前护理评估

术前护理评估需要全面、系统、准确的收集和分析患者生理、心理、社会文化、社会支持及精神等方面的资料，以明确其健康状况、存在的健康问题及其相关因素，从而进行必要的护理干预，以保证患者在最佳状态下进行手术，最大程度预防手术并发症的发生。

（1）生命体征和主要病史　结合入院评估、入院后的检验、检查结果和病史的进一步挖掘，评估并存疾病的治疗情况，评估有无影响手术的病症。

（2）用药评估　评估利血平、糖皮质激素、降血脂药、免疫抑制药、NSAIDs、血小板聚集抑制剂、抗凝药等骨科患者术前常用药对手术的影响，停用时间和是否做好桥接抗凝。

（3）患者对手术的耐受力（参见第七章第二节）。

（4）营养状况 评估患者的血浆蛋白水平（白蛋白、前白蛋白等）、BMI、淋巴细胞计数等。

（5）患者和家属对手术的认知程度、心理准备和治疗期望值 通过交谈、观察和分析，广泛了解患者和家属对手术的认知程度和心理准备状况；了解患者的社会支持系统，包括家庭结构、经济状况，家庭成员是否和睦；亲戚、朋友、同事对患者的关心及支持程度。

（6）感染风险的筛查 近期有无侵入性治疗、上呼吸道感染和其他部位感染病灶、手术区域皮肤是否完好等。

（7）疼痛、VTE、出血风险评估。

二、术前准备

（1）饮食与休息 加强饮食指导，消除引起不良睡眠的隐患，创造安静舒适的环境。

（2）适应性训练

① 指导患者床上使用便盆，适应术后床上排尿和排便。

② 教会患者自行调整卧位和正确的翻身方法，以适应术后体位的变化。

③ 术中特殊体位训练。

（3）备血和补液 拟行骨科大中型手术前，遵医嘱做好血型鉴定和交叉配血试验，备好一定数量的浓缩红细胞或者血浆。凡有水电解质、酸碱平衡失调或者贫血者，术前应予以纠正。

（4）术前检查 遵医嘱协助患者完成术前各项心、肺、肝肾、凝血功能的检查。

（5）呼吸道准备

① 术前2周戒烟。

② 深呼吸练习、有效咳嗽训练。

③ 呼吸道感染者，予以有效治疗。

（6）手术区皮肤准备

① 淋浴：术前一日，使用抗菌皂液彻底地清洁皮肤。

② 备皮：手术区域若毛发细小，不影响手术操作，毛发可以不去除；如果要去除毛发，最好使用剪刀剪除毛发；手术区皮肤准备范围应包括切口周围至少15cm区域。

（7）胃肠道准备 成人择期手术前禁食禁饮时间按ERAS胃肠道管理方案。

三、术前心理干预

（1）倾听疏导 多倾听患者对于手术治疗的顾虑及担忧，引导患者宣泄由于对疾病、手术的恐惧和对预后的不确定而引发的不良情绪。

（2）释疑　有针对性地对患者的个体疑问给予必要的解释和回答。

（3）陪伴、支持和关怀　护士针对焦虑患者应主动关心和鼓励，还可以动员其亲近的家庭成员、同事朋友等给予患者关心、支持和鼓励，或者请康复效果好的患者讲解自己主动配合治疗护理的心路历程等。

（4）药物辅助　因过度焦虑而导致睡眠障碍的患者，术前可酌情根据医嘱给予镇静安眠药物。老年人应避免将镇静安眠药与阿片类镇痛药物联用。

四、术前健康教育

参见本章第一节。

第三节·术中护理

术中护理的目的是减轻患者的焦虑、恐惧感，确保正确的患者和正确的手术部位，保障手术的顺利进行，提供手术过程中需要的物品，减少因手术发生的周围神经血管损伤，导致功能障碍等并发症，降低手术切口感染发生率。本节仅介绍与骨科专科手术相关的术中护理措施。

一、手术体位

手术体位的摆放是为了充分暴露手术视野，便于手术者操作，不同的手术方式，手术体位是不同的。骨科常见手术体位有以下几种。

（1）仰卧位　常用于下肢再植术、截肢手术、颈椎前路椎间盘切除植骨融合内固定术、人工全髋关节置换术、人工膝关节表面置换术、下肢截骨矫形术等。

（2）俯卧位　常用于腰椎椎板减压内固定术、腰椎复位钢板内固定术、胸腰椎段复位金属棒内固定、选择性神经根切除术、跟腱延长术。

（3）侧卧位　常用于半侧骨盆切除术（髂腹间离断术）、跟腱延长术等。

（4）半侧卧位　常用于肩关节融合术等。

（5）仰卧位　患肢外展90°，常用于矫形截骨术、斜颈矫正术。

（6）垂头仰卧　常用于经口咽前路寰枢椎复位螺钉内固定术。

（7）先仰卧后俯卧　常用于寰枢椎后路减压植骨内固定术。

（8）正侧位　常用于脊柱前路钢板内固定术。

二、气压止血带的应用

气压止血带在骨科四肢手术中普遍应用，可最大限度地减少术中创面出血，使手术视野清晰,有利于准确解剖和避免重要微小结构的损伤。但止血带使用不当极易引起不良反应的发生。护理措施有:①使用前检查气压止血装置是否完好;②选择正确的使用部位,并予以局部皮肤保护;③根据年龄、手术部位、手术肢体的周径选择大小适当的止血带,并调节至正确范围内的压力;④记录使用气压止血带的时间,并观察有无皮肤损伤、止血带相关疼痛、神经损伤、止血带休克等并发症;⑤手术时间>1.5h,每小时应松弛 10~15min 止血带后方可再次使用,止血带使用总时间不应超过 5h;⑥局部皮肤有严重溃烂、四肢有血管病变及坏死的患者不宜使用。

三、外来手术器械管理

骨科外来手术器械是由器械商提供给医院,可重复使用,主要用于与植入物相关手术的器械。它是在普通手术室器械基础上增加的局部专项操作器械。为确保外来手术器械的安全使用,必须加强标准化流程管理,具体可参照《WS310—2016 医院消毒供应中心管理规范/操作规范/监测标准》。

标准化管理流程包括:接收分类、清洗消毒干燥、检查保养包装、灭菌监测、存储发放、使用后处理。采取集中管理方式,一般由消毒供应中心负责。

(1)接收分类 消毒供应中心首次接收应确认供应商及提供的外来手术器械均已获得医院相关职能部门审核许可。首次接收测试根据外来手术器械使用说明书、配置清单接收清点器械,评估科室是否具备对器械清洗消毒及灭菌的条件和能力,依据器械说明书制定操作流程。评估接收测试在医院第一次开展此类器械的手术前完成。常规接收根据手术医师申请所需器械的型号、数量,在术前一日将器械送达消毒供应室,急诊手术应及时送达,最晚于手术开台前 4h 送达。消毒供应中心专岗护士接收时应依据配置清单与器械供应商共同清点、核对器械的名称、数量、规格,检查器械清洁度、功能及完整性,双方签名确认,存档记录可追溯。

(2)清洗消毒与干燥 根据外来器械说明书,结合器械材质、结构、功能、精细程度,选择正确清洗消毒方式,确保质量。结构复杂器械如孔隙类、关节类、锉刀类、管腔类及精密器械采用手工与机械结合的清洗方式。管腔器械采用机械清洗时选择适宜匹配的清洗装载架,确保消毒后干燥效果。植入物采用机械清洗时使用专用盛装容器,加盖清洗,不可使用润滑剂。根据器械材质结构选择适宜干燥方式。耐湿热器械首选干燥设备进行干燥,管腔器械采用压力气枪进行彻底干燥,不耐湿热器械采用擦拭干燥。

(3)检查保养包装 检查保养遵循生产厂商说明书及 WS310.2—2016 要求,进行器械清洁度、功能检查与保养。清洁度检查目测为主,结构复杂、精密器械用带光源放大镜检查,动力工具检查保养根据说明书要求选择专用润滑剂维护保养。包装时选择适宜包装材料和包装方式,确保灭菌后无菌屏障功能完好。按照器械配置清单，执行双人核查制度，核查器械名称、数量、规格等，锐利器械功能部位采取相应保护措施。根据灭菌方式、器械大小、规格、重量选择相适应的包装材料。封包前再次核对器械相关信息，包外设灭菌化学指示物、包内按要求放置包内化学指示物。包装闭合性、密封性完好。包装完成包外标识信息需齐全，包括供应商名称、器械包名称、床号、包装者、灭菌日期、失效日期、灭菌锅号锅次等。包外标识正确、清晰、完整，无涂改，标识具有可追溯性。

（4）灭菌监测　外来手术器械常规灭菌方式及参数遵循厂家说明书推荐，并在首次接收时进行首次灭菌测试合格的验证，常规灭菌时，采用经验证合格的灭菌方式及灭菌参数，确保器械灭菌后达到无菌保障水平。采用物理、化学和生物监测方法，监测结果符合 WS310.3—2016 的要求，灭菌结束卸载时进行湿包检查。植入物器械每批次生物监测，合格方可发放。紧急情况灭菌植入物时，使用含第 5 类化学指示物的生物 PCD 进行监测，化学指示物合格可提前放行，生物监测结果及时通报使用部门。

（5）存储与发放　经核查灭菌合格的无菌物品以手术患者信息为单位防止与无菌物品存放架上或卸载后及时送达手术室。固定位置放置，并设定标识。器械存放架或柜距地面高度不小于 20cm，离墙不小于 5cm，距天花板不小于 50cm。使用普通棉布材料包装的无菌外来器械有效期宜为 14 天，未达到环境标准时，有效期不应超过 7 天。医用无纺布、纸塑包装和硬质容器包装的无菌外来手术器械，有效期宜为 180 天。发放时再次核查包装质量和包外化学指示标识变色情况及有无湿包，根据信息核查厂商名称、器械包名称、床号、包装者、灭菌日期、失效日期、灭菌锅号锅次等，做好发放记录，无菌物品发放和接收人确认签字，填写项目完整、字迹工整，记录可追溯。

（6）使用后处理　手术结束，使用者应立即清理外来手术器械商残留的血液、组织、骨屑等，确保预处理后的外来手术器械无明显残留血污等，特殊感染器械遵循 WS310.2—2016 要求做好消毒处理，防止感染扩散。使用后的外来手术器械由消毒供应中心清洗消毒后方可归还外来手术器械供应商。器械交接时应与器械供应商共同清点核对器械名称、数量、规格等，双方确认签字交接。

四、私人手术器械管理

私人手术器械是指非医院购买、手术医生个人拥有的专科手术器械，为确保手术的质量，必须严格管理。

（1）所有私人手术器械必须经医院同意后方可在手术室使用。

（2）设立私人器械专柜，专人保管。

（3）须在手术室使用的私人手术器械必须由手术室统一消毒。

（4）按时清点。

第四节 · 术后护理

术后护理是指患者从手术室返回病房直至恢复正常生理功能这一阶段的护理。目的是减轻疼痛、缓解不适、预防并发症的发生等，以达到患者身心快速康复。

一、术后常规护理

1. 床单元准备

（1）病房环境　整洁、安静，温湿度适宜。

（2）床单位　按麻醉床准备，特殊患者如术后需牵引者准备牵引床等。

（3）用物准备　根据不同手术及麻醉方式准备用物，如牵引架、下肢垫、止血带等。

（4）仪器准备　按需准备心电监护仪、吸氧装置、吸痰器及急救车等。

2. 妥善安置患者

（1）交接　与麻醉师和手术室护士做好床旁交接，了解麻醉种类、手术方式、术中生命体征、术中出入量、用药情况；引流管安置的部位、名称及作用。

（2）搬运　搬运时动作轻柔缓慢，减少震动，根据手术部位和方式采用三人或四人平托法或采用专用转运被单进行转运。

（3）体位　根据麻醉类型、手术方式及患者的全身状况安置患者体位。

① 全麻未清醒患者：去枕平卧位，头偏向一侧，避免误吸。清醒后根据需要调整体位。

② 蛛网膜下隙阻滞患者：去枕平卧位，6～8h 后根据手术方式安置体位。

③ 硬脊膜外隙阻滞、局部麻醉等患者：根据手术需要安置体位。

④ 脊柱或臀部手术等患者：采取俯卧或仰卧位。

⑤ 休克患者：取平卧位或中凹卧位即下肢抬高 20°，头部和躯干抬高 5°。

（4）保暖　监测体温，加强对低体温患者的保暖措施，促使体温尽快恢复，使患者安全舒适地渡过麻醉恢复期。

3. 饮食护理

进行术后患者饮食指导，术后禁食 2h，评估患者基本情况指导逐步进食轻饮料、流质和正常饮食，普通患者术后摄入高蛋白、高热量、高维生素饮食、易消化饮食，合并有糖尿病、肾功能不全、心脏病等各种合并症者，结合疾病进行饮食指导。

4. 病情观察

动态观察、监测患者体温、脉搏、呼吸、血压、疼痛等生命体征，及时发现病情变化或治疗相关不良反应，确保患者手术后安全。

5. 管道护理

妥善固定管道，保持管道通畅，标识清楚，评估引流液的量、性质、颜色等，发现异常及时报告医生进行处理。

6. 切口护理

保持敷料清洁干燥，密切观察切口有无渗血、渗液，伤口周围有无红、肿、热、痛等感染征象。若有渗血、渗液或敷料被污染，及时更换，严格无菌操作。

7. 皮肤护理

保持患者皮肤及床单位清洁干燥；易受压迫的骨隆突部位予以减压保护；正确使用医疗器具，如石膏、夹板及绷带等，定时进行皮肤评估，预防皮肤损伤。

8. 并发症护理

详见本章第五节。

二、健康教育

（1）安全教育 动态评估患者病情以及安全隐患，如有无跌倒/坠床风险，从而动态指导患者的安全行为与注意事项。

（2）饮食指导 根据围术期营养管理要求，均衡合理营养，教会患者、家属饮食搭配忌宜。

（3）用药指导 向患者讲解用药种类、剂量、时间、药物作用，不良反应的观察与预防。

（4）康复锻炼 对患者的骨关节和肌肉系统进行全面的评估，制定出个体化的康复方案，使用综合、循序渐进的训练程序进行功能锻炼，从而提高肌肉力量、运动感觉协调能力，改善关节功能。

三、心理社会支持系统的构建与完善

鼓励、开导患者，帮助患者答疑解惑，克服消极情绪。并通过心理评估结合患者社会背景、个性以及手术类型，找出患者存在的问题，提供个性化的心理护理。出院前，训练患者生活自理能力，争取家庭及社区支持资源，为患者回家后的生活照护及康复训练提供可靠保障，切实解决患者后顾之忧。

1979年，Fenwick提出出院准备度概念，指患者具备离开医院、回归社会、进一步康复和复健能力的条件，由医务人员综合患者和其家属的生理、心理、社会方面的健康状况进行评估；它是对患者离开医疗机构后进一步康复能力的评价，是患者对是否准备好出院的一种感知，也是对患者出院后过渡期安全的一种预测。出院准备度可从以下四个方面来进行评估：身体稳定、足够的支持、心理能力以及足够的信息和知识。良好的出院准备度能增加患者在出院过渡期的安全感，有利于病情的康复以及降低院外并发症的发生率，降低医疗费用。

第五节·术后常见并发症预防及护理

手术后并发症是由并存疾病对机体的影响、手术造成的组织损伤、手术时的细菌污染、手术后切口疼痛以及正常活动受限等因素引起的不良后果。骨科患者术后常见并发症有术后出血、颈椎手术后血肿形成、肢体血液循环障碍、手术部位感染、假体脱位、假体周围骨折、静脉血栓栓塞症、压力性损伤等，重点介绍其定义、病因、临床表现、辅助检查、预防措施、治疗措施、护理措施。

一、术后出血

术后出血一般是指循环血液中的红细胞自血管腔内流出至组织间隙、体腔或体表。根据出血是否肉眼可见分为显性出血和隐性出血，血液流出切口外称为显性出血，血液进入组织间隙或体腔者，称为隐性出血。

1. 病因

术后出血原因主要与术中止血不彻底、创面渗血未完全控制、原痉挛的小动脉断裂舒张、结扎线脱落等有关。

2. 临床表现

（1）症状

① 疼痛：伤口局部疼痛、胀感。

② 呼吸困难：颈部伤口（如斜颈术后、颈椎术后）出血者可压迫气管而出现呼吸困难甚至窒息。

③ 失血性休克。

（2）体征　伤口局部出血、局部肿胀、淤青。

3. 辅助检查

大量出血可有血红蛋白、红细胞等血液指标改变。出血部位超声检查可有助于明确诊断。

4. 预防措施

术前充分评估患者凝血功能，有无血管畸形。术中止血彻底。

5. 治疗措施

补充血容量，查找病因，及时有效止血。

6. 护理措施

（1）病情观察　密切观察患者生命体征、伤口局部肿胀和出血情况，及时复查血红蛋白、红细胞、血细胞比容（HCT）等，重视患者主诉，仔细评估、分析、排查，准确汇报及记录。

（2）准确评估失血量　应用 Gross 方程计算红细胞的容量，并进一步计算围术期隐性失血量。术前患者血容量（patient blood volume，PBV）计算方程：$PBV = K_1 \times h_3 + K_2 \times m + K_3$ [其中，h 为身高（m）；m 为体质量（kg）。K 为常数，男性：$K_1 = 0.3669$，$K_2 = 0.0322$，$K_3 = 0.6041$；女性：$K_1 = 0.3561$，$K_2 = 0.0331$，$K_3 = 0.1833$]。红细胞容量＝$PBV \times HCT$。术后红细胞容量的改变可通过 HCT 的变化差值来计算。全血红细胞容量＝$PBV \times$（术前 HCT－术后 HCT），隐性失血量＝实际总失血量－显性失血量。

（3）建立静脉通路　遵医嘱补液，并根据患者出血量及时进行交叉配血，做好输血准备。

（4）救治配合　一旦确定有活动性出血，出血量大，引流量多、出血速度快，积极配合医生做好手术前准备。

二、颈椎手术后血肿形成

颈椎手术后血肿形成是颈椎手术后的严重并发症，可压迫脊髓神经，如果处理不及时，可导致无法恢复的神经功能障碍，甚至窒息，从而危及患者生命。

1. 病因

常见原因有伤口引流管不畅、缝合时意外缝扎引流管、手术切口止血不彻底、凝血功能障碍等。

2. 临床表现

（1）症状　伤口引流管堵塞，引流液异常减少；切口胀痛；血肿压迫神经，表现为进行性神经功能障碍，肢体感觉、肌力的减退。

（2）体征　颈部肿胀；肢体感觉、肌力减退；呼吸困难，注意与气管插管引起喉头水肿相鉴别。

3. 辅助检查

手术部位超声检查、MRI 扫描可有助于明确诊断。

4. 预防措施

① 术前充分评估、检查、调整患者的凝血功能。

② 关闭切口前要注意彻底止血。

③ 如患者存在高血压，术后要注意控制血压。

5. 治疗措施

① 手术探查：尽早进行手术切口探查，止血、清除血肿。

② 控制出血：如患者存在凝血功能障碍，在积极控制出血的同时，补充相应的凝血因子。

6. 护理措施

（1）急救准备　颈椎手术患者常规备气管插管、气管切开包，负压吸引、吸痰装置。

（2）病情观察　严密监测生命体征，颈部伤口局部肿胀程度，伤口引流量。

（3）救治配合　如术后伤口引流持续增多、局部肿胀、疼痛、肢体肌力、感觉异常，需要立即手术探查、止血，应快速协助医生做好术前准备工作。

（4）饮食指导　术后早期指导患者进食清淡、易消化、温凉软食，避免过硬过热的食物。

三、肢体血液循环障碍

肢体血液循环障碍是指肢体组织细胞无法获得足够的血液供应，造成明显的或潜在的功能损害。

1. 病因

① 直接损伤：锐性或钝性损伤导致血管断裂和损伤。

② 间接损伤：创伤造成的动脉强烈而持续的痉挛；过度伸展引起血管撕裂伤；快速活动中突然减速造成血管震荡伤。

2. 临床表现

（1）症状　肢体胀痛不适，被动牵拉痛，严重者感觉减退或消失。

（2）体征　肢体肿胀明显，甚至皮肤苍白或青紫、远端动脉搏动减弱，严重者可消失。

3. 辅助检查

严重者致肢体坏死时可有肾功能异常。肢体血管超声检查有助于诊断。

4. 预防措施

（1）体位　术肢制动、抬高 15°～30°，避免继发出血，促进静脉血液及淋巴液回流。

（2）功能锻炼　教会患者主动肌肉等长等张收缩运动促进静脉血回流。

（3）密切观察　动态关注患肢的感觉、运动变化情况，严密观察患肢肿胀程度、远端动脉搏动、皮肤颜色、温度、甲床充盈时间等，发现异常及时报告医生处理。

5. 治疗措施

（1）非药物治疗　促进静脉血液及淋巴液回流，如正确的体位安置、主动活动等。

（2）药物治疗　术后适当使用止血、脱水消肿、改善微循环的药物。

（3）手术治疗　如发生了急性骨筋膜室综合征（ACS）应及时手术切开减压。

6. 护理措施

（1）体位护理　患肢制动，抬高 15°～30°，同时避免过度抬高患肢而导致动脉供血受阻。

（2）病情观察　观察并记录患肢的感觉、运动、血液循环情况，如患肢肿胀程度、皮肤颜色、温度、甲床充盈时间，肢体周径的测量与对比分析等。进行性加重的疼痛和特殊部位的被动牵拉痛，应高度怀疑 ACS 的发生。

（3）疼痛管理　术后疼痛会增加全身耗氧量，加重肢体的缺血损害（参见本章

第七节）。

（4）救治配合 一旦发现肢体血液循环障碍的征象，应迅速解除外固定及敷料，协助医生做好紧急手术准备。

四、手术部位感染

1999 年，美国疾病预防与控制中心提出手术部位感染（surgical site infection, SSI）概念代替以往使用的手术切口感染概念。骨科 SSI 发生率较高的手术以急诊外伤手术为主，SSI 不但会影响治疗效果，还会延长其住院时间，增加患者的痛苦和经济负担。

1. 病因

SSI 是由细菌感染引起的，当机体抵抗力低下，合并有糖尿病或长期服用免疫抑制、激素等药物的患者容易发生，长期留置中心静脉导管的患者也可因为导管相关血流感染发生 SSI。

2. 临床表现

（1）局部表现 红、肿、热、痛和功能障碍是急性炎症的典型表现，可触及有波动感，深部感染时穿刺可抽出脓液。

（2）全身症状 感染的严重程度及个体差异表现不一，常表现为发热或体温不升，头晕、头痛、谵妄等神志的改变，心率增快、呼吸急促，严重者可出现脓毒症休克。

（3）特殊表现 破伤风感染者可表现有肌强直性痉挛。气性坏疽及其他产气杆菌感染的出现局部皮下捻发音。铜绿假单胞菌感染时局部可有绿色或淡绿色的脓液或浆液分泌物。

3. 辅助检查

① 白细胞计数明显增多或减少，C 反应蛋白、血沉升高。

② 血液、分泌物、脓液、穿刺液行细菌培养及药敏试验。

③ X 线检查、超声、CT、MRI 等检查都有助于对感染病灶做出判断。

4. 诊断标准

（1）浅部切口感染 术后 30 天内发生，仅累及皮肤及皮下组织的感染，并具备下述情况之一者。①切口浅层有脓性分泌物。②切口浅层分泌物培养出细菌。③具有下列症状之一：疼痛或压痛、肿胀、红热，医生因症状将切口开放者。

（2）深部切口感染 术后 30 天（如有人工植入物则为术后 1 年内）发生，累及切口深部筋膜及肌层的感染，并至少具备下述情况之一者：①从切口深部流出脓液；②切口深部自行裂开或由医师主动打开；③体温＞38°和（或）局部疼痛或压痛；④切口深部有脓肿；⑤明确的感染同时累及切口浅部及深部者，应列为深部感染。

（3）腔隙感染 术后 30 天内（如有人工植入物术后 1 年内）发生在手术部位

腔隙的感染，通过手术打开或其他手术处理，并至少具备以下情况之一者：①放置于腔隙的引流管内有脓性引流物；②腔隙的液体或组织培养中有致病菌；③经手术或病理组织学或影像学诊断腔隙脓肿。

5. 预防措施

（1）术前　包括：①缩短患者术前住院时间；②控制糖尿病患者的血糖水平；③戒烟；④纠正营养不良；⑤正确准备手术部位；⑥合理预防使用抗生素。

（2）术中　包括：①减少人员流动，营造良好的手术环境等；②手术器械、手术用物、手术部位严格消毒灭菌，严格遵守无菌操作规程；③彻底止血、清除异物及坏死组织、闭合残腔、正确引流、良好缝合等；④坚持微创操作理念，缩短手术时间、减少输血；⑤做好体温管理。

（3）术后　包括：①营养支持；②观察切口局部情况；③保持引流通畅；④遵医嘱合理使用抗生素；⑤换药时严格无菌操作原则；⑥床单元消毒符合院感标准。

6. 治疗措施

积极消除感染病因、去除坏死组织，增加抵抗力、促进组织修复，治疗时局部与全身应同时进行。

（1）局部治疗

① 局部保护：感染部位制动，必要时可用夹板、石膏或支具制动，防止感染扩散。

② 物理疗法：可局部热敷、冷疗、红外线照射等，使炎症局限，改善局部血液循环。

③ 局部用药：局部外用药可促进浅表组织急性感染的肿胀消退和感染局限化。

④ 手术治疗：感染早期尽早切开引流，必要时行清创缝合手术。

（2）全身治疗

① 合理使用抗生素：早期可根据感染部位、临床表现、实验室检查经验性选择广谱抗生素，及时根据细菌培养及药敏结果选用敏感抗生素，正确使用，保证血药浓度。

② 支持治疗：维持水电解质平衡，给予针对性的营养支持治疗，纠正贫血及低蛋白血症，以增加抵抗力。

（3）对症治疗

① 全身中毒症状严重者，可短期使用糖皮质激素，减轻中毒症状。

② 有休克征象或已经处于休克期的患者应积极抗休克治疗。

③ 高热者予以降温，体温不升者予以保暖。

④ 疼痛剧烈者给予疼痛治疗等。

7. 护理措施

（1）控制感染，维持正常体温

① 监测生命体征，关注体温变化，正确采集血液细菌培养标本。

② 高热患者，及时给予物理降温；无效者，应及时给予药物降温。

③ 准确使用抗生素，并观察疗效、药物不良反应。

④ 加强管道护理，严格无菌操作。

⑤ 加强基础护理，定期伤口换药，保持切口敷料干燥，且妥善固定。

⑥ 加强医护人员卫生，做好医院内交叉感染防护。

（2）营养支持　根据患者个体差异，给予正确的饮食指导，必要时予以肠内和（或）肠外营养，纠正贫血及低蛋白血症。

（3）积极抗休克　密切观察患者有无意识障碍、体温升高或不升、脉搏增快、血压下降、尿量减少等脓毒症休克表现，及时报告医生，配合抢救。

（4）维持水电解质平衡　定时监测电解质，鼓励患者多饮水，必要时静脉补液。

五、假体脱位

假体脱位是人工假体植入术后的一个严重并发症，可发生于各种人工关节置换术后及颈、腰椎人工椎间盘置换术后。

1. 病因

① 软组织张力不平衡；

② 假体安装位置不当；

③ 假体大小选择不当；

④ 术后不恰当的搬运；

⑤ 术后体位不当；

⑥ 术后不恰当的功能锻炼；

⑦ 跌倒；

⑧ 局部受撞击；

⑨ 骨质疏松。

2. 临床表现

局部出现肿胀、畸形、疼痛及活动受限；人工椎间盘假体脱位有神经或脊髓损害的临床表现。

3. 诊断

根据临床症状和体征可以初步判断，行 X 线检查可明确脱位的方向，有无骨折、阻碍复位的因素等。进一步 CT 检查可明确脱位的假体压迫神经、脊髓的情况。

4. 治疗措施

人工椎间盘置换术后发生假体脱位，应根据假体脱位的严重程度选择治疗方法。人工关节置换术后一旦发生脱位，需要尽快复位，包括手法复位和手术复位，手法复位时避免发生骨折及周围神经损伤。

5. **预防措施**

① 术前充分评估患者，选择适当的假体；

② 精准的手术技术；

③ 正确搬运；

④ 正确的体位；

⑤ 正确的功能锻炼；

⑥ 预防跌倒。

6. **护理措施**

(1) 了解手术方式　不同的手术入路对关节囊的损伤程度不同，关节的稳定性也不同，了解患者的手术方式，对患者实施正确的功能锻炼。

(2) 正确的搬运　根据不同部位的手术选择正确的搬运方法，搬运时注意手术部位及肢体的保护，禁止托、拉、拽等。

(3) 适当的护具　选择正确的护具进行保护，人工全髋关节置换术后使用 T 形枕、丁字鞋；人工全踝关节置换术后使用石膏托固定；人工反球肩关节置换术后使用外展支具；人工颈椎间盘置换术后使用颈托；人工腰椎间盘置换术后使用胸腰支具等。

(4) 体位护理

① 经后路行人工全髋关节置换术后 3 个月内内收＞15°，禁止内旋，禁止屈髋≥90°；

② 经前路行人工全髋关节置换术后 3 个月内不能过度后伸；

③ 全踝关节置换术后，石膏托固定 3～4 周；

④ 人工反球肩关节置换术后 3 个月内，不宜上提或拖拉重物、用力挥动手臂等。

(5) 功能锻炼　术后早期应在专业人员的指导下进行康复训练，并教会患者和家属。

(6) 健康教育　应避免剧烈运动，积极治疗和预防骨质疏松，严防跌倒。

六、假体周围骨折

假体周围骨折是指人工关节置换术后假体周围发生骨折，可以发生在术中或者术后，是人工关节置换术后最严重的并发症。最常见部位是股骨干和股骨髁上。

1. **病因**

发生假体周围骨折的与年龄、性别、创伤、固定方式、假体松动、翻修、骨溶解、术前疾病、骨质疏松、假体类型和手术技术等有关。

2. **临床表现**

局部出现肿胀、畸形、疼痛及活动受限；假关节活动；椎体骨折可出现神经或脊髓损害。

3. 诊断

X 线检查可明确骨折的位置。CT 检查可明确骨折导致的神经、脊髓损伤的情况。

4. 治疗措施

① 非手术治疗：牵引术、石膏、支具固定等。

② 手术治疗：假体周围骨折内固定术或假体翻修术。

5. 预防措施

① 功能锻炼：避免过早负重及剧烈运动，注重增强肌肉力量及协调性的练习。

② 保护措施：根据手术部位、患者年龄、基础疾病选择正确的护具及助行器进行保护。

③ 预防跌倒。

④ 积极预防及治疗骨质疏松，预防假体松动的发生。

⑤ 定期复查。

6. 护理措施

（1）非手术治疗

① 卧床休息，密切观察患肢情况；

② 保持有效的皮肤牵引；

③ 保持石膏或支具的有效固定；

④ 肢体制动 6～8 周，预防卧床制动相关并发症。

（2）手术治疗

① 术前：做好心理干预和营养支持。

② 术后：根据手术方式，按骨折内固定或关节置换术后护理。

（3）功能锻炼

① 肌力训练：贯穿整个围手术期，患侧肢体等长收缩，健侧肢体主动活动及抗阻训练。

② 关节活动：麻醉恢复后开始进行髋、膝关节的屈伸运动，循序渐进，由被动到主动，活动角度、频率因手术方式和患者而异。

（4）健康指导

① 卧床时间视骨折愈合情况确定。

② 预防术后再骨折，严防跌倒、治疗骨质疏松、合理饮食和功能锻炼。

③ 定期随访，及时发现骨溶解、假体下沉和无菌性松动等。

七、静脉血栓栓塞症

静脉血栓栓塞症（venous thromboembolism，VTE）是指血液在静脉内异常凝结引起的静脉回流障碍性疾病，包括深静脉血栓形成（deep venous thrombosis，DVT）和肺血栓栓塞症（pulmonary thromboembolism，PTE），是同一种疾病在不同阶段的表现形式。常急性发作，以 DVT 最为常见。它是骨科患者最常见乃至最严重的并发症，多见于髋部骨折、脊柱骨折与脊髓损伤等重度创伤、大手术，尤其是手术时间较长且年龄较大的髋、膝关节置换患者，是患者围手术期死亡及非预期死亡的重要因素之一。本节将从 VTE 形成的原因、临床表现、诊断、预防、治疗和护理等方面进行阐述。

1. 病因

静脉血栓栓塞形成的三大主要因素是血流缓慢、静脉内皮损伤和血液高凝状态。

（1）血流缓慢　脊髓和（或）神经损伤致活动受限或瘫痪、手术麻醉（如术中俯卧位时间长，腹压增加，且对髂腹股沟区形成直接压迫，腹、盆腔静脉回流受阻）、肢体制动、长期卧床或久坐、肿瘤、肥胖等致静脉血流淤滞，增加了血小板、凝血因子等与静脉内皮接触的时间，如发生在受损的静脉内皮，DVT 的发生率将大大增加。

（2）静脉内皮损伤　静脉内皮具有良好的抗凝和抑制血小板黏附和聚集的功能，完整的内膜是预防 DVT 的前提。如手术、人工材料植入、中心静脉置管、静脉穿刺、感染、输注各种刺激性强或高渗的溶液等可导致静脉内皮损伤，内膜下层及胶原裸露、静脉内皮及其功能受损，促使生物活性物质释放，启动内源性凝血系统，同时静脉壁电荷改变，导致血小板聚集、黏附，形成血栓。

（3）血液高凝状态　分为遗传性高凝状态和获得性高凝状态。遗传性高凝状态包括凝血酶Ⅲ缺乏、蛋白 C 和蛋白 S 缺乏等。获得性高凝状态包括既往血栓事件、近期大手术史、存在中心静脉置管、创伤、制动、恶性肿瘤、妊娠、使用口服避孕药或肝素、骨髓增生性疾病、抗磷脂综合征（antiphospholipid syndrome，APS）以及其他一些重大疾病等。

2. 临床表现

（1）DVT 的临床表现　50%～80% 的 DVT 可无临床表现。有症状的急性 DVT 主要表现为患肢的突然肿胀、疼痛等，患肢呈凹陷性水肿、软组织张力增高、皮肤温度增高，不同部位的 DVT 在相应区域可有压痛。发病 1～2 周后，患肢可出现浅静脉显露或扩张。不同部位的 DVT 其临床表现不一。

① 小腿肌间静脉丛血栓：小腿疼痛、压痛和轻度肿胀，Homans 征（患肢伸直，足被动背屈时，引起小腿后侧肌群疼痛，为阳性）和 Neuhof 征（压迫小腿后侧肌群，引起局部疼痛，为阳性）阳性。

② 股静脉血栓：内收肌管部位、腘窝部和小腿深部压痛，小腿及踝部轻度肿胀，Homans 征阳性或阴性。

③ 髂股静脉血栓：髂股静脉的体表部位持续性疼痛和压痛、患肢肿胀＞健侧 3cm、浅静脉曲张。如出现下肢极度肿胀、剧痛、皮肤发亮呈青紫色、皮温低伴有水疱，足背动脉搏动消失，体温升高，提示广泛性髂股静脉闭塞即股青肿，静脉回

流严重受阻，组织张力极高，下肢动脉受压和痉挛，肢体缺血，是下肢 DVT 中最严重的情况，如不及时处理，可发生休克和坏疽。

④ 上肢静脉血栓：疼痛、麻木、活动受限和沉重感，肿胀、发绀，上臂、胸壁皮下静脉扩张，非凹陷性水肿，抽血时阻力加大。

（2）PTE 的临床表现 PTE 是指来自静脉系统或右心的血栓，阻塞肺动脉或其分支导致的肺循环和呼吸功能障碍性疾病。有文献报道，近 50% 的近端 DVT 进展为 PTE，79%PTE 患者合并下肢 DVT，75%～90% 来源于下肢 DVT，一旦发生，抢救难度大、病死率高。PTE 的临床表现取决于肺动脉堵塞的多少、发生速度和心肺的基础状态，轻者仅累及 2～3 个肺段，可无任何症状；重者 15～16 个肺段，可发生休克或猝死。

① PTE 的临床症状：心悸、胸闷、胸痛、气促、咳嗽、呼吸困难、小量咯血、晕厥（PTE 唯一或首发症状），重者烦躁不安、惊恐甚至有濒死感等。

② PTE 的体征

a. 体温可以正常，也可升高，多在 38.5℃ 以下，也可高达 39.5℃ 以上，系急性血栓性静脉炎引起；

b. 呼吸急促（R＞20 次/min）即有诊断意义，也是病情变化的重要指标；

c. 脉搏加快，通常＞90 次/min；

d. 血压下降通常提示为大块肺栓塞；

e. 发绀不多见，如出现提示病情严重，常为急性肺源性心脏病。

3. 诊断根据

临床表现、彩色多普勒超声、肺部 CTA、静脉造影等检查结果进行诊断。对疑似 PTE 但临床情况高度不稳定的患者，床旁下肢静脉加压超声（CUS）如果发现近端 DVT，床旁心脏超声见到右心室腔内有血栓或右心室功能不全，结合临床可明确 PTE 的诊断。床旁经食管心脏超声可以直接观察到肺动脉及其主要分支内血栓。

4. VTE 预防

2018 年《医院内静脉血栓栓塞症防治与管理建议》指出，VTE 是导致医院内患者非预期死亡的重要原因，已经成为医院管理者和临床医务人员面临的严峻问题。在 VTE 管理中预防重于治疗，早期识别 VTE 高危患者，及时进行预防，可以显著减少医院内 VTE 的发生。

（1）风险评估 包括 VTE 风险评估和出血风险评估。

① VTE 风险评估

a. 评估工具：骨科患者常用的 VTE 风险评估评估量表有：Caprini 评估量表、Autar 评估量表，脊柱疾病患者推荐采用 Autar 评估量表，其他的骨科患者采用 Caprini 评估量表；

b. 评估时机：入科 8h 内、术后即时、病情变化时、出院前、回访时评估，出院时评估为高危患者在出院 1 周、4 周、12 周时进行回访评估。因为骨科大手术即使在常规抗凝治疗下，术后 3 个月内症状性 DVT 发生率仍可高达 1.3%～10.0%，而且主要发生在出院后，血栓风险将持续至术后 3 个月。

② 出血风险评估：抗凝预防本身有潜在的出血并发症，对需要进行 VTE 药物预防的患者应进行出血风险评估。对在使用抗凝药物、抗血小板药物、溶栓药物等可能增加出血风险的患者，应酌情减量，或尽早启动桥接治疗，术前及时停用抗凝药物。

（2）健康教育　鉴于 VTE 的严重性以及预防本身可能带来的风险，应对患者和家属进行相关知识教育与病情告知，包括 VTE 的危险和可能后果、VTE 预防的重要性和可能的副作用、VTE 预防措施的正确使用（如肢体活动、抗血栓弹力袜或者间歇充气加压泵等的使用）。患者家属应知晓即使采取有效的药物和物理预防措施，仍不能完全杜绝 VTE 的发生。

（3）预防措施　VTE 的预防措施包括基础预防、物理预防和药物预防。对髂股静脉、下腔静脉存在血栓，且发生 PTE 风险较高的患者，如果面临急诊手术，可考虑置入可回收腔静脉滤器。采取各种预防措施前，要充分权衡患者的个体差异、出血与 VTE 风险利弊，根据风险评估结果按阶梯进行预防。有高出血风险的患者应以物理预防措施为主，辅以基础预防措施，慎用药物预防措施。

① 基础预防

a.对患者加强健康教育。

b.制动时：抬高患肢，高于心脏 20～30cm，膝关节屈曲 15°，不要在腘窝下单独垫枕，以免影响小腿深静脉回流。尽早开始下肢主动或被动活动。

c.尽早下床活动。

d.避免脱水，保证有效循环血量。

e.减少血管内膜损伤，有创操作动作轻柔精细、尽量微创，规范使用止血带，提高静脉穿刺成功率等措施。

f.改善生活方式：戒烟、戒酒、控制血糖、血脂，多饮水（2000～3000ml/d），保持大便通畅。

② 机械预防：措施包括间歇充气加压装置（IPC）、梯度压力弹力袜（GCS）、足底静脉泵（VFP）等。目前，没有一种机械方法被证实能减少死亡或 PE 的危险。单独使用机械性预防措施仅适用于合并凝血异常疾病、有高危出血风险的患者，当出血或出血风险降低，而发生 VTE 风险仍持续存在时，应及时进行药物预防或药物预防联合机械预防。极高危患者单独应用机械预防疗效差，推荐与有效的抗凝治疗联合应用（参见第四章第四节）。

③ 药物预防：对出血风险低的 VTE 高危患者，可根据患者 VTE 风险分级、病因、体重、肾功能状况选择药物，包括低分子肝素（LMWH）、磺达肝癸钠、普通肝素（尤其可用于肾功能不全患者）、华法林和新型口服抗凝药（如利伐沙班、

阿哌沙班、达比加群等）。需针对患者情况确定药物剂量、预防开始时间和持续时间。骨科患者一般术后 6～12h 开始使用抗凝药物，预防时间至少 10～14 天，建议延长至 35 天。对长期接受药物预防的患者，应动态评估预防的收益和潜在的出血风险，并征求患者和（或）家属的意见。药物预防禁忌证：a. 近期有活动性出血及凝血障碍；b. 骨筋膜室综合征；c. 严重头颅外伤或急性脊髓损伤；d. 血小板低于 $20×10^9/L$。

5. 动态评估

内容包括：①预防依从性评估包括预防实施的时机、方案、方法、剂量、疗程等；②预防安全性监测包括预防过程中的出血、过敏反应、肝功能、肾功能、血红蛋白、血小板、肢体变化等；③预防效果评估包括症状性 VTE 的发生率、致死性 PTE 的发生率等。一旦出现预防相关（或不相关）的不良事件，应进行全面评价和相应处理。

（1）出血并发症的早期识别与处理　临床上需要关注出血事件的发生。出现下列一种或以上情况为大出血事件：①血红蛋白下降至少 20g/L；②为纠正失血需要输血至少 2U（红细胞悬液或全血）；③腹膜后、颅内、椎管内、心包内或眼底出血；④导致严重或致命临床后果（如脏器衰竭、休克或死亡）；⑤需内科抢救或外科止血。

（2）出血并发症的处理　明确出血原因与部位以及患者的出凝血状态；延迟抗凝药物的给药时间或中止药物治疗；选用相应的拮抗药物，如鱼精蛋白、维生素 K；选用止血药物；输注新鲜血浆、凝血酶原浓缩物或进行血浆置换；局部加压包扎或外科干预等。

（3）其他不良事件的处理　除了出血之外，药物预防过程中还可能出现过敏反应、肝功能不全、血小板减少等并发症，应进行评价并做出相应的处理。机械预防过程中可能会出现肢体的变化，应该关注肢体的颜色、温度、供血等情况。

6. VTE 治疗

一旦发生 VTE，应尽快请专科会诊，根据病情的严重程度进行相应的危险分层，并给予规范治疗，进行个性化和精细化管理。

（1）急性 DVT 的处理　如果没有抗凝禁忌证，出血风险评估若无出血风险，给予抗凝治疗，包括皮下注射低分子肝素（LMWH）或磺达肝癸钠、静脉或皮下注射普通肝素，或使用直接的口服抗凝药（DOACs）。手术取栓常用于髂股静脉 DVT，时间以 48h 内效果最好，但取出后易损伤血管内膜，导致 DVT 复发。不建议常规植入腔静脉滤网作为预防措施，常用于近端 DVT、全剂量抗凝治疗有禁忌证、近期接受大手术、大静脉内大血栓或反复慢性静脉栓塞的患者。

（2）急性 PTE 的处理

① 急性高危 PTE 的处理：急生高危 PTE 伴有休克或低血压的患者，随时可

能有生命危险。此时应尽快开放静脉通路、制动、准备心肺复苏、请相关科室会诊、进入PTE规范诊治程序、药物溶栓或开胸取栓。

②急性非高危PTE的处理：药物溶栓治疗。

7. 护理措施

（1）病情观察　监测生命体征，关注神志、呼吸的变化，必要时监测动脉血氧饱和度、动脉血气、D-二聚体、血栓弹力图、血管超声等。严密观察双侧肢体疼痛、肿胀的部位、程度，远端动脉搏动情况，皮肤温度、色泽和肢端感觉，每日测量并记录肢体周径（做好测量部位标识）（图8-1）。

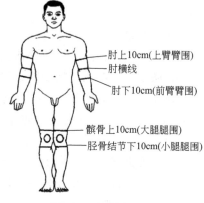

肘上10cm(上臂臂围)
肘横线
肘下10cm(前臂臂围)

髌骨上10cm(大腿腿围)
胫骨结节下10cm(小腿腿围)

图8-1　肢体周径测量

（2）急性PTE护理　立即嘱患者平卧，绝对卧床，给予高浓度氧气吸入或呼吸机辅助呼吸，保持$SpO_2 > 90\%$，避免深呼吸、咳嗽及剧烈翻动。

（3）体位与活动　DVT急性期（10～14天），患肢抬高（高于心脏平面20～30cm）自然放松，勿剧烈活动，禁止按摩和冷热敷患部。DVT取栓术后穿刺侧肢体抬高并制动6h。下床活动时穿压力梯度弹力袜（GCS）。

（4）术前准备　对需要手术取栓及安置滤网患者，遵医嘱完善术前准备。

（5）穿刺点的观察　对使用抗凝治疗的患者，应观察穿刺点瘀斑情况，避免在同一部位反复穿刺。使用溶栓治疗的患者，观察穿刺点有无出血、皮下血肿，局部可用沙袋压迫止血。

（6）出血的观察　药物治疗的患者应监测凝血功能，严密观察有无颅内、消化道等出血。

（7）饮食指导　患者戒烟、戒酒，低脂、高纤维素饮食，饮水>1000ml，以降低血液黏滞度。DVT患者一定保持大便通畅，避免用力大便。

（8）出院指导

①行为指导：绝对戒烟；正确使用GCS 3～6个月；当患肢肿胀不适时应及时卧床休息，并抬高患肢且高于心脏水平20～30cm。

②饮食指导：多饮水，进食低脂、富含纤维素的食物，保持大便通畅，防止血栓复发。

③用药指导：遵医嘱应用抗凝药物，对于初次、继发于一过性危险因素者，至少服用3个月；对于初次原发者，服药6～12个月或更长时间；定时监测出凝血时间，口服华法林时INR值要求保持在2.0～3.0，并注意观察大小便颜色、皮肤黏膜等有无出血表现。

④ 复诊指导：出院 3～6 个月后到血管外科门诊复查，告知患者若出现下肢肿胀疼痛，平卧或抬高患肢仍不缓解时，及时就诊。

八、压力性损伤

1. 概述

（1）定义　压力性损伤（pressure injury，PI）是指皮肤和（或）深部软组织的局部损伤，表现为皮肤完整性或开放性溃疡。

（2）医疗器械相关性压力性损伤　由于使用用于诊断或治疗的医疗器械而导致的压力性损伤，损伤部位形状通常与医疗器械形状一致。石膏、夹板、支具、腹带、腰围、下肢垫、压力梯度弹力袜、肢体间歇充气装置、止血带、丁字鞋、各种管道等是导致骨科患者发生医疗器械相关性压力性损伤的常见医疗器械。

（3）可免性压力性损伤和难免性压力性损伤　2004 年 10 月，美国医疗保险制度和医疗保险服务中心（CMS）明确提出了"可免压力性损伤和难免压力性损伤（avoidable/unavoidable pressure ulcers）"的定义框架及其界定方法。可免压力性损伤是指护理机构没有做到下列措施中的一项或多项所导致的压力性损伤：①评估住院患者的临床状况和压力性损伤风险；②根据患者需求、目标和护理实践标准制定和实施预防措施；③监控和评估干预措施的效果；④修订干预措施使之更加合适；难免性压力性损伤是护理机构做到了以上所有措施，患者仍然发生的压力性损伤。

2. 病因

强烈和（或）长期存在的压力或压力联合剪切力。常发生于骨隆突处（图 8-2）。

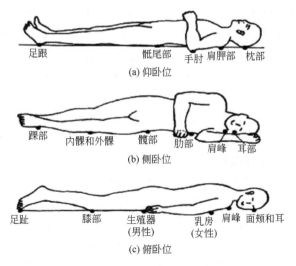

图 8-2　压力性损伤常发部位

3. 压力性损伤的分期及临床表现

参照 NPUAP 2016 最新版压力性损伤定义与分期。

（1）1 期压力性损伤　局部皮肤完好，出现压之不变白的红斑。

（2）2 期压力性损伤　部分皮层缺失伴真皮层暴露，伤口床有活性、呈粉色或红色、湿润，也可表现为完整的或破损的浆液性水疱。

（3）3 期压力性损伤　全层皮肤缺失，常可见脂肪、肉芽组织和边缘内卷。

（4）4 期压力性损伤　全层皮肤和组织缺失，可见或可直接触及筋膜、肌肉、肌腱、韧带、软骨或骨头。

（5）不可分期　全层皮肤和组织缺失，损伤程度被腐肉和（或）焦痂掩盖，不能确认组织缺失的程度。

（6）深部组织损伤　完整或破损的局部皮肤出现持续的指压不变白，深红色、栗色或紫色，或表皮分离呈现黑色的伤口床或充血水疱。

4. 预防措施

（1）风险评估　尽早使用结构化风险评估工具来识别存在压力性损伤风险的患者，并评估其危险程度和类型。临床上常用的压力性损伤危险评估工具包括 Braden 评估表等。

（2）体位与活动

① 体位变换的频率：视正在使用的压力再分布支撑面和患者情况（组织耐受度、活动及移动能力、总体医疗状况、皮肤状况、舒适等）而定，卧床患者一般每 2～4h 翻身 1 次。

② 不能或难以更换体位时：如极度严重的颈椎骨折合并脱位，使用"抚平动作"（一人用手掌压下支撑面，一人用手掌抚平背部皮肤）。

③ 体位安置：侧卧位≤30°，半卧位时抬高床头≤30°，在足底部放一坚实支撑，并屈髋 30°，臀下置水垫或软枕。摆放患者体位时，避免使红斑区域继续受压。每次变换体位时应观察受压局部有无红斑、褪色反应（指压变白反应）、局部发热、水肿、硬结、皮肤破损等异常征象；搬动患者时避免拖、拉、推等。

④ 预防足跟压力性损伤：最理想的状态是足跟避免所有压力——"漂浮的足跟"，即使用有足跟保护垫足跟托起装置来抬高足跟时，应沿小腿分散整个腿部的重量，不可将压力作用在跟腱上。

⑤ 活动：只要患者能耐受，尽可能快速地加大肢体活动。

（3）病床支撑面的选择　应考虑患者如下因素对压力再分布的需求。无法移动和无法活动的程度；对微环境控制和剪切力降低的需求；患者的体型和体重；出现新发压力性损伤的风险；现有压力性损伤的数量、严重程度和部位。常用的支撑面有普通气垫、波浪气垫、动静态交替气垫、明胶床垫、脂肪垫（乳胶材质），条件允许时，危重患者还可使用空气搏动悬浮床。

（4）微环境的管理

① 正确使用支撑面：确认支撑面在有效期之内使用，所选择的摆放体位器具和失禁垫、衣物和床垫均应与支撑面相匹配，限制放置在床上的床单和软垫的数量。

② 制定并执行个体化失禁管理计划：积极寻找失禁原因并对因处理；使用隔离措施或皮肤屏障保护产品，避免皮肤暴露于过度潮湿环境中；大便失禁时，用造口袋收集失禁的稀便或肛管引流；小便失禁时，女患者用吸水性能良好的尿不湿；男患者用阴茎套外接引流管引流尿液，其阴囊处可用皮肤保护粉（造口粉）以保持干爽；及时用温水擦拭被大小便污染的皮肤。

③ 皮肤护理：清洁→润肤→护肤。每日用温水清洁皮肤 2 次，使用 pH 值平衡的皮肤清洗剂；对皮肤易出汗部位（腋窝、腘窝、腹股沟部）随时擦拭，出汗多的部位不宜用粉剂，以免堵塞毛孔；使用润肤剂来保护干燥皮肤。注意：a.不可按摩或用力擦洗有压力性损伤风险的皮肤，避免微组织损伤，或引发炎性反应，对体弱老者尤其如此；b.若受压软组织变红，避免再受压，解除压力后一般 30～40min 褪色；若持续发红，则提示软组织损伤。

（5）预防性使用敷料

① 对长期卧床或坐轮椅的患者在骨隆突处可使用敷料减压。

② 对使用医疗器械者（如夹板、支具、石膏固定前）在其下面和周围适当使用敷料，以缓解压力。

③ 检查其下面和周围的皮肤至少 2 次/d，询问患者的感受。

④ 对于意识障碍或感觉障碍者、容易发生体液转移和（或）表现出局限性或全身性水肿的患者，皮肤器械交界处皮肤评估＞2 次/d。

（6）营养支持　参见本章第六节营养管理。

（7）患者教育

① 向患者和家属提供压力性损伤风险方面的教育。

② 让患者和家属参与降低压力性损伤风险的干预措施。

5. 治疗与护理措施

（1）全身干预　评估营养状态，解决营养缺陷；控制血糖；改善动脉血流；若可能，降低免疫抑制治疗的强度。

（2）清洗　降低创面的细菌负荷，减少生物膜。

（3）控制感染

① 在有限时间内使用适合组织的、具有一定效力的外用杀菌剂，以控制细菌的生物负荷。

② 使用局部杀菌剂结合持续清创来控制并清除延迟愈合伤口内的可疑生物膜。

③ 对预期无法愈合且重度定植/局部感染的创面，使用局部杀菌剂。

④ 对重度污染或感染的创面，使用磺胺嘧啶银，直到彻底清创。

（4）清创 常用的方法有手术清创、自溶清创、酶学清创、机械清创、生物清创、超声清创等。

（5）选择合适的伤口敷料

① 1期压力性损伤：减压，避免继续受压。

② 2期压力性损伤：干净的2期压力性损伤可使用水胶体敷料，给创面提供微湿的环境，促进破损修复；渗出的2期压力性损伤可使用泡沫敷料，吸收渗液，同时促进表皮修复。

③ 3/4期压力性损伤：没有感染的浅3期压力性损伤可以使用水胶体敷料；渗出性的3期压力性损伤可以用泡沫敷料；存在腐肉的压力性损伤可以使用亲水纤维、藻酸盐、水凝胶进行自溶性清创；存在潜行或窦道的压力性损伤要选择填充和引流敷料；存在感染的压力性损伤使用银离子敷料；水疱直径＜1cm可自行吸收，＞1cm可在局部消毒后抽出液体，创面暴露后按照上述方式选择敷料。

④ 不可分期（不明确分期）：评估患者整体情况后，若需去除坏死组织和焦痂，敷料选择方法同3/4期压力性损伤；足跟处稳定型焦痂（干燥、紧密附着、完整而无红斑或波动感）可起到天然屏障作用，不应去除。

⑤ 深部组织损伤：观察皮肤变化，如出现水疱、焦痂则按3/4期压力性损伤方法处理。

（6）更换敷料 制定更换频率并及时更换，确保每次更换时完全去掉所有伤口残留敷料。

（7）皮肤保护 协助患者进行体位改变和使用减压装置，保护好压力性损伤周围皮肤。

（8）做好教育指导和心理支持。

九、肺部感染

肺部感染是指由病原微生物感染引发的终末气道、肺泡腔及肺实质的炎症，是骨科患者最常见的院内获得性感染。

1. 病因

（1）年龄因素 老年人肺纤毛运动功能下降，咳嗽反射减弱，呼吸道分泌物不易咳出。

（2）长期卧床 不能自主改变体位，胸廓活动度小，肺通气量减少，双肺野后部易蓄积分泌物。

（3）呼吸肌麻痹 L4以上脊髓损伤可造成肋间瘫痪和呼吸肌麻痹，影响胸式呼吸，造成呼吸困难、呼吸变浅、肺不张、肺萎缩等，导致肺底分泌物蓄积。

（4）呼吸道清除功能减弱或消失 各种原因引起的呼吸道清除无效，气管及双肺小气道的纤毛运动障碍，咳嗽、喷嚏反射等保护性反射减弱，患者不能将痰液、分泌物有效排出。

（5）侵入性操作　气管切开、全麻气管插管患者，呼吸道原有的屏障功能被破坏，增加细菌侵入呼吸道的概率，造成肺部感染。

（6）全身性因素　如昏迷等。

2. 临床表现

（1）症状　以发热、咳嗽和咳痰为主，严重者可出现呼吸困难、发绀。

（2）体征　肺部出现湿啰音。

3. 辅助检查

① 白细胞总数和（或）嗜中性粒细胞比例增高。

② 肺部 X 线检查示双肺下部或单侧肺下部不规则小片状密度增高影，边缘模糊密度不均匀。

4. 预防措施

（1）保持病室环境干净，温度保持在 18～22℃，相对湿度保持在 50%～60%。

（2）戒烟，保暖，防止感冒，避免误吸，加强口腔护理。

（3）长期卧床患者取半卧位，协助翻身，手法或震动排痰仪辅助排痰，指导患者有效咳痰和呼吸功能锻炼。

（4）高位截瘫患者，应采取：①雾化吸入湿化痰液；②震动排痰仪排痰；③腹部冲击法协助排痰；④机械性吸气/呼气装置（咳痰机）辅助排痰。

（5）呼吸机相关性肺炎预防　使用呼吸机的患者加强气管内插管或气管切开护理，严格执行手部卫生，正确吸痰操作。

（6）尽早进行功能锻炼和下地活动。

5. 治疗措施

（1）非药物治疗　促进排痰、改善呼吸功能、提高免疫力和营养支持。

（2）药物治疗　根据痰培养结果，选择敏感抗生素控制感染，使用祛痰药帮助痰液排出。

6. 护理措施

（1）病情观察　观察患者神志、生命体征、动脉血氧饱和度、动脉血气分析，以及精神、食欲、尿量的变化等。

（2）保持呼吸道通畅　协助患者有效排痰，必要时吸痰，观察痰液的颜色、性质及量。

（3）按需给氧　持续监测血氧饱和度，定期监测动脉血气分析，及时调整氧流量。

（4）正确留取痰标本　操作中注意无菌技术，避免痰液被口腔、咽部、食管内细菌污染。

（5）雾化吸入　遵医嘱正确执行雾化吸入稀释痰液、解除支气管痉挛、使用扩张支气管的药物。

（6）合理使用抗生素　按时、准确进行抗生素治疗，观察药物的不良反应，长期使用抗生素者做好口腔护理，预防真菌感染。

（7）呼吸功能训练　急性期以卧床休息为主，病情恢复期可进行呼吸功能训练，以患者不感到劳累为宜。

（8）严格执行消毒隔离制度　严格执行手部卫生，特殊感染患者行单间隔离。

（9）营养支持　指导患者进食高热量、高蛋白、高维生素的食物，提高免疫力。

（10）做好健康指导和心理支持。

十、泌尿系统感染

泌尿系统感染是肾脏、输尿管、膀胱和尿道等泌尿系统各个部位感染的总称，指病原菌在泌尿系统中生长繁殖，并侵犯了泌尿道黏膜或组织引起的细菌性炎症。

1. 病因

（1）梗阻与反流　尿液引流不畅潴留于泌尿道内致感染。

（2）长期留置尿管、反复多次导尿、尿路器械检查等　由于操作损伤黏膜或消毒不严格，细菌通过尿管逆行侵入，在尿道内形成培养基，从而诱发感染。

2. 临床表现

（1）尿路刺激症状　尿频、尿急、尿痛和耻骨上疼痛，个别患者出现排尿困难，下腹触痛，血尿，伴有或不伴有发热。

（2）复杂性泌尿道感染　表现为无症状菌尿、膀胱炎、肾盂肾炎，常伴有寒战、高热。

3. 辅助检查

（1）实验室检查

① 尿生化与沉渣镜检：未离心新鲜尿液白细胞≥10 个/高倍视野或离心尿液白细胞≥5 个/高倍视野（≥5/HP）；白细胞脂酶（LEU）阳性；亚硝酸盐（NIT）阳性。

② 尿培养：治疗前中段尿培养是诊断尿路感染最可靠的指标。急性非复杂性膀胱炎中段尿培养≥103CFU/ml；急性非复杂性肾盂肾炎中段尿培养≥104CFU/ml；女性中段尿培养≥105CFU/ml；男性中段尿培养或女性复杂性尿路感染导尿标本≥104CFU/ml。

（2）影像学检查　可行超声、腹部平片、静脉肾盂造影等检查，必要时行 CT、MRI 或放射性核素肾显像等。

4. 预防措施

（1）基础预防

① 保证足够日饮水量。

② 保持会阴部和尿道口清洁。

③ 定时或及时排尿，避免憋尿。

④ 尽可能排空膀胱，避免尿潴留。

（2）导尿管相关性泌尿道感染的预防

① 严格掌握留置导尿管的适应证，避免不必要的插管。

② 根据患者年龄、性别、尿道等情况选择大小合适的导尿管，最大限度降低尿道损伤和尿路感染。

③ 留置导尿管时严格遵循无菌操作原则，动作轻柔，避免损伤尿道黏膜。

④ 妥善固定尿管，避免打折、弯曲，保证集尿袋高度低于膀胱水平，避免接触地面，防止逆行感染。

⑤ 保持尿液引流装置密闭、通畅和完整，活动或搬运时夹闭引流管，防止尿液逆流。

⑥ 长期留置尿管者的护理：尿道口消毒 2 次/d；每天评估留置导尿管的必要性，尽早拔除导尿管；不常规推荐膀胱冲洗。

5. 治疗措施

（1）无症状的感染　不推荐使用抗菌药物治疗。但针对毒力较强的细菌、可能出现严重感染风险的患者、可引起高菌血症发生率的细菌感染以及年龄较大的女性患者移除导尿管后可以短期抗菌药物治疗。

（2）有症状的感染　拔除或更换尿管，初始根据经验选用广谱抗生素治疗，之后根据尿培养及药物敏感试验结果选用敏感的抗生素。

6. 护理措施

（1）立即更换或拔除尿管。

（2）急性期卧床休息，保持排尿通畅，每天饮水 2500ml，保持尿量在 1500ml 以上。

（3）高热患者给予物理降温或药物降温，监测体温的变化，警惕感染所致的严重肾脏疾病。

（4）尿道口消毒　2 次/d。

（5）观察尿液的颜色、性质及量，有异常立即报告医生处理。

（6）定期监测尿常规，必要时行尿培养，重度感染者根据医嘱行膀胱冲洗。

（7）做好健康指导和心理支持。

十一、废用综合征

废用综合征是指患者因长期卧床不活动，或活动量不足及各种刺激减少，而产生的全身或局部的生理功能衰退，表现为肌肉力量下降甚至萎缩、关节挛缩、肺功能下降等症状。

1. 病因

由各种原因造成的长期卧床，患者活动不足或不能活动。

2. 临床表现

失用性肌无力和肌萎缩；失用性关节挛缩畸形；失用性骨质疏松；心肺功能和

耐力下降；直立性低血压。

3. 辅助检查

① X 线检查可观察关节间隙、关节面、骨质密度以及有无骨质增生等骨关节炎病变。

② 肌力测试、关节功能评估。

4. 预防措施

（1）减少制动时间　尽可能减少创伤、骨折和脱位的固定时间。

（2）功能锻炼　有效控制疼痛，早期进行个性化的主动或被动功能锻炼，锻炼的时间、强度及活动范围以患肢功能逐渐恢复而又不感到疼痛和疲惫为原则。

① 主动运动：方法有肌肉的等长等张收缩、徒手体操、器械练习、下垂摆动练习、悬挂练习等。用力均匀缓慢，循序渐进，幅度从小至大，牵伸肌肉、肌腱和关节范围的组织，每次操作应在达到当时的最大可能范围后再稍用力，以引起轻度痛感为度，并稍停留，然后还原再做。

② 被动运动：由他人、自己的健肢或器械提供外力，注意放松关节周围的肌群，用一手固定关节的近端，一手活动关节的远端，切忌施用暴力，以免引起软组织的损伤。

③ 助力运动：对患肢的主动运动施加辅助力量，首先患者主动发力，外力重点加在运动的终末部分。

④ 长期卧床患者：定时变换体位，开始时动作要缓慢，以后可逐渐提速；平卧时，使头略高于脚，然后逐步抬高患肢，从 15°、30°、45°直到 90°，以患者能耐受为度；对健侧肢体、躯干及头部做阻力运动，增加心搏出量。

5. 治疗措施

（1）物理疗法　可促进萎缩肌肉力量的恢复，目前在临床上常用的有低中频电刺激治疗、针灸治疗、拔火罐治疗以及局部按摩、中药外敷、关节功能锻炼器等疗法。

（2）运动疗法　可促进萎缩肌肉及关节挛缩的恢复。目前常用的方法包括关节活动度维持和扩大技术、肌肉力量和耐力训练技术、神经肌肉控制训练技术、平衡功能和本体感觉训练技术等。

（3）手术治疗　重症关节挛缩患者应行关节粘连松解术，对伴有骨折畸形愈合者一般应先矫正畸形，有局部软组织缺损者应行修复性手术。术后应尽早开始主动而积极地进行关节功能锻炼，以便关节早日恢复功能。

6. 护理措施

（1）做好卧床并发症的预防和营养支持。

（2）心理护理　积极的心理干预、增强自理能力和介绍成功的病例有助于消除患者的不良情绪，从而积极主动的配合治疗、护理和康复训练。

（3）强化家庭支持系统　家人的支持和参与在预防患者废用综合征起着重要的

作用，出院前全面的教育指导，有助于提高患者和家属对预防废用综合征的认知度，从而有效执行功能锻炼等预防措施。

第六节 · 营养管理

营养管理是加速康复外科（ERAS）中重要的一个环节。骨科患者因手术而带来一系列生理的变化，如应激性激素和炎性介质的释放量大大增加，可促进糖原、蛋白质、脂肪的分解代谢。加之骨科患者需长期卧床而引起的食欲减退，以及胰岛素抵抗等多种原因，严重制约着患者术后的顺利康复。据调查，使用 NRS 2002 调查骨科住院营养风险患者的比例约为 16%，一些特殊的骨科疾病患者中营养不良的比例甚至可达 35%～85%。因此，营养治疗的规范性和科学性很大程度上也决定着患者的康复进程。另外，一部分无须手术的骨科相关疾病患者如骨质疏松症患者的营养管理也需要引起足够的重视。

一、骨科围手术期营养管理

任何骨科手术都是一种创伤，加之机体因疾病炎症、骨折等影响，机体应激性激素和炎性介质的释放量都大大增加。而营养治疗不仅能提供足够的蛋白质、能量等对机体进行修复，还可缓解调节患者体内的氧化应激。

1. 营养评估

术前使用 NRS 2002 营养风险筛查量表或微型营养评估（Mini Nutritional Assessment，MNA）量表（适用于老年人群），对患者进行营养风险筛查，对存有营养风险的患者及时给予营养干预和治疗。

2. 肠内营养

骨科术后大部分患者一般都可早期经口进食，在患者病情平稳且各项生化指标正常的前提下无须等待肠道正常排便排气，即可进行肠内营养。

（1）能量　应考虑基础代谢消耗、活动代谢消耗和疾病应激消耗等。

（2）糖类　糖类是供给能量最经济有效的营养素，占总能量供给的 60%～70%。人体内如红细胞、周围神经以及创伤所必需的成纤维细胞和吞噬细胞等需利用葡萄糖作为主要能量来源。若患者摄入糖类过少，体内蛋白质将被用作能量消耗，这对于患者的恢复极为不利。

（3）脂肪　维生素 A、维生素 D、维生素 E、维生素 K 等脂溶性维生素可随脂肪同时吸收，适量脂肪可改善食物口感，其占总能量的 20%～30% 为宜。若存在需长期肠外营养（PN）的患者，则应选择中链甘油三酯而不是长链，因前者无需经乳糜管、淋巴系统进入肝门静脉，更易消化吸收，也更易氧化分解。

（4）蛋白质　骨科患者无论是本身疾病损伤还是手术创伤，以及手术切口愈合等过程均需要蛋白质来进行组织更新和修复。另外，蛋白质的缺乏可引起血浆蛋白减少，血浆渗透压降低从而进一步致使免疫功能下降，组织愈合能力降低甚至肝功能障碍等。如无肾脏疾病等禁忌情况，骨科患者应给予优质蛋白饮食，以 150g/d 为宜。

（5）维生素和矿物质　维生素与创伤愈合密切相关。通常认为，若术前缺乏维生素，即需补充，尤其是水溶性维生素；营养状态良好者，一般不需要额外补充脂溶性维生素。水溶性维生素如维生素 C 和 B 族维生素。维生素 C 是合成胶原蛋白的原料，为伤口愈合所必需，术后每天应补充 1～2g；B 族维生素与糖类代谢相关，对伤口愈合和失血的耐受力都有影响，术后每天应补充维生素 B_1 20～40mg、B_6 20～50mg、B_{12} 0.5mg。骨折患者还须注意维生素 D 的补充，以促进钙磷代谢，利于骨折愈合。除了钙镁锌等矿物质微量元素外，骨科患者尤其是老年人群，还须高度关注钾的补充和监测。

3. 肠外营养

若患者在住院前已存在以下至少一种情况时：6 个月内体重丢失＞10％～15％ 或 BMI＜18kg/m² 或血清白蛋白＜30g/L（无肝肾功不全的症状），表明患者已处于严重营养不良的状态，可在围手术期考虑实施 PN。另外，极度消瘦的老年骨科患者或存在胃肠道功能长期障碍的患者，也可考虑实施 PN 以满足每日所需。

二、骨科常见疾病的营养管理

大型骨折或伴大面积软组织挫伤的患者，严重应激反应下易出现胃肠功能障碍，可早期考虑 PN 治疗，以维持正氮平衡；脊柱、关节置换等大手术带来的创伤应激也较大，营养需求会大大提升，宜早期干预；而骨肿瘤患者营养治疗的目标是平衡代谢、控制肿瘤、提高生活质量、延长生存时间，基本要求是满足肿瘤患者目标需要量的 70％以上能量需求和 100％蛋白质需求；骨结核患者则需充足能量（一般 2500～3000kcal/d）、高蛋白（优质蛋白应占 50％以上）和丰富维生素。此外，结核病灶修复需要大量钙质，因此结核患者可每日饮牛奶 250～300ml 以保证钙的摄入；骨质疏松患者则须通过饮食补充足够的钙磷和维生素 D，及其他相关营养素。

第七节·围术期疼痛管理

疼痛是影响骨科患者加速康复的重要因素之一，如果不在初始阶段对急性疼痛进行有效控制，持续的疼痛刺激可引起中枢神经系统发生病理性重构，进而影响患者康复，延长住院时间，增加医疗费甚至可能发展为难以控制的慢性疼痛。在骨科的临床护理中，围术期疼痛管理是一项十分重要的工作。本节将对疼痛的定义、发生机制、分类、评估，疼痛管理的目的、原则、处理流程和技术，以及护士在疼痛管理中的作用等进行阐述。

一、疼痛的定义

1979 年，国际疼痛研究学会（IASP）将疼痛定义为"疼痛是一种与组织损伤或潜在组织损伤（或描述的类似损伤）相关的不愉快的主观感觉和情感体验"。2016 年 IASP 提出的疼痛新定义："疼痛是一种与组织损伤或潜在组织损伤相关的感觉、情感、认知和社会维度的痛苦体验"。新定义修正重申了主观体验的重要性，对认知、社会性考量给予重视，与感觉和感情一样，对词语"痛苦"有了多样化的理解。一个准确的疼痛定义以及对它的掌握是疼痛评估和治疗的基础。

二、疼痛发生机制

了解疼痛发生机制，为多模式疼痛管理方案提供理论依据，根据个体情况选择不同作用机制的多种镇痛药物和（或）技术方式进行疼痛治疗，从而提高镇痛效果，将副作用的风险降至最低。

1. 痛觉的神经传导过程

疼痛感觉始于神经系统的外周，疼痛刺激最终被人感知，疼痛的过程分为四个阶段：转导、传递、调节、感受。

2. 骨科患者围术期疼痛的发生机制

（1）组织损伤初始阶段　是由创伤、手术损伤皮肤、肌肉、神经、骨骼，伤口牵拉，组织缺血等引起的伤害性刺激导致的疼痛，中枢神经系统对伤害性刺激的最初反应是短暂的。

（2）组织损伤继发阶段　是由组织损伤过程中释放的多种组织因子和炎症介质引起，使外周敏化和中枢敏化，疼痛视野呈"瀑布效应"样扩大，此阶段延续至术后较长时间，是导致术后疼痛超敏、持续性疼痛的主要原因。

① 外周敏化：组织损伤后，炎症细胞被募集到损伤部位，释放炎症因子、细胞因子、趋化因子、缓激肽、组胺、前列腺素和生长因子等，引起伤害感受器外周末梢化学环境的改变，直接激活伤害感受器末梢并引起疼痛，同时刺激伤害感受器激活物变得高度敏感。

② 中枢敏化：组织损伤后，炎症细胞所产生的化学信号作用于神经纤维引起神经免疫相互作用，在导致外周敏化的同时，也促成了中枢敏化，从而降低了痛阈。

三、疼痛的分类

1. 按病理学特征分类

伤害感受性疼痛、神经病理性疼痛和混合性疼痛。

2. 按疼痛持续时间和性质分类

急性疼痛（少于 3 个月）和慢性疼痛（3 个月以上）。

四、疼痛的评估

1. 疼痛评估的原则

疼痛没有客观的评估依据，这要求医务人员对从病史采集、体格检查及辅助检查等方面收集的全部临床资料进行分析，对疼痛的来源、程度、性质等要素做出一个综合的判断。疼痛评估要遵守常规、动态、量化、全面四原则。评估过程要相信患者的主诉，疼痛是患者的主观感受，因此对于意识清醒的患者而言，疼痛评估的金标准是患者的主诉。

（1）全面评估疼痛　综合评估疼痛的情况，在询问过程中可以按照 PQRST 的顺序获得相关信息。P 为促发和缓解因素；Q 为疼痛的性质；R 为疼痛的部位及范围；S 为疼痛的严重程度；T 为疼痛的时间因素。除此之外，还应询问疼痛的病史，发作的原因，疼痛的伴随症状，疼痛对日常生活的影响，患者的既往病史和既往疼痛的诊断、治疗和效果等。另外还需要考虑患者的精神状态及有关心理社会因素。

（2）动态评估　疼痛在对患者进行初步疼痛评估以后，需要根据患者疼痛情况、治疗计划等实施动态的疼痛评估。评估的时机：①患者主诉出现新的疼痛；②进行新的操作时；③在疼痛治疗措施达到峰值效果后，口服给药 1h 后，肌内注射和静脉给药 30min 后；④对于一些长时间存在的疼痛，如慢性疼痛需要根据疼痛情况规律地进行评估。再评估的内容：①现在的疼痛程度、性质和部位；②过去 24h 最严重的疼痛程度；③疼痛缓解的程度；④治疗方案实施中存在的障碍；⑤疼痛对日常生活、睡眠和情绪的影响；⑥疼痛治疗的不良反应。

（3）量化评估　疼痛评估可应用疼痛评估工具，指导患者正确使用疼痛评估工具，量化疼痛强度。

（4）常规评估　疼痛评估应作为常规工作进行评估，将疼痛评估融入到日常工作中去，贯穿住院全过程，患者出院后，应给予疼痛追踪和评估。

2. 疼痛评估的工具

骨科临床常用单维度疼痛评估工具，主要有视觉模拟量表（visual analog scale，VAS）、数字疼痛评估量表（numeric rating scale，NRS）、面部表情评估工具（FACES pain scale revised，FPS-R）、语言描述评估工具（verbal descriptor scale，VDS）。疼痛行为量表（behavioral pain scale，BPS）、重症监护疼痛观察工具（critical-care pain observation tool，CPOT）被推荐对危重症患者、机械通气成人患者进行疼痛评估，儿童疼痛评估的工具推荐儿童疼痛行为量表。

3. 疼痛评估的记录

对所有住院患者进行评估并记录于入院评估单中。对于有疼痛的患者，将疼痛评估和给予的相应措施记录在护理记录单或特护记录单中。疼痛已被正式定义为第五生命体征，对于动态监测的患者应将疼痛评估结果记录于体温单上。患者出院后对疼痛追踪评估结果记录在随访本上。

五、围术期疼痛管理的目的、原则和疼痛处理流程

1. 围术期疼痛管理的目的

减轻术后疼痛，提高患者的生活质量；提高患者对手术质量的整体评价；使患者更早地开展康复训练；降低术后并发症；减少向慢性疼痛转变。

2. 围术期疼痛管理的原则

（1）重视健康宣教　患者术前常伴有焦虑、紧张情绪，因此需要给患者介绍手术过程、如何正确评估和表达疼痛、可能发生的疼痛、对疼痛采取的预防措施和镇痛药物的副作用等，消除患者的焦虑，以得到患者的配合，达到理想的减轻疼痛的效果。

（2）选择恰当的评估工具　选择恰当的疼痛评估工具是评估准确的基础，对急性疼痛而言，疼痛评估方法宜简单，同一患者在住院期间使用同一工具（除外意识变化），护士易解释，患者易掌握。

（3）预防性镇痛　是在疼痛发生之前采取有效的措施，并在围术期全程给予适当的预防性措施，以减轻围术期有害刺激造成的外周敏化和中枢敏化，降低术后疼痛强度，减少镇痛药物的需求。预防和抑制中枢敏化是预防性镇痛的核心。推荐在伤害性刺激（手术刺激）发生前使用快速通过血脑屏障抑制中枢敏化的药物，如选择性 COX-2 抑制剂，有利于打断疼痛链，降低术后疼痛程度。

（4）多模式镇痛　将作用机制不同的镇痛药物和镇痛方法组合在一起，发挥镇痛的协同或相加作用，降低单一用药的剂量和不良反应，同时可以提高患者对药物的耐受性，加快起效时间和延长镇痛时间。目前，常用模式为弱阿片类药物与对乙酰氨基酚或非甾体类抗炎药（NSAIDs）等的联合使用，NSAIDs 和阿片类药物＋神经阻滞＋切口周围注射，必要时联合椎管内麻醉和患者自控镇痛。注意避免重复使用同类药物。

（5）个体化镇痛　不同患者对疼痛和镇痛药物的反应存在个体差异，因此镇痛方法应因人而异，应在患者应用预防性镇痛药物后，按时评估疗效调整药物。个体化镇痛的最终目标是应用最小的剂量达到最佳的镇痛效果。

3. 疼痛处理的流程

见图 8-3。

六、围术期镇痛技术

1. 非药物镇痛技术

患者健康教育、物理治疗（经皮神经电刺激、冷敷、热敷、针灸）、分散注意力、放松疗法及自我行为疗法等是基本的疼痛处理方法。

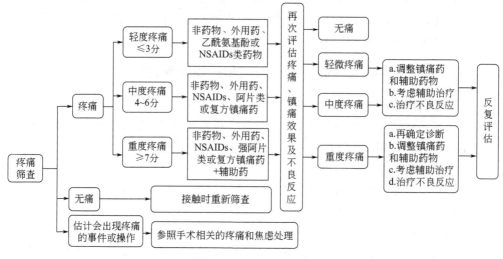

图 8-3　疼痛处理流程

2. 药物镇痛技术

（1）药物镇痛基本原则　首选无创途径给药；按阶梯用药；按时用药；个体化给药；观察用效效果和副作用。

（2）骨科常用的镇痛药　参见第六章第一节镇痛药。

（3）局部浸润　骨科术中常用以罗哌卡因为主联合肾上腺素和糖皮质激素作为混合制剂，沿手术切口分层注射，阻滞组织中的神经末梢，以达到术后预防性镇痛的目的。

（4）外周神经阻滞　通过外周神经鞘膜注入麻醉药物，阻断疼痛信号在外周神经的传导，达到镇痛效果。由于术后疼痛的持续时间较长，因此持续外周神经阻滞镇痛技术是首选。神经阻滞的不足之处在于局麻药可能会同时阻断支配关节活动的运动神经元，从而影响术后康复锻炼。

（5）椎管内镇痛　通过麻醉导管一次性或持续性在椎管内给予阿片类药物和（或）麻醉药，使之作用于脊髓背侧胶质中的受体，阻止疼痛信号传导，可有效缓解术后疼痛，尤其是在术后 4～6h。椎管内镇痛有皮肤瘙痒、尿潴留、呼吸抑制、低血压和脊髓压迫所致的运动无力（由于感染或血肿）等副作用。对于下肢手术患者，椎管内镇痛可能掩盖骨筋膜室综合征的症状，因此，应进行严密的监测。

（6）患者自控镇痛（patient controlled analgesia，PCA）　是一种患者通过专门的给药系统自行给予预订量镇痛药的疼痛控制方法。主要分为静脉 PCA、硬膜外 PCA、皮下 PCA 和区域阻滞 PCA。PCA 的主要优势在于镇痛药物的剂量由患者控制，患者可根据自身疼痛耐受情况调整药物剂量。PCA 使用方法简便、起效快。PCA 的药物选择一般以不同作用强度的阿片类药物为主，包括吗啡和芬太尼的联合使用。PCA 的缺点在于阿片类药物所带来的尿潴留、胃肠道反应和中枢神经系统抑制。

使用 PCA 的管理：①在以安全为目标的同时，提供足够的疼痛缓解；②根据患者的情况和手术选择合适的 PCA 类型、药物和浓度；③做好患者的健康教育，向患者和家属讲解 PCA 作用及使用方法，内容包括预期的效果、什么时候按按钮、使用 PCA 不能缓解疼痛或者存在药物副作用如何寻求帮助、减少患者对药物成瘾的恐惧等；④做好监测、评估和记录，密切监测镇静程度和呼吸状态，尤其是阻塞性睡眠呼吸暂停或并发呼吸相关危险因素的患者，如果发现患者处于镇静状态，立即减量或停止 PCA 的使用。每天重新评估输注系统（泵）设置、药物名称和浓度、输注路径和正确连接以及监控设备，保持管路的通畅，做好记录。

七、护士在疼痛管理中的作用

（1）疼痛的评估者　在治疗和照护过程中，护士与患者接触的时间最多，对患者疼痛评估和镇痛效果的评价首先依赖于护士的观察评估和记录。

（2）镇痛措施的落实者　根据医嘱执行药物镇痛或采用一些非药物的方法为患者镇痛。

（3）其他专业人员的协作者　护士对患者的疼痛评估记录可为医生诊断治疗提供重要的参考材料。护士参与疼痛治疗方案的制定和修订，以确保其合理性和个体化。

（4）患者及家属的教育者和指导者　护士负责患者及家属疼痛相关知识的宣教，教育他们如何应用疼痛评估工具、如何表达疼痛，让那些不愿意报告疼痛、害怕成瘾、担心出现不良反应的患者解除疑虑和担忧，保证疼痛治疗的有效性，同时指导患者进行疼痛的自我管理。

（5）患者权益的维护者　护士作为患者最密切接触者，要协助患者进行利弊分析，选择适合的镇痛措施。同时应承担疼痛管理质量的保证和促进的职责，在镇痛效果保证和镇痛措施使用的安全等方面，及时动态地进行监测，使患者的疼痛管理达到满意的状态。

第八节·骨科患者常见慢性并存疾病管理

随着麻醉、手术技术进步，术后外科并发症大大降低，而内科性慢性并存疾病成为手术患者最终结局的重要影响因素。骨科患者尤其是老年患者术前常合并各种慢性疾病，使其耐受手术的能力降低，手术风险增加。因此，术前应对此类患者进行干预，稳定病情，调整到相对较好状态再行手术，可显著降低手术的风险。本节重点介绍骨科患者最常并存的慢性疾病高血压、慢性阻塞性肺疾病、糖尿病的围术期管理。

一、高血压

高血压（hypertension）是指以体循环动脉血压〔收缩压和（或）舒张压〕增高为主要特征，可伴有心、脑、肾等器官的功能或器质性损害的临床综合征。围术期高血压是指从确定手术治疗到与本手术有关的治疗基本结束期间内，患者的血压升高幅度大于基础血压的30%，或收缩压≥140mmHg和（或）舒张压≥90mmHg。高血压可引起多种心血管反应，增加术中和术后的出血量，诱发或加重心肌缺血、心功能不全、肾功能不全，增加手术并发症的发生率及病死率。导致围术期高血压的原因有既往高血压病史、降压药撤药、麻醉因素、手术操作、血容量过多、肠胀气、尿潴留、寒冷与低温、低氧血症和（或）高碳酸血症、术后伤口疼痛、咳嗽、恶心呕吐、紧张焦虑等。

1. 临床表现

早期可无症状或症状不明显，常见的是头晕、头痛等。当血压突然升高到一定程度时会出现剧烈头痛、呕吐、心悸、眩晕等症状。

2. 诊断

收缩压≥140mmHg和（或）舒张压≥90mmHg，可确诊高血压。

3. 围术期管理

管理的目标是通过对血压的良好控制来减少手术出血量，降低心肌耗氧量，减轻心脏负担，预防充血性心力衰竭、肾脏损害、脑血管疾病和冠状动脉闭塞性疾病等并发症的发生。定时准确的血压监测、及时调整降压治疗方案、术前降压药的有效管理是实现围术期高血压管理目标的关键。应根据患者术前血压水平、治疗方案、有无并发症、手术类型等进行全面评估，制定个体化的管理方案。

（1）术前评估

① 全面评估：评估高血压类型、程度，高血压治疗方案、病程与进展情况，靶器官受累情况，拟行手术的危险程度。

② 24h 动态血压监测：有助于判断血压升高的严重程度，了解血压昼夜节律，监测清晨血压，指导降压治疗、评价降压药物疗效和血压监测频次。

③ 实验室检查：可帮助判断高血压的病因及靶器官功能状态。常规检查项目有血常规、尿常规（包括蛋白、糖和尿沉渣镜检）、肾功能、血糖、血脂、血钾、超声心动图、心电图、胸部 X 线、眼底、动态血压监测等。

（2）术前管理

① 术前血压控制目标：年龄≥60 岁，血压＜150/90mmHg；年龄＜60 岁，血压＜140/90mmHg；糖尿病和慢性肾病患者，血压＜140/90mmHg。原则上血压＜180/110mmHg 不影响手术进行。

② 用药管理：按医嘱指导患者正确服用降压药，动态监测血压的变化，观察用药的效果和副作用。为保证术中、术后血压的稳定，根据药物的作用及做好术前

用药管理。

a.利尿药：加重手术相关的体液缺失，增加术中血压控制的难度。应术前2～3天停用，同时严密监测血钾，以便及时补钾。

b.钙通道阻滞药：因可增强静脉麻醉药、吸入麻醉药、肌松药和镇痛药的作用，可持续用到术中。

c.β受体阻滞药：可减少术中心肌缺血，对于有基础冠状动脉疾病的患者，突然停用β受体阻滞药除了会引起血压升高外，还可导致恶化型心绞痛、心肌梗死或猝死等，术前要避免突然停用。

d.血管紧张素转化酶抑制药和血管紧张素Ⅱ受体阻滞药：会减弱术中肾素-血管紧张素系统的代偿性激活，导致较长时间的低血压，术前24h停用。术后待体液容量恢复后再服用。

e.交感神经抑制剂：术前突然停用，可使血浆中儿茶酚胺浓度增加1倍，引起术中血压严重反跳，甚至诱发高血压危象，容易发生血压下降和心率减慢。术前7天停服并改用其他抗高血压药物，术中严密监测血压和心率。

③ 减轻术前焦虑与疼痛：疼痛或焦虑可导致血压升高。若患者有显著的术前焦虑或疼痛，在心理护理的同时配合药物治疗。

（3）术后管理

① 术后血压控制目标：同术前。

② 术后降压药管理：根据血压监测情况，进行个性化的用药指导。

③ 术后高血压急症和急性低血压的预防：参见严重并发症章节。

④ 血压监测：根据术后血压的波动情况，给予合理的监测方法和频次。

⑤ 饮食管理：低盐低脂饮食是高血压患者的基础治疗性饮食。围术期患者由于钠盐摄入不足、丢失过多，容易出现电解质紊乱，应监测电解质并及时补充。

4. 严重并发症的预防和救治

① 高血压急症

a.临床表现：收缩压≥180mmHg和（或）舒张压≥120mmHg，出现急性心血管急症（如急性冠状动脉综合征、急性失代偿性心力衰竭）、神经系统症状或体征（如躁动、谵妄、昏睡、视物障碍、痫性发作、脑卒中）、急性肾衰竭，或因血压升高而加剧的术后并发症（如出血、颅内压升高）等。

b.预防：及时发现并纠正高血压急症的致病因素，如疼痛、高碳酸血症、缺氧、血容量过多和膀胱充盈等；术后应尽快恢复长期应用的口服降压药，不能口服时应给予等效的静脉用药。

c.救治：如果没有发现可快速逆转或处理的诱因，或纠正加重因素后血压未能得到很好的控制，则给予静脉用降压药。首选短效药物以避免过度治疗和继发的低血压。

② 急性术后低血压

a.临床表现：收缩压＜90mmHg、舒张压＜65mmHg或血压较基础水平的相对降幅>20%，出现头晕、心悸等。

b. 预防：积极治疗基础病因如术中补液不足或失血、残余麻醉作用、药物过敏反应等；椎管内麻醉者，术后硬膜外镇痛的初始剂量应逐步增加，因为交感神经阻断作用可能会显著降低血压，尤其是高血压患者。

c. 救治：静脉给予等张晶体液 250~500ml，必要时给予静脉血管加压药/正性肌力药；如果是心动过缓引起的低血压，需要治疗心动过缓。

5. 健康教育

向患者讲解围术期血压管理计划，使其了解在围手术期如何管理自己的血压，并主动参与管理规划。

二、慢性阻塞性肺疾病

慢性阻塞性肺疾病（chronic obstructive pulmonary disease，COPD）是一种具有气流阻塞特征的慢性支气管炎和（或）肺气肿，可进一步发展为肺心病和呼吸衰竭的常见慢性疾病。COPD 及其亚型（肺气肿、慢性支气管炎和慢性阻塞性哮喘），是术后肺部并发症（如肺炎、首次拔管后重插管及插管时间延长>48h）的重要危险因素，也是住院时延长和病死率增加的危险因素。有症状的 COPD 患者术前应充分治疗，以降低术后肺部并发症发生率。

1. 临床表现

慢性咳嗽、咳痰、气短或呼吸困难、喘息和胸闷等。

2. 诊断

慢性咳嗽、咳痰、进行性加重的呼吸困难及有 COPD 危险因素的接触史。肺功能检查，使用支气管扩张剂后 $FEV_1/FVC<70\%$ 可以确认存在不可逆的气流受阻。

3. 围术期管理的目标

通过术前肺功能的优化获得最佳的基线肺功能水平，以最佳的状态接受手术；通过术后有效的肺功能康复降低术后并发症的发生率。术前肺功能的准确评估、术后肺功能的监测、术前术后肺功能优化措施和气道管理的有效实施是实现围术期 COPD 管理目标的关键。应根据患者术前肺功能水平、治疗方案、有无并发症、手术类型等进行全面评估，制定个体化的管理方案。

（1）术前评估　COPD 病史、治疗方案、拟行手术的危险程度（手术部位、手术持续时间、麻醉类型、神经肌肉阻滞类型）；吸烟史；是否有哮鸣、多痰、活动性感染（如发热、脓痰），有无非劳力性呼吸困难、呼吸过速、哮鸣或湿啰音等；通过肺功能检查确定疾病严重程度；通过动脉血气分析评估是否有低氧血症和酸碱失衡。

（2）术前肺功能的优化

① 对基础慢性肺疾病（慢性阻塞性肺疾病、哮喘等）进行最佳治疗。出现脓

性痰或痰液性状改变而证实存在下呼吸道感染的患者，需要抗菌药物治疗。

② 戒烟：术前戒烟 4～8 周可降低术后发生肺部并发症的风险。即使仅戒烟 2 天也会降低碳氧血红蛋白水平，消除尼古丁的效应，改善黏膜纤毛清除功能等获益。

③ 肺康复训练：给予胸肺物理治疗，指导患者行呼吸锻炼、吸气肌肉训练或自控式诱发性肺量计。

④ 心理康复：在 CODP 患者中，术前的焦虑可引起呼吸频率加快，可能会导致患者的呼吸困难加重和肺部因为呼吸叠加而发生过度充气。给予个性化的心理支持，必要时给予患者小剂量的镇静药，在减少焦虑的同时不引起呼吸抑制。

（3）术后管理　目的是预防术后并发症的发生。

① 缩短麻醉苏醒时间、充分镇痛、保持气道通畅、加强液体管理。

② 肺康复训练：肺扩张方法可减少术后肺部并发症，包括胸部物理治疗、深呼吸训练、诱发性呼吸训练、咳嗽等，这些方法通过吸气用力增加了术后肺容积。诱发性呼吸训练是由简单的机械装置所促进的深呼吸，并可提供视觉反馈。深呼吸训练包括缓慢深吸气，然后屏气 2～5s，最后缓慢呼气接近功能残气量，可开放萎陷的肺泡，减少肺不张，促进分泌物排出及恢复肺容积。在清醒时每小时可完成最多 30 次深呼吸，每 10 次深呼吸之间休息 30～60s。

③ 口腔护理：刷牙和使用漱口液，2 次/d。

④ 体位管理：抬高床头 60°，侧卧位 15°，是改善呼吸模式最有效的体位。若只能仰卧位可将枕头放置于第二肋间，放置毛巾卷于后颈部，颈部处于轻度过伸，以打开胸腔。

⑤ 气道管理：目的是湿化气道促进排痰、缓解支气管痉挛、减轻气道炎症反应等，应根据患者病情和治疗目的选择正确的药液。雾化吸入的动作正确与否是影响吸入效果的关键因素。针对较大气道的治疗，指导患者用力吸气造成涡流；针对较小气道的治疗，吸气动作要尽可能的缓慢而深大、吸气终末需要屏气 2～3s，以增加药物在小气道的沉积量。

⑥ 早期离床活动：术后早期离床活动可促进深呼吸，增加肺容积，从而降低术后肺部并发症的可能性，离床活动≥3 次/d。

（4）健康教育　向患者讲解围术期 COPD 管理计划，使其了解在围手术期如何管理自己的疾病，并主动参与管理规划，积极行肺康复训练。

三、糖尿病

在骨科患者中，合并糖尿病（diabetes mellitus，DM）患者的数量在急剧增加，DM 使骨科手术的危险性显著增加。DM 是一组以高血糖为特征的代谢性疾病。高血糖则是由于胰岛素分泌缺陷或其生物作用受损，或两者兼有引起。病程较长的 DM 患者往往合并有冠心病、高血压病、脑血管疾病以及糖尿病肾病等，手术耐受性较差，手术意外和麻醉风险均明显高于非DM人群。应激、失血、麻醉、酮症酸中毒倾向及低血糖反应等均可使处于边缘状态的心肾功能失代偿，从而导致DM患者围手术期病死率增加。DM患者术后的主要并发症是酮症酸中毒、高渗性脱水等代谢性紊乱，感染（白细胞的趋化、调理及吞噬作用受损，高血糖环境更有利于细菌生长）及伤口愈合延迟（细胞正常的需氧代谢得不到充足的葡萄糖能量供应，糖代谢异常带来的蛋白质分解增加、合成减少，导致伤口处成纤维细胞功能减退，胶原沉积减少，伤口的抗张力能力下降，造成组织修复能力减弱）。因此，术前全面的评估、合理的血糖监测和调控等是DM患者围术期管理的一个重要部分。

1. 临床表现

DM的常见症状为多尿、多饮、多食和体重减轻，既"三多一少"。血糖升高后引起渗透性利尿，继而引起口渴多饮、多尿；外周组织对葡萄糖利用障碍，脂肪分解增多，蛋白质代谢负平衡，逐渐消瘦、乏力，致易饥、多食。但早期症状不典型。

2. 诊断

空腹血糖≥7.0mmol/L和/或餐后两小时血糖≥11.1mmol/L，可确诊DM。

3. 围术期管理

管理的目标：避免低血糖、预防酮症酸中毒/高渗状态、维持水和电解质平衡、避免严重高血糖。因禁食、降糖方案未及时调整或降糖治疗中断等因素造成的血糖波动比稳定的高血糖危害更大。严密的血糖监测和及时调整降糖治疗方案是实现围术期DM管理目标的关键。应根据患者术前血糖水平、治疗方案、有无并发症、手术类型等进行全面评估，制定个体化的管理方案。

（1）术前评估

① 评估DM类型、有无长期并发症（包括视网膜病变、肾病、神经病变、自主神经病变、冠心病、周围血管疾病及高血压等）。测踝肱指数，评估下肢供血情况。

② 基线血糖控制评估：包括血糖监测频率、平均血糖水平、血糖水平范围以及糖化血红蛋白（HbA1c）水平。HbA1c≤7%提示血糖控制满意；HbA1c＞8.5%者应推迟择期手术。

③ 低血糖风险和发作评估：包括识别低血糖高风险的患者（严格血糖控制、血糖不稳定或有频繁低血糖发作史的患者）、低血糖发生频率、时间、意识状态和严重程度。

④ 治疗方案

a.糖尿病治疗史，包括胰岛素类型、剂量和给药时间。

b.其他药物治疗史，包括药物的种类、剂量和具体给药时间。

⑤ 手术特征：患者手术类型（大型或小型手术）、手术操作的时间安排以及手术的持续时间，术前何时必须禁食。

⑥ 麻醉类型：包括是硬膜外或区域麻醉还是全身麻醉，硬膜外或区域麻醉对糖代谢和胰岛素抵抗的影响最小。

⑦ 实验室检查：包括心电图、电解质、肾功能（血清肌酐）的评估、二氧化碳结合力、尿酮体、糖化血红蛋白、血糖水平等项目，了解患者是否存在糖代谢异常及水电解质紊乱、心肾等主要脏器的功能状态，有无并发症、合并症。

⑧ 患者对DM治疗的依从性：患者对DM管理的了解，对药物和饮食治疗的依从性。

（2）术前管理

① 术前血糖控制目标：根据DM患者的术前血糖水平制定个体化目标。根据《2016围术期血糖管理专家共识》，一般建议择期手术的DM患者空腹血糖控制在 $7.8 \sim 10 \mathrm{mmol/L}$，急诊手术时患者的随机血糖应 $< 14 \mathrm{mmol/L}$。

② 血糖监测：血糖稳定时监测4次/d（三餐前、早餐后2h），血糖不稳定监测8次/d（三餐前、三餐后、晚睡前和凌晨3:00）。对于急诊手术的DM患者，还应监测酮体水平。

③ 用药管理

a.单纯通过饮食控制管理的2型DM患者：围手术期不需要接受任何治疗。对于血糖水平超过目标的患者，可给予补充性短效胰岛素（如普通胰岛素）或速效胰岛素。

b.采用口服降糖药/非胰岛素注射剂治疗的2型DM患者：继续使用其日常抗DM药物治疗。在术晨停止使用口服降糖药和非胰岛素注射药物。

c.对于血糖控制不佳，病程较长，合并有急、慢性并发症的DM患者：均需于术前3日改为胰岛素治疗。根据空腹、餐后2h及睡前血糖水平调整胰岛素剂量。

d.应用胰岛素治疗的DM患者：应于手术当日将餐前胰岛素用量减少 $1/3 \sim 1/2$。

e.禁食期间停止应用餐前胰岛素。

④ 营养支持：避免过度节食，要保证足够的热量，根据患者的身高、体重、活动量计算所需能量，然后按疾病的需求分配三大供能营养素的比例制定个性化的糖尿病饮食，必要时肠外营养支持。要保证碳水化合物的供给，术前2~3天，每天主食的摄取量最少为250~300g，以便有充分的肝糖元储备，减少脂肪、蛋白质的分解和酮体的产生。尽量减少术前禁食禁饮时间。

（3）术后管理

① 术后血糖控制目标：空腹血糖，小型手术控制在6~7mmol/L，大型手术控制在7.8~10mmol/L；餐后2h血糖控制在<10mmol/L。

② 血糖监测：术后即刻1次，早期监测1次/3~4h，稳定后监测4次/d（三餐前、早餐后2h）。如不稳定，监测8次/d（三餐前、三餐后、晚睡前和凌晨3:00）。血糖≤3.9mmol/L时1次/（5~15min），直至低血糖得到纠正。对于危重

病、使用血管加压药或低血压患者，指尖血糖水平不准确，应采静脉血进行实验室检查。

③ 用药管理

a. 一般情况下，一旦患者进食良好，可恢复术前糖尿病治疗方案，对疑似肾灌注不足的患者应推迟使用二甲双胍直至证实肾功能充分。

b. 危重患者：为避免酮症酸中毒、高渗性脱水甚至昏迷等严重并发症，必须给患者补充足够的葡萄糖、电解质和水分，根据血糖水平调整胰岛素用法和用量。

④ 营养支持：同术前。

（4）严重并发症的预防和救治

① 酮症酸中毒

a. 临床表现：烦渴、多饮、多尿加重，严重脱水，呼吸加深加快，呼出气有烂苹果味等。血糖高于正常值，可达 16.7～33.3mmoL/L，尿酮体阳性（＋＋）～（＋＋＋＋）。

b. 预防：控制血糖、控制饮食、及时处理围术期的各种应激状态。

c. 救治：补液、纠正脱水；胰岛素治疗，消除酮体，降低血糖；补碱，纠正酸中毒；补钾，防治低血钾。

d. 对症治疗：纠正休克、抗感染、营养心肌、防止肾衰竭、预防脑水肿、加强护理等。

② 低血糖

a. 临床表现：心悸、出冷汗、面色苍白等，血糖＜2.8mmoL/L。

b. 预防：按时进食，注射胰岛素时剂量准确，注射后及时进餐，根据血糖监测结果及时调整胰岛素用量。

c. 救治：清醒患者，适量进食或喝糖水。对于不能经口进食的患者，可以通过静脉给予葡萄糖来治疗低血糖。

（5）健康教育　向患者讲解围术期血糖管理计划，使其了解在围手术期如何管理自己的 DM，并主动参与管理规划。

（杨昌凤　秦瑕　何永琴　张玉梅　周阳）

第九章 ▶▶ **骨折概论**

骨折不仅有骨的连续性或完整性中断，而且可能合并周围神经、血管、脊髓和脏器等损伤。本章将介绍骨折的定义、成因、分类、临床表现、影像学检查、骨折愈合过程及影响因素、骨折的并发症、现场急救、治疗原则及一般护理。

第一节 · 骨折的定义、成因、分类及移位

一、骨折定义

骨折（fracture）：骨的完整性和连续性中断。

二、骨折成因

骨折由创伤和骨骼疾病引起，后者如骨髓炎、骨肿瘤所致骨质破坏后受轻微外力即发生的骨折，称为病理性骨折。本节着重介绍创伤性骨折。导致创伤性骨折的因素有以下几种。

（1）直接暴力　暴力直接作用使受伤部位发生骨折，常伴有不同程度的软组织损伤。如小腿受到撞击，于撞击处发生胫腓骨骨干骨折。

（2）间接暴力　暴力通过传导、杠杆、旋转和肌收缩使肢体受力部位远处发生骨折。如跌倒时手掌撑地，可致桡骨远端骨折；骤然跪倒时，股四头肌猛烈收缩，可致髌骨骨折。

（3）疲劳性骨折　长期、反复、轻微的直接或间接损伤可使肢体某一特定部位骨折，如远距离行军易致第 2、3 跖骨及腓骨下 1/3 骨干骨折，称为疲劳性骨折（fatigue fracture），也称为应力性骨折（stress fracture）。

三、骨折分类

1. 根据骨折处皮肤或黏膜的完整性分类

（1）闭合性骨折　骨折处皮肤或黏膜完整，骨折端不与外界相通。

（2）开放性骨折　骨折处皮肤或黏膜破裂，骨折端与外界相通。骨折处的创口可由刀伤、枪伤由外向内形成；亦可由骨折端刺破皮肤或黏膜从内向外所致，如耻骨骨折伴膀胱或尿道破裂、尾骨骨折伴直肠破裂均属于开放性骨折。

2. 根据骨折的程度和形态分类

（1）不完全性骨折　骨的完整性和连续性部分中断。按其形态分为以下两种。①裂缝骨折：骨质出现裂隙，无移位，多见于颅骨、肩胛骨。②青枝骨折：多见于儿童，骨质和骨膜部分断裂，可有成角畸形，或成角畸形不明显，仅表现为骨皮质劈裂，因与青嫩树枝被折断时相似而得名。

（2）完全性骨折（图 9-1）　骨的完整性和连续性全部中断。按其骨折线的方向及形态分为以下 7 种。①横形骨折：骨折线与骨干纵轴接近垂直。②斜形骨折：骨折线与骨干纵轴呈一定角度。③螺旋形骨折：骨折线呈螺旋状。④粉碎性骨折：骨质碎裂成 3 块以上，骨折线呈 T 形或 Y 形者则称为 T 形或 Y 形骨折。⑤嵌插骨折：骨折块相互嵌插，多见于干骺端骨折，即骨干的密质骨嵌插入骺端的松质骨内（图 9-2）。⑥压缩性骨折：骨质因外力压缩而变形，多见于松质骨，如脊椎骨和跟骨（图 9-3）。⑦骨骺损伤：经过骨骺的骨折，骨骺的断面可带有数量不等的骨组织。

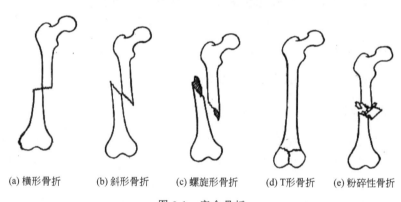

(a) 横形骨折　　(b) 斜形骨折　　(c) 螺旋形骨折　　(d) T形骨折　　(e) 粉碎性骨折

图 9-1　完全骨折

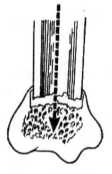

图 9-2　嵌插骨折

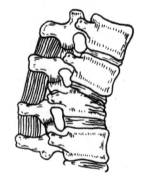

图 9-3　脊椎体压缩性骨折

3. 根据骨折端稳定程度分类

（1）稳定性骨折　骨折端不易发生移位的骨折，如裂缝骨折、青枝骨折、横形骨折、压缩性骨折、嵌插骨折等。

（2）不稳定性骨折　骨折端易发生移位的骨折，如斜形骨折、螺旋形骨折、粉碎性骨折等。

四、骨折移位

1. 骨折移位

指的是骨折端移位。

2. 造成骨折移位的因素

（1）外界直接暴力的作用方向是主要因素。

（2）肌肉的牵拉。

（3）不恰当的搬运。

3. 骨折移位的种类

大多数骨折均有不同程度的移位，常见有以下 5 种（图 9-4），且常常几种移位可同时存在。

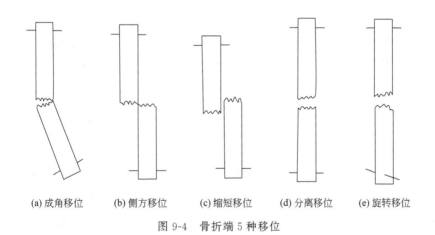

(a) 成角移位　　(b) 侧方移位　　(c) 缩短移位　　(d) 分离移位　　(e) 旋转移位

图 9-4　骨折端 5 种移位

（1）成角移位　两骨折端的纵轴线交叉成角，以其顶角的方向为准，向前、后、内、外成角。

（2）侧方移位　以近侧骨折端为准，远侧骨折端向前、后、内、外的侧方移位。

（3）缩短移位　两骨折端相互重叠或嵌插，使其缩短。

（4）分离移位　两骨折端在纵轴上相互分离，形成间隙。

（5）旋转移位　远侧骨折端围绕骨之纵轴旋转。

第二节 · 骨折的临床表现及影像学检查

一、骨折的临床表现

（一）全身表现

1. 休克

骨折所致的休克主要原因是出血。骨盆骨折、股骨骨折和多发性骨折，其出血量大者可达2000ml以上（图9-5），严重的开放性骨折或并发重要内脏器官损伤时可导致休克甚至死亡。

2. 发热

（1）出血量较大的骨折　如股骨骨折、骨盆骨折，血肿吸收时可出现低热，但一般不超过38℃。

（2）开放性骨折　出现高热时，应考虑感染的可能。

（3）颈椎骨折合并颈脊髓损伤　自主神经系统功能紊乱，受伤平面以下皮肤不能出汗，对周围环境温度的变化丧失了调节和适应能力，可出现高热（≥39℃）或低温（≤35℃），以高热多见。

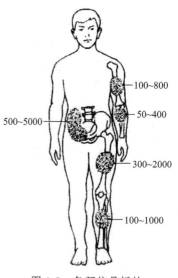

图 9-5　各部位骨折的
失血量（单位：ml）

（二）局部表现

1. 一般表现

（1）疼痛　骨折局部出现剧烈疼痛，特别是移动患肢时加剧，伴明显压痛。

（2）肿胀　骨折时，骨髓、骨膜以及周围组织血管破裂出血，在骨折处形成血肿，以及软组织损伤所致水肿，使患肢严重肿胀，甚至出现张力性水疱和皮下瘀斑，由于血红蛋白的分解，可呈紫色、青色或黄色。

（3）功能障碍　局部肿胀或疼痛使患肢活动受限。若为完全性骨折，可使受伤肢体活动功能完全丧失。

2. 特有体征

（1）畸形　骨折端移位可使患肢外形发生改变，主要表现为缩短、成角或旋转畸形。

（2）异常活动　正常情况下肢体不能活动的部位，骨折后出现活动。

（3）骨擦音或骨擦感　骨折后，两骨折端相互摩擦时，可产生骨擦音或骨擦感。

具有上述骨折特有体征之一者，即可诊断为骨折。但有些骨折，如裂缝骨折、嵌插骨折、脊柱骨折及骨盆骨折，没有上述典型的骨折特有体征，只要可疑骨折，则应常规进行 X 线平片检查，必要时行 CT 或 MRI 检查，以防漏诊。

二、骨折的影像学检查

（1）X 线 不仅能显示骨与关节病损的部位、范围、性质、程度，以及与周围软组织的关系，还可指导骨折及脱位的手法复位、牵引和固定，观察骨病的发展，判断预后等。但应注意：部分病变的 X 线征象，出现要迟于临床症状，故不能过度依赖该检查。X 线检查包括平片和断层片。

① 平片：有正位、侧位、斜位（如腕舟状骨、腕大多角骨及脊柱等）、特殊位（如髌骨、跟骨及尺骨鹰嘴等的轴位及寰枢椎的张口位）。

② 断层片：可观察病变中心的情况。

摄片时注意：四肢疾病需两侧对比；包括附近的关节；标出拍摄投照方向。另外，有些轻微的裂缝骨折，急诊摄片未见明显骨折线，若临床症状较明显者，应于伤后 2 周复查。

（2）CT 可显示人体横断面图像，对运动系统疾病的定位、诊断及鉴别诊断有重要价值。适用于脊柱及四肢肿瘤、结核、炎症、骨折、脱位，椎间盘突出及普通 X 线定位不明的运动系统疾病的诊断或辅助诊断。

（3）MRI 可提供横切面、矢状面、额状面等不同断面的图像，是目前检查软组织的最佳手段，可以清晰地显示椎体及脊髓损伤情况，并可观察椎管内是否有出血，还可发现 X 线平片及 CT 未能发现的隐匿性骨折并确定骨挫伤的范围。在骨质疏松、肿瘤、感染、创伤以及关节病变，如股骨头缺血坏死、膝关节韧带损伤等具有诊断价值，对脊柱、脊髓病变的诊断价值更高。

第三节·骨折的并发症

一、骨折早期并发症

（1）休克 详见第十章第一节。

（2）脂肪栓塞综合征 详见第十章第二节。

（3）重要内脏器官损伤

① 肝、脾破裂：严重的下胸壁损伤，除可致肋骨骨折外，还可能引起肝、脾破裂出血，导致失血性休克。

② 肺损伤：胸部受到直接或间接暴力可致肺挫伤，肋骨骨折时，骨折端可使肋间血管及肺组织损伤，出现气胸、血胸或血气胸，而致严重呼吸困难。

③ 尿道、膀胱损伤：由耻骨支骨折移位所致，出现尿外渗所致的下腹部和会阴区疼痛、肿胀以及血尿、排尿困难。

④ 直肠损伤：由骶尾骨骨折所致，出现下腹部疼痛和直肠内出血。

（4）重要周围组织损伤

① 重要血管损伤：邻近骨折的大血管可被刺破或压迫，引起肢体血液循环障碍，甚至危及生命。常见的有伸直型肱骨髁上骨折可损伤肱动脉，股骨下端和胫骨上端骨折可损伤腘动脉，胫骨上段骨折可损伤胫前或胫后动脉，锁骨骨折可损伤锁骨下动脉等。

② 周围神经损伤：易发生在神经与骨紧密相邻的部位，常见的有肱骨中、下1/3 交界处。骨折极易损伤紧贴肱骨走行的桡神经；肱骨内髁或内上髁骨折可合并尺神经损伤；桡骨下端骨折可伤及正中神经；腓骨颈骨折可伤及腓总神经。

③ 脊髓损伤：为脊柱骨折和脱位的严重并发症，多见于脊柱颈段和胸腰段，可出现损伤平面以下的瘫痪。

（5）骨筋膜室综合征 详见第十章第四节。

二、骨折晚期并发症

（1）坠积性肺炎 主要发生于骨折后长期卧床不起者，以老年、体弱和伴有慢性病者多见，有时甚至危及患者生命。

（2）压力性损伤 详见第八章第五节。

（3）静脉血栓栓塞症（VTE） 多见于髋部骨折、脊柱骨折与脊髓损伤等重度创伤患者。由于下肢长时间制动或不能活动，静脉血液回流缓慢，加之创伤所致血液高凝状态等，易导致下肢深静脉血栓形成（DVT）；若血栓脱落阻塞肺动脉或其分支可引起肺血栓栓塞症（PTE）；DVT 和 PTE 合称为 VTE。

（4）感染 开放性骨折，特别是污染较重或伴有较严重的软组织损伤者，若清创不彻底，坏死组织残留，或软组织覆盖不佳出现骨外露，可发生感染。感染若处理不当，可致化脓性骨髓炎。

（5）损伤性骨化（traumatic myositis ossificans） 又称骨化性肌炎。关节扭伤、脱位或关节附近骨折，骨膜剥离形成骨膜下血肿，处理不当使血肿扩大，血肿机化并在关节附近软组织内广泛骨化，造成严重关节功能障碍。特别多见于肘关节周围，如肱骨髁上骨折，反复暴力复位或骨折后肘关节伸屈活动受限而进行的强力反复牵拉所致。

（6）创伤性关节炎（traumatic osteoarthritis） 关节内骨折，关节面遭到破坏，又未能解剖复位，骨愈合后关节面不平整，长期磨损易引起创伤性关节炎，致关节活动时出现疼痛。多见于膝关节、踝关节等负重关节。

（7）关节僵硬（joint stiffness） 是骨折和关节损伤最常见的并发症。即患肢长时间固定，静脉和淋巴回流不畅，关节周围组织发生纤维粘连，并伴有关节囊和周围肌肉挛缩，致使关节活动障碍。

（8）急性骨萎缩（acute bone atrophy，Sudeck's atrophy） 即损伤所致关节附近的疼痛性骨质疏松，又称反射性交感神经性骨营养不良。好发于手、足骨折后。典型症状是疼痛和血管舒缩紊乱。特点：疼痛与损伤程度不一致，随邻近关节活动而加剧，局部有烧灼感，因关节周围保护性肌肉痉挛而致关节僵硬；血管舒缩紊乱可使早期皮温升高、水肿、汗毛和指甲生长加快，随之皮温低、多汗、皮肤光滑、汗毛脱落、手或足部肿胀、僵硬、寒冷，患部肿胀呈青紫达数月之久。

（9）缺血性骨坏死（avascular osteonecrosis） 骨折使某一骨折端的血液供应被破坏，导致该骨折端缺血坏死。常发生在腕舟状骨骨折后近侧骨折端或股骨颈骨折后股骨头部位。

（10）缺血性肌挛缩（ischemic contracture） 是骨折最严重的并发症之一，是骨筋膜室综合征处理不当的严重后果。常见原因是骨折处理不当，特别是外固定过紧；也可由骨折和软组织损伤直接导致。一旦发生，则难以治疗，可造成典型的爪形手或爪形足。

第四节 · 骨折的现场急救

一、骨折现场急救的目的

用最为简单而有效的方法，抢救生命，保护患肢，迅速转运，以便尽快得到妥善处理。

二、骨科现场急救程序与方法

（1）抢救休克 首先检查患者全身情况，如处于休克状态，应注意保温，尽量减少搬动，有条件时应立即输液、输血。

（2）包扎伤口 开放性骨折的伤口，绝大多数可用加压包扎止血。大血管出血，加压包扎不能止血时，可采用止血带止血，且尽量使用充气止血带，并应记录所用压力和时间。创口用无菌敷料或清洁布类予以包扎，以减少再污染。若骨折端已戳出伤口并已污染而未压迫重要血管、神经者，不应将其复位（以免将污染物带至创口深处），而应送至医院经清创处理后复位；若在包扎时，骨折端自行滑入创口内，应做记录，以便在清创时进一步处理。

（3）妥善固定 固定是骨折急救的重要措施。凡疑有骨折者，均应按骨折处理。

① 目的：避免骨折端在搬运过程中对周围重要组织，如血管、神经、内脏的损伤；减少骨折端的活动，以减轻疼痛；便于运送。

② 材料与方法：夹板或木板、木棍、树枝等。若无任何可利用的材料时，上肢骨折将患肢固定于胸部，下肢骨折将患肢与对侧健肢捆绑固定。闭合性骨折者，急救时不必脱去衣裤和鞋袜，以免过多地搬动患肢，增加疼痛。若患肢肿胀严重，可用剪刀将衣袖和裤脚剪开，以减轻压迫。骨折有明显畸形，并有穿破软组织或损伤附近重要血管、神经的危险时，可适当牵引患肢，待稳定后再行固定。

（4）迅速转运　患者经初步处理、妥善固定后，应尽快运送到就近的医院进行治疗。脊柱骨折采用滚动式搬运并俯卧位搬运。

第五节 · 骨折的治疗

一、闭合性骨折的治疗

闭合性骨折的治疗原则包括复位、固定、康复治疗。

1. 复位

将移位的骨折端恢复正常或接近正常的解剖关系，重建骨的支架作用，称为复位。它是治疗骨折的首要步骤，也是骨折固定和康复治疗的基础。

（1）复位方法

① 手法复位：应用手法使骨折或脱位复位，称为手法复位（又称闭合复位）。应避免粗暴的手法和反复多次的复位，因其可增加软组织损伤，影响骨折愈合，且可能引起并发症。骨折应争取达到解剖复位，否则必须手术复位。

② 牵引复位：持续牵引使肌肉松弛，恢复骨骼的长度及轴线，达到逐渐复位的目的。

③ 切开复位：即手术切开骨折部位的软组织，暴露骨折端，在直视下将骨折复位，称为切开复位。切开复位指征：骨折端之间有肌肉或肌腱等软组织嵌入；关节内骨折；骨折合并主要血管、神经损伤；多处骨折；四肢斜形、螺旋形、粉碎性骨折及脊柱骨折合并脊髓损伤者。

（2）复位标准

① 解剖复位：骨折端通过复位，恢复了正常的解剖关系，对位（两骨折端的接触面）和对线（两骨折端在纵轴上的关系）完全良好。

② 功能复位：经复位后，两骨折断端虽未恢复至正常的解剖关系，但在骨折愈合后对肢体功能无明显影响。每一部位功能复位的要求均不一样，一般认为功能复位的标准：旋转、分离移位完全矫正；下肢骨折缩短移位，成人不超过 1cm，儿童若无骨骺损伤，缩短在 2cm 以内；成角移位基本复位，轻微成角与关节活动方向一致；横行移位骨折端对位至少达 1/3，干骺端骨折至少应对位 3/4。

2. 固定

将骨折断端维持在复位后的位置，使其在良好对位情况下达到牢固愈合。它是骨折愈合的关键。固定的方法有以下 2 类。

（1）外固定 小夹板、石膏绷带、支具、持续牵引和骨折外固定器等。

（2）内固定 切开复位后，采用金属内固定物，如接骨板、螺丝钉、髓内钉、加压钢板等，将已复位的骨折予以固定（图 9-6）。

3. 康复治疗

在不影响固定的情况下，尽快地恢复患肢肌肉、肌腱、韧带、关节囊等软组织的舒缩活动，早期合理的功能锻炼和康复治疗极其重要。老年人四肢骨折需尽早离床活动，因其可促进患肢血液循环，消除肿胀；减少肌肉萎缩、保持肌肉力量；防止骨质疏松、关节僵硬；促进骨折愈合。康复治疗应遵循动静结合、主动与被动结

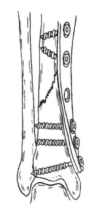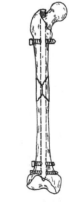

(a) 金属接骨板内固定　　(b) 带锁髓内钉内固定

图 9-6　骨折内固定

合、循序渐进的原则，充分调动患者和家属的积极性，促进骨折愈合和功能恢复，防止并发症发生。

（1）早期阶段 骨折后 1～2 周内。此期目的是促进患肢血液循环，消除肿胀，防止肌萎缩。由于患肢肿胀、疼痛、易发生骨折移位，功能锻炼应以患肢肌主动舒缩活动为主。

（2）中期阶段 骨折 2 周以后。患肢肿胀已消退，局部疼痛减轻，骨折处已有纤维连接且日趋稳定。根据骨折的稳定程度，逐渐缓慢增加其活动强度和范围，并在医务人员指导和健侧肢体的帮助下进行骨折上、下关节活动，以防止肌萎缩和关节僵硬。

（3）晚期阶段 骨折已达临床愈合标准，外固定已拆除。此期是康复治疗的关键时期，特别是早、中期康复治疗不足者，肢体部分肿胀和关节僵硬应通过锻炼尽早使其消除，并辅以物理治疗和外用药物熏洗，促进关节活动范围和肌力的恢复。

二、开放性骨折的治疗

开放性骨折处与外界相通，存在已污染的伤口，给骨折带来了感染的危险，其治疗原则：正确辨识开放骨折的皮肤损伤，彻底清创，早期软组织重建，闭合伤口，采取可靠的手段固定骨折端，早期预防使用抗生素，警惕骨筋膜室综合征。

1. 正确辨识皮肤损伤

开放性骨折致软组织损伤的严重程度按 Gustilo 分型分为 3 型：1 型，刺伤（伤口≤1cm），伴随极轻微的伤口污染和肌肉损伤；2 型，撕裂伤（伤口＞1cm），

伴有中等程度的软组织损伤；3 型，广泛的软组织损伤伴严重肌肉挤压伤以及严重污染，包括粉碎性骨折块（3A 型）、骨膜剥离（3B 型），或需要修复的动脉损伤（3C 型）。

2. 彻底清创

彻底清创的原则是清创的时间越早，感染的机会越少，治疗效果越好。一般在伤后 6～8h 内清创，绝大多数伤口能够一期愈合。超过 8h 后，感染的可能性增大。但在 24h 之内，在有效使用抗生素的情况下也可进行清创。而超过 24h 的污染伤口，原则上不宜彻底清创，但应简单清除明显坏死的组织和异物，建立通畅的引流，留待二期处理。

3. 早期软组织重建

肌腱、神经、血管等重要组织损伤，应争取在清创时予以合适的方法进行修复。

4. 闭合创口

完全闭合创口，争取一期愈合，是将开放性骨折转化为闭合性骨折的关键。Ⅰ型和Ⅱ型开放性骨折，清创后大多数创口能一期闭合。Ⅲ型开放性骨折，清创后伤口可使用高分子材料敷料覆盖（如负压封闭引流装置），待肿胀消退后，直接缝合切口或游离植皮等。

5. 骨折固定

清创后，直视下将骨折复位，并根据骨折的类型选择适当的内固定方法，必要时可加用外固定。一般清创时间超过伤后 6～8h 者，不宜使用内固定，而选用外固器固定。

6. 早期预防使用抗生素

早期经验性使用抗生素，药敏结果出来后改敏感抗生素。为防止破伤风，常规注射破伤风抗毒血清（TAT）1500U。

7. 警惕骨筋膜室综合征

全程关注骨折肢体有无骨筋膜室综合征，正确把握切开减压时机。

第六节 · 骨折的愈合

一、骨折愈合过程

骨折愈合是一个复杂而连续的过程。依据组织学和细胞学的变化，可将其分为 3 个阶段（图 9-7），但三者之间相互交织逐渐演进，不可截然分开。

1. 骨折愈合机制

（1）血肿炎症机化期　骨折端形成肉芽组织和纤维连接过程，约需 2 周。同

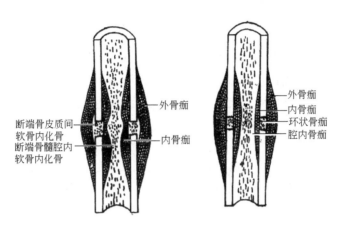

图 9-7 骨折愈合过程

时，骨折端附近骨外膜的成骨细胞伤后不久即活跃增生，1周后开始形成与骨干平行的骨样组织，并逐渐延伸增厚；骨内膜在稍晚时也发生同样改变。即骨折后血肿形成并逐渐机化，骨内膜、骨外膜处开始形成骨样组织。

（2）原始骨痂形成期　首先形成内骨痂和外骨痂，继之形成桥梁骨痂，标志着原始骨痂形成。这些骨痂不断钙化加强，当其达到足以抵抗肌收缩及剪力和旋转力时，则骨折达到临床愈合，需12～24周。此时X线平片上可见骨折处有梭形骨痂阴影，但骨折线隐约可见。骨折愈合过程中，膜内成骨比软骨内成骨快，而膜内成骨又以骨外膜为主。因此，任何对骨外膜的损伤均对骨折愈合不利。

（3）骨痂改造塑形期　原始骨痂中新生骨小梁逐渐增粗，排列逐渐规则和致密。骨折端的坏死骨经破骨和成骨细胞的侵入，完成死骨清除和新骨形成的爬行替代过程。原始骨痂被板层骨所代替，骨折部位形成坚强的骨性连接，需1～2年。

2. 骨折愈合过程分期

（1）一期愈合（直接愈合）　骨折复位和内固定后，骨折断端可通过哈弗系统重建直接发生连接。X线平片上无明显外骨痂形成，而骨折线逐渐消失。其特征为愈合过程中无骨皮质区吸收，坏死骨在被吸收的同时由新的板层骨取代，达到皮质骨间的直接愈合。

（2）二期愈合（间接愈合）　膜内化骨与软骨内化骨的结合，有骨痂形成。临床上骨折愈合过程多为二期愈合。

二、骨折临床愈合标准

临床愈合是骨折愈合的重要阶段，此时患者可拆除外固定，通过功能锻炼逐渐恢复患肢功能。其标准：局部无压痛及纵向叩击痛；局部无异常活动；X线平片显示骨折处有连续性骨痂，骨折线模糊。

三、影响骨折愈合的因素

1. 全身因素

（1）年龄　不同年龄骨折愈合差异很大。儿童骨折愈合快，老年人愈合慢。如股骨骨折，新生儿 2 周可达坚固愈合，成人则需 3 个月。

（2）健康状况　健康状况欠佳，特别是慢性消耗性疾病者，如营养不良、糖尿病、钙磷代谢紊乱及恶性肿瘤等，骨折愈合较慢。

2. 局部因素

（1）骨折类型　螺旋形和斜形骨折，骨折断面接触面大，愈合较快；横形骨折断面接触面小，愈合较慢；多发性骨折或一骨多段骨折，愈合较慢。

（2）局部血液供应　是影响骨折愈合的重要因素。骨折断端完全丧失血液供应，发生骨折不愈合的概率较大。

（3）软组织损伤程度　严重的软组织损伤，特别是开放性损伤，可直接损伤骨折端附近的肌肉、血管和骨膜，破坏其血液供应，影响骨折愈合。

（4）软组织嵌入　肌肉、肌腱等软组织嵌入骨折端之间，阻碍骨折端的对合与接触，骨折难以愈合甚至不愈合。

（5）感染　开放性骨折局部感染可导致化脓性骨髓炎，严重影响骨折愈合。

3. 治疗方法的影响

（1）反复多次的手法复位　可损伤局部软组织和骨外膜，不利于骨折愈合。

（2）清创及手术不当　切开复位时，软组织和骨膜剥离过多影响骨折断端血供，可导致骨折延迟愈合或不愈合；开放性骨折清创时，过多地摘除碎骨片，造成骨折缺损，影响骨折愈合。

（3）固定不当　骨折固定不牢固，骨折仍可受到剪力和旋转力的影响，干扰骨痂生长，不利于骨折愈合。

（4）过度牵引　持续骨牵引治疗时，牵引力过大，可造成骨折端分离，并可因血管痉挛而致局部血液供应不足，导致骨折延迟愈合或不愈合。

（5）过早或不恰当的功能锻炼　可妨碍骨折部位的固定，影响骨折愈合。

四、骨折愈合异常现象

（1）骨折延迟愈合（delayed union）　即骨折经过治疗，超过一般愈合所需的时间（4～8 个月），骨折断端仍未出现骨折连接。除全身营养不良等外，主要原因是骨折复位和固定不牢靠，骨折断端存在剪力和旋转力或者牵引过度所致的骨端分离。表现为骨折愈合较慢，但仍有继续愈合的能力和可能性。针对原因适当处理后仍可达到骨折愈合。

（2）骨折不愈合（nonunion）　即骨折经过治疗，超过一般愈合时间（9 个月），且经再度延长治疗时间（3 个月）仍达不到骨性愈合。X 线平片表现为肥大型和萎缩型 2 种，后者骨折处可有假关节活动。多由于骨折断端间嵌夹较多软组织，开放性骨折清创时去除的骨片较多而造成骨缺损，多次手术对骨的血液供应破坏较大及内固定失败等所致。骨折不愈合，需行手术等方法促进愈合。

（3）骨折畸形愈合（malunion） 即骨折愈合的位置未达到功能复位的要求，存在成角、旋转或重叠畸形。可能由于骨折复位不佳、固定不牢固或过早拆除固定物，受肌肉、肢体重量和不恰当负重的影响所致。畸形较轻，对功能影响不大者，可不予处理；畸形明显，影响功能者，需行矫正术。

第七节·骨折患者的常规护理

一、急救护理

（1）妥善安置 按病情轻重缓急进行救治。危重患者必须术前准备和抢救同步进行，且应尽快转送 ICU 病房；如果条件不具备，亦应尽量使用监护设备。

（2）病情观察 严密观察全身情况：神志、呼吸、脉搏、血压、体温、贫血征象、尿量、尿液性质等，做出详尽的记录。一旦发现异常，早期做出正确判断，及时采出相应的措施。

（3）建立有效静脉通道 保障抢救用药及时到位。

（4）大出血急救 果断采取有效止血措施。严重创伤的患者，应估计失血量并紧急输液输血，及时补充血容量。

（5）保证良好的通气和氧合 对骨折合并气道梗阻、血气胸、颅脑损伤患者应及时吸氧，保证气道通畅，必要时行气管插管或气管切开进行机械通气。

二、肢体护理

（一）病情观察

1. 患肢血液循环

（1）严密观察患肢远端和近端的动脉搏动 判断动脉是否受损和血供是否充足。肘部周围发生骨折时，如果未能触及远端动脉搏动但手部温暖，表明毛细血管灌注良好，加强观察；膝部周围发生骨折时，如果未能触及远端动脉搏动，需紧急行诊断性影像学检查评估骨折周围血管损伤情况，若有血管损伤应立即手术。

（2）严密观察肢端甲床充盈时间 如果＞2s，则表明动脉损伤或受压、受阻。

（3）严密观察患肢远端情况 有无剧烈疼痛、肿胀、麻木感，有无皮温低、皮肤花斑以及感觉丧失，发生以上情况说明肢端血液循环障碍，须立即查明原因，进行相应处理。

2. 患肢肿胀程度

（1）积极查明引起肿胀的原因，及时对症处理。

（2）适当抬高患肢　对血液循环不良的肢体处理：除对症治疗外，肢体抬高略高于心脏水平，否则会加重缺血；并严禁热敷、按摩、理疗，以免加重组织缺血、损伤。如无禁忌应早期恢复肌肉关节的功能锻炼，促进损伤局部血液循环，以利静脉血及淋巴液回流，防止、减轻或及早消除肢体肿胀。

（3）损伤早期处理　局部可冷敷，降低毛细血管通透性，减少渗出，使损伤破裂的小血管及时凝固止血，减轻肿胀。

（4）肢端肿胀伴有血液循环障碍处理　应检查夹板、石膏等外固定物是否过紧，及时解除压迫。

（5）严重的肢体肿胀　应警惕骨筋膜室综合征发生，及时通知医生做相应处理。

（6）因感染引起的组织肿胀处理　通知医师处理局部伤口，拆线、引流，及时应用有效的抗生素。

3. 患肢感觉、运动

（1）检查前必须提供充分的镇痛　如固定、药物使用等准备。

（2）运动的观察　包括肢体的主动运动、肌张力和反射活动。

（3）感觉的观察　包括触觉、痛觉、温觉、振动觉、深部位置觉及两点辨别觉等。

（二）外固定护理

（1）动态检查和评估外固定装置　检查是否有效，夹板松紧度是否适宜；石膏有无断裂，石膏固定内肢体是否松动或受挤压；牵引重量是否适宜、牵引滑轮是否灵活、牵引力线是否符合治疗需求、牵引锤是否落地等。

（2）观察患肢外固定处与身体受压处皮肤　受压处皮肤有无红肿、水疱、破溃，有无过敏反应，骨牵引针孔有无红肿、脓液渗出。

（三）预防功能障碍

（1）及时进行正确的急救与治疗。

（2）保证有效的固定　及时检查调整外固定，使骨折顺利愈合。

（3）体位护理　肢体按治疗要求摆放与固定；除根据病情及治疗需要安置特殊体位以外，四肢关节一般应摆放于功能位。

（4）及时进行正确的功能锻炼。

（5）对肢体永久性功能丧失（如截瘫、截肢）的患者　及时行康复治疗，加强其他肢体的功能代偿训练。

（6）预防因肌肉废用性萎缩而导致的挛缩畸形。

三、骨折合并周围血管损伤的护理

（一）急救与术前护理

（1）止血、包扎　对于开放性大血管喷射状出血，以纱布块或纱布卷直接填塞创口并进行简单的加压包扎后，尽快送医院行进一步治疗；大部分的周围血管损伤，如肱动脉、尺动脉、桡动脉、腘动脉及胫后动脉等损伤，则以指压止血后用加压包扎、上袖带式气压止血带止血。

（2）安全转运　止血措施完善后，鼓励仅上肢损伤的患者自己行走，下肢损伤患者或合并骨折的患者须固定妥善后再转运。

（3）积极抗休克治疗　注意勿于血管损伤侧肢体输注。

（二）术后护理

1. 体位

（1）患肢　妥善固定，减轻患肢张力；制动；保暖。

（2）抬高　静脉血管修复术后患肢高于心脏水平 20～30cm，动脉血管修复术后患肢平置或低于心脏水平。

2. 病情观察

（1）生命体征观察　谨防继发大出血。

（2）肢体血运观察　严密观察肢体血液循环。

3. 并发症的观察与护理

（1）骨筋膜室综合征　如出现肢体剧痛、明显肿胀、体温升高、血压下降、无法解释的脉率增快及发热等，应立即通知医师并做好切开减压准备。

（2）感染

① 观察伤口敷料有无渗血、渗液，及时更换。

② 每隔 24～48h 观察创面，一旦发现感染征象，及时通知医师并协助处理。

③ 遵医嘱应用抗生素。

四、伤口护理

（1）现场急救　及时正确，避免伤口二次污染及细菌进入深层组织。争取时间，早期实施清创术。

（2）观察伤口　观察伤口有无疼痛及发热，有无红肿、波动感，一旦发生感染，应及时处理。

（3）伤口感染严重者　及时拆除缝线敞开伤口，并实施引流；使用有效抗生素积极控制感染。

五、疼痛护理

1. 明确疼痛的原因

（1）创伤、骨折引起的疼痛　多在整复固定后明显减轻，并随着肿胀消退而日趋缓解。

（2）开放性损伤合并感染　多发生在创伤 2～4 天后，疼痛进行性加重或呈搏动性疼痛，皮肤红、肿、热，伤口可有脓液渗出或臭味，形成脓肿时可出现波动。

（3）缺血性疼痛　为外固定物包扎过紧或患肢严重肿胀所致，表现为受压组织处或肢体远端剧烈疼痛，并伴有皮肤苍白、麻木、温度降低，缺血范围较大或较严重者可出现被动伸指（趾）时疼痛加剧。

2. 对因、对症处理

（1）伴有血管神经损伤或皮肤损伤的骨折　即刻进行复位和固定。

（2）缺血性疼痛　及时解除压迫，松解外固定物，如已发生压力性损伤应及时行压力性损伤护理；如发生骨筋膜室综合征须及时手术，彻底切开减压。

（3）发现感染时　通知医生处理伤口，开放引流，有效抗生素治疗。

（4）规范化镇痛治疗。

3. 减轻医源性疼痛

（1）在进行各项护理操作时，动作要轻柔、准确，防止粗暴引起或加重患者疼痛。

（2）如治疗护理必须移动患者时，应事先向患者说明必要性，取得配合。在移动过程中，对损伤部位重点托扶保护，缓慢移至舒适体位，争取一次性完成。

4. 非药物镇痛

控制焦虑，建立良好的护患关系，利用视觉或触觉分散法分散或转移患者的注意力。利用冷敷、热敷、按摩等，缓解疼痛。

六、营养支持

1. 营养途径与成分

（1）较小骨折和内固定术后　及时进食高蛋白、高脂肪、高糖类并富含维生素、微量元素和矿物质（钙、镁、锌等）食物。

（2）大型骨折或伴大面积软组织挫伤　早期可考虑肠外营养，以维持正氮平衡，待病情好转稳定逐步过渡到经口进食。

2. 食疗方法

（1）骨折早期　饮食宜清淡，可用赤小豆适量加水煮服，加赤砂糖适量温服，活血化瘀。

（2）骨折中、后期　可选用猪骨、羊骨、牛骨、鹿骨、鹿筋、鹿肉、猪腰子、胡桃肉、黑芝麻、枸杞子等，促进骨折愈合。

七、心理支持

（1）骨折手术患者　应讲明手术治疗的目的、意义和重要性，通过成功病例的宣传，打消患者顾虑，树立战胜疾病的信心，取得患者的配合。

（2）截肢、截瘫等遗留严重残疾的患者　应注意保护他们的自尊心，使之既要敢于面对现实承认残疾，又要树立勇气战胜伤残。

（3）恢复期患者　鼓励功能锻炼及康复治疗，鼓励患者从事力所能及的活动，重拾生活的信心和勇气。

八、康复指导

1. 向患者讲解锻炼的意义和方法
使患者充分认识功能锻炼的重要性，消除思想顾虑，主动运动锻炼。

2. 制定锻炼计划
在治疗过程中，根据患者的全身状况、骨折愈合进度、功能锻炼后的反应等指标不断修订锻炼计划和内容。

3. 锻炼原则
（1）一切锻炼活动均须在医护人员指导下进行。

（2）循序渐进：活动范围由小到大，次数由少渐多，时间由短至长，强度由弱增强。

（3）以恢复肢体的固有生理功能为中心：上肢要围绕增强手的握力进行活动；下肢重点在训练负重行走能力。

（4）不能干扰骨折的固定，更不能做不利于骨折愈合的活动：如外展型肱骨外科颈骨折不能做上肢外展运动；内收型肱骨外科颈骨折不能做上肢内收运动；尺桡骨干骨折不能做前臂旋转活动；胫腓骨干骨折不能做足的内外旋转运动。

（5）分阶段进行锻炼

① 骨折早期：伤后1～2周内，伤肢肿胀疼痛，骨折端不稳定，容易再移位。此期功能锻炼的主要形式是患肢肌肉舒缩运动，如前臂骨折时做握拳和手指屈伸活动，股骨骨折做股四头肌舒缩运动，原则上骨折部上、下关节不活动，身体其他部位均应进行正常活动。

② 骨折中期

a. 2周伤肢肿胀消退，疼痛减轻，骨折端纤维连接，并逐渐形成骨痂，骨折部趋于稳定。此期锻炼的形式除继续增强患肢肌肉舒缩活动外，在医护人员或健肢的帮助下逐步恢复骨折部上、下关节的活动，并逐渐由被动活动转为主动活动。

b. 伤后5～6周，骨折部有足够的骨痂时，可以进一步扩大活动范围和力量，防止肌肉萎缩，避免关节僵硬。

③ 骨折后期：骨折邻近愈合后，功能锻炼的主要形式是加强患肢关节的主动活动和负重锻炼，使各关节迅速恢复正常活动范围和肢体正常力量。

4. 观察功能锻炼的反应
（1）功能锻炼以患者不感到疲劳，骨折部位不发生疼痛为宜。锻炼时患肢轻度肿胀，经晚间休息后能够消肿者可以坚持锻炼。

（2）如果肿胀较重并伴有疼痛，则应减少活动，抬高患肢，待肿胀疼痛消失后再恢复锻炼。

（3）警惕发生新的损伤　如果疼痛肿胀逐渐加重，经对症治疗无明显好转并伴关节活动范围减小，或骨折部位突发疼痛时，暂时停止锻炼并及时做进一步检查处理。

九、出院指导

（1）情志及调养　保持心情愉快，勿急躁。

（2）饮食指导　无合并特殊疾病患者，给予高蛋白、富含维生素、易消化饮食。

（3）伤口护理　观察伤口周围有无红、肿、痒感，如有异常应及时就医。

（4）用药指导　向患者讲解药物的名称、剂量、时间、用法、注意事项，遵医嘱服用。

（5）继续功能锻炼　根据医嘱，按照功能锻炼原则进行。

（6）日常活动指导　下床时患肢先下地，然后拄拐行走；穿衣或裤时先患侧后健侧；穿袜时伸髋屈膝进行，穿无需系鞋带的鞋；拄拐杖时尽量不单独活动。进行一切活动时，应尽量减少患肢的负重度及各侧方应力，预防再次外伤。

（7）继续外固定者　保持石膏的清洁、干燥，防止石膏受潮变形或折断，如有变形或折断，及时到医院更换石膏；行外固定架固定者，保持针眼处的清洁，干燥，每日消毒 2 次，如有感染，及时到医院治疗；肱骨骨折行外展支架固定者，保持固定体位；去除外固定及下地时间则由医生根据术后恢复情况决定。

（8）定期门诊复查　遵医嘱按时来院复查，复查时带上门诊病历、X 线片及出院小结。

（贺爱兰　张玉梅　肖昌慧　成湘红　彭伶丽　彭婧）

第十章 ▶▶ 严重创伤早期并发症护理

严重创伤是在不可抗拒和不可预料的突然外力作用下，对人体造成的多发甚至致死的脏器和系统的损伤。以骨折为主体的多发性损伤，往往导致创伤性休克、脂肪栓塞综合征、挤压综合征、呼吸窘迫综合征、应激性溃疡、骨筋膜室综合征、气性坏疽等，严重的可威胁患者生命。处理上应先抢救生命，然后抢救肢体。由于严重创伤后，病情复杂，护理以安全需要、生理和病理反应需要、依赖需要为主，这些需要相互制约并互相影响。

第一节 · 创伤性休克

创伤性休克（traumatic shock）是由于机体遭受暴力作用后，发生重要脏器损伤、严重出血等情况，使患者有效循环血量锐减，微循环灌注不足，以及创伤后的剧烈疼痛、恐惧等多种因素综合形成的机体代偿失调的综合征。因此创伤性休克较单纯的失血性休克的病因、病理要更加复杂。在骨科手术中，长期使用止血带突然释放而致的"止血带休克"，亦被认为是创伤性休克的一种。

以骨折为主体的多发性损伤所致的休克，出血是最常见的原因，其他原因包括脊髓高位损伤、剧烈疼痛和其他合并伤如心包填塞、张力性气胸等。

一、病理生理

（1）血流动力学变化

① 休克代偿期：即微循环收缩。当机体受到致休克因素袭击后的代偿性生理反应，引起心率增加、血管收缩和心室收缩力增强，同时使血液重新分配，以保证心、脑等重要脏器的血流灌注。此阶段若能及时补充液体，纠正血容量不足，休克可能好转。

② 休克中期：即微循环扩张期。休克代偿期未被及时逆转，血液的灌流不足引起的组织无氧代谢增加，乳酸堆积，使微循环内血液大量淤积，液体外渗，有效

循环血量锐减。

③ 休克失代偿期：即微循环衰竭期。休克中期未被及时纠正，继续加重微循环中血液的淤滞和增加毛细血管的通透性，使血液浓缩，黏性增大，凝血机制发生紊乱，导致弥散性血管内凝血（DIC）和多脏器功能衰竭，进入休克失代偿期，休克难以逆转。

（2）体液因子　参与休克微循环变化的体液因子种类甚多，除儿茶酚胺外，还有一些体液因子对休克微循环病理变化起重要作用。①血管紧张素：可引起内脏血管收缩，冠状动脉收缩和缺血使心收缩力下降，并可与儿茶酚胺、血栓素等共同作用，造成肠系膜血液减少，引起肠休克，使肠壁屏障功能丧失，肠腔毒素进入血液。休克肠被认为是导致不可逆休克的关键器官之一。②血栓素（TXA_2）：具有强烈收缩血管作用，引起血小板聚集导致血栓形成。前列腺环素（FGL_2）扩张血管和抑制血小板凝聚，休克时，TXA_2增加，PGL_2减少，加重 DIC 形成。③溶酶体膜类物质和毒素：可促使溶酶体膜破裂，使心肌收缩力减弱，内脏血管收缩，循环阻力增高。④垂体前叶释放的 β-内啡肽：引起血压下降和心率减慢。⑤自由基：增多引起脂质过氧化，使血管内皮受损伤，血管通透性增加。

（3）酸碱平衡紊乱　休克时无氧代谢加剧，可造成乳酸、丙氨酸和其他有机酸性产物的堆积，如再出现肺的严重损害、代谢性酸中毒和呼吸性酸中毒并存，则存活希望很小。

（4）各种脏器改变　休克时，可使多脏器的功能发生改变，产生心血管、肾、肺、肝、脑、胃肠道等脏器代谢和免疫防御功能衰竭，它们可以同时或先后发生，给休克救治带来很大困难。其发生机制主要由于低灌流、缺氧和内毒素引起，病死率很高。

① 肾脏：最易受休克影响的主要器官之一。肾皮质因血流锐减而易受损伤，肌红蛋白、血红蛋白沉淀于肾小管致肾小管坏死，毒素损害肾小管上皮，共同促成急性肾功能衰竭。

② 肺：肺微循环功能紊乱，肺内动、静脉短路开放，导致缺氧，使肺泡上皮细胞受损，表面活性物质减少，血管通透性增加，造成肺水肿和出血、肺泡萎缩和肺不张、使通气和血液灌注比例失调，持续加重可引发急性呼吸窘迫综合征（ARDS），亦称休克肺。

③ 心脏：休克晚期，低血压、心肌内微循环灌注不足受损害，可发生心力衰竭。

④ 肝脏：休克时，肝脏血流量可明显减少，导致肝细胞坏死，解毒能力下降，导致防疫功能削弱。严重时肝脏的消化、合成、解毒、转化功能可完全丧失。

⑤ 胰腺：休克时胰腺细胞内溶酶体破溃，释出水解酶、胰蛋白酶，可直接激活Ⅴ、Ⅷ、Ⅹ因子，容易引起肺血栓形成。心肌抑制因子直接伤害心肌，组织蛋白脂酶、磷脂酶更与不可逆休克的产生有密切关系。

⑥胃肠道：低灌注可引起胃肠道黏膜缺血，发生糜烂、溃疡和应激性溃疡出血。

⑦脑：对缺氧最敏感，缺氧90s失去脑电波活动，缺氧5min发生不可逆损害。

二、临床表现

创伤性休克与损伤部位、损伤程度和出血密切相关，救治时必须根据伤情迅速判断，注意观察伤员的面色、神志、呼吸、脉搏、心率、血压、外出血、伤肢的姿态以及衣服撕裂和被血迹污染的程度等，这是决定急救措施的重要依据。

（1）休克的临床表现与程度　见表10-1。

表 10-1　休克的临床表现与程度

休克程度	估计出血量	皮肤温度	肤色	口渴	神志	血压/kPa	脉搏/(次/min)	血细胞比容	中心静脉压	尿量/(ml/h)
休克前期	<15%（750ml）	正常	正常	轻	清楚	正常	正常或略快	0.42	正常	正常或略少
轻度休克	15%~25%（1250ml）	发凉	苍白	轻	清楚和淡漠	(12.0~13.3)/(8.0~9.3)	100~120	0.38	降低	少尿
中度休克	25%~35%（1750ml）	发凉	苍白	口渴	淡漠	(8.0~12.0)/(5.3~8.0)	>120	0.34	明显降低	5~15ml
重度休克	35%~45%（2250ml）	冷湿	苍白到发绀、紫斑	严重口渴	淡漠到昏迷	(5.3~8.0)/(2.6~5.3)以下	难触及或>120	<0.30	0	0

（2）休克指数　临床上常将血压的高低作为诊断有无休克的依据，但在休克代偿期，由于周围血管阻力增高收缩压可以正常，但舒张压升高，脉压差缩小<4.0kPa(30mmHg)，脉率增快，容易误诊，休克指数可很好地判断有无休克以及休克的严重程度。

休克指数＝脉率/收缩压（mmHg）

休克指数的意义：①休克指数＝0.5，提示血容量正常，或失血量不超过血容量总数的10%；②休克指数＝1.0，提示失血量为20%~30%。③休克指数>1~2，提示失血量为30%~50%。即休克指数越大，病情越重，休克的程度越重。

三、治疗

创伤性休克的救护重点是准确评估及早识别休克，保持呼吸道通畅，控制活动性的外出血，做好伤肢外固定和补充血容量等。

（1）评估　伤性休克患者的临床表现取决于出血的速率、出血量和持续时间，患者的基础生理状况，以及是否存在其他急性病理过程（如张力性气胸、心肌缺血）。评估内容包括循环、意识、呼吸、尿量、局部伤情和脊髓损伤情况等。

（2）救治　对于重伤患者，评估和治疗应同时进行，紧急救治措施（按优先级顺序排列）包括：保护颈椎的同时建立一个开放的和受保护的气道，最大化氧合，建立静脉通道并进行液体复苏、控制出血、抽血行实验室检查和交叉合血。

① 保持呼吸道通畅及充分供氧：如 $PaCO_2 \geqslant 8.0kPa(60mmHg)$，应行呼吸机辅助呼吸，维持 $PaO_2 > 9.3kPa(70mmHg)$，但不超过 $13.3kPa(100mmHg)$。

② 去除引起休克的原因：创伤性休克最重要的原因是活动性大出血，迅速止血非常重要。对开放出血伤口加压包扎或缝合止血；对截肢或严重肢体损伤的患者，止血带止血；骨折者做好伤肢外固定；骨盆严重骨折出血者尽早固定骨盆并使用抗休克裤；对活动性大出血或体内重要脏器破裂所致的大出血，在积极抗休克的同时，紧急手术。

③ 建立静脉通道并进行液体复苏

a.建立静脉输液通道：使用留置针（16G 或更大）建立至少两条或以上的静脉通道，必要时采用中心静脉导管，以便快速大量输液。

b.输液的晶体：胶体比例：在血源困难条件下，晶体：胶体比例为 4：1，血红蛋白应维持在 50～60g/L，血细胞比容保持在 0.20～0.25。有条件时，晶体：胶体比例为 2：1 或 1.5：1，严重大出血时可以为 1：1 的比例，休克恢复后血红蛋白保持在 110～130g/L，血细胞比容为 0.35～0.45。

c.输液速度及输液量：在第一个 30min，快速输平衡盐液 1000～1500ml，右旋糖酐-70（中分子右旋糖酐）500ml。如休克缓解，可减慢速度，否则可再快速注入 1000ml 平衡盐液。

d.对于严重持续性出血且难以迅速或充分控制的创伤患者，立即输注血制品，以 1：1：1 的比例输注浓缩红细胞、新鲜冰冻血浆和血小板。

④ 实验室检查：包括交叉合血、动态监测血常规、动脉血气分析、血乳酸、凝血功能、电解质水平等有助于判断休克的严重程度、是否需要输注血制品和补充电解质。

⑤ 血管活性药物使用：必须在补足血容量的基础上才可以使用。

⑥ 纠正酸中毒：碱性药物纠正酸血症是抗休克的措施之一。但重危伤员情况复杂，休克时 pH 不一定降低，不常规应用碱性药物，而应连续进行血气分析，准确掌握酸碱紊乱及电解质（特别是 K^+）的异常情况，并根据休克发展情况，给予纠正。

⑦ 激素的应用：在补足血容量、纠正酸中毒后，休克仍不见明显改善，可考虑使用。

四、护理措施

（1）体位护理　给予下肢、头部和躯干各抬高 30°的休克卧位，如有颅内伤或胸部伤，可用平卧位，以利于下肢静脉回流和改善呼吸。同时注意保暖、骨折处制动和固定。

（2）保持呼吸道通畅　鼻导管或面罩吸氧，氧流量 4～6L/min，必要时建立人工气道。

（3）病情观察

① 密切观察脉搏、呼吸、动脉血氧饱和度、血压、脉压差、中心静脉压、神志、瞳孔、面色、末梢循环及颈静脉和周围动脉的充盈程度的变化并记录，记录尿量、24h 出入量、观察尿色和性状。及早发现与判断症状，发现异常及时报告医生。

② 观察肢体肿胀、血液循环、感觉、活动度、伤口出血，注意有无颅脑、胸、腹等多发伤。

（4）建立静脉通路　参见治疗。

（5）心理支持　急性创伤性休克患者的特点是起病急、病情重甚至危在旦夕，从机体到精神上的压力都特别重，心理反应行为也很强烈，在面临严重创伤和死亡的同时，患者可表现出严重的焦虑不安，极度的恐惧及紧张情绪，因此护理人员应及时注意观察创伤性休克患者的心理特点，做好患者及家属的心理安抚和支持，保证抢救和治疗的顺利进行。

（6）营养支持　尽早肠内营养支持，必要时肠外支持。

第二节·脂肪栓塞综合征

脂肪栓塞综合征（fat embolism syndrome，FES）是指外伤、骨折等严重损伤将脂肪释放到循环中，导致肺部和全身症状的临床综合征。骨科患者中长骨（尤其是股骨）和骨盆骨折、扰动骨髓的骨科手术、严重感染、骨髓炎等可诱发 FES。

一、病理生理

（1）机械学说　脂肪在创伤后从受损的骨髓或脂肪组织进入撕裂的小静脉，脂肪球会聚集并阻塞肺动脉毛细血管，另外循环脂肪细胞引发血小板和纤维蛋白聚集，进一步导致肺毛细血管小静脉阻塞、局部炎症、出血和水肿。大量聚集可能会导致右心室衰竭和阻塞性休克。有髓骨骨折时的 FES 发生率最高、脂肪栓子量最大，因为骨髓中的受损小静脉被其附着的骨牵拉而维持开放状态，使骨髓内容物很容易进入静脉循环。

（2）化学毒素学说　这个理论认为栓塞脂肪降解成具有促炎作用的毒性中间体，在肺内积累，形成肺间质水肿，肺上皮细胞损害，导致肺泡内渗出性出血。

（3）脂肪栓子去向

① 直径<7～20μm者可通过肺血管进入体循环。

② 被肺泡上皮细胞吞噬后脱落肺中，由痰排出。

③ 直径大的栓子停留在肺血管床内，在脂酶作用下水解，产生甘油和游离脂肪酸并逐渐消失。

二、临床表现

FES的临床表现差异很大，Sevitt将其分为3种类型，即暴发型、完全型（典型症状群）和不完全型（部分症状群，亚临床型）。不完全型按病变部位又可分纯肺型、纯脑型、兼有肺型和脑型两种症状者，其中以纯脑型最少见。一般病例可有4h至15天的潜伏期（平均约为46h）。临床出现症状时间可自伤后数小时开始至一周左右，80%的病例于伤后48h以内发病。

（1）暴发型　伤后短期清醒，又很快发生昏迷、谵妄，有时出现痉挛，手足抽搐等脑症状。可于1～3天内死亡。由于出血点及胸部X线病变等典型症状不完全，很多病例尸检时才能确诊。

（2）完全型（典型症状群）　伤后经过12～24h　清醒期后，开始发热，体温突然升高，出现心动过速（心率>110次/min），呼吸系统症状（呼吸快、啰音）和脑症状（意识障碍、嗜睡、朦胧或昏迷），以及周身乏力，重者出现抽搐或瘫痪。呼吸中枢受累时可有呼吸不规则、潮式呼吸，严重者出现呼吸骤停，皮肤有出血斑，眼底检查发现视网膜栓子。胸部X线可出现暴风雪样改变。

（3）不完全型（部分症状群，亚临床型）　缺乏典型症状或无症状，这类患者如处理不当，可突然变成暴发型或成为典型症状群，尤其在搬动患者或伤肢活动时可以诱发。

三、治疗

FES没有根治性治疗，一般是采用支持性措施处理并等待患者自行恢复。

（1）呼吸支持疗法　治疗呼吸功能障碍和纠正低血氧是FES最基本的治疗措施。

① 轻型FES：有心动过速，缺氧（PaO_2<60mmHg，$PaCO_2$>50mmHg）表现，无神志改变和肺水肿者，鼻导管或面罩给氧，使PaO_2维持在70mmHg以上，必要时给予间歇正压呼吸。

② 重型FES：有神志变化，PaO_2<50mmHg，胸部X线出现暴风雪样改变的患者，给予呼吸机辅助、呼吸终末正压通气（PEEP），PEEP根据PaO_2调整。

（2）保护脑组织　给予头部降温、脱水、镇静等措施。

（3）药物治疗

① 激素：可减轻肺水肿，提高肺泡内氧的弥散率，纠正低氧血症。应用时间应越早越好，一般主张在呼吸气短时即应用，在有效呼吸支持下，$PaO_2 <$ 60mmHg，皮质激素更需使用。如时间延迟，一旦肺炎形成即无效果。氢化可的松用量第 1 天可 1000mg，第 2 天 500mg，第 3 天 200mg，3～5 天后可暂停，或地塞米松每天 100～200mg。

② 右旋糖酐-40：可增大血容量、减少红细胞凝集、增加微循环内的冲刷力。但有心力衰竭、肺水肿症状时用药须谨慎，一般用量 500ml/（12～24h）。

③ 白蛋白：可与体内多余的游离脂肪酸结合，降低血中游离脂肪酸的浓度，减少其对血管的损伤；维持胶体渗透压防止肺间质水肿。

④ 其他药物治疗：加强抗感染；心动过速或心律不齐时，应用强心类药物防止心力衰竭发生；严重缺钙时，给予适量补充；支气管痉挛时给予气管扩张药等。

（4）早期高压氧治疗　对于 FES 有较好的治疗作用，可以减少并发症和后遗症的发生，降低致残率及病死率。

四、护理措施

（1）病情观察

① 肺功能的监测：密切观察患者呼吸频率、节律和深度，口唇和四肢末端有无发绀，动态监测 SPO_2 和血气分析结果，及时调整呼吸机参数，尽早纠正低氧血症。

② 观察患者判断力和定向力、意识及瞳孔变化。

③ 监测体温变化。

④ 观察皮肤出血点的范围、程度。

（2）呼吸支持　保持呼吸道通畅，轻型 FES，持续高浓度面罩给氧，维持 PaO_2 为 70mmHg 以上。重型 FES 做好呼吸机支持治疗的护理，确保有效。

（3）脏器保护　加强对重要脏器的保护，纠正缺氧和酸中毒，防止各种并发症。

（4）减少脂肪进入血流　及时对骨折肢体进行有效制动，保持患肢的正确体位；尽量减少搬动患者，进行各项操作时动作要轻柔。

（5）输液速度管理　重型 FES 患者由于缺氧时间较长，脑、肺有不同程度的缺氧水肿表现，在维持足够血容量同时，要严格控制输液速度，40～60 滴/min，以免加重病情。

（6）用药管理　观察用药的效果与不良反应。

（7）心理护理　由于发病极为突然，病情复杂多变，患者往往存在紧张和恐惧心理。应多给予关怀、安慰，让患者及家属了解 FES 经过积极的治疗后遗症少，减轻其心理压力。

（8）加强基础护理

① 抬高伤肢，注意保暖。

② 保持环境安静，减少各种刺激。

③ 做好口腔、皮肤及会阴护理。

④ 做好安全护理，对烦躁不安、昏迷患者应设床栏，以防止坠床。

（9）营养支持　给予低脂肪、高蛋白、高糖、高维生素的饮食。

（10）功能锻炼　鼓励健侧肢体自主活动，协助患者或昏迷患者被动活动。

第三节 · 急性呼吸窘迫综合征

急性呼吸窘迫综合征（ARDS）是由一种肺内原因和（或）肺外原因引起的，以顽固性低氧血症为显著特征的临床综合征。常见的病因有肺炎、脓毒症、误吸、严重创伤（长骨骨折、挤压综合征等）、DIC、大量输血、药物过量、酒精过量等。

一、病理生理

在 ARDS 患者中，弥散性肺泡损害是最为常见的病理表现，最终导致气体交换功能受损，肺顺应性下降，以及肺动脉压增高。疾病的第 1 周称为急性期或渗出期，这一时期的常见表现包括：嗜酸性粒细胞性肺透明膜、肺泡内水肿、毛细血管充血、肺泡间隔增宽，以及局部凝血异常引起的广泛血栓。随后的表现包括间质扩张伴疏松的黏液样成纤维细胞组织、Ⅱ型肺泡上皮细胞增生、鳞状上皮化生、血栓和血管重构。一些患者进入到纤维化期，特点是正常肺结构消失、弥漫性纤维化，以及形成囊性病灶。

二、临床表现

（1）急性起病　在直接或间接肺损伤后 6～72h 内发病，并迅速加重。

（2）呼吸困难　呼吸窘迫通常明显，包括呼吸急促和弥漫性湿啰音，可能存在咳嗽和胸痛。

（3）顽固性低氧血症　动脉血气分析表现为低氧血症，常伴急性呼吸性碱中毒，常规吸氧难以纠正，需要高浓度辅助供氧来维持充分的氧合。常通过计算氧合指数（PaO_2/FiO_2）来反映通气-灌注比例或气体弥散功能，正常值为 500mmHg，计算公式为：（鼻导管给氧）$20+4×$氧流量（L/min）。根据 PaO_2/FiO_2 将 ARDS 分为三度。①轻度 ARDS：300mmHg$\geqslant PaO_2/FiO_2>$200mmHg。②中度 ARDS：200mmHg$\geqslant PaO_2/FiO_2>$100mmHg。③重度 ARDS：$PaO_2/FiO_2\leqslant$100mmHg。

（4）胸片早期无明显改变，病情进展后，出现双侧肺泡浸润影。

三、治疗

ARDS 的救治措施重点是呼吸支持和肺外支持治疗。①呼吸支持：通过辅助氧合，维持组织充分氧合，支持受损肺的恢复，目的是使肺泡充分地扩张，以增加功能残气量（FRC）的改善和保护组织灌流。②肺外支持治疗：积极防治危及生命的并发症的发生，包括控制原发病因。

（1）呼吸支持 机械通气是 ARDS 患者的主要治疗手段，包括无创通气与有创通气，二者的选择根据具体病情而确定。降低呼吸机相关性肺损伤和严重程度是机械通气最重要的关注点，具体优化策略包括：低潮气量通气、肺开放性通气和高呼气末正压通气。

（2）肺外支持治疗

① 镇静和镇痛：可以改善机械通气的耐受性并降低氧耗量，对 ARDS 患者有益。

② 低温疗法：当吸氧浓度达 60%，而 $PaO_2 < 60mmHg$ 时，可降低体温到 31℃左右，以减轻氧耗及 CO_2 的产生，从而降低氧浓度，减轻肺损伤。

③ 液体管理：通过中心静脉压、血细胞比容、尿量、脉率、血压等动态观察，由此获得相对准确的补充血容量依据，减轻肺水肿。

④ 抗生素：尽早进行呼吸道分泌物的细菌学鉴定，根据结果及时合理应用抗生素。另外还要注意肺部引流。

⑤ 肾上腺皮质激素：在 ARDS 早期（24~48h）短期使用，可刺激Ⅱ型细胞产生肺表面活性物质，稳定肺泡功能，防止肺泡萎陷，改善生理分流. 纠正低氧血症，还可减轻肺泡水肿，稳定溶酶体膜，改善微循环。

⑥ 莨菪类药物：可改善肺部微循环，缓解毛细血管痉挛，减少呼吸道分泌物，镇静大脑皮质从而减少患者烦躁等。

四、护理措施

（1）ARDS 的预防 对休克、重度创伤患者，应给予积极有效的预防措施，包括：①迅速恢复循环血容量；②保留气道内导管，直至患者完全清醒及充分的通气；③经常更换体位，积极鼓励患者进行深呼吸；④凡输血超过 4 个血量单位者，应使用标准的滤过器过滤；⑤补充营养；⑥控制过量过快输液；⑦给予纯氧时间不宜过长，最好应用 40% 浓度的氧气；⑧正确的体位护理，防止胃液误吸入肺，尤其对神志昏迷的患者。

（2）病情观察 观察呼吸频率、节律和深度的变化；缺氧有无改善；监测心率、心律及血压的变化；观察意识状态及神经精神症状；观察和记录每小时尿量和出入量；监测动脉血气分析和生化检验结果，了解电解质和酸碱平衡情况。

（3）保持呼吸道通畅 指导并协助患者进行有效的咳嗽、咳痰，协助翻身、拍背，促使痰液排出。使用机械通气患者应及时吸痰，注意无菌操作，并注意观察痰的颜色、性质、量及时做好记录。

（4）氧疗护理　氧疗过程中，要记录给氧方式、给氧浓度及时间。观察氧疗效果，根据动脉血气分析结果和患者的临床表现，及时调整吸氧流量或浓度，保证氧疗效果。机械通气患者做好气道和呼吸机管理。

（5）用药护理　按医嘱及时准确给药，并观察疗效及不良反应。使用呼吸兴奋剂时应保持呼吸道通畅，根据呼吸频率、节律、神志以及动脉血气的变化调整剂量。

（6）营养支持　ARDS患者处于高代谢状态，应补充高热量、高蛋白、高维生素、高脂肪饮食，必要时遵医嘱行肠内或肠外营养，以避免发生营养代谢失调和电解质紊乱。

（7）心理护理　由于发病突然、病情危重和进行性呼吸困难等使患者感到极度不安、恐慌甚至绝望；若患者应用呼吸机而无法表达意愿时，可表现出急躁和不耐烦。应根据患者的心理需求，通过语言、表情、手势等与患者交流，解释疾病的发展过程和积极配合治疗的重要性，鼓励患者树立战胜疾病的信心。

（8）呼吸锻炼　教会患者有效咳嗽、咳痰和呼吸功能训练如缩唇呼吸、腹式呼吸。

第四节·急性骨筋膜室综合征

急性骨筋膜室综合征（acute osteofascial compartment syndrome，ACS）系肢体创伤后发生在四肢特定的筋膜间隙内的进行性病变，即由于间隙内容物的增加，压力增高，导致间隙内容物（主要为肌肉与神经干）进行性缺血坏死。常见发病部位包括小腿和前臂，也可发生在足部、大腿和臀区。任何减少筋膜间隙容量或增大筋膜间隙内液体量的因素均可发生ACS，常见原因有肢体的挤压伤、肢体血管损伤、肢体骨折内出血、石膏或夹板固定不当等。

一、病理生理

当肢体遭砸压或其他上述病因之后，筋膜间隙内的肌肉出血、肿胀，使间隙内容物的体积增加，加之骨筋膜管的约束，使间隙内压力增高，从而出现：内容物增加→内压升高→静脉压升高→毛细血管压升高→渗出增加→内容物增加，形成恶性循环。当组织压力超过终末小动脉的压力时，小动脉关闭，发生缺血、坏死（图10-1）。

皮肤对缺血耐受性最强。肌肉耐受缺血时间最短，大约完全缺血4h即可发生坏死。神经干对缺血的耐受性虽较肌肉长，但比较敏感，缺血30min即可出现神经功能障碍，缺血6h血供恢复后神经干不完全坏死功能可部分回逆，缺血12～24h可致永久性功能丧失。

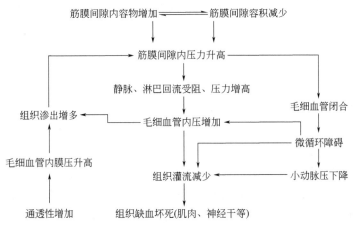

图 10-1　急性骨筋膜室综合征的发病机制

二、临床表现

（1）症状

① 疼痛：与损伤"不相称"的疼痛是 ACS 早期最具敏感性症状，表现为持久的深层疼痛或烧灼痛，常规镇痛手段无法缓解。

② 感觉异常：在 ACS 发生后 30min 至 2h 内出现，提示缺血性神经功能障碍。

（2）体征

① 早期被动牵拉疼痛。

② 肢体肿胀，是最早的体征。

③ 皮温减低，远端动脉搏动减弱。

④ 感觉减弱。

⑤ 肌无力：在 ACS 发生后 2～4h 内出现，晚期出现瘫痪。

⑥ 肌红蛋白尿：在 ACS 发生后的 4h 内出现。

（3）各部位 ACS 的特有体征

① 小腿：是 ACS 的常发部位，包括 4 个筋膜室：前筋膜室、外侧筋膜室、后深筋膜室及后浅筋膜室。其中最容易发生 ACS 的是前筋膜室，最少见的是后浅筋膜室，其特有体征如下。

a.前筋膜室：第一、第二足趾之间感觉消失，足背屈无力。

b.外侧筋膜室：足部背屈和内翻无力，第一、第二足趾间的趾蹼间隙感觉缺失，小腿及足背感觉消失。

c.后深筋膜室：足底感觉消退、足趾屈曲无力及足趾被动伸展时疼痛。

d.后浅筋膜室：疼痛、可触及的紧绷和压痛。

② 前臂：包括 4 个筋膜室，即掌深筋膜室、掌浅筋膜室、背侧筋膜室和外侧

筋膜室。其中最常发生 ACS 的是掌筋浅、深膜室，前臂 ACS 的体征主要是指间关节屈曲障碍。

③ 上臂：包括两个筋膜室，即前筋膜室和后筋膜室。如发生 ACS，出现相应肌肉、神经损伤的表现。

④ 大腿：包括 3 个大筋膜室，即前筋膜室、后筋膜室及内侧筋膜室。大腿几乎不发生 ACS，但在严重创伤后还是有发生的可能，应引起关注。a.前筋膜室：膝关节被动屈曲疼痛；不能伸展膝关节；或累及大腿前部、外侧或内侧（股神经皮支）或累及小腿和足部内侧（隐神经受损）的感觉障碍。b.后筋膜室：膝关节被动伸展疼痛；不能屈膝、不能跖屈踝关节或不能背曲踇趾；或累及足背或足底表面或者踇趾趾蹼间隙的感觉障碍（腓神经受损）。c.大腿内侧筋膜室：髋部被动外展疼痛；不能内收髋部；或近端大腿内侧（闭孔神经）感觉障碍。

三、治疗

（1）保守治疗

① 降低筋膜室的所有外部压力，移除所有包扎、夹板、石膏托或其他紧束性覆盖物；

② 脱水药物的使用；

③ 纠正低血压；

④ 有效镇痛和充分氧疗。

（2）手术治疗　筋膜切开减压是治疗 ACS 最彻底有效的方法。切开时机应在 ACS 发生 8h 内。

四、护理措施

（1）术前护理

① 病情观察

a.严密观察患肢疼痛情况，准确及时记录疼痛发生的时间和程度。

b.严密观察患肢肿胀、血液循环、感觉、运动情况，监测远端脉搏及毛细血管充盈时间，进行综合分析判断，值得注意的是肢体远端动脉搏动存在并不是安全的指标。

c.记录 24h 尿液出入量。

② 用药护理：严密观察药物使用后的治疗效果和不良反应。

③ 体位护理：将肢体放置在心脏水平，避免动脉血流量减少及重力依赖性肿胀所致筋膜室压力增加，这两者均可加剧肢体缺血。

（2）术后护理

① 病情观察：同术前护理。

② 伤口护理：观察伤口分泌物的性质、量及颜色，及时更换敷料，严格无菌

操作。

③ 预防并发症：切开减压后，局部血液循环得到改善，大量坏死组织的代谢产物和毒素也随之进入血液循环，可导致失水、酸中毒、高钾血症、肾功能衰竭、休克等严重并发症。监测相关检验检查，及时对症处理。

（3）营养支持　给予高热量、高蛋白、富含维生素的食物，必要时肠外营养支持。

（4）心理护理　由于患者患肢剧烈疼痛，担心预后，故应给患者心理安慰和支持，解除其因疼痛所致恐惧，减轻焦虑。向患者和家属说明早期手术的必要性，以利于疾病治疗的配合。

第五节 · 挤压综合征

挤压综合征（crush syndrome，CS）是指肢体、臀部等肌肉丰厚的部位受到压砸或长时间重力压迫后，受压肌肉组织大量变性、坏死，出现以肌红蛋白尿、高钾血症和急性肾衰竭为特征的临床症候群。30%～50%的创伤性横纹肌溶解患者来自于CS，常见于灾难性地震之后。灾难性地震的所有伤者中有2%～5%发生挤压综合征。

一、病理生理

（1）坏死物毒素吸收　肌肉缺血2h造成肌肉损伤，缺血6h造成不可逆性坏死。肌肉坏死释放出大量代谢产物，如肌红蛋白、钾离子、肌酸、肌酐等，使血钾浓度迅速升高、酸中毒。

（2）血液再灌注损伤　压迫解除后，肢体血液再灌注、小血管通透性增加，导致肌肉间水肿、压力增加，致局部循环障碍，加重肌肉坏死。

（3）毒素致急性肾功能衰竭　肢体挤压伤后可出现低血容量休克致肾小管的损害；肌肉组织坏死后释放的大量肌红蛋白需经肾小管滤过，在酸中毒、酸性尿情况下可沉积于肾小管，形成肌红蛋白管型，加重肾脏损害程度。最终导致急性肾功能衰竭。

二、临床表现

（1）肿胀、疼痛及活动障碍　重者可出现ACS相关临床表现。

（2）低血容量　失血、失液导致的低血容量；挤压伤所致横纹肌溶解的患者，大量血浆渗入损伤部位的第三间隙又会加重低血容量。

（3）肌红蛋白尿　诊断CS的一项重要依据，休克状态被解除后即可呈现茶褐色或红棕色肌红蛋白尿。在受压肌肉恢复血流后12h，肌红蛋白尿浓度最高，以后逐渐降低。

（4）酸中毒　肌肉坏死产生的大量酸性物质，导致代谢性酸中毒，且难于纠正。

（5）高钾血症　肌肉组织坏死，释放出大量钾离子至血液，加上急性肾功能衰竭，排尿少，排钾困难，使体内血钾浓度迅速升高。

三、预防

（1）早期充分液体复苏

① 预防的目标：增加肾灌注，从而最大程度减轻缺血损伤。尿量目标：200～300ml/h。

② 容量复苏时机：在挤压解除之前开始或在解除之后尽快开始。

③ 液体选择：等张盐水加 5% 葡萄糖，具有提供能量并减轻高钾血症的优势。禁用含有钾的等张溶液，如乳酸林格液，预防高血钾。

④ 补液量和速度：起始速度为 1L/h（每小时 10～15ml/kg 体重），补液 2L 后，将补液速度降为 500ml/h，以避免容量超负荷。注意补液量的个体化。需考虑年龄（老年人补液时应谨慎）、体质指数（体积更大的伤者需要更多液体）、创伤模式（创伤更严重的患者需要更多液体）和推测的液体丢失量（气候炎热时和伤者有尿液产生或持续失血时需要更多液体）。

（2）碱化尿液　CS 常有酸中毒，早期液体复苏后，可用碱性药物（常用 5% 碳酸氢钠）以碱化尿液，预防酸中毒，防止肌红蛋白与酸性尿液作用后在肾小管中沉积，预防急性肾功能衰竭。尿液 pH 的目标值为大于 6.5，应根据持续的临床评估与实验室检查来决定具体的碱化尿液补液速度与方案。

（3）利尿　尿量＞20ml/h 后，可选用 20% 甘露醇快速静滴，增加肌红蛋白等有害物质的排泄，预防肾实质损害。

（4）解除肾血管痉挛　组织挤压伤后，血液中可有肾素、组胺等收缩血管物质浓度增加，使肾脏血管收缩痉挛。早期血管扩张药物与甘露醇同时使用，可解除肾血管痉挛。

（5）及早切开筋膜减压。

四、治疗

（1）全身治疗　针对容量超负荷、高钾血症、严重酸血症、急性肾功能衰竭，有效的方法是血液透析治疗，注意保持水电解质平衡。

（2）截肢　肢体挤压伤严重，肢体近于毁损者，则应截肢。

（3）筋膜间隙切开减压。

五、护理措施

（1）病情观察与评估

① 受伤史：了解受伤性质、持续时间及处理经过，以估计肌肉损伤程度，骨折固定是否恰当，使用止血带方法是否正确，ACS 处理是否得当，以明确致病因素。

② 四肢损伤观察：观察肢体肿胀程度、有无 ACS 早期表现、肌肉是否缺血坏死、检查伤口渗出量及渗出物性质、皮肤颜色是否有改变，以便早发现、早确诊。

③ 全身情况观察：密切观察患者有无烦躁不安、嗜睡、神志不清；是否有肌肉酸痛、手足感觉异常；是否有脉搏缓慢、心律不齐等高钾血症表现；是否存在口渴、恶心、呕吐；是否存在呼吸深慢等酸中毒表现。

④ 尿液观察：观察尿的颜色（是否茶褐色或酱油色）、性质、量及相对密度，特别是解压后 12h 尿的变化，尿常规有无异常，准确记录每小时尿量，持续监测尿相对密度，以便判断有无肾功能损害。

（2）动态监测相关检验与检查

① 实验室检查：肌酸磷酸激酶（CPK）、尿常规、血清电解质、尿素氮、血肌酐及动脉血气，以判断肾功能是否受损，是否有酸碱平衡失调。

② 心电图：是否有双肢对称的 T 波高尖。

（3）患肢护理

① 病情观察：观察患肢肿胀，皮肤颜色、硬度，末梢血运，动脉搏动以及伤肢感觉等。

② 制动：伤肢制动，尤其对伤肢尚能活动的患者是极其重要的。

③ 伤肢禁忌：禁止热敷或使用止血带，且不可加压包扎，不可抬高伤肢。

（4）体位护理　可疑休克时，给予去枕平卧位；怀疑 ACS 时，患肢与心脏保持同一水平。

（5）皮肤护理　由于局部肿胀严重，移动肢体时疼痛加剧，全身情况差，且常合并有水肿，极易形成压力性损伤，应高度重视皮肤护理，预防压力性损伤。每日需用温水轻轻擦拭皮肤，保持干爽。

（6）心理护理　意外伤害及剧烈疼痛，治疗时间较长，费用较高，且效果欠佳，常使患者感到恐惧与焦虑，医护人员应主动关心患者，及时解除痛苦，做好心理支持，解除患者心理负担和消除恐惧感，树立战胜疾病的信心。做好疾病宣教工作，尤其是截肢术后患者，应消除悲观失望的情绪，并帮助患者对残肢的功能练习。

（7）营养支持　给予无钾、低蛋白（优质蛋白 20g/d，病情稳定后增至 30～40g/d）、高热量、高维生素饮食，必要时肠外营养支持。同时给予碱性饮料，即碳酸氢钠 8g 溶于 1000ml 开水中饮用，预防肌红蛋白在肾小管沉积，保护肾脏功能、防止酸中毒。

（8）高热的护理　参见第五章第二节发热的护理。

（9）休克的护理　参见本章第一节休克的护理。

（10）急性肾衰竭、高血钾护理　观察尿量、颜色、尿比重，准确记录 24h 出入量；少尿或无尿期，应限制液体入量；严格控制含钾高的食物、药物，不宜输入库存血。

（11）做好筋膜室切开减压术后护理　参见本章第四节术后护理。

（12）截肢术后护理　参见截肢术后护理。

第六节·气性坏疽

气性坏疽（gas gangrene）亦称梭状芽胞杆菌性肌坏死（clostridialmyonecrosis），是由梭状芽胞杆菌引起的严重毒血症及肌肉组织广泛坏死的特异性感染。此类感染发展急剧，预后差。多见于战伤、严重损伤以及结、直肠手术患者。在人体抵抗力低下，同时存在开放性骨折伴血管损伤、挤压伤伴深部肌肉损伤、长时间使用止血带、石膏包扎过紧、肛门或会阴部的严重创伤等易继发气性坏疽。

一、病理生理

梭状芽胞杆菌为革兰阳性厌氧菌，导致气性坏疽的以产气荚膜杆菌为主，水肿杆菌、败血杆菌等均可介入，常为多种致病菌的混合感染。梭状杆菌是腐物寄生菌，普遍存在于泥土、粪便中，容易污染伤口，但不一定致病。人体是否致病取决于机体抵抗力和伤口的缺氧环境。

梭状芽胞杆菌的致病因素主要是外毒素和酶。α-毒素能分解卵磷脂，溶血毒素能破坏红细胞。部分酶对糖、蛋白、胶原起降解作用，产生不溶性气体，弥散在组织间，引起局部水肿、气肿、压迫血管、神经，导致病变部位剧痛，进一步加重导致局部血液循环障碍、组织缺血坏死，从而更有利于细菌生长繁殖，病情更趋恶化。大量毒素进入循环，引起严重的毒血症状，毒素对心血管系统的影响及细胞外液的丢失，可引起休克、肾功能不全等。

二、临床表现

潜伏期 1～4 天，常在伤后 3 天发病，最短至 6～8h。

（1）局部表现　早期出现患肢沉重感，伤口剧痛，呈胀裂感。镇痛药常不能缓解疼痛。伤口有棕色、稀薄、浆液样渗出液，可有腐臭味，伤口周围肿胀、苍白、发亮。随病变进展，局部肿胀加剧，静脉淤滞使得肤色转为暗红、紫黑，出现大理石样斑纹或含有暗红色液体的水疱。轻触伤口周围可有捻发音，压迫时有气体与渗液溢出。伤口暴露的肌肉失去弹性和回缩力，呈暗红色或土灰色，切割时不出血。

（2）全身表现　患者神志清醒，可有淡漠、不安甚至恐惧感，或伴有恶心呕吐等。体温可突然升高达 40℃，但下降很快。心率增速、呼吸急促，常有进行性贫血，随着病情进展，全身症状迅速恶化。晚期有严重中毒症状，可出现感染性休克、溶血性黄疸、外周循环衰竭、多器官功能衰竭。

三、辅助检查

（1）实验室检查　血红蛋白显著下降，白细胞计数通常不超过（12～15）×10^9/L。伤口渗液厌氧菌培养，可发现革兰阳性梭状杆菌。组织学检查炎症反应轻，以肌肉广泛坏死为特征性改变。血中肌酸磷酸激酶（CPK）水平升高，部分患者可出现肌红蛋白尿。如 CPK 测定正常，可以排除肌坏死。

（2）影像学检查　X 线平片、CT、MRI 影像检查显示伤部肌群中有气体存在。

四、治疗

早期认识与紧急手术是关键，一旦确诊应紧急手术并采取其他救治措施。

（1）手术　一旦确诊，应在抢救休克或严重并发症的同时进行紧急手术。如经处理感染未能控制且症状严重者，截肢可能是挽救生命的措施。

（2）抗生素治疗　大剂量青霉素静脉滴注，每日 1000 万～2000 万 U。大环内酯类（如克林霉素、麦迪霉素）和硝基咪唑（如甲硝唑、替硝唑）也有一定疗效。

（3）高压氧治疗　增高组织氧含量能够抑制气性坏疽杆菌生长。

（4）支持治疗　输血、纠正水电解质酸碱失衡、营养支持及对症处置，改善机体抵抗力。

五、护理措施

（1）消毒隔离　严格按照接触隔离制度执行，置隔离病房，设有明显的隔离标记，一切医疗物品专病专用，隔离期间不得探视；入手术室时从专用通道（污物道）送进专门手术间，手术前关闭手术间空调和空气净化器，避免空气流通造成交叉感染；门口悬挂隔离标识，参与手术人员相对固定，不得随意外出，有皮肤破损或创伤者则不能参加该手术；使用过的敷料、器械、衣物单独收集，采用高压蒸气灭菌，煮沸消毒时间在 1h 以上，产生的垃圾按医疗废物管理办法处理；气性坏疽患者在清创过程中可能有大量身体热量的散失，因此转运与返回病房后要注意保暖。

（2）伤口护理　观察伤口周围皮肤的色泽，局部肿胀程度，伤口分泌物性质，有无异味、捻发音等；对切开或截肢后的散开伤口，应用 3% 过氧化氢溶液冲洗、湿敷，及时更换伤口敷料，也有研究显示 VSD 持续负压（−250～−350kPa）吸引，同时给予每天至少 9000ml 的 1∶4000 的高锰酸钾溶液持续灌流冲洗。

（3）高热护理　动态观察和记录体温、脉搏等变化；高热者给予物理降温或药物降温；遵医嘱及时、准确、合理应用抗生素。给予营养支持，提高患者抗感染能力。

（4）疼痛护理　观察局部疼痛的性质、程度和特点，疼痛剧烈者，遵医嘱使用麻醉镇痛剂或者采用自控镇痛泵。因伤口创面深、面积大、冲洗药物的刺激等，换药前给予镇痛治疗。

（5）病情观察　严密观察生命体征和24h尿量，及时发现肾功能损伤；如患者出现意识障碍、体温降低或升高、脉搏和心率加快、呼吸急促、面色苍白或发绀、尿量减少、血白细胞计数明显增多等感染性休克表现时，及时报告医师，并积极配合治疗和护理。

（6）心理护理　由于病情重和单间隔离，患者存在紧张和恐惧心理，多给予陪伴、关怀和安慰，减轻其心理压力。需要截肢者，解释手术的必要性和重要性，帮助其正确理解并接受。

（7）营养支持　给予高热量、高蛋白、富含维生素的食物，必要时肠外营养支持。

（张玉梅　喻蓉）

第十一章 ▶▶ 上肢骨折患者护理

上肢骨折主要包括锁骨骨折、肱骨近端骨折、肱骨干骨折、肱骨髁上骨折、前臂双骨折和桡骨下端骨折。上肢骨折患者的入院评估参见第五章、围术期护理参见第八章、骨折常规护理和出院宣教参见第九章、骨科常用诊疗技术护理参见第四章。本章仅介绍与上肢不同部位的骨折特点密切相关的病因与分类、体征、辅助检查、治疗、护理措施和功能锻炼。

第一节 · 锁骨骨折

锁骨骨折 (fractured of the clavicle) 多发生在儿童及青壮年，主要为间接暴力引起。发生率约占全身骨折的 2.2%，占肩关节损伤的 44%，其中男女比例约为 2：1。锁骨干较细，有弯曲呈 "S" 形。内侧半弯凸向前，外侧半弯凸向后。内端与胸骨相联构成关节，外侧与肩峰相联构成肩锁关节，横架于胸骨和肩峰之间，是肩胛带与躯干唯一联系支架。

一、病因与分类

（1）病因

① 间接暴力：常见为侧方摔倒，肩部着地，力传导至锁骨，发生斜行骨折；也可因手或肘部着地，暴力经肩部传导至锁骨，发生斜形或横形骨折。

② 直接暴力：常由胸上方撞击锁骨，导致粉碎性骨折，但较少见。

（2）分类　儿童锁骨骨折多为青枝骨折，而成人多为斜形、粉碎性骨折。Allman 等将锁骨骨折分为三型。

① Ⅰ型：中 1/3 骨折，约占锁骨骨折的 62.0%，由于胸锁乳突肌的牵拉，骨折近端可向上、后移位，骨折远端则由于上肢的重力作用及胸大肌上端肌束的牵拉，使骨折远端向前、下移位，并有重叠移位。

② Ⅱ型：外 1/3 骨折。约占锁骨骨折的 34.9%，常因肩部的重力作用，使骨

折远端向下移位，近端则向上移位，移位程度较大者，应怀疑喙锁韧带损伤。

③ Ⅲ型：内 1/3 骨折，仅占锁骨骨折的 3.1%，治疗时需了解胸锁关节有无损伤。

二、临床表现

（1）症状　局部疼痛，肩关节活动时疼痛加剧。

（2）体征　肿胀，瘀斑，压痛，畸形，可能摸到骨折断端。伤肩下沉并向前内倾斜，上臂贴胸不敢活动，头倾向患侧。

三、辅助检查

上胸部的正位 X 线平片，可明确骨折部位、类型和移位情况。

四、治疗

（1）非手术治疗

① 儿童的青枝骨折、成人的无移位骨折：三角巾悬吊患肢 3～6 周。

② 有移位的锁骨中段骨折：手法复位后采用横形"8"字绷带或锁骨带固定 3～4 周。

（2）手术治疗　锁骨骨折合并神经、血管压迫症状，畸形愈合影响功能，不愈合或要求解剖复位者，可切开复位内固定。

五、护理措施

（1）体位护理

① 仰卧位：术后保持去枕仰卧位 2～3 周，双侧肩胛区垫 4～6cm 软枕，使两肩后伸，以患者舒适为度。用于"8"字绷带或锁骨带固定行保守治疗患者。

② 半卧位：用三角巾将患肢悬吊于胸前，不低于心脏水平。

③ 端立位：用三角巾将患肢悬吊。

（2）"8"字绷带或锁骨带固定的护理　保持有效固定和松紧适宜，禁止肩关节前屈、内收，避免腋部血管、神经损伤和压力性损伤的发生。

（3）合并伤的观察与处理　高能量创伤（如机动车碰撞）致锁骨骨折时，可并发包括肩胛骨骨折、肋骨骨折，血胸、气胸，锁骨下动静脉、颈内静脉等胸部和血管损伤，以及臂丛神经损伤，最易损伤尺神经（神经损伤临床表现及护理见第十八章），必须对所有锁骨骨折患者行神经血管和肺部检查寻找其他损伤。

六、康复指导

（1）早期　术后 1～2 周。功能锻炼以肩关节被动、缓慢活动为主。锻炼方法：术后第 2 天开始，患肢在三角巾悬吊保护下，行主动钟摆练习、伸屈肘关节及双手插腰后伸练习；被动前屈上举练习，被动外旋、外展、内收、内旋练习。

（2）中期　术后3~6周。在早期的基础上，逐渐由肩关节被动活动转为主动活动。锻炼方法：继续三角巾悬吊保护患肢，肩关节各方向的活动度、肌力、耐力，以及日常活动训练，鼓励患者参与日常活动。

（3）后期　术后6周以后。加强患肢关节的主动活动和负重练习，恢复受累关节的活动度，增加肌肉的力量，恢复肢体功能。锻炼方法：在中期的基础上，增大肩关节各方向的活动度、训练的强度、范围、运动量和持续时间，行负重练习，酌情参加日常活动和体育运动。

第二节·肱骨近端骨折

肱骨近端骨折（fracture of the proximal humerus）可发生于任何年龄，但以中、老年人为多。肱骨近端包括肱骨大结节、小结节和肱骨外科颈三个重要的解剖部位。肱骨外科颈为肱骨大结节、小结节移行为肱骨干的交界部位，该部位是松质骨和皮质骨的交接处，易发生骨折。在解剖颈下2~3cm，有臂丛神经、腋血管通过，如果致骨折暴力力度大，骨折移位多，可损伤腋神经和臂丛神经，以及腋窝处动、静脉。

一、病因与分类

（1）病因　骨折多由间接暴力产生，由于暴力作用的大小、方向、肢体的位置及患者的骨质量等不同可发生不同类型的骨折。

（2）分类　临床较为常用的肱骨近端骨折分型为Neer分型，即肱骨头、大结节、小结节和肱骨干及相互之间移位程度即以移位>1cm或成角>45°为移位标准来进行分型，而不强调骨折线的多少。Neer分型（四部分）：①第1部分，无移位或轻微移位骨折；②第2部分，1个部位发生骨折且移位；③第3部分，2个部位骨折且移位；④第4部分，4个部位都发生骨折且移位，如肱骨头向外侧脱位，成游离状态，血液供应破坏严重，极易发生缺血坏死。

二、临床表现

（1）症状　疼痛、上肢活动障碍。

（2）体征　肿胀、皮下瘀斑、畸形、反常活动、骨擦感/骨擦音。外展型骨折时，远端肢体呈外展位，似肩关节脱位，但肩峰下不空虚。

三、辅助检查

肩部正位X线片可显示外展或内收骨折类型，侧位片（穿胸位）可判断肱骨头有无旋转、嵌插、前后重叠移位畸形，以便明确有无骨折端向前成角。MRI对周围软组织损伤的诊断意义较大。CT 对于复杂的肱骨近端骨折与 X 线片结合可以提供更准确的信息，特别对骨折脱位有很大的诊断意义。

四、治疗

（1）非手术治疗　对于 Neer 分型中的第 1 部分骨折等，上肢三角巾悬吊时间为：儿童 2～3 周，成人 4～5 周。有移位者，复位后小夹板固定 3～4 周，如不允许或暂不允许复位，尺骨鹰嘴牵引 3～4 周。

（2）手术治疗　手法复位不成功，复位不满意，行切开复位钢板内固定，肩外展支架固定。术后特别复杂的老年人四部分骨折可选择人工肱骨头置换术。

五、护理措施

（1）体位护理　平卧时软枕抬高患肢，患肢屈肘 90°，放在胸前高于心脏水平。

（2）合并伤的观察与护理　如果肱骨近端骨折严重移位或合并肱骨脱位，可并发腋窝处动、静脉损伤，腋神经和肩胛上神经损伤（神经损伤临床表现及护理见第十八章），一旦发生应立即报告医生。

（3）肩外展支架固定　患者站立位时，将肩关节固定在外展、前屈、内旋和肘关节屈曲、腕关节功能位，预防骨不连的发生，固定时间 4～6 周。

六、康复指导

（1）术后 0～4 周　在镇痛下被动运动患侧肩关节，锻炼时摘下肩外展支架，其余时间均须佩带。锻炼方法：肩关节被动前屈上举练习、钟摆样练习、外旋练习等。

（2）术后 4～6 周　在第 1 阶段的基础上增加患侧肩关节被动内收、内旋锻炼。

（3）术后 6～12 周　此阶段训练以肩关节主动运动为主，进行患侧肩关节各个方向的全范围运动。X 线提示骨折有明确愈合迹象后进行主动锻炼，包括主动前屈练习，增加外展、内旋、外旋练习，逐步增加三角肌及肩袖的肌力。

（4）术后 12 周后　以抗阻力运动为主，增强肌力和耐力，增加肩关节活动范围和力量。锻炼方法：手指爬墙运动，利用木棍做上举、外展、前屈、后伸运动，主动练习内旋运动，两臂做划船动作或游泳动作，抗阻内旋和外旋锻炼。

第三节·肱骨干骨折

肱骨干骨折（fracture of humeral shaft）是发生在肱骨外科颈下 1～2cm 至肱骨髁上 2cm 段内的骨折，骨折发病率占全身骨折的 3%～5%，多发于 30 岁以下成年人。按发生部位分为上、中、下 1/3 肱骨干骨折。肱骨干中段后方有桡神经沟，其内有肱深动脉和桡神经紧贴骨面行走，肱骨中下段骨折容易合并桡神经损伤。

一、病因与分类

（1）病因　大多数发生于 30 岁以下的青年。①直接暴力：是常见原因，如打击伤、挤压伤等，多见于肱骨中 1/3，呈粉碎或横形或开放性骨折。②间接暴力：如摔倒时手或肘部着地，多见于肱骨下 1/3，多为斜形或螺旋形骨折，骨折端易插入肌肉而影响复位。③旋转暴力：投掷运动或掰腕时，突然间前臂及肱骨远端向前及内旋，而肩部及肱骨近端未能前旋，不协调应力作用于肱骨中段，导致投掷的扭转螺旋骨折。多发生在肱骨中下 1/3 交界处。

（2）分类　AO/ASIF 分型能够了解骨折的严重程度，分为 3 型，每型下面再分 3 组。①A 型：简单骨折，仅有 1 条骨折线。其中 A1 型为螺旋形骨折，A2 型为斜形骨折（斜形≥30°），A3 为横形骨折（横形≤30°）。②B 型：楔形骨折，有 3 个以上的骨折块，复位后主要骨块之间有接触。其中 B1 型为螺旋楔形骨折，B2 型为斜楔形骨折，B3 为粉碎楔形骨折。③C 型：复杂骨折，有 3 个以上的骨折块，复位后主要骨块之间没有接触。其中 C1 型为螺旋粉碎骨折，C2 型为多段骨折，C3 型为不规则粉碎骨折。

二、临床表现

（1）症状　疼痛、上肢活动障碍。
（2）体征　肿胀、皮下瘀斑、成角畸形、反常活动，感知骨擦感/骨擦音。合并桡神经损伤可出现相应的表现。

三、辅助检查

X 线检查可确定骨折的类型、移位方向。

四、治疗

（1）非手术治疗　肱骨干各型骨折均可在局麻下或臂丛麻醉下行手法整复，复位后可选择石膏或小夹板固定，为避免因重量而导致骨折端分离，建议最好选择肩外展支架固定，成人固定 6～8 周，儿童固定 4～6 周。
（2）手术治疗　行切开复位内固定治疗，术后再辅以外固定架。对于有桡神经损伤者应术中探查神经，若完全断裂可一期修复桡神经。

五、护理措施

（1）合并伤的观察与护理
① 肱动脉损伤：可出现远端动脉搏动的减弱或消失。检查骨折肢体远端和近端的动脉搏动，判断动脉血流是否充足。一旦出现血管损伤，固定并立即报告医

生，准备手术探查。

②桡神经损伤：行神经探查和修复术后，需行前臂桡背侧支具，松紧带固定腕、指，行被动背伸活动训练，以防关节僵硬。

（2）保持石膏或小夹板的有效固定，预防相关并发症。

六、康复指导

（1）早期　复位固定后开始手指、腕屈伸活动，但禁止做上臂旋转运动。

（2）中期　2～3周后开始肩、肘关节屈伸主动活动和肩关节外展、内收活动，逐渐增加活动量和活动频率。

（3）后期　4周后加大活动量，全面练习肩关节活动，并做肩关节旋转活动。

第四节 · 肱骨髁上骨折

肱骨髁上骨折（supracondylar fracture of humerus）是指肱骨干与肱骨髁交界处发生的骨折。肱骨髁上骨折多发生于10岁以下儿童，占小儿肘部骨折的30%～40%。在肱骨髁内、前方有肱动脉和正中神经，肱骨髁的内侧和外侧分别有尺神经和桡神经，骨折断端向前移位或侧方移位时可损伤相应神经、血管。在儿童期，肱骨下端有骨骺，若骨折线穿过骺板有可能影响骨骺发育，导致肘内翻或外翻畸形。

一、病因与分类

（1）病因　多为间接暴力引起。

（2）分类　根据暴力来源及方向可分为伸直型、屈曲型和粉碎型三类。①伸直型：最多见，占90%以上。跌倒时肘关节在半屈曲或伸直位，手心触地，暴力经前臂传达至肱骨下端，将肱骨髁推向后方，由于重力将肱骨干推向前方，造成肱骨髁上骨折。骨折线由前下斜向后上方。骨折近端常刺破肱前肌损伤正中神经和肱动脉。骨折时，肱骨下端除接受前后暴力外，还可伴有侧方暴力，按移位情况又分尺偏型和桡偏型。②屈曲型：较少见。肘关节在屈曲位跌倒，暴力由后下方向前上方撞击尺骨鹰嘴，髁上骨折后远端向前移位，骨折线由后下斜向前上方，与伸直型相反。很少发生血管、神经损伤。③粉碎型：多见于成年人。该型骨折多属肱骨髁间骨折，按骨折线形状可分T形和Y形或粉碎型骨折。

二、临床表现

（1）症状　肘部疼痛，肘关节活动度明显受限甚至不能活动。

（2）体征　压痛和肿胀，有骨擦音及反常活动，肘部可扪及骨折断端，肘后三角关系正常。

三、辅助检查

肘部正、侧位 X 线检查能够确定骨折的存在并判断骨折移位情况。

四、治疗

（1）非手术治疗　肱骨髁上骨折一般采用手法整复或牵引治疗。①手法复位超关节固定：对受伤时间短，局部肿胀轻，没有血液循环障碍者，可进行手法复位外固定。复位后用后侧石膏托在屈肘位固定 4～5 周。②牵引治疗：骨折超过 24～48h。软组织严重肿胀，已有水疱形成，不能手法复位，或复位后骨折不稳者。

（2）手术治疗　当有血管、神经损伤时，特别是血管损伤应考虑手术探查，手术目的是修复血管或解除其压迫，对神经损伤也应采用手术治疗，同时整复骨折。

五、护理措施

（1）合并伤的观察与护理　肱骨髁上骨折向后外侧移位的患者中，近端骨折块向内侧移位、刺穿肱肌并到达肱动脉可能会损伤肱动脉，此外，肱动脉还有可能被尺侧返动脉前支的滑车上分支固定在锋利的近端骨折块边缘处，从而增加肱动脉在受伤手臂运动或骨折手法复位期间受损的风险。肱动脉损伤常伴正中神经损伤。肱动脉损伤的护理参见本章肱骨干骨折。正中神经损伤处理和护理参见第十八章。

（2）骨筋膜室综合征的观察、处理　参见第十章第四节。

六、康复指导

（1）早期　复位后即可开始。主动活动手指和腕关节，锻炼方法有"抓空增力""五指起落""掌屈背伸""左右侧屈"，肩关节的"屈肘旋肩"及"耸肩"等。在 7～10 天内不做肘关节的伸屈活动。

（2）中期　2 周后在加大早期运动量的基础上加做肘关节的伸屈活动和前臂的旋转活动，锻炼方法有"托手屈肘""肘部伸屈"等。注意屈曲型骨折不能做过度的屈曲活动，伸直型骨折不能做肘关节过度伸展活动。

（3）后期　解除外固定后，加做沿患肢纵轴轻轻叩击的"壮骨功"或"箭步云手""上肢回旋""外展指路""手拉滑车""手指爬墙"等活动，严禁粗暴的被动伸屈活动，以免造成肘部的损伤和形成血肿机化，甚至形成骨化性肌炎、骨质增生和关节粘连等。

第五节·前臂双骨折

前臂双骨折可由直接暴力、间接暴力、扭转暴力引起，由于导致骨折的暴力因素复杂，因此难以分析其确切的暴力因素。骨折以青少年多见。骨折后常导致复杂的移位，复位十分困难，易发生骨筋膜室综合征。

一、病因与分类

（1）病因　一般由直接暴力、间接暴力、扭转暴力造成。①直接暴力：多由于重物打击、机器或车轮的直接压砸，或刀砍伤，导致同一平面的横形或粉碎性骨折，多伴有不同程度的软组织损伤，包括肌肉、肌腱断裂，神经血管损伤等。②间接暴力：跌倒时手掌着地，暴力通过腕关节向上传导，由于桡骨负重多于尺骨，暴力作用首先使桡骨骨折，残余暴力通过骨间膜向内下方传导，引起低位尺骨斜形骨折。③扭转暴力：跌倒时手掌着地，同时前臂发生旋转，导致不同平面的尺桡骨螺旋形骨折或斜形骨折。多为高位尺骨骨折和低位桡骨骨折。

（2）分类　按是否与外界相通分为闭合性和开放性；按骨折的部位分为远端、中段、近端骨折。通常混合使用。尺骨上 1/3 骨折合并桡骨小头脱位，称为孟氏（Monteggia）骨折。桡骨干下 1/3 骨折合并尺骨小头脱位，称为盖氏（Galeazzi）骨折。

二、临床表现

（1）症状　疼痛、功能障碍。
（2）体征　肿胀、畸形，反常活动、骨擦音或骨擦感、神经损伤的表现。

三、辅助检查

X 线检查时应包括肘关节或腕关节，可发现骨折的准确部位、骨折类型、移位方向以及是否合并有桡骨头脱位或尺骨小头脱位。

四、治疗

（1）非手术治疗　臂丛麻醉或全麻手法复位，复位成功后可早期采用石膏夹板固定，消肿后改为管形石膏固定；也可采用 4 块小夹板捆扎固定。最后用三角巾悬吊患肢。8~12 周可达到骨性愈合。

（2）手术治疗　切开，直视下准确对位，用加压钢板螺钉固定或髓内钉固定，可不用外固定。

五、护理措施

（1）预防尺骨桡骨交叉愈合　非手术治疗者，一定要保证有效的外固定，及时更换石膏或调整固定的松紧度，防止畸形和旋转。

（2）预防骨筋膜室综合征的发生，尽早发现并及时处理。

六、康复指导

（1）早期　复位后即可开始。主动活动手指和肩关节，锻炼方法：用力握拳、张手运动，肩关节主动运动，前臂肌肉等长收缩练习。禁止患肢前臂旋转运动，必须保持肘关节屈曲 90°，前臂中立位。

（2）中期　4 周后主动、被动训练，患肢前臂可进行轻柔、缓慢的旋转运动，逐渐延伸到患者各关节的用力性抗阻运动；增加患肢肘、腕关节活动范围的被动运动及其器械辅助运动；患肢的抗阻运动。

（3）后期　6～10 周，后拆除外固定，可做各关节全面的功能锻炼。

第六节·桡骨远端骨折

桡骨远端骨折（fracture of the distal radius）是指距桡骨远端关节面 3cm 以内的骨折。这个部位是松质骨与密质骨的交界处，为解剖薄弱处，一旦遭受外力，容易骨折。桡骨远端骨折极为常见，约占平时骨折 1/10。常见于有骨质疏松的中老年女性。

一、病因与分类

（1）伸直型骨折（Colles 骨折）　最常见，多为间接暴力致伤。跌倒时腕背屈掌心触地，前臂旋前肘屈曲。骨折线多为横形。粉碎性骨折可累及关节，或合并下桡尺关节韧带断裂，下尺桡关节脱位，分离，或造成尺骨茎突撕脱。

（2）屈曲型骨折（Smith 骨折）　较少见。骨折发生原因与伸直型相反，故又称"反科雷氏"骨折。跌倒时腕掌屈，手背触地发生桡骨远端骨折。桡骨远端骨折块掌侧移位。

（3）巴尔通骨折（Barton 骨折）　系指桡骨远端关节面纵斜形骨折，伴有腕关节脱位者。跌倒时手掌或手背着地，暴力向上传递，通过近排腕骨的撞击引起桡骨关节面骨折，在桡骨下端掌侧或背侧形成一带关节面软骨的骨折块，骨块常向近侧移位，并腕关节脱位或半脱位。

二、临床表现

（1）症状　疼痛、功能障碍。

（2）体征　患侧腕部肿胀、压痛明显，腕关节活动受限。伸直型骨折从侧面看腕关节呈"银叉"畸形，从正面看呈"枪刺样"畸形。屈曲型骨折者腕部出现下垂畸形。

三、辅助检查

X线检查可见典型移位。

四、治疗

（1）非手术治疗　伸直型骨折者行手法复位后，在旋前、屈腕、尺偏位用超腕关节石膏绷带固定或小夹板固定2周，水肿消退后，在腕关节中立位改用石膏托或前臂管形石膏继续固定4～6周后可去除外固定。屈曲型骨折的处理原则基本相同，复位手法相反。

（2）手术治疗　严重粉碎性骨折移位明显、手法复位失败或复位后外固定不能维持复位者，可行切开复位内固定。

五、护理措施

（1）非手术治疗者　保持石膏的有效固定，预防相关并发症。

（2）合并症的观察和护理　若存在神经或血管损伤，镇痛后立即对所有移位骨折行闭合复位，以缓解症状。

① 急性腕管综合征　常见于严重粉碎性或移位性骨折、多次复位以及夹板固定时腕关节高度屈曲（＞15°）的患者。拇指或食指屈曲无力或不能屈曲是急性腕管综合征最重要的表现，一旦发生且症状有加重患者，应立即行腕管紧急减压。

② 预防骨筋膜室综合征的发生，尽早发现并及时处理。

③ 尽早发现急性正中神经压迫并及时处理　参见第十八章。

六、康复指导

（1）早、中期　手术当日，做肩部悬吊位摆动练习。术后2～3天做肩肘关节主动运动，手指屈伸、对指、对掌主动练习。3～4天后增加前臂旋前旋后练习，腕关节屈伸练习和背伸抗阻练习，1周后增加前臂旋转抗阻练习和腕背伸牵引，10日后增加前臂旋前牵引，2周后增加前臂旋后牵引，3周后增加屈指、对指、对掌的抗阻练习，捏橡皮泥或拉橡皮筋练习。

（2）后期　开始腕部的屈、伸主动练习，腕屈曲抗阻练习。

（李佳惠　陈玉娥　高远　张玉梅）

第十二章 ▶▶ 手外伤及断肢（指）再植患者护理

第一节 · 手外伤

手外伤（hand injuries）多为综合伤，常伴有皮肤、骨、关节、肌腱、神经和血管损伤，完全或不完全断指、断掌和断腕等也有发生。据统计，手外伤占外科急诊总数 20%，占骨科急诊总数的 40%。

一、损伤原因及特点

（1）刺伤　由尖、锐利物造成，如针、钉、竹签等。伤口小，可达深部组织，可将污染物带入而造成感染，可引起神经、血管损伤，易漏诊。

（2）切割伤　如刀、玻璃、电锯等所致。伤口较齐，污染较轻。若伤口过深，可造成血管、神经、肌腱断裂，重者致断指、断掌。

（3）钝器伤　由锤打击、重物压砸导致。皮肤可裂开或撕脱，有神经、肌腱、血管损伤，严重者可造成手部毁损。

（4）挤压伤　不同致伤物的表现不同。门窗挤压伤，表现为甲床下血肿、甲床破裂，末节指骨骨折；若机器滚轴、车轮挤压，可致广泛皮肤撕脱或脱套伤，同时合并深部组织损伤，多发性骨折，甚至发生毁损。

（5）火器伤　由雷管、鞭炮和枪炮所致。伤口呈多样性，组织损伤重、污染重、坏死组织多，易感染。

二、辅助检查

X 线检查用于了解骨折的类型和移位情况。除常规正侧位平片外，还应加特殊体位拍摄。

三、急救

现场急救原则包括止血、创口包扎、局部固定、迅速转运。

（1）止血　手外伤创面出血，甚至腕平面的尺、桡动脉断裂出血，均可通过

199

局部压迫达到减少出血的目的。因此采用局部加压包扎是手外伤最简单而行之有效的止血方法。禁忌采用束带类物在腕平面以上捆扎。捆扎过紧、时间过长易导致手指坏死；若捆扎压力不够，只将静脉阻断而动脉未能完全阻断，出血会更加严重。

（2）创口包扎　采用无菌敷料或清洁布类包扎伤口，避免进一步污染。创口内不宜用药水或抗感染药物。

（3）局部固定　可因地制宜、就地取材，如木板、竹片、硬纸板，固定于腕平面以上，以减轻转运途中疼痛，防止组织进一步损伤。

（4）迅速转运　以赢得处理的最佳时间。

四、治疗

在手部开放性损伤的治疗中，最重要的是使污染的开放性伤口经过外科处理，变为清洁的闭合伤口，使其达到一期愈合。

五、护理措施

1. 术前护理

（1）正确使用止血带，充分暴露患者伤侧肢体，彻底清除污垢，保证清洁。

（2）观察伤肢和全身情况　有无活动性出血；各关节的活动情况，了解有无骨折或关节脱位；监测生命体征变化，警惕失血性休克。

（3）观察手伤情况　皮肤的完整性、出血、肿胀、伤口的污染程度以及有无畸形、缺损等，观察末梢血运、感觉及活动功能。

（4）疼痛护理　手部创伤常伴有明显疼痛，根据疼痛评分结果，遵医嘱使用镇痛药。

（5）完善术前准备。

2. 术后护理

（1）体位　平卧位，抬高患肢 20～30cm。坐位或站位时将患肢用前臂吊带悬吊于胸前。

（2）制动　将患肢制动在功能位，防止修复的组织断裂或再移位，减轻疼痛。

（3）局部保暖　保持室温在 22～25℃。

（4）病情观察　密切观察末端血液循环，包括皮肤的颜色、温度、弹性等情况。若发现皮肤苍白或发绀、皮温降低、肿胀明显或指腹萎缩等，需立即处理。

（5）疼痛护理　运用多模式、个性化镇痛方案，降低患者疼痛发生率。

六、康复指导

根据病情与病程制定针对性康复计划，指导患者进行训练。

（1）清创缝合术后 开始患肢肩、肘、腕关节的缓慢活动，练习握拳、屈伸手指、腕部屈伸和旋转活动。

（2）手部肌腱损伤

① 肌腱粘连松解术：术后 24h，患指进行主动伸指、屈掌指关节活动，每次屈伸 25～30 次，3～5 组/d，逐渐过渡到抗阻力运动。

② 肌腱修复术后：制动期间活动未固定的关节；术后 3 周内不能活动患指，因过早的肌腱活动可破坏腱鞘与肌腱之间刚刚建立起来的血液供应，致使移植肌腱变性坏死；3～4 周后拆除外固定，患指可进行主被动活动，练习手指屈伸、对指、抓、捻、握等姿势，训练其灵活性，可通过捏皮球或橡皮圈等方式来进行练习，并逐渐将功能锻炼融入日常生活中，以便尽早恢复患肢功能。

（3）手部骨折和关节脱位

① 石膏固定期：健指积极做屈伸活动，患指在健手的协助下行被动屈伸活动，待疼痛消失后转为主动活动，同时进行手腕的屈伸和背伸练习。

② 去除固定后：手部各关节可行主动屈伸活动。

七、出院指导

（1）保持伤口周围皮肤清洁。

（2）坚持康复训练。

（3）定期随访复诊。

第二节·断肢（指）再植

断肢（指）再植是将完全或不完全离断的肢（指），在手术显微镜的帮助下，将断离的血管重新吻合，彻底清创和行骨、神经、肌腱及皮肤的整复，以恢复其一定功能的手术。

一、分类

（1）完全性断肢（指） 外伤所致肢（指）断离，没有任何组织仍相连或虽有受伤失活组织仍相连，清创时必须切除，称为完全性断肢（指）。

（2）不完全性断肢（指） 凡伤肢（指）断面有主要血管断裂合并骨折脱位，伤肢断面相连的软组织少于断面总量的 1/4，伤指断面相连皮肤不超过周径的 1/8，不吻合血管，伤肢（指）远端将发生坏死称为不完全性断肢（指）。

二、适应证

（1）患者的全身情况 良好的全身情况是再植的必要条件。若为复合伤或多发伤，应以抢救生命为主，待生命体征稳定后再行再植。

（2）损伤程度　锐器切割伤只发生离断平面的组织断裂，断面整齐、污染轻、重要组织挫伤轻，再植成活率高。碾压伤受伤部位组织损伤严重，若损伤范围不大，切除碾压组织后将肢（指）体一定范围短缩再植成活率仍可较高。而撕裂（脱）伤，组织损伤广泛，血管、神经、肌腱从不同平面撕脱，常需复杂的血管移植，再植成功率较低，即使成功，功能恢复差。

（3）再植时限　一般以外伤后 6～8h 为限。早期冷藏或寒冷季节可适当延长。

（4）年龄　与年龄无明确因果关系，但老年患者因体质差，常合并有慢性器质性疾病，是否再植应予慎重。

三、禁忌证

（1）合并全身性慢性疾病，或合并严重脏器损伤，不能耐受长时间手术，有出血倾向者。

（2）断肢（指）多发骨折、严重软组织挫伤、血管床严重破坏，血管、神经、肌腱高位撕脱，预计术后功能恢复差。

（3）断肢（指）经刺激性液体或其他消毒液长时间浸泡者。

（4）高温季节，离断时间过长，断肢未经冷藏保存者。

（5）合并精神异常，不愿合作，无再植要求者。

四、急救

（1）断肢（指）处理　如断肢（指）仍在机器中，切勿强行拉出，以免加重损伤。应立即关机，小心取出，必要时拆除机器零件。

（2）止血　伤肢（指）断端加压包扎。仍有活动性出血者，用止血带止血，或用止血钳夹闭血管断端。

（3）断肢（指）保存　断肢（指）应冷藏保存，方法可因地制宜。离断肢（指）断面用清洁敷料包扎以减少污染。若受伤现场离医院较远，应将断肢（指）用清洁或无药敷料包裹，置入干燥塑料袋中密封，再放于加盖的容器内，外周放入冰块保护。切忌将离断肢（指）浸泡于任何溶液中。到达医院后，检查断肢（指），用无菌敷料包裹，放于无菌盘中，置入 4℃ 冰箱内。

（4）抗休克治疗　取平卧位，注意保暖，快速建立静脉通路。

（5）迅速转运到有再植条件的医院。

五、治疗

治疗原则：彻底清创、修整重建骨支架、缝合肌（肉）腱、重建血液循环、缝合神经、闭合创口、包扎。

六、护理措施

1. 术前护理

（1）妥善保管断肢（指），配合医生尽快实施手术。

（2）禁烟，即刻禁食，迅速完善术前准备。

（3）评估患者的心理状态给予适当疏导，介绍成功案例，告知麻醉方式，手术大概时间等，降低患者紧张焦虑情绪。

2. 术后护理

（1）体位　绝对卧床休息 1～2 周，患肢抬高 20°～30°，促进静脉回流，减轻肿胀。严禁患侧卧位，以免肢体受压，影响血供和回流。

（2）饮食　进食高热量、高蛋白、高维生素、易消化食物，避免生冷、辛辣、刺激及含咖啡因的食物，以防再植血管痉挛。

（3）生命体征观察　患者由于严重创伤、术前失血过多、手术时间过长及术中失血过多均可能导致血容量不足。低血压易使吻合的血管栓塞，贫血易使再植肢（指）缺氧，两者可直接影响再植肢（指）的成活。故术后应密切监测生命体征变化，及时补液、输血，并观察有无因断肢再植导致急性肾功能衰竭症状。

（4）血运观察　再植肢（指）体血液循环情况主要从皮肤颜色、皮肤温度、肢（指）腹张力、毛细血管充盈时间等指标来观察，每项指标都要动态观察、综合判断，及时发现和处理血管危象。再植肢（指）体一般于术后 48h 容易发生动脉供血不足或静脉回流障碍，因此应每 1～2h 观察一次血运，并与健侧对比，做好记录。正常情况下，再植肢（指）体的指腹饱满、皮肤颜色红润、皮温较健侧稍高，毛细血管充盈反应良好，指腹末端侧方切开 1～2s 有鲜红色血液流出。若皮肤苍白，皮温降低，毛细血管回流消失，指腹干瘪，指腹侧方切开不出血，提示动脉供血中断，即为动脉危象，常由血管痉挛或血管吻合口血栓所致，一旦发现应立即通知医生，予紧急处理；若指腹由红润变成暗红色，且指腹张力高，毛细血管充盈反应加快，皮温逐渐降低，指腹切开即流出暗紫色血液，则是静脉回流障碍，即静脉危象。长时间静脉危象可致动脉危象，影响再植肢（指）存活，应立即通知医生，予紧急处理。

（5）保温　室温保持在 20～25℃，湿度 50％～60％。严禁寒冷刺激，以防发生血管痉挛。术后一周内用 60W 烤灯照射再植肢（指）体，照射距离一般为 30～50cm，随室温的高低调节照射距离，保持局部环境温度恒定。烤灯照射时，应避免强光对患者眼部的刺激，同时告知患者及家属不可随意调节烤灯的距离与位置。若患肢（指）血液循环较差，则不宜用烤灯，以免增加局部组织代谢。

（6）防止血管痉挛、抗血液凝固治疗　严禁主动和被动吸烟，因香烟中的尼古丁可致血管痉挛。为防止血栓形成，术后常规应用抗凝药物。常用的抗凝药物有右旋糖酐－40，可出现皮肤瘙痒、皮疹、发热等不良反应；连续使用有出血的危险，需定期监测血常规、凝血功能。还应适当应用抗血管痉挛药物，如罂粟碱。

（7）放血疗法护理　静脉危象经换药和拆除伤口缝线仍不能缓解，可配合医生行放血疗法。放血切口选择在再植血管吻合处的对侧指端，纵向切开皮肤约 1cm，深度不超过 3mm。术后 24h 每 30min 至 1h 放血 1 次，之后逐渐延长放血间隔时间，一般放血不超过 1 周。放血时严格无菌操作，避免感染。

（8）疼痛护理　一般术后 24h 内疼痛最为剧烈，之后逐渐缓解，余见第八章第七节。

（9）抗生素应用　肢体离断时，污染较重，且手术时间长，应采用抗生素，以预防感染。

（10）心理护理　患者多因治疗过程复杂、费用高、担心预后、受伤后自理能力下降等因素影响，易造成焦虑、抑郁等负性情绪。医护人员应积极进行心理干预，进行疏导，并给予帮助。

七、康复指导

（1）早期（术后 4 周内）　功能锻炼以被动活动为主，在不影响骨折愈合的情况下，对未制动的关节，可行轻微的被动伸屈运动，同时可进行指间关节的屈曲练习，时间可从 5min/次逐渐增加至 15min/次。

（2）中期（术后 5 周至 3 个月）　以松解粘连、软化瘢痕、锻炼手指灵活性为目标，遵循从小到大、从轻到重原则。指导患者进行主动活动和适度的被动活动，练习掌指及指间关节的伸屈、对掌、分指和握拳等动作，每天 5~6 次，15min/次。

（3）晚期（术后 3 个月后）　以恢复关节活动度、肌力、各种实用功能以及重建感觉功能为目标。主要以手指屈伸、拇指内收、外展、对掌等练习为主，后续可进行抗阻力锻炼和全幅度关节活动锻炼，提升肌肉力量，使运动功能和感觉功能可以快速恢复。

八、出院指导

（1）严禁主动和被动吸烟，以免血管收缩痉挛或栓塞，诱发血管危象。

（2）加强功能锻炼，可进行日常生活的各项活动，防止肌肉萎缩。3 个月内避免再植肢（指）用力过度，以免影响功能恢复。

（3）教会患者对再植肢（指）的观察，患肢（指）注意保暖，定期门诊复查，不适随诊。

（4）通过延续性护理为患者提供后续康复指导。

第三节·穿支皮瓣在骨科的应用

皮瓣（skin flap）是带有自身血液供应，包含皮肤组织的活的组织块。它是外科组织瓣（surgical flap）的一种。皮瓣移植术（skin flap transplantation）是指将某一部位带有血供皮肤及皮下组织的皮瓣转移到另一部位，达到消灭创面、整复畸形和缺损的目的。

穿支皮瓣（perforator flap）是指仅以管径细小（0.5～0.8mm）的皮肤穿支血管（穿动脉和穿静脉）为蒂，切取皮肤和皮下组织的轴型血管皮瓣。分为带蒂穿支皮瓣和游离穿支皮瓣，需根据临床需要和患者状况进行设计与应用。穿支皮瓣是显微外科皮瓣移植的新发展，广泛地应用于骨科患者。

一、适应证

（1）外伤致人体皮肤损伤伴坏死或缺损，有骨、关节、肌肉、血管、神经等组织外露，无法利用周围皮肤直接覆盖的伤口。

（2）创面修复时为了获得接近正常的皮肤色泽、质地和优良的外形效果及功能恢复更完善。

（3）手指再造皮肤缺损。

（4）慢性溃疡修复。

二、皮瓣的受区准备

穿支皮瓣作为良好的自体覆盖材料，只有在受区条件较好的情况下，才能获得理想的治疗效果。因此需对某些创面进行特殊处理，如病灶清除、切口引流、修复、矫正畸形等。

三、护理措施

1. 术前护理

（1）皮肤准备　检查皮瓣供区皮肤有无创伤、瘢痕等，禁止在供区肢体侧做静脉穿刺、给药，避免对供区血管造成损伤，进而影响转移、移植术后皮瓣的成活。手术日清晨进行备皮，皮肤准备范围应符合手术要求。

（2）病室准备　要求宽敞、明亮、通风。室温在20～25℃，湿度50%～60%；备有烤灯；限制探视陪伴人员，防止交叉感染。

（3）病床准备　应准备柔软的海绵垫、软枕、中单等，以满足不同患者的需求。

（4）术前训练　由于皮瓣转移、移植术后要求卧床休息，某些皮瓣术后还要

205

求保持特殊体位，伤肢可能固定于某一特定体位，以利于皮瓣成活。术前应向患者解释术后保持特殊体位的目的和重要性，指导进行适应性训练，包括床上适应性排便。

（5）禁烟　对有吸烟嗜好者，入院后即应戒烟，同时严禁其他人员在病房内吸烟。

2. 术后护理

（1）病室准备　保持病室安静，减少不必要探视，室温保持在 20～25℃，注意通风。绝对禁烟，即患者应绝对禁止吸烟，同时亦防止被动吸烟。护理人员应积极创造条件使病区成为无烟病室或无烟病房。

（2）体位护理　取仰卧位，患肢置于软枕上，保持高于心脏水平 5～10cm。局部制动，绝对卧床休息 7～10 天。绝对卧床期间，患者不得大幅度地翻身或坐起。在夜间，应防止患者入睡后不自觉地移动或活动肢体。

（3）饮食护理　多食高蛋白、高维生素、含钙丰富的食物，多喝牛奶。禁生冷、辛辣刺激性食物，保持大便通畅。

（4）生命体征监测　注意观察全身情况，按医嘱测体温、脉搏、呼吸、血压，及时正确地补充血容量。

（5）皮瓣血液循环观察

① 皮肤颜色：应红润，与健处的皮肤颜色一致或略红于健处皮肤。颜色变化的观察同断肢（指）再植的护理。

② 皮肤温度

A. 温度变化是直接反映皮瓣移植术后血液循环好坏的一个重要指标。正常指标：皮瓣皮温应在 33～35℃，一般比健处低 2℃以内。手术结束时皮温一般较低，通常在 3h 内恢复。

B. 移植皮瓣的皮肤温度会受到不同因素的影响。

a. 受室温及患肢局部温度影响：移植组织为失神经组织，温度调节功能已丧失，特别是在使用烤灯时，皮肤温度的高低不能反映移植组织血液循环的实际情况。

b. 受区创面大小的干扰：当移植组织面积大时，受区创面血液供应良好时其温度也相应偏高，因此移植皮瓣的早期血液循环危象较难从皮肤温度反映。

c. 受暴露时间的影响：移植组织一旦暴露后，皮肤温度即随外界温度而变化；暴露时间越长，则皮肤温度变化越大。

d. 受切口张力的影响：移植组织因血液循环危象而做减张切口后，组织的渗血、渗液可影响皮肤温度的测定。

③ 毛细血管充盈反应：用手指或棉签轻压移植皮瓣使之苍白，去除压迫后，皮瓣应在 1～2s 内转为红润；如超过 5s 或反应不明显，应考虑血液循环障碍。当发生动脉栓塞时，回流不畅；发生静脉栓塞时，回流早期增快，后期减慢；动静脉

同时栓塞时，因毛细血管内残留瘀血，仍有回流现象，但充盈速度减慢。动脉危象和静脉危象的鉴别方法见表 12-1。

表 12-1　动脉危象和静脉危象的鉴别方法

项目	静脉危象	动脉危象
发生时间	常发生于吻合术后 10～24h 内	常发生于吻合术后 1～3h
变化速度	逐渐发生,进展慢	突然出现,进展快
皮肤颜色	发紫	苍白
皮肤张力	丰满、膨胀或伴有水疱	瘪陷
皮纹	不明显或消失	加深
皮温	下降	下降
毛细血管充盈反应	早期加快,晚期消失	缓慢或消失
针刺	有暗红色血液渗出	无血液渗出

④ 皮肤肿胀程度：反映移植皮瓣恢复血液循环后的饱满程度和弹性。正常情况下，皮瓣移植术后均有轻微肿胀，组织弹性好。移植皮瓣发生动脉危象时，张力降低，组织干瘪，皮纹加深；发生静脉危象时，则张力升高，皮瓣饱满，皮纹变浅或消失，组织极度肿胀时有张力性水疱出现。皮肤肿胀程度分类见表 12-2。

表 12-2　皮肤肿胀程度分类

肿胀程度	局部表现
－	轻微肿胀
＋	有肿胀但皮纹尚存在
＋＋	皮肤肿胀明显,皮纹消失
＋＋＋	皮肤极度肿胀,皮肤上出现水疱

（6）避免移植区血管痉挛　局部用 40～60W 的烤灯；予以预防性镇痛，多模式镇痛，个性化镇痛，以防疼痛引起血管痉挛。予以抗凝及抗血管痉挛药，禁用升压药及对血管有刺激性的药物；禁食质性硬、粗糙食物。

（7）敷料包扎　松紧度适宜，防止因敷料渗血、渗液干固后而压迫肢体，影响循环。

（8）心理护理和基础护理　满足患者生活需要。

（9）神经功能康复训练

① 感觉训练：在患者恢复感觉前，一般先用针刺、冷、热等刺激患者手部皮肤，让患者去体会每一种感觉。通过让患者反复睁眼和闭眼的训练过程，使其重新建立感觉信息处理系统。

② 触觉训练：当患者保护觉恢复时，再开始触觉训练。先向患者解释训练过程，再用一根带橡皮的铅笔，用带橡皮的一端沿患者的手掌侧由近向远叩打，先睁

眼观察该过程，然后闭上眼睛，仔细体会此时的感觉，如此反复进行。

③ 辨别觉训练：当患者触觉有了一定的恢复后，就开始进行辨别觉的训练。辨别觉的训练应循序渐进，开始让患者辨别粗细差别较大的物体表面，逐渐过渡到辨别较小物体的表面。每项训练同样采用睁眼闭眼的方法，如此反复进行。通常使用的训练物品有布料、纽扣、花生等等。

四、出院指导

（1）活动与休息　不强调卧床，尽可能离床活动。告诉患者皮瓣的感觉恢复需要一定时间（3～6个月）。感觉功能未恢复前，应注意防止跌伤、烫伤和刺伤。

（2）饮食护理　多食高蛋白、高维生素、含钙丰富的食物。

（3）保温　冬天尽量不烤火，不用热水袋、盐水瓶等取暖设施，以免烫伤；可用羊毛套局部保温，外出时应注意保暖。避免在公共场所被动吸烟。

（4）功能锻炼　加强神经功能的训练，以主动运动为主，被动运动为辅，以循序渐进为原则，避免剧烈活动。

（5）复查　定期复查，皮瓣及皮瓣周围皮肤出现异常时（如红、肿、流脓等）及时就诊。

（杨驰　罗迎春　彭伶丽　申婷）

第十三章 ▶▶ 下肢骨折患者护理

下肢骨折主要包括股骨颈骨折、股骨转子间骨折、股骨干骨折、髌骨骨折、胫骨平台骨折、胫腓骨干骨折、踝部骨折、跟骨骨折等。下肢骨折患者的入院评估参见第五章、围术期护理参见第八章、骨折常规护理和出院宣教参见第九章、骨科常用诊疗技术护理参见第四章。本章仅介绍与下肢不同部位的骨折特点密切相关的病因与分类、体征、辅助检查、治疗、护理措施和功能锻炼。

第一节·股骨颈骨折

股骨颈骨折（femoral neck fracture）是指股骨头下端至股骨颈基底部之间的骨折。多发生在中老年人，以女性多见，占成人骨折的 3.6%。

股骨头的血液供给有三个来源。①圆韧带支：圆韧带内小动脉，来自闭孔动脉，老年人此动脉逐渐退变而闭锁。②骨干滋养动脉升支：对股骨颈血液供给很少，仅及股骨颈基部。③关节囊支，来自旋股内、外侧动脉的分支，是主要血液供给来源，它们都来自股深动脉。旋股内侧动脉损伤是导致股骨头缺血性坏死的主要因素，所以股骨颈骨折，必须尽早解剖复位，良好的固定，以减少创伤后股骨头缺血性坏死的发生。

一、病因与分类

（1）病因 股骨颈骨折的发生常与骨质疏松导致骨质量下降有关，由于股骨颈承受应力较大，所以只需很小的旋转外力，就能引起骨折。老年人的股骨颈骨折几乎全由间接暴力引起，主要为外旋暴力，如平地跌倒、下肢突然扭转等皆可引起骨折。少数青壮年的股骨颈骨折，则由强大的直接暴力致伤，如车辆撞击或高处坠落造成骨折，甚至同时有多发性损伤。

（2）分类 股骨颈骨折的分型有很多种，概括起来有按骨折的解剖部位进行分类、按骨折线的方向分类、按骨折的移位程度进行分类（Gandan 分型）3 类。

Gandan 分型是目前应用比较广泛的一种，能较好地评估愈合，本节仅介绍此类分型。

Gandan 分型是根据完全骨折与否和移位情况分为四型。Ⅰ型（不完全骨折型）：骨折没有通过整个股骨颈，无移位，近折端保持一定血供。Ⅱ型（完全骨折但不移位）。Ⅲ型（完全骨折）：部分移位且股骨头与股骨颈有接触。Ⅳ型（完全移位的骨折）：股骨颈骨折的严重程度与不愈合率随分型的增加而增加。

二、临床表现

（1）症状　疼痛、功能障碍。
（2）体征　轻度屈髋屈膝及外旋畸形，在腹股沟韧带中点的下方常有压痛，内收型骨折患者可有患肢缩短，出现 45°～60°的外旋畸形。

三、辅助检查

X 线检查髋部正侧位可明确骨折的部位、类型和移位情况。

四、治疗

（1）非手术治疗　适用于高龄，全身情况差，或合并有严重心、肺、肾、肝等功能障碍者。患者可穿防旋鞋，下肢外展中立位皮牵引卧床 6～8 周。对全身情况很差的高龄患者应以挽救生命和治疗并发症为主，骨折可不进行特殊治疗，尽管可能发生骨折不愈合，但部分患者仍能扶拐行走。
（2）手术治疗　若患者的身体状况稳定且无严重并存疾病，应在 24h 内及早手术。包括闭合复位内螺钉固定、切开复位钢板内固定、人工髋关节置换术。

五、护理措施

（1）体位护理　卧床期间保持患肢外展中立位，脚尖向上或穿丁字鞋。不可侧卧，不可使患肢内收，坐位时不能交叉盘腿。
（2）牵引护理　保持有效牵引，预防牵引并发症。
（3）并发症的预防
① 股骨头缺血性坏死的预防：保守治疗和内固定术后患者，需经 X 线检查证实骨折愈合后方可弃拐负重行走。
② 预防谵妄：对于老年患者，术前应评估谵妄的风险，针对谵妄危险因素采取相应的预防措施，积极纠正脱水和进行有效镇痛。
③ VTE 的预防：参见第八章第五节。
（4）骨质疏松症治疗的护理配合　做好用药护理和健康教育，提高患者用药的依从性。
（5）人工髋关节置换术后护理　参见第二十章。

六、康复指导

（1）早期　股四头肌等长收缩、踝泵运动。双上肢及健侧下肢全范围关节活动和功能锻炼。

（3）中期　3～4 周，骨折稳定后可在床上逐渐练习髋、膝关节屈伸活动。

（4）后期　解除固定后，扶拐不负重下床活动直至骨折愈合。

（5）人工全髋关节置换术后功能锻炼　参见第二十章。

第二节·股骨转子间骨折

股骨转子间骨折（femoral intertrochan teric fracture）是指股骨颈基底部至小转子水平的骨折。转子部骨折占全身骨折的 3％～4％。国内男女发病率为 1.5∶1；国外报道为男女发病率为 5∶1。股骨转子间区域含有大量血供良好的松质骨。因此，复位及固定恰当时，股骨转子间骨折通常愈合良好。

一、病因与分类

（1）病因　与股骨颈骨折相似，好发于中老年骨质疏松患者，占成人骨折的 3.1％。转子间骨折多为间接暴力引起。在跌倒时，身体发生旋转，在过度外展或内收位着地发生骨折；也可为直接暴力引起，跌倒时，侧方着地，大转子受到直接撞击，而发生转子间骨折。转子间是骨囊性病变的好发部位之一，因此也可发生病理性骨折，应注意两者的鉴别。

（2）分类　骨折后股骨矩的完整性未受到破坏，为稳定性骨折；股骨矩不完整，为不稳定性骨折。转子间骨折有多种分类方法。参照 Tronzo Evans 的分类方法，可将转子间骨折分为五型。Ⅰ 型：顺转子间骨折，骨折无移位，为稳定性骨折，占股骨转子间骨折的 1.1％。Ⅱ 型：小转子骨折轻度移位，为稳定性骨折，占股骨转子间骨折的 17.4％。Ⅲ 型：小转子粉碎性骨折，为不稳定性骨折，占股骨转子间骨折的 45.1％。Ⅳ 型：不稳定性骨折，为 Ⅲ 型骨折加大转子骨折，占股骨转子间骨折的 20.1％。Ⅴ 型：逆转子间骨折由于内收肌的牵引存在移位的倾向，为不稳定性骨折，占股骨转子间骨折的 6.3％。

二、临床表现

（1）症状　疼痛、下肢不能活动。

（2）体征　肿胀、瘀斑，转子间压痛，下肢外旋畸形，可达 90°，短缩，有轴向叩击痛。

三、辅助检查

X 线检查可明确骨折的类型及移位情况。

四、治疗

（1）非手术治疗　对稳定性骨折，采用胫骨结节或股骨髁上外展位骨牵引，10～12 周后逐渐扶拐下地活动。对不稳定性骨折，在骨牵引下试行手法复位，用牵引纠正短缩畸形矫正侧方移位，外展位维持牵引避免发生髋内翻。转子间骨折多发生于老年人，与骨质疏松有关。非手术疗法卧床时间较长，并发症多，病死率高，近几年多主张早期手术治疗。

（2）手术治疗　对于不稳定性骨折采用闭合或切开复位内固定。手术目的是尽可能达到解剖复位，恢复股骨矩的连续性，矫正髋内翻畸形，加强内固定，早期活动，避免并发症。

五、护理措施

（1）体位　卧床期间保持患肢外展中立位，忌内收，患肢外展夹板固定，患足穿防旋鞋，可坐起，但不能盘腿、侧卧及负重，以防止发生髋内翻畸形和再骨折发生。

（2）非手术治疗患者　保持有效牵引，预防牵引并发症。

（3）下地行走护理　6 周后扶双拐下地练习，骨折愈合后，患肢才能负重。不论患足有无负重，均应全脚掌着地，顺序是足跟→跖外侧→第一趾骨头，不宜足尖着地，以预防骨折成角畸形。

六、康复指导

参见本章第一节股骨颈骨折。

第三节 · 股骨干骨折

股骨干骨折（femoral shaft fracture）是指股骨转子以下，股骨髁以上部位的骨折。约占全身各类骨折的 6%，多见于青壮年。股骨是人体最粗、最长、承受应力最大的管状骨，股骨干血运丰富，接受来自股深动脉的大量动脉血流，骨折后可以导致大量出血，失血可多达 3000ml，平均失血量为 1000ml，可导致失血性休克。

一、病因与分类

（1）病因

① 直接暴力：占大多数，如撞击、挤压等，容易引起股骨干横形或粉碎性

骨折，伴有广泛软组织损伤。挤压所致的股骨干骨折，有引起挤压综合征的可能。

② 间接暴力：如高处坠落、机械扭转等，常导致股骨干斜形或螺旋形骨折，周围软组织损伤较轻。

③ 低能量创伤：常发生于老年患者，长期使用双膦酸盐增加了股骨干非常典型骨折的风险。

（2）分类　在暴力作用、肢体位置、肌肉牵拉和急救搬运等多种因素的作用下，不同部位的股骨干骨折可有不同的移位。

① 股骨上 1/3 骨折：骨折近段因受髂腰肌，臀中、小肌和外旋肌的牵拉，而产生屈曲、外展及外旋移位；骨折远端则由于内收肌的牵拉而向后上、内移位；由于股四头肌、阔筋膜张肌及内收肌的共同作用而有缩短畸形。

② 股骨中 1/3 骨折：由于内收肌群的牵拉，可使骨折向外成角。

③ 股骨下 1/3 骨折：骨折远端由于腓肠肌的牵拉以及肢体的重力作用而向后方移位，压迫或损伤腘动脉、腘静脉、胫神经或腓总神经；又由于股前、外、内的肌肉牵拉的合力，使骨折近端内收向前上移位，形成缩短畸形。

二、临床表现

（1）症状　大腿疼痛，不能站立和行走。

（2）体征　肿胀、短缩、成角畸形、反常活动、骨擦音；广泛的软组织损伤和出血很常见，可出现休克；如损伤腘动脉、腘静脉、胫神经或腓总神经，可出现远端肢体相应的血液循环、感觉和运动功能障碍。

三、辅助检查

X 线检查正、侧位可明确骨折的准确部位、类型和移位情况。

四、治疗

（1）非手术治疗　由于非手术治疗需长期卧床，并发症多，目前已逐渐少用。牵引更多是作为常规的术前准备或其他治疗前使用。3 岁以下儿童采用垂直悬吊皮肤牵引。成人股骨上及中 1/3 骨折，选用胫骨结节牵引；股骨下 1/3 骨折，选用胫骨结节或股骨髁上牵引。

（2）手术治疗　切开复位内固定。

五、护理措施

（1）牵引的护理　保持正确的体位和有效的牵引，预防牵引并发症。

（2）休克的观察与护理　参见第十章第一节。

（3）合并伤的观察与护理　股骨干骨折常伴发血管损伤，尤其是股骨下 1/3 骨折时易压迫或损伤腘动脉、腘静脉、胫神经或腓总神经。

① 失血性休克的观察和救护：股骨干骨折多由强大的暴力所致，骨折的同时常伴有严重的软组织损伤、大量出血等，应密切观察患肢的肿胀程度和有无失血性休克的早期临床表现，及时报告医生和抗休克治疗。余参见第十章第一节。

② 血管损伤的观察与护理

A. 观察内容

a. 动脉损伤的软指征：是指受伤现场或运输途中有动脉出血病史，贯穿伤或钝挫伤靠近肢体动脉，肢体动脉上有小的非搏动性血肿。

b. 动脉损伤的硬体征（6P 体征）：脉搏消失（pulselessness）、苍白（pallor）、感觉异常（paresthesias）、疼痛（pain）、麻痹（paralysis）、温度改变（poikilo-thermy）以及大量出血、不断扩大的血肿和血肿处可触及震颤或闻及杂音。血管损伤包括撕裂、血栓形成和动脉痉挛。由于有广泛的侧支循环，即使存在动脉损伤，远端的动脉搏动可能仍可触及，因此不能通过动脉搏动的存在来判断是否合并动脉的损伤。

c. 测量并记录：患肢肿胀程度，行健侧和患侧的前后对比，判断有无继续出血。

B. 护理：一旦出现动脉损伤，需立即报告医生，手术治疗，以确保能保留下肢。

③ 神经损伤：观察有无胫神经、腓总神经损伤的相应临床表现（参见第十八章），一旦出现，及时记录并报告医生处理。

④ 脂肪栓塞综合征预防：骨折后尽快进行患肢制动和内固定。

⑤ 骨筋膜室综合征（ACS）：出现 ACS 与闭合性股骨干骨折或多发性损伤相关。脉搏存在并不能排除 ACS 的诊断。一旦出现，尽早行筋膜切开术。

六、康复指导

（1）牵引治疗期间包括：①牵引后即行股四头肌等长收缩运动及踝泵运动；②第 2 周开始练习抬臀；③第 3 周两手吊杆，加大髋膝活动范围；④第 4 周开始可扶床架练习站立；⑤骨折临床愈合，去牵引后逐渐扶拐行走直至 X 线检查骨折愈合为止。

（2）手术治疗后包括：①麻醉恢复后行股四头肌等长收缩运动及踝泵运动；②术后活动由内固定牢固程度决定，假如固定牢靠，灵活且配合的患者可以在术后几日内就下床活动，用患侧足趾触地拄拐行走。同时进行轮椅管理和移动训练；③骨折完全愈合后，重点是肌肉康复，进行患肢所有肌肉的递增抗阻训练直到肌肉力量恢复到对侧肢体的 95% 左右。

第四节·股骨远端骨折

股骨远端骨折（fractures of distal femur）包括股骨髁上骨折、股骨髁间骨折和累及股骨远端关节面的股骨髁骨折，其发生率占全身骨折的 1.2%。由于股骨髁周围有关节囊、韧带、肌肉、肌腱附着，骨折块易受这些组织牵拉而发生移位，不易复位，复位后也很难维持。股骨远端后方有腘动脉和坐骨神经，严重骨折时，可造成其损伤。

一、病因与分类

（1）病因　大多数病例为高速撞击及由高处坠落所致。

（2）分类　股骨远端骨折分型多推荐 Mullee 依据骨折部位及程度将股骨远端分为三类九型，有利于确定骨折治疗及判定其愈后。①A 型骨折：仅累及远端股骨干伴有不同程度粉碎性骨折。②B 型骨折：为髁部骨折。B1 型，外髁矢状劈裂骨折；B2 型，内髁矢状劈裂骨折；B3 型，冠状面骨折。③C 型骨折：为髁间 T 形及 Y 形骨折。C1 型，为非粉碎性骨折；C2 型，股骨干粉碎骨折合并两个主要的关节骨块骨折；C3 型，关节内粉碎骨折。

二、临床表现

（1）症状　患肢膝上疼痛和功能障碍。

（2）体征　患肢股骨髁增宽，膝关节和股骨远端部位肿胀和压痛，骨折端有异常活动和骨擦感。

三、辅助检查

X 线正、侧位片可明确骨折的准确部位、类型和移位情况，必要时拍斜位片，来明确髌股关节构形和胫股关节面关系。

四、治疗

（1）非手术治疗　包括闭合复位、骨牵引、管形石膏固定等，这些方法卧床时间长、护理难度大，并发症多，现已较少采用。

（2）手术治疗　股骨远端骨折的治疗原则是早期手术解剖复位，清除关节内积血及碎骨片，行坚强内固定，恢复完整的关节面及正常关节关系，早期进行康复锻炼。

五、护理措施

（1）牵引的护理　保持正确的体位和有效的牵引，预防牵引并发症。

（2）固定护理　行手术治疗的患者应与医生充分沟通，了解内固定情况，如无坚强的内固定，则术后仍需外固定保护。

（3）合并伤的观察与护理　股骨远端骨折常合并腘动脉和胫后神经、腓神经损伤，其观察与护理同股骨干骨折。

（4）骨筋膜室综合征　其观察与护理同股骨干骨折。

（5）膝关节功能障碍的预防

① 术后保持伤口负压吸引的通畅、有效，防止关节内积血。

② 积极有效的功能锻炼。

六、康复指导

（1）术后1天　麻醉作用消失后即指导患者进行股四头肌的等长收缩和踝泵运动。

（2）术后2天　进行髌骨被动运动。

（3）术后3天　行坚强内固定者，拔除引流管后，在床上行膝关节的屈伸活动，开始活动范围以30°以内为主，逐日增大活动度，必要时借助CPM机行膝关节功能锻炼。锻炼时患者要使髋、膝关节最大限度伸屈，其屈伸范围逐渐增大，并注意观察伤口有无肿胀加重、渗血、渗液、缝线断开等现象。对DCS固定、髁支持钢板固定者，锻炼时要保持足跟不悬空，因其为偏心性固定，会以断端为中心，形成相反方向的力矩而干扰骨折端愈合及增大钢板疲劳性折断的概率。

（4）术后7~14天　增加髋、膝关节活动频率、幅度，并加强适应生活的训练，以提高自我护理和生活能力。

（5）术后8~12周　骨折端出现骨性连接时，进行床缘屈膝法练习，扶双拐下地，从完全不负重到部分负重，练习床边站立5min左右，逐渐延时。根据X线，结合临床，骨折端达到临床愈合标准时，可逐渐弃拐负重行走，增加拉物起蹲法练习并可行仰卧屈膝，床缘按压屈膝，俯卧手推屈膝和俯卧肩打屈膝等活动方法，以促进膝关节功能早日恢复。

第五节·髌骨骨折

髌骨骨折（fracture of patella）属于关节内骨折，常由暴力损伤所致，多见于青壮年患者，髌骨骨折占全部骨折损伤的1%。髌骨是人体最大的籽骨，并发挥着重要作用。它位于股四头肌肌腱内，外观近似三角形，有助于膝关节伸展，能保护膝关节免受直接创伤，并且可为股骨远端的关节软骨提供营养。

一、病因与分类

（1）病因

① 直接暴力：多因外力直接打击在髌骨上，如撞伤、踢伤等，骨折多为粉碎性，其髌前腱膜及髌两侧腱膜和关节囊多保持完整，骨折移位较小，亦可为横形骨折。

② 间接暴力：多由于股四头肌猛力收缩，所形成的牵拉性损伤，如突然滑倒时，膝关节半屈曲位，股四头肌骤然收缩，牵拉髌骨向上，髌韧带固定髌骨下部，而股骨髁部向前顶压髌骨形成支点，三种力量同时作用造成髌骨骨折。间接暴力多造成髌骨横形骨折，移位大，多伴有髌旁腱膜和关节囊破裂。

（2）分类

① 根据骨折线的方向和骨折机制分型

a.横形骨折：包括斜形骨折，约占髌骨骨折 2/3，为膝关节屈曲位时股四头肌强烈收缩所致。

b.粉碎性骨折：约占所有髌骨骨折 1/3，主要为直接暴力所致。

c.纵形骨折：少见，骨折线多在外侧，当屈膝位同时有外翻动作时，髌骨被拉向外侧，在股骨外髁上形成支点而造成。

d.撕脱骨折：较少见，多在髌骨下极，不涉及关节面。

② 根据骨折是否移位分型

a.无移位型：骨折端无移位，可由纵形、横形、斜形、边缘星状及粉碎等多种形态的骨折线出现。

b.移位型：以髌骨中 1/3 骨折为多见，骨折端分离，骨折远端可向前下方翻转。

二、临床表现

（1）症状　疼痛，功能障碍，不能主动伸膝及负重。膝部除有自发疼痛外，移动患肢时更明显，局部有压痛。

（2）体征　髌前皮下淤血、肿胀，严重者皮肤可出现水疱；压痛，移位明显的骨折，可触及骨折线间的间隙。

三、辅助检查

X 线前后位片、侧位片和髌骨轴位片有助于明确骨折的准确部位、类型和移位情况，切线位片可帮助识别骨软骨碎片并评估髌骨纵形骨折。

四、治疗

（1）非手术治疗　长腿石膏托或管形石膏固定。适用于无移位型髌骨骨折或骨折移位较小，关节面不平整轻（分离<3～4mm，关节面不平<2mm），伸肌支持带损伤者，不需要手法复位，抽出关节内积血，包扎，用长腿石膏托或管形石膏固定患者于伸直位4～6周。

（2）手术治疗　目的是严格固定骨骼以利于关节早期活动和康复，恢复关节面吻合性，将退行性关节炎的风险降到最低，以及最终恢复膝关节功能。适用于移位型髌骨骨折（移位大于2～3mm）、关节面不平整、合并伸肌支持带撕裂的骨折，以及开放性骨折。

五、护理措施

（1）体位护理　患肢抬高，足尖朝上，严禁肢体外旋，避免腘窝部及腓骨小头处受压。

（2）预防肿胀　术前和术后早期，使用弹性绷带包扎膝关节，冰敷髌骨区域。

（3）石膏护理　保持石膏的有效固定，预防石膏并发症。

（4）伤口护理　保持伤口负压引流管的通畅，防止关节内血肿。

（5）预防内固定钢丝断裂　结合患者骨质、骨折和内固定情况正确制定功能锻炼方法和频次，指导患者正确锻炼和日常活动。

六、康复指导

（1）术后1天　行股四头肌等长收缩及踝泵运动。

（2）术后2天　开始CPM机行膝关节屈伸练习，从0°～20°开始。运动范围根据患者对疼痛程度而定，幅度为30°～40°，终止角度为40°～60°，缓慢进行。每次CPM机训练后，将患肢平放于床上，足跟部稍垫高，以防止膝关节伸直受限，并即刻冰敷20～30min。

（3）术后3～6天　开始持续CPM，第5天起每天增加10°。

（4）术后1周　进行膝关节主动伸屈活动和垂腿训练，但膝关节屈曲不宜超过90°。

（5）术后2周　膝关节屈曲功能达到90°左右。在患肢无明显肿胀的情况下，做轻柔、缓慢的推髌骨治疗，方向为上下、左右，范围要充分，初期以两侧推动为主，以防止髌韧带及膝关节附属结构的粘连与挛缩，继续垂腿训练。

（6）术后3周　指导患者在床边做各种膝关节的屈伸功能训练，如蹬车活动等。

（7）术后4～6周　开始不负重下地行走。

（8）术后8～12周　逐步部分负重行走，骨折完全愈合后可完全负重行走。

（9）术后3个月　经X线检查显示骨痂愈合、密度增高，即进入恢复期，增加膝关节各组肌群的主动与抗阻力练习，以恢复行走能力和加强下肢的稳定性。

第六节 · 胫骨平台骨折

胫骨平台骨折（fracture of tibial plateau）是指胫骨近端的干骺端及关节面的骨折。膝关节是下肢三大负重关节之一，胫骨平台是膝关节的重要负荷结构，一旦发生骨折，将影响膝关节的功能和稳定性。由于胫骨平台内外侧分别有内、外侧副韧带，平台中央有胫骨粗隆，其上有交叉韧带附着，当胫骨平台骨折时常发生韧带及半月板的损伤。

一、病因及分类

（1）病因

① 高能量损伤：常见于交通事故和高处坠落伤。膝关节受到侧方应力、轴向应力、轴向与侧方应力混合的作用而造成胫骨平台形态多样的骨折。在这种损伤机制中，股骨髁对其下方的胫骨平台同时施了剪切力和压缩应力，产生常见的劈裂骨折、塌陷骨折，乃至粉碎性骨折。

② 低能量损伤：常见于运动伤、摔伤，多见于老年骨质疏松患者。老年人由于胫骨髁骨松质密度降低，载荷能力下降，常发生劈裂压缩性骨折。

（2）分类　Schatzker 将胫骨平台骨折分为 6 型：Ⅰ型，外侧平台的单纯楔形骨折或劈裂骨折；Ⅱ型，外侧平台的劈裂压缩性骨折；Ⅲ型，外侧平台单纯压缩性骨折；Ⅳ型，内侧平台劈裂性或劈裂压缩性骨折；Ⅴ型，包括内侧平台与外侧平台劈裂的双髁骨折；Ⅵ型，同时有关节面骨折和干骺端骨折，胫骨髁部与骨干分离，即所谓的骨干-干骺端分离，通常患者有相当严重的关节破坏、粉碎、压缩及髁移位。

二、临床表现

（1）症状　膝关节疼痛，活动障碍，不敢站立和行走。

（2）体征　患肢膝关节内有积血、肿胀，伴有膝关节外翻或内翻。主动活动受限，被动活动时膝部疼痛，胫骨近端和膝部有压痛；关节稳定性检查常受到疼痛、肌肉紧张的限制，特别是在双髁粉碎性骨折者。在单髁骨折者，其侧副韧带损伤在对侧该侧副韧带的压痛点即为其损伤的部位；在断裂者，侧方稳定性试验为阳性。

三、辅助检查

（1）X 线　是评估骨折类型和严重性的重要方法，包括前后位、侧位和内外斜位。

（2）CT　可判断出髁部骨折线的位置、范围和骨折的严重程度。

（3）MRI　对软组织的损伤和评估，如半月板的破裂和韧带的损伤。

四、治疗

（1）非手术治疗　包括闭合复位、骨牵引或石膏制动。主要适用于低能量损伤所致的外侧平台骨折。相对适应证包括：①无移位或不全的平台骨折；②轻度移位的外侧平台稳定骨折（平台骨折塌陷<2mm，劈裂移位<5mm）；③某些老年骨质疏松患者的不稳定外侧平台骨折；④合并严重的内科疾病患者。

（2）手术治疗　胫骨平台骨折的关节面塌陷超过2mm，侧向移位超过5mm；合并有膝关节韧带损伤及有膝内翻或膝外翻超过5°时应采取手术治疗。

五、护理措施

（1）体位护理　抬高患肢，足尖朝天，严禁肢体外旋，避免腘窝及腓骨小头处受压。

（2）减轻肿胀　创伤和术后早期，功能锻炼后冰敷膝关节。

（3）急性骨筋膜室综合征　尽早发现，及时报告医生处理，详见第十章第四节。

（4）石膏和牵引的护理　保持石膏或牵引的有效固定，预防相关并发症。

六、康复指导

（1）早期　术后即可进行。锻炼方法包括：踝泵运动，股四头肌、腘绳肌收缩等长收缩练习，直腿抬高练习（膝关节伸直抬离床面30°，持续到力竭），侧腿抬高练习，伸膝练习。

（2）中期　术后7～10天伤口水肿消除后。继续早期功能锻炼，增加屈膝练习，从屈膝30°开始，4周内达到90°，6周达到120°。屈膝的流程为：解除支具屈膝至目标角度，维持10min，再佩戴支具冰敷20min。屈膝的方法有：90°内坐位垂腿，90°～105°坐位顶墙，100°以上坐位抱腿、仰卧垂腿。患肢直腿抬高锻炼良好时可佩戴支具扶双拐下地，患肢禁止负重。

（3）后期　因胫骨平台骨折及复位固定情况不同，具体下地及负重行走情况依个体伤情酌情调整。一般情况下，术后3个月拍X线片视愈合情况可双拐变成单拐，部分负重行走；术后6个月拍X线片愈合可弃拐行走。

第七节·胫腓骨干骨折

胫腓骨干骨折（fracture of shaft of tibia and fibula）占全身骨折的8%～10%，10岁以后儿童尤为多见。胫腓骨由于部位的关系，遭受直接暴力打击、压砸的机会较多。又因胫骨前内侧紧贴皮肤，所以开放性骨折较多见。严重外伤、创口面积大、骨折粉碎、污染严重、组织遭受挫损伤为本症特点。骨折部位以中下 1/3 交接处较多见，由于营养血管损伤、软组织覆盖少、血供较差等特点，延迟愈合及不愈合的发生率较高。

一、病因与分类

（1）病因　胫腓骨干骨折可由直接暴力和间接暴力引起，由于胫腓骨较表浅，以直接暴力为主。

① 直接暴力：以重物打击，踢伤，撞击伤或车轮碾轧伤等多见，暴力多来自小腿的外前侧，骨折线多呈横断形或短斜形。巨大暴力或交通事故伤多为粉碎性骨折。两骨折线常在同一平面，如横断骨折，可在暴力作用下有一三角形碎骨片，骨折后，骨折端多有重叠成角、旋转移位。

② 间接暴力：由高处坠下、旋转暴力扭伤或滑倒等所致的骨折，特别是骨折线多呈斜形或螺旋形；腓骨骨折线较胫骨骨折线高，软组织损伤小，但骨折移位骨折尖端穿破皮肤形成穿刺性开放伤口的机会较多。骨折移位取决于外力作用的大小、方向。肌肉收缩和伤肢远端重量等因素。小腿外侧受暴力的机会较多，因此可使骨折端向内成角，小腿重力可使骨折端向后侧倾斜成角，足的重量可使骨折远端向外旋转，肌肉收缩又可使两骨折端重叠移位。

③ 儿童胫腓骨骨折遭受外力一般较小，加上儿童骨皮质韧性较大，多为青枝骨折。

（2）分类　胫骨骨折可分为三种类型。

① 单纯骨折：包括斜形骨折、横形骨折及螺旋骨折。

② 蝶形骨折：因扭转应力所致的蝶形骨折块较长，直接打击的蝶形骨折块上可再有骨折线。

③ 粉碎性骨折：一处粉碎骨折，还有多段骨折。

二、临床表现

（1）症状　局部疼痛、功能障碍。

（2）体征　肿胀、畸形（严重者可有肢体短缩、成角及足外旋畸形）、异常活动和骨擦音。

三、辅助检查

（1）X 线　正、侧位片能明确骨折的部位和类型，如横形、斜形和粉碎性，移位和成角。拍摄范围应包括从膝到踝的小腿全长。

（2）MRI　适合检查可能延伸至膝关节或可能累及胫骨平台的较高位胫骨骨折，有助于呈现伴发的半月板或韧带损伤。

（3）数字减影血管造影或超声血管诊断仪　疑有血管损伤时，可明确血管损伤类型和程度。

四、治疗

胫腓骨干骨折的治疗目的是恢复小腿的承重功能，矫正成角，恢复胫骨上、下关节面的平行关系，恢复肢体长度，以免影响膝、踝关节的负重功能和发生关节劳损。除儿童病例外，虽可不强调恢复患肢与对侧等长，但成年病例仍应注意使患肢缩短不多于 1cm，畸形弧度不超过 10°，内外翻不超过 5°，两骨折端对位至少应在 2/3 以上。

（1）非手术治疗

① 无移位的胫腓骨干骨折：采用小夹板或石膏固定；有移位的横形或短斜形骨折采用手法复位、小夹板或石膏固定。固定期应注意夹板和石膏的松紧度，并定时行 X 线检查，发现移位应随时进行夹板调整，或重新石膏固定，6～8 周可扶拐负重行走。

② 斜形、螺旋形或轻度粉碎性不稳定骨折：单纯外固定不可能维持良好的对位，可在局麻下行跟骨穿针牵引，用螺旋牵引架牵引复位，小腿石膏行局部固定，术后使用 4～6kg 重量持续牵引 3 周左右，待纤维愈合后，除去牵引，用长腿石膏继续固定直至愈合。牵引中注意观察肢体长度，避免牵引过度而导致骨不愈合。

（2）手术治疗　不稳定的胫腓骨干双骨折，在手法复位失败，严重粉碎性骨折或双段骨折，污染不重、受伤时间较短的开放性骨折情况下，应采用切开复位内固定。常用的固定方法有螺丝钉内固定、接骨板螺丝固定、交锁髓内钉固定、外固定架固定等。胫腓骨干骨折一般骨性愈合期较长，长时间的石膏外固定，对膝、踝关节的功能必然造成影响，目前采用开放复位内固定者日渐增多。

五、护理措施

（1）体位护理　抬高患肢高于心脏水平，足尖朝天，严禁肢体外旋，避免腘窝部及腓骨小头处受压致腓总神经受压。

（2）减轻肢体肿胀　冰敷，遵医嘱使用相应的药物以减轻肿胀。

（3）检查皮肤损伤情况　检查皮肤有无挫伤和（或）瘀斑、撕裂伤、刺伤或继发性感染，以及提示复合型骨折的突起骨折片。如有软组织感染征象时，应在开始抗生素治疗前采集伤口的血培养样本。

（4）神经血管损伤的观察与护理　胫骨骨折可直接损伤神经、血管结构，筋膜室严重肿胀可损害神经和血管，应仔细检查皮肤的感觉、肌肉的功能、远端脉搏和毛细血管再充盈情况，以确定下肢神经（胫神经、腓总神经及分支）和动脉（腘动脉及分支）是否受损。

（5）急性骨筋膜室综合征　尽早发现，及时报告医生处理。（详见第十章

第四节）

（6）脂肪栓塞综合征　尽早发现，及时报告医生处理。（详见第十章第二节）

（7）石膏和牵引的护理　保持石膏或牵引的有效固定，预防相关并发症。

六、康复指导

（1）术后当日　麻醉清醒后，进行踝泵运动、股四头肌等长收缩练习等。

（2）术后 3～7 天　主动或被动训练。膝关节屈伸活动从被动屈膝 30°开始，逐渐增加屈膝度数，并过渡到主动屈膝锻炼，进行直腿抬高和侧腿抬高练习。

（3）术后 2～3 周　进行伸膝抗阻训练，2～3 次/d，5～10min/次。

（4）术后 4～8 周　在医师的指导下扶双拐不负重行走。

（5）术后 2～4 个月　扶双拐逐渐负重行走。

第八节 · 踝关节骨折

踝关节骨折（fracture of ankle）是指构成踝关节的胫骨远端、腓骨远端和距骨所发生的骨折，是最常见的关节内骨折，占全身骨折的 3.9%，青壮年多见，常合并有韧带损伤和关节脱位。踝关节周围主要有三组韧带维持踝关节稳定，内侧副韧带，又称三角韧带，是踝关节最坚强的韧带，主要功能是防止踝关节外翻；外侧副韧带，是踝部最薄弱的韧带；下胫腓韧带，又称胫横韧带，具有稳定踝关节功能。

一、病因与分类

踝关节骨折多为联合应力所致，骨折移位与踝关节在受伤时的位置、暴力作用的方向和程度有关。多为间接暴力损伤，张力牵拉常造成撕脱骨折，呈横断形。在距骨移位侧常因铰链或旋转暴力造成斜形、螺旋形或粉碎性骨折。

二、临床表现

（1）症状　踝关节疼痛、活动障碍。

（2）体征　受伤踝部局部有瘀斑、肿胀，内翻或外翻畸形，骨折处扪到局限性压痛。

三、辅助检查

（1）X 线　正、侧位和斜位片即可以诊断、分型并判断损伤的病理类型。Lange-Hansen 分型Ⅲ型外翻外旋型骨折需检查腓骨全长，若腓骨近端有压痛，应补充拍摄 X 线片，以明确腓骨近端有无骨折。

（2）CT　可进一步明确损伤程度和骨折的移位情况。

（3）MRI　用于怀疑合并有韧带损伤者。

四、治疗

踝关节结构复杂，暴力作用的机制及骨折类型也较多样，治疗原则是在充分认识损伤特点的基础上，以恢复踝关节的结构及稳定性为原则，灵活选择治疗方案。

（1）非手术治疗　无移位的和无下胫腓联合分离的单纯内踝或外踝骨折可行闭合复位石膏固定，在踝关节内翻（内踝骨折时）或外翻（外踝骨折时）位石膏固定6～8周，可于3周后更换功能位石膏，也可以适当延长固定时间。有些骨折可行牵引治疗。

（2）手术治疗

① 按照AO的观点，部分踝关节骨折，特别是骨折有移位时，主张切开复位内固定，为避免肿胀加重，甚至皮肤发生水疱，而延误手术时机以及术后发生感染，手术应尽可能在伤后6～8h内实行；如果皮肤情况不好可以推迟4～6天进行手术。

② 闭合复位失败，不稳定性骨折（如旋前-外旋3°～4°骨折等），胫骨远端关节面移位部分超过1/3，骨折块或软组织嵌顿等，应手术治疗。以内固定为主，包括应用钢板、螺钉、张力带、可吸收材料等，必要时须用下胫腓螺钉。术后根据固定坚固程度决定是否结合外固定。

五、护理措施

（1）体位护理　抬高患肢10～15cm，石膏托固定踝关节，使踝关节呈轻度跖屈位，以减少切口张力，足跟处悬空，避免负重，利于骨折断端愈合。

（2）皮肤软组织护理　踝部骨折多伴有皮肤软组织的损伤，局部肿胀明显，因皮肤遭受快速牵拉甚至出现隆起或张力性水疱，为保证手术部位皮肤的完好，减少术后皮肤感染应积极处理。①局部处理：患肢抬高，局部冰敷，给予肿胀部位外涂七叶皂苷凝胶3～5次/d，如出现大的水疱可用络合碘消毒后，在水疱最低位用一次性针注射器抽吸；小的水疱可用酒精敷在患部。同时辅以物理治疗，以帮助水疱吸收。②全身治疗：使用甘露醇、七叶皂苷钠等脱水剂，指导患者行邻近关节及足趾的主动、被动活动，帮助消肿，尽快行手术治疗。

（3）合并伤的观察与护理

① 神经、血管损伤的观察与处理：由于胫后动脉与胫神经伴行于紧贴内踝后外侧的部位，胫前动脉（在足部为足背动脉）与腓深神经伴行，从前侧靠近中线处越过踝关节，因此，应检查足背动脉、胫后动脉的搏动以及毛细血管末梢再充盈情况，评估感觉及运动功能，观察有无相应部位血管和神经的损伤。如出现神经损伤表现、疼痛严重或不断加重、新发麻木或麻木加重、远端皮肤变色等，应立即通知医生处理。

② 术后伤口并发症的护理：由于跟骨附近肌肉组织较少，皮肤血运不佳，术后极易出现皮肤坏死、急性骨筋膜室综合征、切口裂开、感染等并发症。术后严密观察伤口敷料渗出情况，观察患肢远端血运、感觉、运动情况，发现敷料渗出较多，及时汇报医师。加强营养支持，促进骨折愈合及软组织修复。根据血常规、细菌培养结果选择合适抗生素。

（4）维持有效骨牵引，预防牵引并发症。

六、康复指导

1. 非手术治疗的患者

（1）患者骨折复位固定后　进行小腿肌肉收缩活动及足趾屈伸活动，未固定的部位，应尽早练习下肢关节功能性活动，但限制踝关节跖屈，以免影响骨折处稳定。

（2）6～8 周去除外固定后　进行踝关节背伸、跖屈活动，扶拐部分负重行走。

2. 针对手术治疗的患者

（1）感觉恢复后　主动活动足趾，进行踝背伸、膝关节屈伸和股四头肌等长收缩等活动。

（2）术后第 2 周　若患者为双踝骨折，只能被动背伸及跖屈活动，不能旋转及翻转，以免导致骨折不愈合。可协助其扶拐下地轻负重步行；若患者为三踝骨折，对上述活动步骤可稍晚 1 周，以预防踝关节僵硬。

第九节 · 足部骨折

足部结构复杂，骨折类型众多。每只足有 26 块骨（不包括籽骨），由韧带、关节连结成为一个整体；在足底，由骨和关节形成了内纵弓、外纵弓和前面的横弓，这是维持身体平衡的重要结构。足弓还具有弹性，可吸收震荡，负重，完成行走、跑、跳等动作。足部骨折若破坏了这一结构，将发生严重功能障碍，因此足部骨折的治疗目的是尽可能恢复正常的解剖关系和生理功能。本节主要介绍跟骨、跖骨、指骨骨折。

一、跟骨骨折

跟骨骨折（fracture of calcaneus）是指由于各种原因导致跟骨的完整性受损，是足部较常见的损伤，多由传导暴力所致。跟骨是足骨中最大的骨，以松质骨为主。

（一）病因与分类

（1）病因

① 严重创伤：通常是从高处坠落或跳跃后足部的轴向受力导致。足跟先着地，

身体重力从距骨下传至跟骨，跟骨被压缩或劈开。

② 撕脱性骨折：通常因患者足前段重重着地时腓肠肌和比目鱼肌的牵拉导致。这些患者往往年纪较大，伴有骨质减少或骨质疏松。

③ 应力性骨折：反复负荷过重而导致。常发生于活动水平大幅增加或者转移到更坚硬的地面上跑步或锻炼后。

（2）分类　分为关节内骨折和关节外骨折。

（二）临床表现

跟骨骨折的临床表现取决于损伤部位及其严重程度。由严重创伤引起的跟骨骨折，疼痛剧烈，足部常不能负重，肿胀和压痛严重，足跟部畸形很明显；跟骨撕脱性骨折表现为疼痛、肿胀、瘀斑和压痛，足部跖屈无力；跟骨应力性骨折则表现为起床后行走前几步时出现足跟部疼痛和沿跟骨两侧的压痛。

（三）辅助检查

（1）X线　踝关节正位、侧位和跟骨轴位片，可明确骨折的类型、移位程度。同时注意坠落伤，足部力量可沿下肢向骨盆、脊柱传导，因此应注意髋部、脊柱的临床症状，及时进行X线平片检查，以免漏诊。

（2）CT　观察关节面情况。

（四）治疗

（1）非手术治疗　对于不波及距下关节的关节外骨折，移位不大的跟骨前端骨折、结节骨折，以及无移位载距突骨折，石膏固定4～6周，待骨折愈合后负重。

（2）手术治疗　手术治疗的指征是后关节面移位明显的骨折、鸟嘴样骨折（跟骨结节撕脱骨折）。关节面骨折无明显移位，但跟骨体骨折移位较大时，为减少晚期并发症，应切开复位内固定。严重粉碎性骨折手术难以复位固定者可采取关节融合术。对于波及距下关节的关节内骨折治疗以达到解剖复位为目标。传统的手术采用L形切口，切口皮缘坏死及感染率较高。近年来，采用跟骨外侧小切口解剖钢板加压骨栓内固定取得了满意的效果。

（五）护理措施

（1）皮肤软组织护理　跟骨骨折的骨折水疱可导致严重伤口感染，应立即处理（参见本章第八节踝关节骨折相关内容）。如果骨折碎片向后移位压迫足跟部皮肤可致皮肤坏死，皮肤坏死可导致伤口经久不愈和感染，将闭合性骨折转变为开放性骨折，应紧急减压以释放皮肤压力。

（2）合并伤的观察与处理

① 血管、神经损伤：由于神经血管束沿跟骨内侧、骨外侧面走行，在创伤和手术操作中特别容易被损伤。若此区的足底外侧和内侧两条神经受伤，通常会导致沿相应侧足底的麻木感，但也可引起足跟疼痛或脚趾屈曲无力。通过检查拇趾、小

趾和踝的屈伸来评估神经是否受损。通过检查足背和胫后动脉的搏动或血管超声以及毛细血管末梢再充盈来评估血管是否受损。

②对侧跟骨骨折和胸腰椎压缩性骨折：涉及轴向负荷的高能量创伤（如从高处坠落）所致跟骨骨折的患者存在合并对侧跟骨骨折和胸腰椎压缩性骨折，检查有无相应骨折的临床表现，必要时行影像学检查。

（3）急性骨筋膜室综合征　尽早发现，及时报告医生处理（详见第十章第四节）。

（4）保持石膏的有效固定，预防相关并发症。

（六）康复指导

（1）钢板牢固固定的患者　术后第3~4天穿有软垫或高帮的鞋扶拐下地，8周后部分负重，第10~12周增加负重，如果患者能够承受，可以让其完全负重。

（2）石膏固定和大的植骨块的患者　部分负重应延长到3个月。

（3）距下关节和跟骰关节克氏针固定的患者　术后第6周去除克氏针后加强患肢负重练习，术后3个月允许其完全负重。

（4）无移位或轻度移位的跟骨骨折　石膏或支具外固定4~6周，挂拐助行和避免负重，石膏去除后进行康复锻炼。

（5）完全负重后进行步态、平衡和肌力训练、逐渐增加运动量。

二、跖骨骨折

（一）病因

跖骨骨折（fracture of metatarsal）在大多数情况下为直接暴力引起，如重物打击、车轮碾压等。少数情况下，由长期慢性损伤（如长跑、行军）致第2或第3跖骨干发生疲劳骨折。跖骨骨折占成人骨折的2.4%，占足部骨折的23.3%。在足的5个跖骨中，第1跖骨最粗大，发生骨折的机会较少，第2~4跖骨发生骨折机会最多，第5跖骨基底由于是松质骨，常因腓骨短肌猛烈收缩而发生骨折。

（二）临床表现

表现为足部疼痛和行走困难。足部处于低垂位置，因此在未抬高损伤部位时可迅速发生足背肿胀和瘀斑。

（三）辅助检查

标准的X线检查包括足的正位和斜位。

（四）治疗

无移位骨折，应用小腿石膏托外固定4~6周。移位骨折，手法复位后石膏固定，或切开复位，接骨板螺钉或交叉克氏针内固定。对于第5跖骨基底部的移位骨折，可采用闭合复位穿针或切开复位拉力螺钉内固定。

（五）护理措施

（1）皮肤护理　评估骨折部位附近的皮肤状况（尤其是重度挤压伤患者），寻找有无开放性伤口、隆起或易引发坏死的严重损伤。

（2）急性骨筋膜室综合征（ACS）的观察与护理　详见第十章第四节。

（3）石膏护理　保持石膏的有效固定，预防相关并发症。

（六）功能锻炼

（1）固定或术后1～2日　开始进行脚趾和踝关节的活动度锻炼及轻柔的小腿伸展训练。

（2）3～4周后或在移除石膏后　进行增力训练及适度散步。

（3）骨折愈合且行走时不再疼痛后　可快步行走或慢跑锻炼，逐渐增加活动强度。

三、趾骨骨折

趾骨骨折（fractures of phalanges）占成人骨折的2.0%，占足部骨折的19.1%。

（一）病因

常见的原因是轴向负荷如撞击足趾导致斜形骨折；外展损伤，典型累及第5趾伴"赤足夜行者"骨折；坠落物体所致的挤压伤常可导致粉碎性骨折，还可能造成软组织、神经和血管损伤；较少见的是，关节过伸或者过屈可导致螺旋形骨折或撕脱骨折。

（二）临床表现

足趾疼痛，行走困难，足趾常呈弥漫性肿胀和压痛，有移位骨折和脱位的患者足趾畸形明显。

（三）辅助检查

X线正侧位和斜位检查可明确骨折部位、有无移位。

（四）治疗

（1）无明显移位的趾骨骨折，一般用石膏固定3～4周。

（2）移位明显骨折，可先行手法复位，若不成功，可切开复位交叉克氏针固定。注意纠正旋转畸形及跖侧成角畸形，避免足趾因轴线改变而出现功能障碍。

（五）护理措施

（1）局部损伤观察

① 评估毛细血管再充盈时间，了解有无血管损伤。

② 检查足趾皮肤，寻找撕裂伤和失活皮肤。失活皮肤可能脱落，使闭合骨折

变为开放性骨折。

③ 挤压伤者，可发生周围软组织损伤，评估有无趾甲和甲床损伤。

（2）石膏的护理　保持石膏的有效固定，预防相关并发症。

（六）康复指导

（1）一旦足趾不再需要制动，开始进行温和的关节活动度锻炼，对比患侧和非患侧足趾关节活动度有助于评估锻炼进展。

（2）对于关节内、不稳定或可能不稳定的足拇趾骨折患者，在骨折愈合前避免足拇趾受力。

（3）对于其他足趾骨折，应鼓励患者进行其症状所允许的运动。

（彭伶丽　肖昌慧　张玉梅　喻蓉　张燕　刘明明　彭婧）

第十四章 ▶▶ 骨盆及髋臼骨折患者护理

第一节·骨盆骨折

骨盆骨折（fracture of pelvic）约占骨骼损伤的 3%，包括骨盆环断裂、骶骨骨折、髋臼骨折和撕脱性损伤。骨盆结构坚固，大多数骨盆骨折由高能量钝挫伤引起，虚弱患者和老年患者的骨盆骨折也可因低能量创伤机制（如跌倒）产生。高能量创伤增加了合并伤的可能性，可累及腹腔和盆腔脏器。骨盆解剖结构复杂，大血管、神经的损伤严重者可危及生命。

（1）骨盆内的血管　髂外动脉沿骨盆缘在腹股沟韧带下方出骨盆。髂内动脉位于骨盆后方，分为后支和前支。后支走行于骶髂关节表面，分支为臀上动脉、髂腰动脉和骶外侧动脉；前支最重要的分支是闭孔动脉和阴部内动脉，在耻骨支骨折时易受到损伤。骨盆静脉系统由伴行于动脉系统的静脉和位于骶骨前方的静脉丛组成，在骶髂关节损伤时骶前静脉丛极易受损，是常见的出血来源。

（2）骨盆内的神经　骨盆的神经网络（即腰骶丛），主要来自于 L_4 至 S_3 的神经根，损伤可导致膀胱、肠道及性功能障碍。虽然股神经和闭孔神经并非来自于腰骶丛，但它们也位于骨盆内，因此在发生骨盆创伤时可能受到损伤。

一、病因与分类

（1）病因

① 直接暴力：是引起骨盆骨折的主要原因，如交通事故、砸伤及高处坠落等。也可以因肌肉强力收缩引起髂前上棘、髂前下棘、坐骨结节等处骨折。

② 应力暴力：作用于骨盆侧方，先使其前环薄弱处耻骨上下支发生骨折，应力继续，使髂骨翼向内（或内翻），在后环骶髂关节或其邻近发生骨折或脱位。侧方的应力使骨盆向对侧挤压并变形。

（2）分类　目前国际上常用的骨盆骨折分类有 Tile's/AO 和 Young & Burgess，前者可以预测骨盆环损伤的不稳定性，因此，在指导骨盆内固定手术方案中更具价值，Young & Burgess 分类法将损伤机制和受力方向相结合，急诊抢救中此分类法对骨盆血管损伤的预测更为合适。

① Tile's/AO 分型

a. A 型：骨盆环骨折，移位不大，未破坏骨盆环的稳定。

b. B 型：骨盆纵向稳定，旋转不稳定，后方及盆底结构完整。根据损伤机制不同分为 B1 和 B2 两型。B1 型为前后挤压伤，外旋，耻骨联合分离＞2.5cm，骶髂前韧带和骶棘韧带损伤，称为"开书型骨折"。B2 型为侧方挤压伤、内旋，又分为三个亚型，其中 B2.1 为同侧型、B2.2 为对侧型、B2.3 为双侧型。

c. C 型：旋转及纵向均不稳定。根据损伤部位不同分为 C1 型、C2 型、C3 型。C1 型为单侧骨盆骨折，分为三个亚型，其中 C1.1 为髂骨骨折型、C1.2 为骶髂关节骨折型、C1.3 为骶骨骨折型；C2 型为双侧骨盆骨折；C3 型合并髋臼骨折。

② Young & Burgess 分型

a. 侧方挤压损伤（LC 骨折）：侧方挤压力量造成的损伤，约占 38.2%。

b. 前后挤压损伤（APC 骨折）：来自前方暴力造成，约占 52.4%。

c. 垂直剪切损伤（VS 骨折）：高处坠落伤所致，约占 5.8%。

d. 混合暴力损伤（CM 骨折）：约占 3.6%，如 LC/VS 或 LC/APC。

③ 骶骨骨折分类：将骶骨骨折进行分类有助于预测神经损伤，分为 3 区。1 区：骶神经孔的外侧，神经损伤率 5.9%，通常累及 L_5 神经根。2 区：经骶神经孔，神经损伤率 28.4%，主要为坐骨神经痛，累及膀胱或肠道罕见。3 区：骶神经孔内侧，穿过中央骶管，神经损伤率≥50%，大多数引起肠道、膀胱或性功能障碍。

二、临床表现

（1）局部症状　患者有骨盆受挤压的外伤史，髋部疼痛、肿胀、活动受限及骨擦音。

（2）全身症状　除稳定性骨折外，骨盆骨折有并发损伤而出现的全身症状。患者可出现失血性休克、腹膜后血肿、腹腔内脏损伤、膀胱或后尿道损伤、直肠损伤、腰骶神经丛或坐骨神经损伤。

（3）体征　包括：①骨盆分离试验与挤压试验阳性；②肢体长度不对称；③会阴部瘀斑，这是耻骨和坐骨骨折的特有体征。

三、辅助检查

（1）X 线　是诊断骨盆骨折的主要手段，可显示骨折类型及骨折块移位情况。

（2）CT　能发现 X 线平片不能显示的骨折；清楚立体地显示半侧骨盆移位情况；对行内固定的骨盆骨折能准确显示复位情况，内固定位置是否恰当及骨折愈合进展情况。CT 和三维重建可明确骨折类型并避免遗漏。

（3）MRI　能发现骨盆部位的肌肉、肌腱、韧带、神经等软组织损伤。伴神经损伤时可行腰骶部 MRI 检查，以排除脊髓神经根损伤压迫。

（4）B 超　了解腹腔及盆腔内脏器及大血管情况。

四、治疗

原则是首先处理休克和各种危及生命的合并症，再处理骨折。是否手术的主要依据是骨盆环是否稳定和不稳定的程度。

1. 大出血的救治

骨盆骨折出血来源主要有以下几个方面：骨折端松质骨面出血；无静脉瓣的盆内静脉丛；髂内血管及分支；盆壁软组织及盆内脏器；骨盆环破坏盆腔容积增大以及负吸效应。难以控制的大出血是骨盆骨折早期致死的主要原因，院前急救、早期临时骨折固定、多种手段止血、多学科协作是救治成功的关键。

（1）有效控制出血　主要措施有骨盆固定带、抗休克裤的应用、骨盆外固定架、GANZ 骨盆钳、介入血管栓塞、髂内血管结扎、盆腔填塞等。其中前方外固定支架是减少骨盆容积，稳定骨折断端骨盆环，有效控制出血的重要方法。

（2）切忌反复多次搬动检查，同时多学科会诊动态评估病情，特别强调一切辅助检查尽量在床边进行。

（3）限制性液体复苏　早期通过控制液体输注的速度，将收缩压控制在 $80 \sim 90 mmHg$ 的稍低水平，以免血压过高使原已止血的血凝块重新脱落，血管扩张而致再出血，另外液体过多可能会因凝血因子、纤维蛋白原的稀释，血液黏滞度下降而加重出血。

（4）病情观察　观察生命体征、每小时尿量、CVP、动脉血气分析等指标，尽快处理活动性出血，除输入红细胞外还应输入一定比例的血浆和血小板。

（5）监测乳酸水平　持续低灌注状态下细胞能量代谢由需氧代谢转为乏氧代谢，导致体内乳酸堆积，引起乳酸性酸中毒，乳酸清除率可预测严重创伤患者存活情况，24h 内乳酸清除者存活率 100%，而 48h 内清除者存活率仅为 14%，故酸中毒程度可作为复苏效率的一个精确的预测因子。

2. 非手术治疗

（1）适应证　包括：①骨盆环稳定的骨折，如撕脱骨折和无明显移位的骨盆环一处骨折；②骨盆环两处损伤而失稳，但影像学上无或轻微移位者；③因早期救治需要经卧床、牵引治疗后，影像学证明复位满意者；④有手术禁忌或不宜手术治疗的多发伤。

（2）方法

① 卧床休息：卧硬板床休息 3～4 周。髂前上棘骨折患者置于屈髋位，坐骨结节骨折置于伸膝位。

② 骨盆兜带悬吊牵引固定：适用于单纯性耻骨联合分离且较轻者，悬吊重量以将臀部抬离床面为宜。

③ 手法复位：有移位的尾骨骨折，可行肛门内手指复位，但易移位。

④ 患肢骨牵引：适用于耻骨联合分离、耻骨上下支骨折合并骶髂关节脱位、耻骨联合分离合并骶髂关节附近的髂骨骨折或骶骨骨折等。

3. 手术治疗

（1）外固定器固定　适用于有明显移位的、开放性不稳定型骨折。

（2）开放复位内固定　适用于经非手术治疗后，骨折移位＞1cm，耻骨联合分离＞3cm，累及髋臼的移位骨折及多发伤者。骶髂关节脱位及骶骨骨折采用 X 线监视下经皮骶髂螺钉固定。

（3）骨盆骨折脱位微创手术　能明显减少手术并发症的发生，导航技术的应用提高了微创手术的成功率。骶 1 椎弓根轴位 X 线投照和置钉方法提高了骶髂螺钉置入的安全性。

五、护理措施

（1）急救护理　骨盆损伤可出现严重出血、合并内脏损伤和高死亡率，任何骨盆骨折都能造成严重出血，老年患者因低能量跌倒导致的骨盆骨折也可能会出现危及生命的出血。

① 评估：完整准确的病史评估有助于骨盆骨折患者的救治，内容包括过敏史、用药史（尤其是抗凝血药）、既往史、最后进食情况、活动经历、损伤机制、事故现场的步行能力、疼痛部位、有无大小便失禁、有无双下肢麻木或无力、有无出血（血尿、直肠或阴道出血）、女性患者末次月经日期，检查有无外出血、瘀斑（腰侧、会阴和阴囊）、下肢和髂峰的位置、直肠和阴道检查以评估是否存在开放性骨折。按压骨盆时应轻柔，防止骨折碎片移位或加重损伤。发现有骨盆损伤时，应避免反复按压骨盆。

② 控制出血：尽量减少搬动，如需搬动时，由 3～4 人将患者置于平板担架，以免增加出血和加重休克。

③ 根据需要启动大量输血方案：快速在上肢或颈部建立输血补液通道，必要时行深静脉置管，交叉合血。

④ 病情观察：监测血压、脉搏、尿量，意识状态、皮肤黏膜、甲床毛细血管回流时间、皮肤弹性等，必要时监测中心静脉压、血红蛋白、红细胞计数及血细胞比容等各项指标，以确定是否有休克及其程度。

（2）术前护理

① 体位护理：平卧硬板床，减少搬动，必须搬动时由多人平托，以免引起疼痛，增加出血。

② 心理护理：患者伤势较重，易产生恐惧心理。给予心理支持，减少恐惧。

③ 饮食护理：加强营养，进食高蛋白、高维生素、高钙、高铁、粗纤维及易消化的食物。若合并直肠损伤则酌情禁食。必要时静脉高营养治疗。

④ 正确指导床上大小便：使用便盆时不可随意抬高床头或取坐位。

⑤ 制动：为防止骨折移位，骨盆牵引至少持续 6 周以上；骨盆悬吊牵引需双侧同时牵引，防止骨盆倾斜，肢体内收畸形。

⑥ 术前准备：术前备血、会阴区备皮、导尿、清洁灌肠等；常规禁食禁饮，准备带有牵引架的病床，备齐抢救物品，如监护仪、吸引器、氧气等。

（3）术后护理

① 病情观察：严密观察生命体征及神志变化，观察伤口敷料有无渗血、渗液，正确记录引流量和尿量，警惕低血容量性休克的发生。

② 体位护理：术后取平卧位，躺气垫床，尽量减少大幅度搬动患者，平卧和健侧卧交替，以防压力性损伤。

③ 饮食护理：继续进食高蛋白、高维生素、高钙、高铁、粗纤维及易消化的食物。鼓励患者多饮水，2000～3000ml/d，按摩腹部，促进肠蠕动，必要时服用缓泻药，利于排便。

④ 引流管护理：妥善固定引流管，避免扭曲、受压，密切观察引流液的颜色、性质、量，并做好记录。

（4）并发症的观察与护理

① 腹膜后血肿：观察有无腹痛、腹胀、呕吐、肠鸣音和腹膜刺激征，并定时测量腹围，以判断是否合并有腹膜后血肿、腹腔脏器损伤及膀胱损伤。护理措施：严密观察生命体征和意识变化，立即建立静脉通道，输血补液，禁食、胃肠减压等处理，经抗休克治疗仍无法维持血压，应立即做好术前准备。

② 膀胱、尿道损伤：观察患者有无血尿、排尿困难、少尿、无尿。如膀胱颈部或后壁破裂会有明显的腹膜刺激征，导尿时无尿液流出；如有尿道断裂则表现有尿道出血、排尿障碍、疼痛等症状。护理措施：妥善固定导尿管，导尿管及尿袋应低于身体，以防止逆流；保持尿管引流通畅，鼓励患者多饮水，以利于尿液排出。尿道不完全撕裂时留置导尿管 2 周并妥善固定。对于行膀胱造瘘的患者保持引流管通畅，防止扭曲或折叠。造瘘管一般留置 1～2 周，拔管前先夹管，观察能否自行排尿，如排尿困难或切口处有漏尿则延期拔管。

③ 直肠肛门损伤：检查肛门有无疼痛、触痛、出血，必要时做直肠指诊。护理措施：禁食，遵医嘱应用抗生素。若行结肠造口术，保持造口周围皮肤清洁干燥，观察有无局部感染征象。

④ 神经损伤：注意有无会阴区、下肢麻木及运动障碍，以判断有无腰骶神经丛和坐骨神经损伤。护理措施：患肢保持外展中立位，膝部垫软枕，使膝关节屈曲＞60°；鼓励并指导患者做肌肉收缩锻炼，防止失用性肌萎缩；辅以营养神经药物以促进神经恢复。

⑤ 脂肪栓塞综合征：骨盆内静脉丛破裂及骨髓腔被破坏，骨髓脂肪溢出随破裂的静脉窦进入血液循环，引起肺、脑、肾等部位的脂肪栓塞。护理措施：嘱患者

绝对卧床休息，予以高流量氧气吸入、抗凝、溶栓等处理，同时监测生命体征、意识、血氧饱和度、血气分析和出凝血时间等。

⑥ VTE 预防：参见第八章第五节。

六、康复指导

（1）早期（术后第 1 周） 进行股四头肌等长收缩锻炼、踝关节跖屈背伸锻炼。

（2）活动适应期（术后第 2 周） 利用牵引架进行床上髋、膝关节屈伸活动，也可采用下肢功能锻炼器（CPM）进行持续被动关节活动，同时配合股四头肌等长收缩锻炼及抬臀练习。

（3）主动锻炼期（术后 6 周） 出院后继续进行屈髋、外展肌群的锻炼，逐渐加大外展活动度，协助患者坐卧，进行双髋、关节屈曲、膝关节屈伸锻炼。

（4）下床期（术后 8～10 周） 指导患者扶双拐行走，遵循避免负重→部分负重→全部负重循序渐进的原则，避免或减少发生骨关节炎和股骨头坏死等并发症。

第二节 · 髋臼骨折

髋臼由髂骨、坐骨和耻骨组成。分为前柱（髂耻柱）、后柱（髂坐柱）和臼顶。髋臼内侧壁称为四边形区。坐骨神经和臀上血管、神经位于髂骨后下部和坐骨大切迹。髋臼骨折是由强大暴力作用于股骨头和髋臼之间造成的，约占全身骨折的 0.7%。髋臼骨折的治疗应尽可能恢复其前后柱的解剖关系。

一、病因与分类

（1）病因 依暴力性质、作用方向和股骨头与髋臼的位置不同，可以造成不同类型的髋臼骨折。大腿屈曲内旋位致伤易导致后柱损伤，外旋伸展位致伤易产生前柱损伤。股骨头连同破碎的髋臼向内移位，严重者股骨头可穿破髋臼进入盆腔，造成髋关节中心脱位。

（2）分类 目前应用最广泛的是 Letournel-Judet 分类。从解剖结构的改变来分，共 10 类。

① 单纯骨折：累及髋臼的一个柱或壁，包括后壁骨折、后柱骨折、前壁骨折、前柱骨折和横形骨折 5 类。a.后壁骨折：最常见的类型，后关节面骨折而后柱完整，注意检查有无合并股骨头后脱位。b.后柱骨折：髂坐线断裂，骨折可发生于从坐骨棘到坐骨切迹的任一位置，若出现股骨脱位则往往是中央脱位。c.前壁骨折：髋臼前上部的小面积骨折。d.前柱骨折：髂耻线断裂，常合并股骨头前脱位。e.横形骨折：骨折线横向穿过前柱和后柱，引起髋臼关节面的分离。

② 复合骨折：至少包含 2 个单一骨折，包括 T 形骨折、后柱伴后壁骨折、横

断伴后壁骨折、前柱伴后半横形骨折和双柱骨折 5 类。a. T 形骨折：横形骨折合并垂直骨折，形成 2 个坐耻骨碎块。b. 后柱伴后壁骨折：后柱和后壁彼此间发生明显移位，常伴发于此类损伤的髋关节后脱位，有引起坐骨神经损伤的风险。c. 横形伴后壁骨折：横形骨折联合后壁骨折。d. 前柱伴后柱半横形骨折：前壁或前柱骨折，合并后柱横形骨折。e. 双柱骨折：最复杂的髋臼骨折，前柱与后柱彼此分离，并与中央骨架分离，形成"漂浮"髋臼；整个髋臼分离但仍能保持与股骨头的联系。

二、临床表现

患侧髋部肿胀疼痛，活动障碍，下肢强迫体位，不能站立或行走。

三、辅助检查

（1）X 线　包括骨盆前后位骨盆平片、髂骨斜位片和闭孔斜位片，有助于对骨盆环的完整性做出判断。

（2）CT 有助于髋臼骨折的分类及手术方案的确定，清晰显示某些特殊部位的骨折，如臼顶、内壁骨折。

四、治疗

（1）非手术治疗　主要是卧床和牵引。适应证：无移位或移位＜3mm；严重骨质疏松者；局部或其他部位有感染者；有手术禁忌证，如合并其他系统疾患，不能耐受手术者；闭合复位且较稳定的髋臼骨折。

（2）手术治疗　目的是恢复关节面的平整，臼头的匹配，恢复关节的稳定性。尽可能解剖复位、有效固定及早期进行功能锻炼。手术指征：髋关节不稳定及移位＞3mm 者，尤其是双柱骨折有错位者。有下列情况应行急诊手术：髋关节脱位不能闭合复位；髋关节复位后不能维持复位；合并神经损伤，且进行性加重；合并血管损伤；开放性髋臼骨折。手术方法包括切开复位重建钢板或髋臼 W 形安全角度接骨板内固定、空心钉固定及全髋关节置换术。

五、护理措施

1. 非手术治疗及术前护理

（1）体位护理　入院后平卧于气垫床，平卧与健侧卧交替，避免患侧卧位，防止骨折处受压。翻身时动作轻柔，指导深呼吸放松肌肉，按摩骶尾部皮肤，防止压力性损伤发生。

（2）保持有效牵引护理。

（3）心理护理　髋臼骨折多为意外事故所致，患者有焦虑、恐惧心理，主动安慰患者，耐心解释疾病知识，增强患者治疗信心。

（4）正确指导床上大小便　使用便盆时不可随意抬高床头或取坐位，采用两人抬臀后在患者腰骶部垫软枕，缓解不适。

（5）术前准备 术前常规禁食禁饮，准备带有牵引架的病床，备齐抢救物品，如监护仪、吸引器、氧气等。

2.术后护理

（1）体位护理 术后取平卧位，患侧下肢用软垫抬高，保持外展中立位，防止外旋内收。翻身时以保持躯干、骨盆及下肢轴向式为原则，防止骨折再移位。

（2）病情观察 术后严密监测生命体征，48h内伤口用腹带加压包扎，观察是否有发生休克的危险，若出现血压下降、脉搏快速、尿量减少等症状，应及时处理。观察伤口敷料有无渗血、渗液，局部有无肿胀及患肢血运、感觉、运动有无异常。

（3）饮食指导 进食高蛋白、高热量、富含维生素饮食，增强机体抵抗力，促进伤口愈合。

（4）引流管护理 密切观察伤口渗血及引流情况，观察并记录引流液的颜色、性质和量，妥善固定引流管，防止扭曲受压，经常向下挤压引流管，防止阻塞，确保引流通畅，术后每日引流量<50ml，可拔管。

（5）并发症的观察及护理

① 伤口感染：术后伤口加压包扎，观察伤口敷料有无渗血、渗液，局部有无肿胀、压痛及波动感，保持伤口引流管通畅，防止折叠、受压。

② 坐骨神经损伤：主要表现为不同程度足下垂、伸趾肌力下降、足背伸力减弱等，观察患肢有无麻木及足背伸活动情况。护理：患肢保持外展中立位，膝部垫软枕，使膝关节屈曲>60°；指导患者做踝泵运动；辅以营养神经药物以促进神经恢复。

③ VTE：首发症状为患肢肿胀、疼痛；如突然出现胸痛、胸闷、呼吸困难、咳嗽、咳血、烦躁不安甚至晕厥，警惕肺栓塞的发生。

六、康复指导

（1）早期（术后第1周） 术后24h开始进行股四头肌等长收缩锻炼、踝关节跖屈背伸锻炼，以促进患肢血液循环，预防深静脉血栓形成。

（2）活动适应期（术后第2周） 利用牵引架进行床上膝关节屈伸活动锻炼，也可采用下肢功能锻炼器（CPM）进行持续被动关节活动，以利骨折的修复。同时配合股四头肌等长收缩锻炼及抬臀练习。

（3）主动锻炼期（术后6周） 术后2周伤口拆线，继续进行屈髋、外展肌群的锻炼逐渐加大外展活动度，协助患者坐卧，进行双髋、关节屈曲、膝关节屈伸锻炼。

（4）下床期（术后8～10周） 指导患者扶双拐行走，遵循避免负重→部分负重→全部负重循序渐进的原则，避免或减少股骨头坏死等并发症的发生。

（汤慧 张玉梅 彭伶丽）

第十五章 ▶▶ **脊柱骨折与脊髓 损伤患者护理**

第一节 · 脊柱骨折

脊柱骨折（fracture of spine）包括颈椎、胸椎、胸腰段及腰椎的骨折等，该部分发生骨折十分常见，占全身骨折的 $5\%\sim6\%$，其中以胸腰段脊柱骨折最多见。脊柱骨折可以并发脊髓或马尾神经损伤，特别是颈椎骨折-脱位合并有脊髓损伤者，往往会严重致残甚至致命。多数脊柱骨折因间接暴力引起，少数为直接暴力所致。间接暴力多见于从高处坠落；直接暴力多见于战伤、爆炸伤、直接撞伤等。

一、颈椎骨折

颈椎骨折是指由于外力造成颈椎骨质连续性和（或）完整性中段。由于颈椎突出于躯干之上，因此容易遭受损伤，且常伴神经损伤。颈椎椎骨在整个脊柱中数量最少，共 7 个。上颈椎通常指寰、枢椎，解剖关系特殊，临床症状复杂，损伤后的现场及入院前病死率高；下颈椎指第 $3\sim7$ 颈椎，是损伤最易发生的部位，约 80% 颈椎骨折发生于颈 $4\sim6$ 椎节，且通常合并不同程度的脊髓和神经损伤，严重损伤可致残或危及生命。

（一）病因与分类

（1）病因　从事体操、跳水等运动，以及高处坠落、车祸、地震、塌方、爆炸等都可使头颈部受到重力撞击而造成颈椎骨折。

（2）分类

① 根据损伤病程分类

a. 慢性颈椎损伤：损伤 3 周以上，软组织已初步愈合。

b. 急性颈椎损伤：损伤 3 周内。挥鞭样损伤是一种特殊的颈椎、颈髓损伤，指由于身体剧烈加速或减速运动而头部的运动不同步，致颈椎连续过度伸屈而造成的颈髓损伤。当各种高速前进的机动车急剧刹车，或在停车后突然受到后方高速行驶的车辆撞击，如车座靠背太矮，头颈部无座靠抵挡，乘车人由于身体猛然向前运动，头颈部后仰，继而前倾，发生过伸展及过屈曲性运动，使黄韧带向椎管内形成皱褶，压迫脊髓，或发生脊椎脱位，造成挫伤、出血。健康人颈椎屈伸活动度以第4~5和第5~6颈椎最大，颈椎第1~3及第6~7活动度较小。可将第6与第7颈椎比作鞭柄，而将上部颈椎比作鞭条，故第5与第6颈椎常发生损伤，亦可发生在第1与第2颈椎或环枕关节。损伤可见韧带或关节囊撕裂、关节内出血及软骨撕脱。严重者亦可造成关节脱位、骨折及颈髓受损。

②　根据损伤部位分类

a.上颈椎骨折：包括枕颈关节损伤、寰枢关节脱位、寰枢骨折、齿状突骨折、Hangman骨折。

b.下颈椎骨折：包括多种损伤，如椎体楔形压缩性骨折、爆裂性骨折、单侧或双侧小关节脱位、前方脱位等。

（二）临床表现

除一般的骨折症状外，其临床表现依骨折的部位、类型和有无脊髓损伤而有所不同。

1.上颈椎损伤

（1）寰枢关节脱位　极罕见，绝大多数伤者立即死亡，幸存者都有极严重的高位颈髓损伤征象，主要表现为四肢瘫痪和呼吸困难，短期内死于呼吸衰竭。

（2）寰枢关节半脱位　儿童多见，表现为头颈部倾斜，颈部疼痛、僵直、枕大神经痛。少有脊髓压迫症状。

（3）寰椎骨折　占颈椎损伤的2%~4%。表现为枕下区域疼痛和颈部僵硬，有时可出现咽后血肿，头呈强迫前倾位。

（4）枢椎椎弓骨折　表现为枕颈部疼痛，头部活动受限，枕大神经分布区疼痛。另一个显著临床特征为合并有颌面部及颈部损伤征象。如伴有脊髓损伤则极少存活。

（5）齿状突骨折　约占颈椎损伤的10%。表现为颈部疼痛，头颈部旋转受限，早期神经症状较轻微，如未获治疗或治疗不当，可出现进行性脊髓压迫症状。

2.下颈椎损伤

（1）过伸性损伤　又称挥鞭性损伤或脊髓中央管综合征。临床特征为：颌面及鼻部擦伤，局部疼痛、压痛及活动受限，脊髓中央管综合征。瘫痪症状上肢重于下肢，手部重于臂部、触觉重于深感觉。

（2）椎体压缩性损伤　表现为局部疼痛和运动受限，有时头颈部呈前倾僵直状态。合并神经压迫者可出现相应的临床症状。

（3）椎体爆裂性骨折　表现为颈部疼痛和运动功能丧失。神经根受压出现肩臂和手部麻木、疼痛或感觉过敏。脊髓损伤多较严重，甚者脊髓完全损伤，损伤平面以下感觉、运动、括约肌功能障碍；可出现严重呼吸困难。

（4）颈椎单侧及双侧小关节脱位　表现为颈部剧痛、颈肌痉挛、头颈部强迫体位，合并脊髓、神经损伤者出现相应临床症状。

（5）颈椎前方半脱位　多见于成年人，症状多隐匿，易漏诊或误诊。临床症状较轻，主要表现为局部疼痛，头颈伸屈和旋转受限，颈肌痉挛，局部压痛。

（三）辅助检查

（1）X线　是首选的检查方法，可显示骨折移位方向，通常要拍摄脊柱正侧位片，必要时加拍斜位片，齿状突骨折加拍张口位片。

（2）CT　可显示椎体的骨折情况，还可显示有无碎骨片突出于椎管内。

（3）MRI　可显示脊髓损伤早期的水肿、出血，并可显示脊髓损伤的各种病理变化，如脊髓压迫、脊髓横断、脊髓不完全性损伤、脊髓萎缩或囊性变等。

（四）治疗

能否及早解除对脊髓的压迫是保证脊髓功能恢复的首要问题。治疗的目的：复位并获得脊柱的稳定性；预防受损神经的功能丧失并促进神经功能的恢复；获得早期的功能恢复。

（1）急救搬运　专人托扶头部，沿纵轴向上略加牵引，使头、颈随躯干一同滚动。或由伤员自己双手托住头部，缓慢搬移。严禁随意强行搬动头部。患者平卧于木板上或硬质担架后，用沙袋或折好的衣物置于颈部两侧加以固定，条件允许时用颈围。

（2）非手术治疗　包括枕颌带牵引、颅骨牵引、颈围或头颈胸支具固定等。若有其他严重复合伤，应积极治疗，抢救生命。颈椎骨折脱位压缩或移位较轻者，无神经压迫的稳定型颈椎损伤，用枕颌带卧位牵引复位；复位后随即用头颈胸支具固定，固定时间约3个月。

（3）手术治疗　无论有无神经损伤，不稳定的颈椎损伤一般都需手术治疗。目的在于早期获得颈椎的稳定性，并恢复或扩大损伤节段的椎管，防止慢性压迫的出现。手术可通过前路、后路或前后路结合。对陈旧性寰枢椎后脱位且引起脊髓腹侧压迫者，可采用前方经口腔入路手术。

（五）护理措施

1. 术前护理

（1）病情观察

① 监测生命体征：呼吸频率、节律、深浅度及经皮氧饱和度等情况。

② 观察躯体感觉平面、四肢运动及肌力变化，大小便等脊髓、神经功能状况。

（2）体位护理

① 平卧位，避免颈椎过伸、过屈，保持颈部中立位；使用枕颌带、颅骨牵引、颈围固定以维持颈部制动。

② 搬运时至少有3人，由1人负责患者头部，其他人员将患者身体水平抬起，

同时齐力移至病床；患者戴颈围，以保证头颈中立位。

③ 翻身时，头、颈、肩应在同一轴线上，避免扭曲，以防引起继发性损伤或加重损伤。

（3）枕颌带牵引护理　选择宽窄适宜的枕颌带，保持有效牵引，对着力点如下颌、耳廓垫软垫，预防压力性损伤；保持枕颌带干燥、清洁。密切观察患者生命体征，尤其是睡眠时应注意观察呼吸情况，以免枕颌带牵引松脱压迫气道致呼吸道阻塞引起呼吸、心搏停止。

（4）颅骨牵引护理　牵引针处每日 2 次用 2% 络合碘消毒针孔周围，保持针孔处清洁，做好针道护理；观察颅钉是否稳妥、有无松动，保持有效牵引；牵引期间注意观察患者生命体征及主诉，并及时处理。

（5）并发症的预防　及时协助患者翻身，教会并协助患者进行功能锻炼、有效咳嗽等，以预防卧床相关并发症，如静脉血栓栓塞症、压力性损伤、坠积性肺炎等。

2. 术后护理

（1）物品准备　常规床旁备心电监护仪、氧气、吸痰器。

（2）体位与活动　术后 2h 内去枕平卧，颈部沙袋制动。2h 后取侧卧位，定时轴线翻身，保持头、颈、胸在同一直线上。手术后第 1 天，取低半卧位。根据病情及脊椎稳定性遵医嘱活动，颈围固定，循序渐进。如上颈椎骨折行后路寰枢融合术，术后应戴头颈胸支具。

（3）病情观察　观察患者呼吸频率、节律、深浅度有无异常，有无憋气、呼吸困难、血氧饱和度下降等症状；动态观察四肢感觉、运动功能及肌力情况，并与手术前对比。

（4）伤口护理　保持切口敷料干燥、引流管通畅，注意引流液的颜色、性状和量等，警惕出现脑脊液漏。

（5）功能锻炼指导　根据病情，在征求主管医生意见下，逐步完成以下方案。

① 术后第 1 天：即可进行踝关节跖屈背伸活动。

② 术后第 2 天：行股四头肌功能锻炼，300 次/d，循序渐进。

③ 如有双手无力者：可借助橡皮球做握拳锻炼。在握拳的基础上，行抬举锻炼。

（六）康复指导

（1）活动与休息　出院后 3 个月内起床活动时需佩戴颈托或穿戴支具，避免颈部前屈、左右旋转。平卧睡眠时头颈两侧仍需用 2kg 沙袋或米袋制动，以防内固定松动。

（2）自我监测　若出现感觉平面异常上升，四肢疼痛、麻木加重，肌力下降，大小便异常等，应及时就诊。

（3）定期复诊　术后 1、3、6、12 个月拍片复查，以了解内固定效果和植骨融合程度。

二、胸腰椎骨折

脊柱胸腰段是指 T11 至 L2 节段，活动范围大，载荷集中，是最容易受伤的部位。胸椎骨折指由于外力导致胸椎椎骨的连续性中断。腰椎骨折指由于外力导致腰椎椎管的连续性中段。

（一）病因与分类

（1）病因

① 间接暴力：高处坠落，足、臀着地，躯干猛烈前屈，产生屈曲暴力。弯腰工作时重物打击背、肩部，致使胸腰椎突然屈曲。高空坠落时，中途背部被物体阻挡而使脊柱过伸，造成伸直型损伤。

② 直接暴力：暴力直接撞击胸腰部，或因枪弹直接致伤等。

③ 肌肉拉力：多因肌肉突然收缩所致，如横突骨折或棘突撕脱性骨折。

④ 病理性骨折：脊柱原有肿瘤或其他骨病，骨的坚固性减弱，轻微外力即可造成骨折。

（2）分类

① 楔形压缩型骨折：由向前的屈曲力引起，造成单纯前柱破坏。除非有多个相邻椎体节段受损，此型损伤一般很少引起神经损伤。

② 稳定爆裂型骨折：由压缩性负荷引起，造成前柱和中柱破坏，后柱的完整性不被破坏。

③ 不稳定爆裂型骨折：压缩造成前柱和中柱破坏伴有后柱断裂。后柱可以因为压缩、侧方屈曲或旋转力量而造成破坏。因为不稳定，所以有创伤后脊椎后凸和引起进行性神经损伤的倾向。

④ Chance 骨折：是由围绕前纵韧带前方的一个轴的屈曲力所造成的椎体水平撕脱骨折，整个椎体被强大的张力拉裂开。

⑤ 屈曲牵拉型损伤：屈曲轴位于前纵韧带后方，前柱被压缩力破坏，而中柱和后柱则被牵张力破坏。因为黄韧带、棘间韧带和棘上韧带通常是断裂的，所以该损伤是不稳定的。

⑥ 平移型损伤：整个椎管断裂，表现为椎管排列紊乱。通常是剪力造成了三柱均被破坏。在受累阶段，椎管的一部分发生横向移位。

（二）临床表现

（1）症状

① 疼痛：有明显的外伤史者，则伤时感觉胸椎或腰椎部剧痛，不能起立、起

坐或翻身。

② 神经损害的表现：伤后躯干以及双下肢感觉麻木、无力，或者刀割样疼痛。大小便功能障碍，严重者双下肢感觉、运动完全消失。

（2）体征

① 压痛与叩击痛：如为横突骨折伤部多肿胀，有压痛和叩击痛。椎体骨折合并棘突骨折或棘间韧带损伤时，局部肿胀，明显压痛，棘突间隙变宽。

② 畸形：疼痛部位多有畸形，多为脊柱后凸。重者可以直接观察到向后侧突起的棘突，轻者触摸时才可发现伤部棘突向后突起。

（三）辅助检查

（1）X线　有助于明确诊断。需摄正、侧位X线片，必要时摄斜位X线片。

（2）CT要用于判定椎管与骨折的关系。

（3）MRI主要用于判定脊髓损伤情况。

（四）治疗

（1）单纯压缩型骨折

① 椎体压缩不到1/3或年老体弱不能耐受手术复位及固定者可仰卧于硬板床上，骨折部位垫厚枕使脊柱过伸，3天后开始腰背肌锻炼。

② 椎体压缩超过1/3的青少年和中年伤者，可采用两桌法或双踝悬吊法复位，复位后石膏背心固定3个月。

（2）爆裂型骨折、Chance骨折等不稳定性骨折　均需手术去除突入椎管的骨折碎片及椎间盘组织，进行植骨和内固定。

（五）护理措施

1. 非手术治疗/术前护理

（1）卧硬板床，取仰卧位或侧卧位。定时轴线翻身，预防肺炎、压力性损伤等并发症。

（2）严密观察下肢疼痛、感觉、运动情况。

（3）术前备皮　上至肩胛骨下缘，下至臀裂顶点，左右两侧至腋中线。

（4）必要时遵医嘱使用镇痛药。

2. 术后护理

（1）体位　取平卧位，协助患者每2～4h轴线翻身1次。

（2）饮食　全麻手术患者返回病房，意识清楚后，无恶心呕吐的症状，可少量饮用温水，4h后进流食，逐渐过渡到正常饮食。

3. 病情观察

（1）严密观察生命体征变化。

（2）密切观察双下肢感觉、运动情况　应检查截瘫患者肢体运动与反射、皮肤感觉、肛门括约肌和膀胱功能；观察感觉平面的变化，发现异常立即报告医师，排除血肿形成或内固定松动致植骨块脱落的可能。

（3）密切观察切口敷料的渗血情况，固定好引流管。

（4）用药护理 遵医嘱使用脱水药、镇痛药等。

（5）并发症的预防与护理

① 预防肺部感染：指导患者进行深呼吸或有效咳嗽、咳痰，胸部叩击，必要时予雾化吸入，促进肺部膨胀及痰液的排出。

② 预防压力性损伤：参见第八章第五节。

③ 预防泌尿系统感染：对能自行排尿的患者，应于术后24h拔除尿管并鼓励其尽早排尿。

④ 预防便秘：鼓励患者多食高蛋白质、粗纤维的食物，少食多餐，少吃甜食及易产气食物，腹部按摩2～3次/d，以促进肠蠕动，减轻便秘，必要时可服用缓泻药物或使用润滑剂促进排便。

（6）活动 术后24h，根据患者恢复情况，遵医嘱给予其佩戴支具下床活动，活动时注意患者安全。避免强行扭转腰部，避免摔倒。术后佩戴支具3个月后复查，如出现不适，及时就诊。

（六）康复指导

1. 腰背肌锻炼

（1）锻炼时机 患者在伤后1周内可进行腰背肌锻炼，但在脊柱骨折伴腰背肌有严重的挫伤或撕裂伤时，其锻炼应推迟到3～4周。

（2）锻炼原则 方式先易后难，时间由短到长，范围由小到大，动作由轻到重；忌粗暴剧烈，防加重损伤。

（3）锻炼方法

① 复位期：垫枕1～2周，练习主动挺腹。

② 伤后1周，开始腰背肌功能锻炼，仰卧位锻炼"五点支撑法"。

③ 伤后2～3周，开始练习"三点支撑法"。

④ 伤后3～4周，开始练习"四点支撑法"。

⑤ 伤后5～6周，开始练习俯卧背伸，练习"飞燕点水法"。

（4）锻炼步骤 每次锻炼5～10min，2～3次/d，可逐渐增加到每次锻炼15～20min，每次锻炼后重新放置垫枕。

2. 四肢锻炼

（1）麻醉清醒后 即可鼓励患者进行手、足部活动，根据患者术后恢复程度进行四肢功能锻炼，手术当日做手、手指、腕关节、足趾及踝关节活动；以后每日可做肢体抬高、关节屈伸运动，3～4次/d，15～30min/次，逐日增加。

（2）腰椎术后1～2天 无禁忌证者，可以行直腿抬高训练，预防神经根粘连。

三、骶尾椎骨折

骶骨骨折因暴力直接作用于骶骨部所致。骶尾椎骨折脱位约占脊柱骨折的1％，经常与骨盆骨折相伴随。约60％的骶尾椎骨折脱位患者在初诊时被误诊。90％以上骶尾骨骨折伴有骨盆骨折，有25％～50％合并有神经损伤。尾骨骨折较为常见，如群众体育活动的拔河比赛时一方用力过猛不慎摔倒臀部着地致伤。除暴力的作用外再加上提肛肌与尾部肌肉的牵拉，骨折的远端往往向前移位，有时合并侧方移位。

（一）病因与分类

（1）病因　多因直接暴力引起，如赛马奔跑时不慎摔下或从高处跌落时骶部先触地，车辆或重物直接撞击，建筑物倒塌直接砸压骶部等。间接暴力造成损伤者极少，多见于女性，可能与女性骶骨较为后突有关。在合并骨盆环多发性损伤中，男性较多见。

（2）分类

① 骶骨横形骨折：好发于骶髂关节平面以下，或第3骶椎部。骨折线可贯通整个骶骨，也可能偏向一侧。暴力小，可为完全横断或仅为裂隙骨折；暴力大，加上提肛肌牵拉，下部骨折片向前移位。

② 骶骨纵形骨折：常见于骨盆环的多发性损伤中，单独发生者少见。骶骨侧块与椎体部交界处最容易发生骨折，因此部位有骶前、后孔穿过，稍显薄弱之故。骨折的部位、移位的程度与暴力的大小有关，轻者仅为部分纵裂，即使完全纵裂也无明显移位。严重者可与同侧半个骨盆一起上移。

（二）临床表现

1. 症状

（1）疼痛　主要是骶尾部疼痛，惧坐，跛行。

（2）活动受限。

（3）伴发骨折与损伤　如伴有骨盆其他部位的骨折，则症状、体征更复杂，如尿道损伤。

（4）神经损伤症状　若两侧神经同时受累，则可致鞍区感觉迟钝和尿潴留或失禁。若仅一侧骶神经受累，一般不出现上述症状，但可发生一侧下肢疼痛或坐骨神经痛。

2. 体征

① 局部可有不同程度的肿胀、擦伤。

② 骨折局部可有明显压痛。

③ 直肠指诊。示指伸入肛门，拇指按住骶尾骨下部向背侧轻轻摆动，可引起骨折处疼痛。

（三）辅助检查

（1）X线　绝大多数骶骨骨折在骨盆正位 X 线平片中即可诊断。

（2）CT　可比较清晰显示骨折部位和形态。

（3）MRI　显示脊髓硬膜囊受压程度和范围。

（四）治疗

治疗方案的选择主要考虑两个方面的因素，即脊柱骨盆的稳定性和神经受累程度。

1. 非手术治疗

（1）骶骨骨折

① 横形骨折：若无移位则不需要特殊的处理，卧床 2～3 周后，在腰骶部支撑带保护下可下床活动。

② 纵形骨折：卧床时间需延长 4～5 周，不宜过早负重。

③ 有轻度移位的骨折、脱位，一般无需复位。

（2）尾骨骨折

① 无移位的尾骨骨折：无需特殊处理，卧床 2～3 周即可。

② 轻度移位或有轻度骶尾关节脱位者：无需复位。

③ 严重移位或有严重骶尾关节脱位者：可以施行肛门内复位，但难以达到满意的效果。

2. 手术治疗

（1）骶骨骨折　骨折有严重移位或骶尾关节严重脱位者，可行后路减压内固定手术。

（2）尾骨骨折　少数尾骨骨折或脱位的患者，可能遗留长时间的尾部疼痛而影响患者的工作、学习和生活，此时应考虑尾骨切除术。

（五）护理措施

1. 非手术治疗/术前护理

（1）采取合适卧姿　卧床休息 3～6 周至疼痛减轻。卧床休息时采取俯卧位或侧卧位，以患者感觉舒适为宜。禁止坐位及平卧位，避免压迫骶尾部引起疼痛，加重局部损伤。

（2）观察生命体征　骶椎骨折应注意观察是否合并有其他损伤，如盆腔脏器损伤、膀胱及尿道损伤等等，认真倾听并重视患者的每一个主诉。

（3）损伤局部的护理　患者平卧时，注意保护骶尾部皮肤，以减少活动及骶尾部的受压。

（4）心理护理　由于需要长时间卧床休息，患者容易产生急躁和恐惧心理，应向其讲解卧床的必要性，帮助患者积极配合治疗和护理。

（5）预防并发症

① 便秘：由于长期卧床，活动减少，容易产生便秘而使腹压增加，诱发或加重疼痛。此时应给予润肠通便剂，并每天协助患者按摩腹部，防止便秘。

② 肺部感染：卧床休息期间多深呼吸，保持呼吸道通畅，鼓励患者有效咳嗽、咳痰，并协助患者正确排痰。

③ 尿路感染：保证患者每日饮水量至少 1500ml，增强自身冲洗作用。

④ 压力性损伤：每 2h 翻身 1 次，保持床铺清洁、干燥、无皱褶和渣屑。保持皮肤清洁干燥，避免物理刺激，减少皮肤摩擦力。

⑤ 伤口感染：女患者月经前 1 周不宜手术；术前晚清洁灌肠，避免术后短期内排便而引起伤口疼痛或污染。

2. 术后护理

（1）**伤口护理** 包括：①保持切口敷料干燥，引流管通畅，注意引流液的颜色、性状和量等；②女患者术后留置尿管 1 周，防排尿浸湿敷料；③大小便后及时清洁，避免污染伤口。

（2）**疼痛护理** 及时评估疼痛，按阶梯镇痛，按时服用镇痛药物。

（六）康复指导

指导患者于床上活动四肢各关节，行各肢体关节各方向随意训练，更重要的是要有意识地进行四肢等长肌力训练，为下地行走做好准备。

第二节 · 脊髓损伤

脊髓损伤是脊柱骨折的严重并发症，由于椎体的移位或碎骨片突出于椎管内，使脊髓或马尾神经产生不同程度的损伤。可伴发于颈椎、胸椎、腰椎、骶椎骨折等，可导致肢体活动、感觉、大小便功能障碍。在我国，发病人群集中在 40 岁以下男性，发病率为女性 4 倍。

一、病因与病理

（1）**病因** 分为外伤性、病理性两类。其中外伤性包括以下几种：①交通事故，是导致脊髓损伤的首要原因，占 46.9%；②高处坠落；③工矿事故及自然灾害；④体育意外；⑤生活中损伤；⑥锐器伤；⑦火器伤。

（2）**病理**

① 脊髓震荡：脊髓受到强烈震荡后脊髓功能处于生理停滞状态。脊髓神经细胞结构正常，形态学无改变。

② 不完全性脊髓损伤：伤后 3h 灰质内出血较少，白质无改变；伤后 6～10h，灰质内出血灶扩大，白质神经组织水肿；24～48h 后出血及水肿逐渐消

退。轻度不完全性脊髓损伤仅有中心小坏死灶，保留大部分神经纤维；重度脊髓损伤者中心可出现坏死软化灶，并由胶质或瘢痕代替，只保留小部分神经纤维。

③完全性脊髓损伤：伤后3h脊髓灰质内多灶性出血，白质尚正常；6h后灰质内出血增多，白质水肿；12h后灰质内神经细胞退变坏死，神经轴索开始退变，白质内出现出血灶；24h后灰质中心出现坏死，白质中多处轴索退变；48h后灰质中心软化，白质退变。总之，完全性脊髓损伤，出血及坏死可从中心迅速发展至全脊髓，病变呈进行性加重趋势。晚期脊髓为胶质组织代替。

二、临床表现

脊髓损伤可因损伤部位和程度不同而有不同表现。

(1) 上颈段（C1～C4）脊髓损伤　四肢呈痉挛性瘫痪，损伤平面以下节段感觉、运动反射功能消失。因C2～C4段内有膈神经中枢，累及此段可引起膈肌麻痹，出现呼吸困难、咳嗽无力、发音低沉甚至窒息死亡。

(2) 下颈段（C5～C8）脊髓损伤　可出现四肢瘫。双上肢表现为下运动神经元受损，远端麻木无力，肌肉萎缩，腱反射减低或消失；双下肢则为上运动神经元性瘫痪，肌张力增高，膝、腱反射亢进，病理反射阳性。损伤节段平面以下感觉消失，并伴有括约肌功能障碍。

(3) 胸段（T1～T12）脊髓损伤　由于胸椎管狭窄，脊髓损伤多为完全性，损伤平面以下感觉消失，下肢痉挛性瘫痪，肌张力增高，同时部分肋间肌瘫痪出现呼吸困难。T6节段以上损伤可导致脊髓休克，伴有交感神经麻痹：血管张力丧失、血压下降、体温随环境温度变动等。脊髓休克期过后出现总体反射、反射性膀胱、射精反射和阴茎勃起等。

(4) 腰膨大（L1至S2）损伤　胸腰段脊柱骨折较常见，损伤后膝、踝反射和提睾反射均消失，腹壁反射则不受累；因脊髓中枢失去对膀胱肌、肛门括约肌的控制，排便、排尿障碍明显。

(5) 脊髓圆锥（S3～S5）损伤　第1腰椎骨折可造成脊髓圆锥损伤。表现为会阴部皮肤鞍状感觉缺失，括约肌功能丧失，大小便不能控制，性功能障碍。双下肢感觉和运动仍保留正常功能。

(6) 马尾神经损伤　第2腰椎以下骨折脱位可引起马尾神经损伤，表现为受伤平面以下的弛缓性瘫痪，感觉和运动障碍，括约肌功能丧失，腱反射消失。

三、辅助检查

参见脊柱骨折部分相关内容。

四、治疗

1. 非手术治疗

（1）急救

① 保持气道通畅和有效通气：必要时气管插管、切开或机械辅助呼吸。

② 输液或输血：建立静脉通道，输液或输血，保持有效循环血量。

③ 留置导尿：防止膀胱过度膨胀或破裂。

④ 胃肠减压：有麻痹性肠梗阻的患者，可留置胃管并行负压吸引。

（2）搬运　搬运不当会加重脊柱骨折的畸形和脊髓损伤的程度。因此，搬运时应注意担架的材质及伤者的体位。担架应选用特制硬质搬运工具，若无条件可选用门板、木板搬运。搬运前先将伤者的双上肢贴于躯干两侧，双下肢并拢伸直，由2～3人平托搬至担架或木板上（图15-1）；或使躯干和肢体成一整体滚动移至担架或木板上（图15-2）。切忌脊柱发生屈曲、扭转等动作，禁用搂抱或一人抬头、一人抬脚的方法（图15-3）。

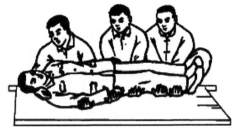

图 15-1　平托法

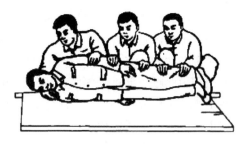

图 15-2　滚动法

（3）固定和局部制动　保持中立位或仰伸位，可用沙袋固定颈部，防止颈部侧旋。颈椎骨折和脱位较轻者，枕颌吊带牵引复位；明显压缩移位者，持续颅骨牵引复位，牵引重量为 3～5kg，复位后用头颈胸石膏固定 3 个月。胸腰椎复位后用石膏背心、腰围或支具固定。

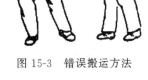

（4）减轻脊髓水肿和继发性损害

① 激素治疗：地塞米松 10～20mg 静脉滴注，连续应用5～7天。

② 脱水：20%甘露醇 125ml 静脉滴注，2～3 次/d，连续5～7天。

图 15-3　错误搬运方法

③ 甲泼尼龙冲击疗法：只适用于受伤 8h 以内者。首次以 30mg/kg 给药，15min 静脉注射完毕，休息 45min，在以后 23h 内以 5.4mg/(kg·h) 剂量持续静

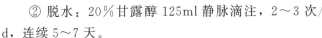

脉滴注。

④ 高压氧治疗：一般伤后 4～6h 内应用。

2. 手术治疗

目的在于尽早解除对脊髓的压迫和稳定脊柱。手术方式和途径需视骨折的类型和受压部位而定。手术指征如下：①脊柱骨折、脱位有关节交锁者；②脊柱骨折复位后不满意或仍有不稳定因素存在者；③影像显示有碎骨片突至椎管内压迫脊髓者；④截瘫平面不断上升，提示椎管内有活动性出血者。

五、护理措施

1. 保持有效的气体交换

（1）加强观察和保持气道通畅　脊髓损伤 48h 内因脊髓水肿可造成呼吸抑制。需密切观察患者呼吸情况，做好抢救准备。无自主呼吸或呼吸微弱的患者，应立即行气管插管或气管切开，用呼吸机维持呼吸。

（2）吸氧　给予氧气吸入，根据血气分析结果调整给氧浓度、量和持续时间，改善机体的缺氧状态。

（3）减轻脊髓水肿　根据医嘱应用地塞米松等激素治疗。

（4）加强呼吸道管理　预防因气道分泌物阻塞而并发窒息、坠积性肺炎及肺不张。①翻身扣背：每 2h 帮助患者翻身、叩背 1 次。②辅助咳嗽排痰：指导患者做深呼吸用力咳嗽，促进肺膨胀和排痰；患者咳嗽排痰困难时应辅助其咳嗽排痰：护士将两手置于患者腹部两侧肋缘下，嘱患者深吸气，在其呼气时向上推，以加强膈肌向上反弹的力量，促使咳嗽及排痰。③吸痰：患者不能自行咳嗽、排痰或有肺不张时，用导管插入气管吸出分泌物，必要时协助医生使用纤维支气管镜吸痰。④雾化吸入。

（5）深呼吸锻炼　指导患者练习深呼吸，防止呼吸活动受限引起的肺部并发症。每 2～4h 用呼吸训练器进行 1 次呼吸锻炼。

（6）气管插管或切开护理

① 保持气道通畅：及时吸出气道内的分泌物，定期消毒、更换内套管和检查气囊。

② 妥善固定气管插管或套管：经常检查气管插管或套管有无滑出。

③ 避免气道干燥，予以持续气道湿化。

2. 维持正常体温

颈髓损伤者对环境温度的变化丧失调节和适应能力，常出现高热或低热，可达 40℃ 以上或 35℃ 以下。

（1）降温　对高热患者，使用物理方法降温，如乙醇或温水擦浴、冰袋、冰水灌肠等；同时调节室温，勿使室温过高。

（2）保暖　对低温及采用物理降温措施的患者，注意保暖并避免烫伤。

3. 尿潴留护理

（1）留置或间歇导尿　观察膀胱有无胀满，防止尿液逆流或膀胱破裂。截瘫早期可给予留置导尿，持续引流尿液并记录尿量，以预防泌尿系统感染和膀胱萎缩。也可以间歇导尿：白天每 4h 导尿 1 次，晚间每 6h 导尿 1 次。

（2）人工排尿　3 周后拔出导尿管，进行人工排尿。方法：当膀胱胀满时，操作者用右手由外向内按摩患者的下腹部，待膀胱缩成球状，紧按膀胱底向前下方挤压，在膀胱排尿后用左手按在右手背上加压，待尿不再流出时，可松手再加压 1 次，将尿排尽。同时训练膀胱的反射排尿动作或自律性收缩功能。

（3）预防泌尿道感染

① 鼓励患者多饮水：2000～4000ml/d，以稀释尿液，预防泌尿道感染和结石。

② 定时尿培养：每周 1 次。

③ 一旦发生感染，按医嘱使用中药或抗生素。

4. 预防腹胀和便秘

脊髓损伤后 72h 内患者易发生麻痹性肠梗阻或腹胀。①观察：观察患者有无腹胀、肠鸣音降低或消失等麻痹性肠梗阻的表现。由于胃肠动力降低，患者可出现便秘、粪块嵌塞及大便失禁，故还应观察患者每日大便的性状、量、颜色和排便时间。②预防措施：参见第五章第二节相关内容。

5. 心理护理

患者常出现紧张、焦虑、恐惧、多疑、担忧和绝望等心理改变，缺乏自信心。护士应帮助患者掌握正确的应对方法，提高患者的自我保护能力和发挥最大的潜能。可让患者和家属参与护理计划的制定，重要的是家庭成员和医务人员相信并认真倾听患者诉说。帮助患者建立有效的支持系统，包括家庭成员、亲属、朋友、医务人员和同事等。

6. 加强皮肤护理

参见相关内容。

7. 预防 VTE 的发生

参见相关内容。

六、康复指导

（1）出院后须继续康复锻炼，进行理疗，有助于刺激肌收缩和功能恢复，预防并发症的发生。

（2）指导患者练习床上坐起、上下床和行走的方法，练习使用轮椅、助行器等。

（3）指导患者及家属应用清洁导尿术进行间歇导尿，预防长期留置导尿管而引起泌尿道感染。

（4）定期复查。

（谭晓菊　王卫星　王玲）

第十六章 ▶▶ 关节脱位患者护理

第一节 · 概述

关节脱位（dislocation）是指由于直接或间接暴力作用于关节，或关节有病理性改变，使骨与骨之间相对关节面失去正常的对合关系；失去部分正常对合关系的称半脱位（subluxation）。关节脱位多见于青壮年和儿童；四肢大关节中以肩关节和肘关节最为常见，髋关节次之，膝、腕关节脱位则少见。

一、病因与分类

（1）病因

① 创伤：由外来暴力间接作用于正常关节引起的脱位，是最常见的原因，多发生于青壮年。

② 病理改变：关节结构发生改变，骨端遭到破坏，不能维持关节面正常的对合关系，如关节结核或类风湿关节炎所致脱位。

③ 先天性关节发育不良：胚胎发育异常导致关节先天性发育不良，出生后即发生脱位且逐渐加重，如由于髋臼和股骨头先天性发育不良或异常引起的先天性髋关节脱位。

④ 习惯性脱位：创伤性脱位后，关节囊及韧带松弛或在骨附着处被撕脱，使关节结构不稳定，轻微外力即可导致再脱位，如此反复，形成习惯性脱位，如习惯性颞下颌关节脱位。

（2）分类

① 按脱位程度分类

a.全脱位：关节面对合关系完全丧失。

b.半脱位：关节面对合关系部分丧失。

② 按脱位发生的时间分类

a.新鲜性脱位：脱位时间未超过2周。

b.陈旧性脱位：脱位时间超过2周。

③ 按脱位后关节腔是否与外界相通分类

a.闭合性脱位：局部皮肤完好，脱位处关节腔不与外界相通。

b.开放性脱位：脱位处关节腔与外界相通。

④ 按远侧骨端的移位方向进行分类：分为前脱位、后脱位、侧方脱位、中央脱位等。

二、临床表现

（1）症状　常出现关节疼痛、肿胀、局部压痛和关节功能障碍。早期全身可合并复合伤、休克等，局部可合并骨折及神经和血管损伤等。晚期可发生骨化性肌炎、缺血性骨坏死和创伤性关节炎等。

（2）体征

① 畸形：关节脱位后肢体出现旋转、内收或外展、外观变长或缩短等畸形，与健侧不对称，即关节的正常骨性标志发生改变。

② 弹性固定：关节脱位后，由于关节囊周围未撕裂的肌肉和韧带的牵拉，使患肢固定在异常的位置，被动活动时感到弹性阻力。

③ 关节盂空虚：脱位后可触到空虚的关节盂，移位的骨端可在邻近异常位置触及，肿胀严重时难以触及。

三、辅助检查

常用 X 线检查。关节正侧位片可确定有无脱位及脱位的类型、程度，有无合并骨折等，以防止漏诊或误诊。

四、治疗原则

（1）早期复位　以手法复位为主，最好在脱位后 3 周内进行，早期复位容易成功，且功能恢复好。若脱位时间较长，关节周围组织发生粘连，空虚的关节腔被纤维组织充填，常导致手法复位难以成功。若发生以下情况，考虑行手术切开复位：①合并关节内骨折；②经手法复位失败或手法难以复位；③有软组织嵌入。关节脱位复位成功的标志是被动活动恢复正常、骨性标志恢复、X 线检查提示已复位。

（2）妥善固定　将复位后的关节固定于适当位置，以修复损伤的关节囊、韧带、肌肉等软组织。固定的时间视脱位情况而定，一般 2～3 周。陈旧性脱位经手法复位后，固定时间适当延长。

（3）功能锻炼　鼓励早期活动，在固定期间经常进行关节周围肌肉的收缩练习和患肢其他关节的主动或被动活动，防止肌肉萎缩及关节僵硬。固定解除后，逐步扩大患部关节的活动范围，并辅以理疗、中药熏洗等治疗，逐渐恢复关节功能。功能锻炼过程中切忌粗暴的被动活动，以免加重损伤。

第二节 · 寰枢关节脱位

寰枢关节脱位是指颈椎的第一节（寰椎）、第二节（枢椎）之间的关节失去正常的对合关系。这是一种少见但严重的疾病，可引起延髓、高位颈脊髓受压，严重者致四肢瘫痪、甚至呼吸衰竭而死亡。由于其致残、致死率高，必须及时进行诊断和治疗。

一、病因

寰枢关节的稳定性主要依赖以下几个结构：寰椎的前弓、横韧带及枢椎的齿状突。病因较多，主要以车祸暴力伤最为多见，还可见于外伤造成的陈旧齿状突骨折、感染、炎症破坏横韧带、甚至结核或肿瘤侵犯寰枢关节。由于日常生活中低头动作远多于仰头动作，故寰椎前脱位较常见，后脱位较罕见。

二、临床表现

本病临床表现主要取决于横韧带损伤的严重程度和寰椎前脱位程度以及是否对脊髓造成压迫。局部表现主要是枕下和枕颈部疼痛，活动功能受限。

（1）颈神经根病的症状　颈部疼痛、活动受限、僵直，尤其头颈部的旋转活动受限，头枕部疼痛等。

（2）高位颈脊髓病症状　四肢无力、走路不稳、手指不灵活、二便异常等；躯干、四肢的麻木、针刺感甚至灼烧感。

（3）如果合并脊髓损伤有下列几种情况发生。

① 呼吸中枢受到波及时，易于损伤现场致命。

② 损伤后有一过性神经症状：表现短暂肢体瘫痪或肢体无力，但能迅速好转乃至恢复。

③ 四肢瘫痪：大小便失禁及呼吸功能障碍此为最严重者。如果未获得及时有效治疗，寰椎脱位则更加严重，脊髓受压也随之加剧。

④ 迟发性神经症状：损伤在当时和早期并不发生，随着头颈活动增加而逐渐出现。寰枢椎脱位典型的临床表现为头颈部倾斜，如果单侧向前移位时头部离开患侧向健侧倾斜；临床表现还包括颈部疼痛和僵直，枕大神经痛等。脊髓压迫症状和体征极少发生。有时微小的创伤就可造成寰枢关节旋转移位，头在旋转位置上，取代了寰椎在枢椎上面的运动，两者仅能有少许活动。

（4）呼吸功能障碍　一般出现于严重的或晚期的患者，由于延脊髓交界区受压，呼吸功能障碍是一个逐渐加重的过程：寰枢椎脱位的早期，呼吸功能是正常的；后期会表现为呼吸费力；严重时呼吸无力、咳嗽及咳痰无力；终末期出现呼吸衰竭直至死亡。

（5）其他症状　若合并颅底凹陷、小脑扁桃体下疝或脊髓空洞，影响延髓、脑干时，还可以出现吞咽困难、构音障碍（口齿不清）、视物不清、眩晕、耳鸣等低位颅神经症状。

三、辅助检查

（1）X线　可显示寰齿关节间隙，正常成人不超过 3mm，儿童为 5mm，若此间隙增大为 5mm 或更大时，则应认为有不稳或脱位存在。

（2）CT

① 前后脱位：矢状位齿状突前缘与寰椎前弓后缘间的距离在成人中超过 3mm，儿童超过 5mm。

② 旋转脱位：冠状位齿状突与寰椎侧块距离不等宽（差值超过 1mm）。

四、治疗

1. 非手术治疗

（1）固定和制动　对于早期不稳定性寰枢椎脱位行头颅牵引复位，一般牵引时间为 2 周，若复位成功后，可行 Halo-vest 外架硬式颈托制动 6～12 周。以防因损伤部位移位而产生脊髓再损伤。

（2）减轻脊髓水肿和继发性损害　伤后 6h 内治疗是关键时期，24h 内是急性期，应抓紧尽早治疗时机。

① 激素治疗：地塞米松 10～20mg 静脉滴注，连续应用 5～7 天后，改为口服，3 次/d，0.75mg/次，维持 2 周左右。

② 脱水：20%甘露醇 250ml 静脉滴注，2 次/d，连续 5～7 天。

③ 甲泼尼龙冲击疗法：目前临床应用较多的药物，其作用机制为大剂量甲泼尼龙能阻止类脂化合物的过氧化反应和稳定细胞膜，从而减轻了外伤后神经细胞的变性，减少细胞内钙离子蓄积，预防类脂化合物的作用，减少兴奋性氨基酸的释放，降低组织水肿，改善脊髓血流量，预防损伤后脊髓缺血进一步加重，促进新陈代谢和预防神经纤维变性。只适用于受伤 8h 内患者。每千克体重 30mg 剂量 1 次给药，15min 静脉注射完毕，休息 45min，在以后 23h 内以 5.4mg/(kg·h) 剂量持续静脉滴注。

④ 高压氧治疗：一般伤后 4～6h 内应用。

2. 手术治疗

由于寰枢关节处于颈椎高位，尽早行手术治疗为最佳治疗方法，需在牵引复位后行寰枢椎融合术。

第三节 · 肩锁关节脱位

肩锁关节脱位（dislocation of the acromioclavicular joint）十分常见，多见于年轻人的运动创伤。

一、病因与分类

（1）病因　由直接暴力与间接暴力两种原因所致。其中直接暴力是引起肩锁关节脱位的最多见原因。当肩峰受到打击时，肩峰及肩胛骨猛然向下，使关节囊及周围韧带断裂而发生脱位，为直接暴力所致。当因跌倒肩部着地时，力传到至肩锁关节而发生关节脱位，为间接暴力所致。

（2）分类　依据暴力的大小，可分为关节囊挫伤或破裂，韧带挫伤、部分断裂或完全断裂，撕脱骨折或半脱位、完全脱位。根据损伤程度分为 6 型。Ⅰ型：肩锁韧带扭伤。Ⅱ型：肩锁韧带断裂，锁骨肩峰端前后方向不稳，垂直方向稳定。Ⅲ型：三角肌、斜方肌附着处，肩锁韧带及喙锁韧带均断裂，喙锁间隙比正常间隙大25％～100％。Ⅳ型：向后脱位。Ⅴ型：更为严重的Ⅲ型损伤，三角肌、斜方肌附着处损伤更广泛。Ⅵ型：向下脱位。

二、临床表现

表现为局部疼痛，关节活动因而受限。坐位或站立位时，两侧对比，患侧肩部肿胀、明显畸形。随损伤程度增加，肩锁关节部疼痛、肿胀加重，畸形明显，可见锁骨肩峰端移位，高出肩峰、出现"阶梯"状畸形。触诊有压痛，锁骨肩峰端有漂浮感。

三、辅助检查

X 线检查因损伤类型不同，可见肩峰不同程度的移位和喙锁间隙加宽，必要时与对侧肩锁关节相比较。

四、治疗

（1）非手术治疗　适用于Ⅰ型和Ⅱ型损伤者。Ⅰ型损伤：用三角巾固定两周。Ⅱ型损伤：多数人主张保守治疗。固定方法种类较多，例如在锁骨肩峰端放置一个保护垫，用弹性带或胶布带压迫锁骨外端向下，使上臂和肩胛骨向上，4 周后除去固定带，并开始循序渐进活动。针对简单的Ⅲ型损伤，也可尝试 3～4 个月的非手术治疗。

（2）手术治疗　适应证应为非手术治疗效果不佳的Ⅲ型损伤，以及病情稳定的

Ⅳ型、Ⅴ型、Ⅵ型损伤。肩锁关节脱位的手术方法如下。

① 切开复位内固定：上肢和肩关节活动时，肩锁关节处力臂较长，承受能力较大，受伤时可发生肌肉附着处广泛撕脱，特别是喙锁韧带断裂而出现不稳定时，将肩锁关节固定。可采用张力带钢丝或锁骨钩钢板固定。固定后可不修复喙锁韧带。近年来，有学者提出，微动关节的仿生弹性内固定，也取得了良好效果。术后以三角巾保护，2～4 周后逐渐开始活动。

② 锁骨肩峰端切除术：较常用于陈旧性肩锁关节损伤出现临床或影像学上肩峰锁骨撞击症状，有关节炎表现的患者。

③ 肱二头肌腱转位术：利用喙肱肌和肱二头肌短头向下牵拉的动力作用保持锁骨的正常位置。方法：使喙突截断，连同附着的喙肱肌和肱二头肌短头上移到锁骨，以螺丝钉固定，适用于陈旧性肩锁关节脱位。

第四节·肩关节脱位

肩关节脱位（dislocation of shoulder joint）最为常见，约占全身关节脱位的1/2。根据脱位方向分为前脱位、后脱位、上脱位和下脱位。参与肩关节运动的关节包括盂肱关节、肩锁关节、胸锁关节及肩胸（肩胛骨与胸壁形成）关节，以盂肱关节的活动为主。习惯上将盂肱关节脱位（dislocation of glenohumeral joint）称为肩关节脱位。

一、病因与分类

（1）病因　创伤是肩关节脱位的主要原因，多由间接暴力引起。当身体侧位跌倒时，手掌或肘撑地，肩关节处于外展、外旋和后伸时，肱骨头在外力作用下突破关节囊前臂，滑出肩胛盂而致脱位；当肩关节极度外展、外旋和后伸时，肱骨颈和肱骨大结节抵触于肩峰时构成杠杆的支点，使肱骨头向盂下滑出发生脱位。若肩关节后方受到直接暴力的碰撞，可使肱骨头向前脱位。

（2）分类　根据脱位的方向分为盂下脱位、喙突下脱位、锁骨下脱位及胸内脱位，其中喙突下脱位最常见，而胸内脱位最罕见。根据发病原因和发生机制不同分为外伤性脱位、病理性脱位和复发性脱位。根据脱位延续的时间分为新鲜脱位和陈旧脱位。

二、临床表现

（1）症状　肩关节疼痛，周围软组织肿胀，主动和被动活动受限。常用健侧手扶持患肢前臂，头倾向患肩。

（2）体征　肩关节脱位后，关节盂空虚，肩峰明显突出，肩部失去正常饱满圆钝的外形，呈"方肩"畸形；在腋窝、喙突下或锁骨下可触及肱骨头；Dugas 征阳性。

三、辅助检查

（1）X 线　除了前后位，常需要进行胸侧位、肩胛骨正位、肩胛骨侧位、腋位内旋和外旋位等系列 X 线拍照以了解脱位情况，明确是否合并骨折。

（2）CT　能清楚显示盂肱关节脱位的方向，盂缘及骨软骨损伤情况。

（3）MRI　必要时行此检查，可进一步了解关节囊、韧带及肩袖损伤情况。

四、治疗

1. 复位

（1）手法复位　对新鲜肩关节脱位，在进行充分的临床评估后，手法复位多能获得很好的疗效，常用的有手牵足蹬（hippocrates）法和悬垂（stimson）法。小儿非创伤性脱位很少需要手法复位，通常可自行复位。

① 复位后处理：肩关节前脱位复位后应将患肢保持在内收、内旋位置，腋部放棉垫，再用三角巾、绷带或石膏固定于胸前，3 周后开始逐渐作肩部摆动和旋转活动，但要防止过度外展、外旋，以防再脱位。后脱位复位后则固定于相反的位置（即外展、外旋和后伸位）。

② 预防习惯性肩关节脱位：习惯性肩关节脱位指一次脱位固定后，反复出现肩关节脱位，甚至轻度牵拉下亦出现。习惯性肩关节脱位大多因急性肩关节脱位后，只注意肱骨头复位而忽视了下列情况造成：a. 对肩关节起固定作用的软组织的病理改变未给予及时恰当的处理；b. 固定时间太短、功能锻炼太早，最后形成了喙肱韧带和关节囊的松弛愈合；c. 骨关节盂缘的破损使关节盂变浅；d. 关节囊的裂口未愈合或发生解剖学的变异，致对肩关节起固定作用的组织结构被破坏，稳定性变差。

（2）切开复位　如麻醉充分，手法复位正确而仍不能完成复位者，可采用切开复位。切开复位的指征：闭合复位不成功者，多有软组织覆盖；肩胛盂骨折移位，影响复位和稳定；合并大结节骨折，肱骨头复位成功后大结节骨折处不能复位；肱骨头移位明显，提示肩袖损伤严重，复位后不稳定。

2. 固定

复位成功不是治疗完结的指标，损伤的关节囊、韧带、肌腱、骨与软骨必须通过制动来修复。单纯肩关节脱位，复位后腋窝处垫棉垫，用三角巾悬吊上肢，保持肘关节屈曲 90°；关节囊损伤明显或仍有肩关节半脱位者，将患侧手置于对侧肩上，上肢以绷带与胸壁固定，腋下垫棉垫。一般固定 3 周，合并大结节骨折者应延长 1～2 周，有习惯性脱位病史的年轻患者适当延长固定周期；40 岁以上患者，固定时间可相应缩短，因为年长患者关节制动时间越长，越容易发生关节僵硬。

五、康复指导

固定期间应主动活动腕部与手指；疼痛肿胀缓解后，用健侧手缓慢推动患肢行外展与内收活动，活动范围以不引起患侧肩部疼痛为限。解除固定后，开始进行肩关节的活动锻炼；锻炼须循序渐进，主动进行肩关节各方向的活动，使其活动范围得到最大限度恢复，切忌操之过急。

第五节·肘关节脱位

肘关节脱位（dislocation of elbow joint）的发生率仅次于肩关节脱位，好发于10～20岁青少年，多为运动损伤，占肘关节损伤的3％～6％，发病年龄高峰在13～14岁，即骺板闭合后。构成肘关节的肱骨远端内外宽厚，前后扁薄。两侧有坚强的侧副韧带保护，而适应屈伸运动功能的关节囊的前、后壁相对较薄，尺骨冠状突小；因此其对抗尺骨向后移位的能力比对抗向前移位的能力差，故肘关节后脱位比其他方向脱位常见。

一、病因与分类

（1）病因　创伤是肘关节脱位的主要原因。当肘关节处于半伸直位时跌倒，手掌着地，暴力沿尺、桡骨向近端传导，尺骨鹰嘴处产生杠杆作用，前方关节囊撕裂，使尺、桡骨向肱骨后方脱出，发生肘关节后脱位；当肘关节处于内翻或外翻时遭受暴力，可发生尺侧或桡侧方脱位；当肘关节处于屈曲位时，肘后方遭受暴力可使尺、桡骨向肱骨前方移位，发生肘关节前脱位。肘关节脱位常会引起内、外侧副韧带断裂，导致肘关节不稳定。

（2）分类　肘关节由肱骨下端、尺骨鹰嘴窝、桡骨头、关节囊及内、外侧副韧带构成。主要完成屈伸活动及范围很小的尺偏、桡偏活动。按尺桡骨近端移位的方向可将肘关节脱位分为后脱位、外侧方移位、内侧方移位及前脱位，以后移位最为常见。

二、临床表现

（1）症状　伤处患处肿胀，不能活动。

（2）体征　肘后突畸形；前臂处于半屈位，并有弹性固定；肘后空虚感，可扪到凹陷；肘部三角关系发生改变，正常肘关节在屈曲呈直角时，肱骨内、外髁与尺骨鹰嘴尖端，三点成一尖向远侧的等腰三角形；肘关节伸直时，三点成一直线。

（3）合并症　重度向后脱位，可有正中神经与尺神经过度牵连拉伤；侧方脱位，可合并神经损伤；小儿肘关节脱位可伴有尺骨冠突骨折，也可伴有肱骨内、外上髁骨折。

三、辅助检查

X 线检查可确定脱位类型、有无合并骨折。

四、治疗

（1）非手术治疗　主要采用手法复位，复位后长臂石膏托或支具固定肘关节于屈曲 90°位，再用三角巾悬吊胸前 2～3 周，逐步行肘关节功能锻炼。

（2）手术治疗　肘关节在功能锻炼时，如屈曲位超过 30°有明显肘关节不稳或脱位趋势时，应手术重建肘关节韧带。

第六节 · 桡骨头半脱位

桡骨头半脱位俗称牵拉肘、脱臼，是指桡骨头向远端滑移，恢复原位时，环状韧带远侧缘在桡骨颈附着处的骨膜发生横形断裂，多发生在 5 岁以前，2～3 岁最常见。

一、病因

桡骨头的关节面和桡骨纵轴有一定的倾斜度，环状韧带会随着倾斜度的变化上下活动。前臂处于旋前旋后位时，桡骨头倾斜度的可变性使之易于脱位。

小儿的桡骨头周径比桡骨颈粗 30％～60％，桡骨头横截面为椭圆形，矢状面直径大于冠状面，前臂处于旋前位时，牵拉肘关节时，桡骨头直径短的部分从冠状位转为矢状位，容易从环状韧带撕裂处脱出，环状韧带嵌于肱桡关节间隙内。5 岁以后，环状韧带增厚，附着力渐强，不易发生半脱位。

主要由直接或间接暴力导致，或者大人在幼儿肘关节伸直时用力牵拉外臂。

二、临床表现

（1）症状　有上肢被牵拉史，疼痛，小儿哭闹不止，肘部半屈曲，举起前臂检查发现前臂多呈旋前位。

（2）体征　无肿胀和畸形，肘关节略屈曲，桡骨头处有压痛，患肢旋后受限明显。

三、辅助检查

X 线检查无阳性发现，诊断主要依靠牵拉病史、症状和体征，无需辅助检查。无牵拉病史的其他损伤，一般不考虑桡骨头半脱位。

四、治疗

1. 复位

环状韧带滑脱不超过桡骨头周径的一半，所以屈肘和前臂旋后容易复位。闭合手法复位多能成功，复位时不用麻醉，一手握住患肢前臂和腕部，另一手握住肘关节，拇指压住桡骨头，使前臂旋后并逐渐屈肘约 90°，多能获得复位。复位成功时可感觉到肱骨桡关节处的弹跳感，疼痛多数立刻消除，患者能抬起前臂用手持物，有时桡骨头半脱位时间过长，复位后症状不能立刻消除，需观察一段时间后才能明确复位是否成功。

2. 固定

复位后，用三角巾悬吊患肢于功能位 1 周。婴幼儿期桡骨小头脱位可闭合复位，桡骨小头后脱位者前臂旋后位及肘关节伸直位固定，而桡骨小头前脱位者予肘关节屈曲位固定。

3. 手术

桡骨小头脱位手术治疗，年龄要在 3 岁以后，采用桡骨小头切开复位，在桡骨干中部旋前圆肌附着点处行短缩截骨、环状韧带重建术。采用克氏针暂时将桡骨小头与肱骨小头固定。石膏固定 6 周后拔除克氏针。较大儿童桡骨小头脱位时因无法复位，可到青春期考虑行桡骨小头切除术。

临床上桡骨小头半脱位还需与肘关节软组织损伤、肱骨外髁骨折、桡骨小头骨折等相鉴别。

五、预防

（1）避免间接暴力，主要是走路时不要双手牵拉幼儿腕部。

（2）平时牵拉（提）小儿手部时，应同时牵拉衣袖。

（3）玩耍时，避免身体将上肢压在身下，肘关节被迫过度外伸。

（4）成人与小儿嬉闹时应注意方法，不能单牵（提）手。

（5）若出现上述表现，家长可自行复位，若不成功则应到医院就诊。

（6）避免反复脱位，形成习惯性。

（7）穿衣服时应避免手部旋前位牵拉，应和衣袖同时拉扯。

第七节·髋关节脱位

髋关节是股骨头和髋臼构成，属球窝关节，是比较有代表性的杠臼关节。髋臼可以容纳股骨头的大部分，相互密合，呈真空状，关节囊和周围韧带形成一个相当稳定的关节。多因遭受强大暴力的冲击而致伤，常见分型：髋关节后脱位、髋关节前脱位、中心脱位。发生髋关节脱位，应及时诊治。因为有少数脱位会合并髋臼骨折，早期复位容易，效果也较好。陈旧者，多数要手术复位，效果相对不好。此外，治疗不当会引起股骨头缺血性坏死，严重地影响关节功能.

一、髋关节后脱位

髋关节后脱位是指股骨头从髂骨韧带与坐股韧带之间的薄弱区穿出脱位，造成后关节囊和圆韧带撕裂。髋关节后脱位最常见。

（一）病因与分类

（1）病因　交通事故，发生撞击时，如人处于坐位时，作用力自前方作用于膝，沿股骨纵轴传达到髋。若髋关节外展，股骨头将撞击髋后缘或股骨头前下方发生骨折。同时也可使股骨上端骨折、股骨头关节软骨面损伤、股骨头边缘塌陷骨折和坐骨神经损伤，但可以使髂股韧带大部分保持完整。

（2）分类　临床上多根据并发损伤分类，分为 5 型。Ⅰ型：无骨折，复位后无临床不稳定。Ⅱ型：闭合手法不可复位，无股骨头或髋臼骨折。Ⅲ型：不稳定合并关节面、软骨或骨碎片骨折。Ⅳ型：脱位合并髋臼骨折，须重建恢复稳定和外形。Ⅴ型：合并股骨头或股骨颈骨折。

（二）临床表现

（1）症状　患髋肿胀、疼痛，活动受限。

（2）体征　患肢髋关节呈屈曲、内收及短缩畸形，可臀部触及患肢股骨头，大转子上移明显，如若坐骨神经有损伤时，以腓总神经损伤为主，多为受牵拉引起的暂时的功能障碍，亦或是骨折块轻度碾锉导致，表现足下垂、足背外侧感觉障碍，多数可慢慢恢复。

（三）辅助检查

（1）X线　X线正、侧和闭孔斜位片可明确诊断。还应注意是否合并骨折，特别是容易漏诊的股骨干骨折。

（2）CT可清楚显示髋臼后缘及关节内骨折情况。

（四）治疗

（1）非手术治疗　对于Ⅰ型损伤可采取闭合复位治疗，复位方法要求麻醉充分，使肌肉松弛。力争在 24h 内复位，保持患肢的伸直外展位，避免屈曲、内收、内旋。复位后应做影像学检查，以确定是否完全复位，并核实稳定性，复位后在髋关节伸直位下做皮肤牵引，或穿丁字鞋 2～3 周，同时行股四头肌等长收缩练习，4周后可扶拐下地活动，3 个月后可完全负重活动。

（2）手术治疗　切开复位内固定。适用于后脱位合并有关节内骨折，前脱位二次手法复位未成功者，中心脱位髋臼骨折复位不良，同侧有股骨骨折者，对髋关节受伤严重者可行关节融合术或全髋关节置换术。

二、髋关节前脱位

（一）病因

当下肢处于过度外展、外旋时，大粗隆与髋臼上缘顶撞形成杠杆作用可使股骨头由髂股韧带与耻股韧带之间的薄弱区穿破关节囊而脱位。或者当股骨外旋时，由体侧向内下方直接作用于大腿近端而发生前脱位。

（二）临床表现

（1）症状　有明显的外伤史。伤后局部疼痛，被动活动时可引起肌肉痉挛和剧烈疼痛。

（2）体征　患肢缩短，患肢呈外展、外旋和屈曲畸形。如为低位脱位，患肢可比健肢长。腹股沟部肿胀，抑或可触及脱位的股骨头。

（三）辅助检查

（1）X线　X线平片是诊断髋部脱位、骨折的最基本方法，大部分的髋关节脱位X线片都能正确显示。

（2）CT　对大多数的髋关节脱位均能做出正确的诊断，较X线片其优势在于能清楚地显示脱位的方向与程度，更重要的是它能清晰准确地显示髋关节内是否有碎骨片。

（四）治疗

（1）单纯性前脱位　应当尽快闭合复位，力争在12～24h完成。复位后行皮牵引3～6周，然后扶拐离床负重行走，大约在伤后12周逐步恢复至正常。

（2）复杂性前脱位　采用早期切开复位与内固定。如合并有关节内骨折或闭合复位反复失败者，日后产生创伤性骨关节炎的机会明显增多，因此主张早期切开复位与内固定。

三、髋关节中心脱位

来自侧方的暴力，直接撞击在股骨大转子区，可使股骨头水平向内移位，穿过髋臼内侧壁而进入骨盆腔，即髋关节中心脱位，往往伴有髋臼骨折。

（一）病因

强大的暴力外伤，如交通事故、高空坠落等。股骨头撞击髋臼底部，向骨盆脱出则属于中心脱位；若受伤时下肢处于轻度内收位，则股骨头向后方移位，产生髋臼后部骨折；若下肢处于轻度外展外旋位，则股骨头上方移位，产生髋臼爆裂型粉碎性骨折。

（二）临床表现

肢体缩短，缩短的情况根据股骨头内陷的程度。大腿上段外侧方一般有大血肿,后腹膜间隙内出血也会很多。一般会出现失血性休克及内脏损伤。

（三）辅助检查

（1）X线　同髋关节前脱位。

（2）CT　同髋关节前脱位。

（四）治疗

中心脱位宜用骨牵引复位,牵引4～6周。如晚期发生严重的创伤性关节炎,可考虑行人工关节置换术或关节融合术。发生髋关节中心脱位,要积极处理合并症,如低血容量性休克、内脏损伤。

（五）康复指导

卧床期间,为了预防肌肉废用性萎缩,要做股四头肌等长收缩练习,2～3周开始关节活动,4周后扶双拐下地,3个月后可完全负重。

第八节·髌骨脱位

髌骨的后关节面与股骨下端两髁之间的关节面发生移位称髌骨脱位,发生2次以上的髌骨脱位称为复发性髌骨脱位。多发生在青少年和女性。

一、病因

由于韧带松弛、膝外翻、胫股关节旋转变位而使伸膝装置力线改变,骨外侧肌、髂胫束和髌骨外侧支持带挛缩与止点改变而致使髌骨内外侧受力不平衡是诱发脱位的重要原因,股内侧肌松弛和肌力减弱为继发性改变。高位髌骨和髌骨发育异常,也是髌骨脱位的原因之一。

二、临床表现

（1）症状　膝关节突然剧痛,可有膝无力,膝关节肿胀。患者屈膝时髌骨脱于股骨外髁外侧,伸膝时可自然复位,复位时常可听见"咔嗒"声。

（2）体征　查体可见股四头肌发育较差,常伴有小腿外旋或膝外翻。髌骨发育较小,伸膝无力。伸膝位髌骨位置可正常,屈膝时慢慢外移甚至脱出,蹲位脱出最明显。若施力抗阻髌骨外移,则屈膝受限。

三、辅助检查

（1）X线　膝关节正、侧位片主要观察髌骨的位置和大小,可以发现高位髌骨和外移的髌骨。髌骨轴位片观察异常的股骨滑车和髌骨脱位的程度。

（2）关节镜检查　关节镜检查主要是评估关节软骨面损害程度,根据髌骨软骨面退变程度决定选择何种手术，分成四级：1 级，仅软骨变软；2 级，纤维化病灶直径不到 1.3cm；3 级，纤维化病灶直径大于 1.3cm；4 级，软骨下骨皮质已暴露。

四、治疗

（1）非手术治疗　手法整复、石膏固定等方法治疗。

（2）手术治疗　髌骨脱位手法复位不成功者，行手术切开整复，同时修复被撕裂的软组织。创伤后发生的髌骨脱位患者的膝关节骨性结构及 Q 角发育正常，通过简单的内侧修复或紧缩，加上外侧支持带切开、松解，可以获得理想的效果。相反先天性 Q 角异常发生脱位的患者，应按照复发性髌骨脱位处理，避免术后再次髌骨脱位。股骨及髌骨发育异常，进行股骨外髁抬高术、胫骨结节内侧移位术。

第九节 · 踝关节脱位

踝关节属于铰链关节，由胫骨、腓骨和距骨构成，包含三组韧带：下胫腓韧带、内侧韧带和外侧韧带，当踝关节遭受强力损伤时，经常合并踝关节的骨折脱位，单纯的踝关节脱位极为少见，一般都会合并骨折，但以脱位为主。

一、病因与分类

（1）病因　多为间接暴力所致，常由高处跌落，足部内侧或外侧着地，走路不平，使足部内翻或外翻过度，容易形成脱位，常伴有骨折。

（2）分类　由脱位方向可分为外脱位、内脱位、前脱位、后脱位及向上暴力性脱位。一般内脱位较多见。

二、临床表现

（1）症状　疼痛、肿胀明显。

（2）体征　畸形和触痛。后脱位者胫腓骨下端在皮下突出明显，并可触及，胫骨前缘至足跟的距离增大，前足变短；前脱位者距骨体位于前踝皮下，踝关节背屈受限；向上脱位者外观可见伤肢局部短缩，肿胀剧烈。

三、辅助检查

主要是影像学检查，包括 X 线、CT 扫描等，常规 X 线片就能够确诊，CT 扫描可发现细微骨折。

四、治疗

（1）踝关节后脱位　立即在腰部麻醉或硬脊膜外麻醉下进行复位治疗。复位方法：先屈曲膝关节，再行足跖屈牵引，当距骨进入踝穴后，背伸踝关节，使用长腿石膏固定 5 周。拆除石膏托后行非负重功能锻炼。如合并有严重骨折，按踝关节骨折处理。

（2）踝关节前脱位　立即在腰部麻醉或硬脊膜外麻醉下进行复位治疗。复位方法：屈膝关节、足背伸，进行牵引，当距骨与胫骨前下唇解脱，即推距骨向下向后复位。复位后，用长腿石膏固定足踝跖屈位 3 周，后更换足踝背伸位石膏再固定 2～3 周。若有严重骨折，固定时间共需 8～12 周。

（3）踝关节向上脱位　在良好麻醉下牵引复位。复位方法是膝屈曲，自大腿向上反牵引，握持足向下牵引，当距骨向下至踝穴时，胫腓骨便可复位对合。此时跖屈，背伸踝关节，以矫正踝关节前、后方移位。足短腿石膏，足在微背伸位，内、外踝要用力挤压使之对位。石膏在 2 周时更换，避免肿胀消失后石膏的相对松弛。若伤处软组织肿胀剧烈，复位失败或甚感困难者，可予手术开放复位。

第十节·护理与康复指导

一、护理评估

（1）一般情况　如年龄、出生时的情况、对运动的喜好等。

（2）外伤史　评估患者有无突发外伤史、受伤后的症状和疼痛的特点、受伤后的处理方法。

（3）既往史　患者以前有无类似外伤病史、有无关节脱位习惯、既往脱位后的治疗及恢复情况等。

（4）局部情况　患肢疼痛程度、有无血管及神经受压的表现、皮肤有无受损。

（5）全身情况　生命体征、躯体活动能力、生活自理能力等。

（6）辅助检查　X 线检查有无阳性结果发现。

（7）心理社会状况　患者的心理状态，对本次治疗有无信心。患者所具有的疾病知识和对治疗、护理的期望。

二、护理措施

（1）体位　抬高患肢并保持患肢于关节的功能位，以利于静脉回流，减轻肿胀。

（2）心理护理　对经受强大暴力致伤或合并低血容量性休克及腹部内脏损伤等患者，应及时安抚，并积极治疗。关节脱位多由意外事故造成，患者常焦虑、恐惧以及自信心不足等，在生活上给予帮助，加强沟通，耐心开导，使之心情舒畅，从而愉快地接受并配合治疗。

（3）疼痛护理

① 局部冷热敷：受伤 48h 内局部冷敷，达到消肿止痛作用；48h 后局部热敷，以减轻肌肉痉挛引起的疼痛。

② 避免加重疼痛的因素：进行护理操作或移动患者时，托住患肢，动作轻柔，以免用力不当加重疼痛。

③ 镇痛：应用心理暗示、转移注意力或音乐疗法等非药物镇痛方法缓解疼痛，必要时遵医嘱应用镇痛药。

（4）病情观察　定时观察患肢远端血运，皮肤颜色、温度、感觉和活动情况；若发现患肢苍白、发冷、肿胀、疼痛加重、感觉麻木等，及时通知医生并配合治疗。

（5）预防习惯性脱位　遵医嘱妥善合理的固定，锻炼须循序渐进，不可冒进；若发生习惯性脱位，不必恐慌，及时就医。

（6）并发症的护理　常见并发症和不适症状有压力性损伤、肺部感染、深静脉血栓、泌尿系感染、便秘、疼痛等，常见专科潜在并发症有习惯性脱位、废用综合征、关节僵硬、骨化性肌炎、血管及神经损伤等。在护理过程中要重在预防，及时观察、及时处理，具体策略见相关内容。

三、康复指导

重点是合理功能锻炼，预防骨化性肌炎、废用综合征及关节僵硬。

（1）肩（锁）关节脱位　复位后用三角巾悬吊上肢，肘关节屈曲 90°，腋窝处垫棉垫固定 3 周，合并肱骨大结节骨折者应延长 1～2 周；固定期间活动腕部与手指；解除固定后主动活动关节各个方向，如弯腰、垂臂、甩肩、手指爬墙和手举高摸顶训练，配合理疗按摩。

（2）肘关节脱位　在固定期间，即应开始肌肉锻炼，行肱二头肌收缩动作并活动手指与腕部；解除固定后，及早练习肘关弯曲和前臂旋转活动。不可请他人强力拉扳，以预防骨化性肌炎。因粗暴的动作可造成肘关节周围更多软组织损伤，血肿形成而演变成骨化性肌炎，使关节丧失功能。

（3）桡骨头半脱位　复位后不必固定，活动一般不受限，但必须禁忌暴力牵拉，以免复发。

（4）髋关节脱位　卧床期间行股四头肌等长收缩练习，2～3 周后开始关节活动，4 周后扶双拐或助行器下地活动，3 个月后可完全承重。

（5）寰枢椎脱位　卧床时进行腰背部肌肉锻炼，颈托固定 8 周，严重者需固定 12 周，尽早下地活动，减少常见并发症。

（6）踝关节脱位　遵医嘱进行膝关节的屈伸练习和髋关节的各种运动；损伤轻者石膏固定 2 周后拆除，可用护踝或者弹力绷带固定 2 周；损伤较重行手术治疗者，石膏固定 4～6 周，非手术治疗者石膏固定 10～12 周，均可扶拐部分负重行走。

（吴欣欣　常文杰　陈玉娥　高远）

第十七章 ▶▶ 关节损伤患者护理

第一节 · 肩袖损伤

肩袖损伤又称肩袖创伤性肌腱炎，也称肩撞击综合征，系指肩峰下滑囊炎、肩袖肌腱炎，其原发性损伤一般主要在肩袖肌腱，之后又继发滑囊炎，因而将它们放在一起，称为肩袖损伤。

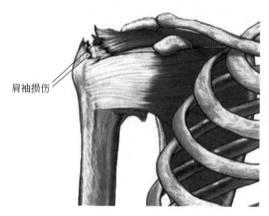

肩袖损伤

图 17-1　肩袖损伤

一、病因

肩袖损伤的发生主要是由于肱骨大节结（相当于肩袖部）反复地超常范围急剧转动，特别是外展，劳损或牵扯并与肩峰和肩喙韧带不断摩擦所致（图 17-1）。

二、分级与分类

1. SCOI 分类

将肩袖损伤分为 A、B、C 三类。

（1）A 级　部分肩周撕裂。

（2）B 级　部分关节腔撕裂。

（3）C 级　完全撕裂。

2. Snyder 分级

把肩袖损伤分为 0 级、Ⅰ级、Ⅱ级、Ⅲ级、Ⅳ级。

（1）0 级　正常。

（2）Ⅰ级　滑囊或滑膜轻微的炎性病变或轻微的关节囊损伤并涉及小的表面（裂口小于 1cm）。

（3）Ⅱ级　肩袖肌腱的损伤或缺失，以及损伤滑囊或关节囊（裂口小于 2cm）。

（4）Ⅲ级　肩袖肌腱的损伤和撕裂，常涉及整个肌腱的厚度，最常见冈上肌肌腱（裂口小于 3cm）。

（5）Ⅳ级　严重的损伤伴有肌腱撕裂往往涉及多个肌腱。

3. Neer 分期

将肩袖损伤从病理学角度进行分期分为 3 个期。

（1）Ⅰ期　肩袖肌腱发生无菌性炎症改变及出血、水肿等。

（2）Ⅱ期　肩袖肌腱的纤维素性改变。

（3）Ⅲ期　肩袖肌腱的撕裂。

三、临床表现

（1）症状　肩关节疼痛、压痛、功能障碍。

（2）体征

① 肩关节节奏：当肩关节做各种运动时还会出现开裂音，这就是所谓的肩关节节奏。

② 肌肉萎缩：撕裂较大或病程较长者（超过 3 个月以上），肩部肌肉会出现不同程度的萎缩，以冈上肌、冈下肌及三角肌的萎缩最为常见。

③ 继发性肩关节挛缩：病程较长者（3 个月以上）可出现继发性肩关节挛缩，表现为肩关节向各个方向的运动均受限（上举及外展运动尤为明显），这与肩袖损伤造成的肩关节疼痛和功能障碍有关。

④ 撞击试验阳性：检查者在向下按压肩峰的同时，使患者的上臂被动上举，如患者感觉到肩峰下间隙疼痛而不能配合使上臂上举则为撞击试验阳性。

四、辅助检查

（1）X 线　对肩峰形态的判断及肩关节骨性结构的改变有帮助。部分肩袖损伤患者肩峰前外侧缘及大结节处有明显骨质增生。

（2）MRI　可帮助确定肌腱损伤的损伤部位和严重程度，尤其是磁共振造影检查（MRA）可以清晰地显示肩袖的部分撕裂，对诊断具有较高的价值。

五、治疗

根据病情的轻重，可用固定、封闭、理疗或手术等方法处理。

六、护理措施

（1）护理常规　同骨科术前术后护理常规。

（2）支具护理　行肩袖修补术患者术后佩带专用外固定治具或使用三角巾等，使肩关节保持外展位固定。由于支具一般要缠绕颈部，为避免颈部皮肤由于长期受压而出现压红、破损，在患者颈部垫块纱布或小毛巾预防损坏皮肤．并告知患者及家属使用中的注意事项。如不要自行调整角度、出现不适感觉及时通知医护人员等。

七、康复指导

（1）1阶段（保护期，0～6周）　早期肌力练习，活动度练习，以避免粘连及肌肉萎缩。术后麻醉恢复后进行恢复训练。掌屈背伸：患肢腕关节缓慢背伸至极限，然后缓慢屈曲至极限。抓空练习：患肢五指伸直并张开，再用力握拳。左右摆掌：患肢五指伸直，手掌向尺侧，桡侧来回摆动。术后1天开始肘关节屈伸练习，行肱二头肌止点重建患者则被动肘关节屈伸练习。如合并 SLAP 损伤，术后2～3周内不能进行单独的肱二头肌收缩。术后2～3天进行"摆动"练习、"耸肩"练习、"扩胸"练习以及肩关节周围肌肉等长（静力性）收缩练习，同时训练除患侧肢体外其他关节以增强心肺功能。术后1周进行被动关节的活动度练习。仰卧肩前屈、肩外展，肩外旋、内旋，肩后伸。术后6周达到被动活动与健侧肢体基本相同。关节活动后和日常练习后可冰敷15～20min，如疼痛肿胀明显可每天冰敷3～4次，冰敷时注意防止局部皮肤冻伤。

（2）2阶段（中间期，7～12周）　此阶段患肢的支具已拆除。①7～10周继续并加强活动度练习。前屈至170°～180°（接近上举的角度）；肩外展90°位内旋/外旋练习（外旋到75°～90°，内旋到75°～85°）和肩0°外展位外旋练习（外旋至30°～40°）。8～10周基本达到全范围活动。②术后10～12周：强化肌力，开始各方向抗阻肌力练习，并逐渐增加负荷。以绝对力量的练习为主。

（3）3阶段（13～21周）　抗阻练习可使肌力达到最大，获得最佳的疗效。进行肩关节和上肢抗阻肌力练习。哑铃练习：患肢持2～3kg的哑铃行肩关节外展、上举练习。18～21周开始间断体育活动。进行肌力检查，以决定可否恢复运动或体力劳动。

第二节·膝关节韧带损伤

膝关节内有前、后十字韧带（又称交叉韧带），前十字韧带起自胫骨髁间隆起的前方，向后、上、外止于股骨外髁的内下方；后十字韧带起自胫骨髁间隆起的后方、向前、上、内止于股骨内髁的外侧面，膝关节不论伸直或屈曲，前后十字韧带均呈紧张状态，前十字韧带可防止胫骨向前移动，后十字韧带可防止胫骨向后移动。一般膝关节韧带损伤都有外伤病史，以青少年居多。正确地进行诊治，一般都能达到良好的恢复效果。

一、病因与分类

（1）内、外侧副韧带损伤

① 内侧副韧带损伤：为膝外翻暴力所致，即膝伸直位，膝或腿部外侧受强大暴力打击或重压，使膝过度外展，内侧副韧带可发生部分或完全断裂。

② 外侧副韧带损伤：主要为膝内翻暴力所致，即膝或腿部内侧受暴力打击或重压，使膝过度内收，外侧副韧带可发生部分或完全断裂。在严重创伤时，侧副韧带、十字韧带和半月板可同时损伤。

（2）前、后交叉韧带损伤

① 前交叉韧带损伤：膝关节伸直位下内翻损伤和膝关节屈曲位下外翻损伤都可以使前交叉韧带断裂。

② 后交叉韧带损伤：无论膝关节处于屈曲位或伸直位，来自前方的使胫骨上端后移的暴力都可以使后交叉韧带断裂。

二、临床表现

（1）内侧副韧带损伤　多为外来暴力所致，受伤后膝关节不能自主伸直，局部肿胀及皮下淤血，股骨内上髁或胫骨内髁的下缘处有压痛点，膝关节内侧分离试验阳性。若为完全撕裂，在局麻下伸膝拍膝正位 X 线片，可见膝关节间隙内侧增宽。

（2）外侧副韧带损伤　多为外来暴力所致，受伤后膝关节局部肿胀及皮下淤血，股骨外上髁或腓骨小头处有压痛，膝关节外侧分离试验阳性。完全撕裂者，可有异常内翻活动，拍正位片时，可见膝关节间隙外侧增宽。

（3）前、后交叉韧带损伤　膝交叉韧带位于膝关节深部，严重暴力可造成其损伤。暴力作用于小腿上端，胫骨向前方移位时造成前交叉韧带损伤，胫骨向后移位时造成后交叉韧带损伤。交叉韧带损伤时有一种撕裂感，疼痛剧烈并迅速肿胀，关节内积血，关节活动功能障碍，晚期患者行走时膝关节松动，失去稳定。抽屉试验、拉克曼试验、轴移试验均阳性。

三、辅助检查

（1）X 线　显示胫骨向前或向后移位，或见胫骨棘撕脱之骨片。

（2）MRI　可清晰显示出前后交叉韧带的情况，还可发现其他韧带结构损伤与隐藏的骨折线。

（3）关节镜检查　对早期诊断和处理交叉韧带损伤也十分重要。

四、治疗方法

（1）非手术治疗

① 冷疗法：冷疗法能减轻水肿，减轻疼痛，有效地诱导肌肉松弛。Mac Auley

认为冷水浸湿的毛巾做冷疗法，10 min 重复一次是最有效的，但不主张持续冷疗法。Raynor 研究发现冷疗法可以缓解韧带重建手术后的疼痛，但对术后活动范围改善没有统计意义。

② 超声波：超声的温热效应能促进血液循环，缓解肌痉挛，促进胶原纤维分解，松解粘连；微声流可以改变细胞膜结构、功能及渗透性，刺激组织修复；低强度超声产生的稳定空化对组织损伤修复有利；Warden 发现低强度脉冲超声能加速韧带愈合，有利于韧带损害的早期恢复。

③ 磁疗：磁疗能改善血液循环，促进渗出物的吸收，减轻水肿，提高免疫功能，起到消炎、消肿、镇静、镇痛作用，对软组织损伤有效率在 90％以上。

④ 高压氧疗法：高压氧能改善组织供氧，减少组织损伤后因血液循环障碍引起的进一步损伤，并提供足够的氧来促进组织修复。

⑤ 微电流：Lambert 研究发现跨膜微电流治疗能减轻肌肉损伤的严重症状，其机制不清，可能与肌肉损伤后微电流维持细胞内外钙离子的动态平衡有关。

⑥ 射频：对组织透热深，有较好的热效应，对慢性韧带损伤有较好的疗效。

(2) 手术治疗　可行交叉韧带、侧副韧带重建术和修复术等。

五、护理措施

同骨科术前、术后护理常规。

六、康复指导

不同医生、不同书籍有不同主张，主要根据患者病情和术中情况进行康复训练，以下为康复训练的一般做法。

(1) 术后第 1 周

① 正确摆放体位：佩戴支具保护膝关节于完全伸直位，小腿放于枕头上抬高，膝关节下方须空出，不可用枕头将腿垫成微弯位置。

② 促进血液回流训练：用力、缓慢、最大范围屈伸踝关节和足趾（15min/组，2 组/d）。

③ 股四头肌（大腿前侧肌群）等长训练：大腿肌肉绷紧及放松循环练习（＞500 次/d）。

④ 腘绳肌（大腿后侧肌群）等长训练：小腿用力向下压所垫枕头，使大腿后侧肌肉绷紧及放松循环练习（＞500 次/d）。

⑤ 伸直抬腿训练：支具保护下伸直膝关节向上抬腿至足跟离床 15cm，保持至感到疲劳后放下，并逐渐开始侧抬腿和俯卧后抬腿练习（每个方向 10～30 次/组，2～3 组/d）。

⑥ 推移髌骨训练：用手将髌骨向各方向推移（5min/组，2 组/d）。

⑦ 负重训练：支具保护膝关节于完全伸直位扶双拐下地逐渐部分负重。

（2）术后第 2 周

① 继续以上肌肉训练，休息时仍用支具保护于膝关节伸直位。

② 被动活动膝关节：调节支具活动范围，每天增加 15°，被动活动渐达 90°（5 次/d）。

③ 主动活动膝关节：被动屈膝达 70°后开始主动屈膝（范围 0～60°，2～3 次/d）。

④ 负重及平衡训练：支具保护伸直膝关节，双脚左右或前后分开站立，在微痛范围内左右或前后交替移动重心，渐达到先双腿站立后单腿完全负重站立（每个方向 5min/组，2 组/d）。

⑤ 伸展训练：去除支具，于足跟处垫枕，使患腿完全离开床面，放松肌肉使膝关节自然伸展（30min/组，1～2 组/d），与屈伸训练间隔时间尽可能长练习结束后戴上支具。

（3）术后第 3 周

① 继续以上肌肉训练，休息时仍用支具保护于膝关节伸直位。

② 被动屈曲膝关节渐达 100°，主动屈曲渐达 90°（支具保护，5～8 次/d）。

③ 勾腿练习：健腿站立，屈曲患腿膝关节用力向后勾小腿。

④ 扶双拐下地行走，调节支具活动范围逐步达 60°。

（4）术后第 4 周

① 继续以上肌肉训练，休息时仍用支具保护于膝关节伸直位。

② 被动屈膝渐达 120°，主动屈膝渐达 100°（支具保护，10～20 次/d）。

③ 扶拐下地行走，调节支具 0～70°范围内活动，每天增加 5°，逐渐超过 100°。

（5）术后 5～8 周

① 继续以上肌肉训练，休息时用支具保护膝关节于 10°位。

② 跨步训练：支具保护下前后、侧向跨步，患腿主动且负重（30 次/组，4 组/d）。

③ 静蹲训练：支具保护，背靠墙，双脚与肩同宽，脚尖及膝关节向正前方，缓慢下蹲，逐渐增加下蹲角度达 90°（2min/次，间隔 5s，5～10 次/组，2～3 组/d）。

④ 本体感觉训练：踩固定自行车，无负荷渐至轻负荷（戴支具，30min/组，2 组/d）。

⑤ 被动屈膝渐达 130°，主动屈膝渐达 110°（10～20 次/d）。

⑥ 逐步弃拐戴支具行走，调节支具 0～60°范围内活动，逐步达到正常步态。

（6）术后 9～12 周

① 抗阻屈伸膝关节训练，继续本体感觉训练，休息时用支具保护膝关节于 10°位。

② 单腿半蹲训练：患腿单腿站立，缓慢下蹲至 45°，再缓慢伸直站起（缓慢、用力控制稳定，20～30 次/组，每次间隔 30s，2～4 组/d）。

③ 被动屈膝角度逐渐至与健侧相同，"坐位抱膝"屈曲角度与健腿完全相同后，在支具保护下开始逐渐全蹲，但行半月板缝合术者要术后半年才能完全深蹲。

④ 调节支具活动范围达 90°，戴支具负重行走。

（7）术后第 4 个月

① 主动屈伸膝关节角度基本与健侧相同。

② 每日俯卧位屈膝使足跟触到臀部，持续牵伸（10min/次）。

③ "坐位抱膝"角度与健侧完全相同后，开始跪坐练习。

④ 去除支具，开始蹬踏练习。

（8）术后 5～6 个月

① 逐步全面恢复日常生活各项活动。

② 继续强化肌力训练。

③ 逐渐恢复运动，从向前匀速慢跑开始。

第三节·半月板损伤

半月板损伤（meniscus injury）是膝关节运动创伤中常见的损伤之一。膝关节作为人体最大的关节，有着非常重要的生物力学意义，而半月板又起着不可替代的作用。半月板损伤会导致膝关节应力面积缩小、软骨面磨损、关节不稳定等不良后果，受伤者多为青壮年，男性多于女性。

一、病因与分类

（1）病因　随着社会经济的发展以及人们对自身素质的要求，生活锻炼以及高负荷的体力劳动成为半月板急性或慢性损伤的主要病因，多见于青壮年、运动员、舞者以及重体力劳动者。研磨力量是半月板损伤破裂的主要原因，一般是由扭转外力引起。膝关节处于伸直位置时，关节周围韧带处于紧张状态，此时膝关节相对稳定，无扭转。而当膝关节处于半屈曲位时，股骨髁与半月板的接触面积缩小，而半月板的胫骨平台侧面牢固地贴附于关节面，这时膝关节猛烈地旋转所产生的研磨力量将使半月板发生损伤。

（2）分级　通常情况下我们将半月板损伤分为 0～Ⅳ级 5 个等级。

① 0 级：为正常半月板。

② Ⅰ级：多为半月板退变导致，MRI 显示椭圆或者球形的小病灶高信号影，这种情况下多不与半月板关节面相接触。

③ Ⅱ级：Ⅱ级信号改变是Ⅰ级信号改变的继续。MRI 多显示半月板内水平或者线形的高信号影，病变范围可达关节囊缘，但未侵及关节面缘。

④ Ⅲ级：MRI 显示半月板呈大面积的弥漫性高信号影，低信号的关节面变得模糊不清甚至消失。纤维软骨断裂是该类型损伤的病理表现。

⑤ Ⅳ级：MRI 显示半月板大部分甚至全部结构消失，大面积高信号影覆盖，

多伴有严重的增生性骨关节病和关节软骨破坏缺损，损伤面积和病变程度明显较Ⅲ级损伤严重。

二、临床表现

膝关节疼痛、肿胀、屈曲受限是半月板损伤的早期症状。弹响、交锁、打软腿、股四头肌萎缩、关节不稳是半月板损伤的后期症状。

三、治疗

（1）非手术治疗　急性期可以进行冷敷，以减少出血、减轻疼痛、缓解症状，缩短急性反应期。暂停活动，休息。

（2）手术治疗　关节镜下行半月板损伤修复手术或切除手术。

四、护理措施

（1）弹力绷带包扎护理　要严密观察患肢的肿胀度、皮肤、色泽以及患者主诉，如有疼痛加剧或出现麻木时要及时处理或者通知医生。

（2）体位护理　术后患肢膝下放高约 20cm 的软枕使半月板处于松弛状态，减轻术后胫骨关节对残留半月板的压迫。

（3）冰敷　术后膝部冰敷 24～72h，以减少渗出和疼痛，要严密观察局部包扎的切口渗血渗液情况，若有渗血渗液及时告知医生。

（4）余同骨科术前术后护理常规。

五、康复指导

（1）初期（术后 0～1 周）　此期手术当天麻醉清醒后开始活动足趾、踝关节，并进行以下练习。①踝泵运动：用力缓慢、全范围屈伸踝关节。②股四头肌等长练习：大腿肌肉绷紧及放松。③腘绳肌等长练习：患肢用力下压所垫枕头，使大腿后侧肌肉绷紧及放松。术后 24h 内即可下地行走，必要时根据医生术中情况确定。

（2）早期（术后 2 周至 1 个月）　此期以提高绝对力量的练习为主，选用中等负荷量，即完成 20 次动作即感疲惫的负荷量，20 次/组，2～4 组连续练习，组间休息 60s 至疲劳为止。应注意控制运动量，避免关节肿胀积液，练习关节有发胀、发热感则应及时冰敷。

（3）中期（术后 1～2 个月）　此期是强化肌力训练，改善关节稳定性，恢复日常生活各项活动能力及进行轻微运动。

（4）后期（术后 2～3 个月）　此期全面恢复日常生活各项活动，强化肌力及关节稳定逐渐恢复运动开始膝环绕练习、跳上跳下练习和侧后跨跳练习。

（5）恢复运动期（术后 3 个月）　逐渐恢复剧烈活动或专项训练，强化肌力及跑跳中关节的稳定性。行肌力测试，患肢肌力达健侧的 85% 以上，运动中无痛，无明显肿胀则可完全恢复运动。

第四节 · 踝关节扭伤

踝关节扭伤是临床常见的疾病，在关节及韧带损伤中是发病率最高的疾病，约占所有运动损伤的 40%，高达 60% 的患者出现外踝扭伤长期后遗症。踝关节扭伤可能导致的损伤包括外踝的距腓前韧带、跟腓韧带，内踝三角韧带，下胫腓横韧带等损伤。

一、病因与分度

（1）病因　在外力作用下，关节骤然向一侧活动而超过其正常活动度时，引起关节周围软组织如关节囊、韧带，肌腱等发生撕裂伤。轻者仅有部分韧带纤维撕裂，重者可使韧带完全断裂或韧带及关节囊附着处的骨质撕脱，甚至发生关节脱位。由足部强力内翻引起，因外踝较内踝长和外侧韧带薄弱，使足内翻活动度较大，临床上外侧韧带损伤较为常见，外侧韧带部分撕裂较多见；由足部强力外翻引起内侧韧带损伤，发生较少。

（2）分度

① Ⅰ度：轻微韧带拉伤，轻微肿胀和压痛，无不稳定，几乎无功能丧失。

② Ⅱ度：韧带部分撕裂，肿胀和压痛明显，轻到中度不稳定。

③ Ⅲ度：距腓韧带完全断裂，伴有不同程度的跟腓韧带损伤，严重肿胀和压痛，功能丧失，显著不稳定。

二、临床表现

根据损伤部位的不同，踝关节扭伤可有不同的临床表现。

（1）外侧韧带损伤　踝外侧疼痛、肿胀、走路跛行，有时可见皮下淤血，外侧韧带部位有压痛。外侧韧带完全断裂较少见，由于失去外侧韧带的控制，可出现异常内翻活动，外踝小片骨质连同韧带撕脱，称为撕脱骨折。

（2）内侧韧带损伤　内侧韧带部位疼痛、肿胀、压痛，足外翻可引起内侧韧带部位疼痛，也可有撕脱骨折。

三、辅助检查

（1）X 线　踝关节正位、侧位 X 线片排除是否有踝关节骨折，伤侧关节间隙增宽。

（2）MRI　明确韧带、关节囊及关节软骨损伤的情况。

四、治疗

（1）非手术治疗　Ⅰ度和Ⅱ度扭伤建议采用三阶段功能治疗法（表 17-1）。功能治疗法可帮助高水平运动员较快重返赛场。

表 17-1　Ⅰ～Ⅲ度急性踝关节扭伤的功能治疗法

分度	功能治疗
Ⅰ	RICE
Ⅱ	短期相对制动和保护（支具、胶带或者绷带）
Ⅲ	主动全范围活动度锻炼,负重,在斜行板上锻炼本体感觉,加强腓骨肌力量

注：R—休息；I—冷敷；C—压力固定；E—抬高患肢。

（2）手术治疗　适于Ⅲ度损伤患者。手术介入被认为可以减少韧带的再次损伤。

五、护理措施

（1）扭伤早期　较重者宜制动，根据病情给予适当固定，1～2 周后解除固定，进行功能锻炼。

（2）急性期　手法要轻柔和缓，以免加重损伤性出血，不宜热敷。

（3）恢复期　手法适当加重，可配合局部热敷或活血通络之中药外洗，常能得到比较满意的疗效。

（4）损伤的局部应注意防寒保暖。

六、康复指导

（1）术后免负重 2 周，中立位下穿可负重石膏 3 周，后更换为可行走足靴 3 周。

（2）在鞋内使用环形踝关节支具控制旋转，在 1 年内进行运动时也应继续佩戴。

（3）术后 8 周开始理疗。

（4）术后 4 个月后恢复体育运动。

第五节 · 跟腱断裂

跟腱位于足踝后部，是人体最强大的肌腱，能承受很大的张力，除个别疾病和特殊的动作外，在日常生活中很难发生断裂。跟腱的功能是负责踝关节的跖屈，对行走等日常生活的动作完成起重要的作用。跟腱断裂发生的高危人群是学生、运动员和演员。跟腱断裂通常高发于年龄在 30～50 岁的男性患者。其发病率在发达国家为每年每（2～10）/10 万人。在发展中国家和欠发达地区发病率相对较低。发生断裂患者的平均年龄约 35 岁，男性患者占绝对比例，男女发病比例为 4：1～20：1。

一、病因

（1）直接暴力　为常见原因。

（2）间接暴力　当踝关节处在过伸位，小腿三头肌突然发力引起。当踝关节在背伸 20°～30°发力跖屈时跟骨结节到踝的轴心半径变大，跟腱处于极度紧张状态，此时突然用力踏跳，已紧张的跟腱需要承担超过自身重力几倍的力量，跟腱易发生断裂。

（3）其他高危因素　激素、喹诺酮类抗生素的使用；痛风、甲状腺功能亢进、肾功能不全、动脉硬化等患病史；既往的跟腱损伤或病变；感染、系统性炎性疾病；高血压及肥胖等原因。

二、临床表现

（1）症状　疼痛、行走困难及推进无力。

（2）体征　跟腱后方凹陷、瘀斑和肿胀。随着软组织逐渐肿胀，挤压小腿后方肌肉（Thompson 征）来判断腓肠肌-比目鱼肌复合体的连续性。在俯卧位时挤压患者小腿后方肌肉，如果不能使足部做出可对抗重力的跖屈，就可以确诊跟腱断裂。亦可出现"足过度背伸征"。

三、辅助检查

（1）X 线　对于诊断急性跟腱断裂价值有限。

（2）MRI　可发现跟腱断裂，MRI 对于确诊跟腱部分断裂最为有效。

（3）超声　可用来评价两个肌腱断端之间的距离。将足置于跖屈位，肌腱断端之间缝隙的出现或消失可有助于判断非手术治疗的效果。可反复多次行超声检查来判断肌腱近端的移位程度及愈合的可能性。

四、治疗

（1）非手术治疗　早期冰敷、抬高患肢。屈膝跖屈位进行石膏固定，膝关节屈曲 45°踝关节跖屈，可促使两跟腱断端相互靠近来促进跟腱断端愈合，固定时间一般为 6～8 周。非手术治疗后跟腱再断裂率较高，为 1.7％～10％。

（2）手术治疗　跟腱断裂修复术，术后穿专用跟腱靴。

五、护理措施

（1）心理护理　消除患者恐惧心理，建立康复自信心，为手术治疗及随后的康复训练做好准备。

（2）术前常规护理　跟腱断裂手术治疗前，足部皮肤的护理对预防术后感染至关重要，术前应协助患者做好泡脚、备皮等工作。

（3）术后护理

① 患肢护理：患者回病房后，应即刻给予指高患肢3～5天，注意膝下垫枕，高度应高于心脏20cm，以利于静脉和淋巴的回流。要密切观察患肢的足趾感觉、活动情况、皮肤温度以及末梢循环的充盈度。

② 指导患者穿跟腱靴和功能锻炼。

③ 余同骨科术前、术后护理常规，石膏护理常规。

六、康复指导

（1）保护和愈合期（第1～6周）　康复对于保护修复的跟腱、控制渗出和疼痛、减少瘢痕形成以及提高关节活动度都是至关重要。术后负重程度和支具的类型根据术中情况定，由不负重过渡到部分负重，一直到患者能承受的最大限度。在手术后的2～8周之内需要在保护下负重。早期关节活动和保护下负重是术后第一阶段最重要的内容。因为负重和关节活动可以促进跟腱愈合和强度的增加，并且可以预防制动带来的并发症，如肌肉萎缩、关节僵硬、退行性关节炎、粘连形成和深静脉血栓等。

（2）早期关节活动（第6～12周）　在负重程度、增加关节活动度及肌力增强上都有明显的变化。患者首先要在拐杖保护下佩戴支具完成患肢的完全负重，然后摆脱拐杖穿鞋完全负重。从足部支具到鞋的转换过程中，可以在鞋中放一个足跟垫（通常会使踝跖屈20°～30°）。无限制地练习主动活动度，但要避免关节被动活动。正常行走可以促进恢复功能性的关节活动度。

（3）早期肌力练习（第12～20周）　目标是恢复踝关节全范围的主动活动度，跖屈肌力恢复正常，并提高平衡以及神经肌肉的控制能力。可进行单脚提踵练习、训练阶梯、Versa攀梯、向前下台阶练习。逐步进行干扰训练和平衡训练如单腿负重、多向支持平面（弹簧垫、震荡板、泡沫滚筒等）。

（4）晚期肌力练习（第20～28周）　对踝关节的跖屈肌、背屈肌、内翻肌和外翻肌进行一次等速肌力评定。此阶段应继续加强踝背屈、跖屈、内翻和外翻的肌力和耐力的等速练习。抗阻练习和柔韧性练习继续在可耐受范围内进行，比如交叉步、编织步、八字步、加速及减速训练等。

（5）全面恢复体育技能（第28周至1年）　为了达到体育运动所需的正常肌肉耐力水平，应该继续进行等速训练。功能往复运动在此阶段升级为单脚练习，比如单脚跳、单腿两侧跳和象限跳。

（彭德艳　王灿　周阳）

第十八章 周围神经损伤患者护理

第一节 上肢神经损伤

一、臂丛神经损伤

臂丛神经是支配上肢的重要神经，由第 5～8 颈神经及第 1 胸神经组成。这些神经根出椎间孔后，在前斜角肌与中斜角肌之间穿出，组成臂丛神经干，并分为三束，分别伸延到腋动脉的后、外和内方，并以此而命名。外侧束分为肌皮神经和正中神经外侧头；内侧束分出尺神经和正中神经内侧头；后束分出腋神经和桡神经。臂丛神经支配肩、背、胸部和上肢的肌肉，重要的分支有肌皮神经支配肱二头肌和喙肱肌、肱肌，桡神经、正中神经和尺神经分别支配上臂伸肌和前臂伸屈肌及手内肌（图 18-1）。当外力使头部和肩部向相反方向运动时易引起臂丛损伤。

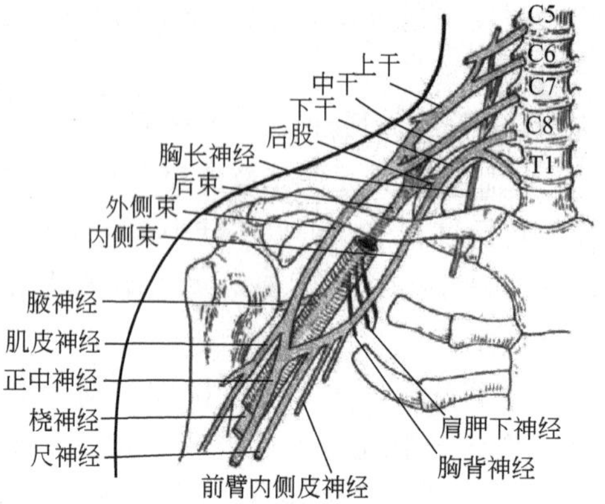

图 18-1　上肢神经模式

（一）病因及分类

1. 病因

（1）牵拉伤　如上肢被皮带卷入致伤。

（2）对撞伤　如被快速汽车撞击肩部或肩部被飞石所击伤。

（3）切割伤或枪弹伤。

（4）挤压伤　如锁骨骨折或肩锁部被挤压。

（5）产伤　分娩时胎位异常或产程中牵拉致伤。

2. 分类

一般分为上臂丛损伤、下臂丛损伤和全臂丛损伤。按臂丛损伤的机制与损伤部位分类：开放性臂丛损伤、闭合（牵拉）性臂丛损伤、锁骨上臂丛损伤。

（二）临床表现

臂丛神经损伤后，其相应分支所支配的肌肉瘫痪、皮肤感觉区麻木。可表现为上臂丛、下臂丛或全臂丛神经损伤。

（1）颈5神经根损伤　肩外展障碍、三角肌萎缩、肩关节半脱位等。

（2）颈6神经根损伤　屈肘障碍、肱二头肌萎缩。

（3）单独颈7神经根损伤　拇、示指指腹麻木，肱三头肌肌力减弱。

（4）下臂丛的颈8、胸1神经根或下干损伤　尺神经及部分正中神经和桡神经麻痹，即手指不能屈，并有手内部肌麻痹现象。

（5）臂丛神经根损伤　感觉障碍区域与其支配区域对应，分别为：颈5，上臂外侧；颈6，前臂外侧及拇、示指；颈7，中指；颈8，环、小指及前臂内侧；胸1，上臂内侧中、下部。

（三）治疗

目的在于避免永久性残疾，恢复或改善上肢功能。臂丛神经损伤的治疗应根据损伤性质、部位、程度而定。一般神经震荡伤者多在3周内恢复功能；轴突断裂伤者多在3个月内开始恢复功能且不断进步，可继续观察。若3个月内未见功能恢复考虑为神经断裂伤。

（1）若为根性撕脱伤，宜早期进行臂丛手术探查，行神经移位术。

（2）若为开放性、药物性或手术性损伤，应早期修复。

（3）若为闭合性牵拉伤，可观察3个月，无明显功能恢复者应手术探查，行神经松解、缝合或移植术。

（4）对于晚期臂丛损伤或早期手术治疗失败者，可酌情按残存的肌肉情况行肌肉移位或关节融合术，改善功能。

（四）康复指导

1. 早期

（1）体位　患肢及头位进行制动，头位稍偏向患侧，减轻患侧神经张力。患肢适当抬高以减轻水肿。

（2）康复训练　术后24h即可逐步开始运动锻炼，锻炼方式根据术式而定，主要有深呼吸、耸肩锻炼和健侧肢体全面活动。①膈神经移位术患者：运动的同时结合正确呼吸方式。患者取站立位，患侧肩部呈自然下垂状态，以健侧肢托举患肢前臂，深吸气时抬高肘关节至屈肘位，初期2次/d，20遍/次，随后根据恢复情况逐渐增加锻炼频率与次数。②副神经移位至肩胛上神经患者：做耸肩运动，患者取站立位，双肩自然下垂，目视正前方，做双侧耸肩及双肩外展等运动。

（3）肢体按摩　患肢进行向心性按摩，以预防肌肉萎缩及关节僵硬。

2. 中期

指导患者被动锻炼，用健侧肢体对患侧未固定的关节进行被动屈、伸锻炼，锻炼应循序渐进，持之以恒，直至患肢可进行主动运动为止，可以有效防止关节功能退化。

3. 后期

（1）自主运动和力量训练　患肢固定支架拆除后，开始加强主动肌肉舒缩锻炼，以受伤神经支配的肌肉群活动为主，如正中神经受损时主要锻炼手指的屈伸和对指功能等。

（2）感觉功能训练　由患肢接触，感觉不同质地、形状的物品，如金属、纸张、书本等，形成不同物品的实际感觉，逐渐提升感觉的精细化和实质化。

（3）精细功能训练　针对不同的神经受损进行针对性训练，训练目的是完善日常生活中常用功能，如正中神经受损者进行持笔训练，尺神经受损者进行夹纸训练等。

二、正中神经损伤

正中神经由臂丛外侧束的正中神经外侧头与内侧束的正中神经内侧头合成，于喙肱肌起点附近移至腋动脉前方，随后在肱动脉内侧与之伴行。在肘部通过肱二头肌腱膜下穿过旋前圆肌的肱骨头与尺骨头之间进入前臂，下行于指浅屈肌与指深屈肌之间至前臂远端于桡侧腕屈肌腱与掌长肌腱之间经腕管到手掌（图 18-2）。在前臂下部逐渐走向浅面，位于桡侧腕屈肌与掌长肌之间，通过腕横韧带深面的腕管进入手掌。在肘部分出肌支支配旋前圆肌。正中神经上臂段无分支，前臂段有很多分支，支配旋前圆肌、指浅屈肌、桡侧腕屈肌、掌长肌、示、中指指深屈肌、拇长屈肌、旋前方肌；在感觉方面支配手掌桡侧 3 个半手指。

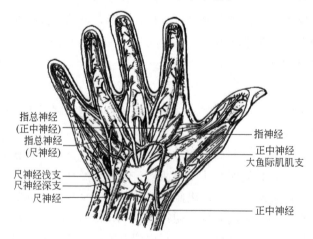

图 18-2　正中神经解剖

（一）病因

火器伤、玻璃割伤、刀伤及机械伤较常见，尤以正中神经的分支手部神经损伤为多见。肱骨下端骨折和前臂骨折，均可合并正中神经损伤。缺血性挛缩亦常合并正中神经损伤。

（二）临床表现

正中神经损伤常由儿童肱骨髁上骨折和腕部切割伤引起。肱骨髁上骨折引起的正中神经挤压性损伤，骨折复位后往往能自行恢复。

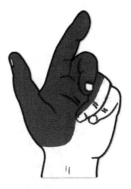

（1）腕部损伤　所支配的鱼际肌和蚓状肌麻痹，表现为拇指对掌功能障碍和手的桡侧半感觉障碍，特别是示、中指远节感觉消失（图18-3）。

（2）前臂上部受伤　受该神经支配的肌肉活动功能和皮肤感觉除旋前圆肌外全部消失，包括拇、示、中指不能屈曲，拇指不能外展和对掌。

图 18-3　正中神经损伤

（三）治疗

（1）正中神经损伤可作短期观察，若无恢复表现则应手术探查。

（2）开放性损伤应争取行一期修复，或延期修复。

（3）确定损伤性质进行必要的修复手术，一般可行神经外膜缝合术，如对于前臂下 1/3 段远侧方的断裂，因其运动与感觉神经部分已集中成束，可考虑做束膜缝合术。

（四）康复指导

（1）肌肉关节训练　早期以被动运动为主，中后期以主动运动以及抗阻力运动为主，主要训练手指的屈伸、抓握及对掌功能。未受影响肌肉进行主动的舒缩运动，受影响的肌肉进行被动按摩。

（2）感觉训练　指导患者在早期和晚期进行痛觉、温觉、触觉和定位觉训练以促进手的功能，3 次/d，5min/次。早期主要训练感觉的持久定力及敏感程度，晚期训练主要是辨别物品的大小、形状、性质等。

三、尺神经损伤

尺神经来自臂丛神经的内侧束，于肱动脉内侧下行，在上臂中段逐渐转向背侧。经肱骨内上髁后方的尺神经沟，穿尺侧腕屈肌尺骨头与肱骨头之间进入前臂背侧，于尺侧腕屈肌与指深屈肌间进入前臂掌侧，至前臂中部与尺动脉伴行。尺神经在肘关节附近分出两个肌支，穿豌豆骨与钩骨之间的腕尺管即分为深、浅支，深支穿小鱼际肌进入手掌深部，在手部支配小鱼际肌群，全部骨间肌，第3、4

蚓状肌，拇收肌和拇短屈肌的深头；浅支支配手掌尺侧及尺侧一个半手指的皮肤感觉（图 18-4）。

（一）病因

尺神经损伤多为直接暴力致伤。尺神经挤压伤最常见，牵拉伤如肘部肱骨内髁骨折，前臂尺、桡骨双骨折，腕掌骨骨折，腕部及肘部切割伤较常见。

（二）临床表现

（1）腕部损伤　主要表现为骨间肌、蚓状肌、拇收肌麻痹，小指爪形手畸形及手指内收、外展障碍，以及手部尺侧半和尺侧一个半手指感觉障碍（图 18-5）。

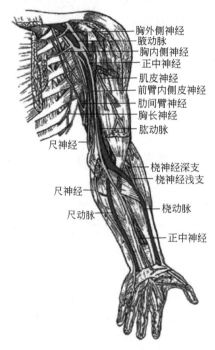

图 18-4　尺神经解剖

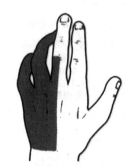

图 18-5　尺神经损伤爪形手

（2）肘上损伤　除以上表现外，另有环、小指末节屈曲功能障碍，一般仅表现为屈曲无力。

（三）治疗

尺神经损伤修复后手内肌功能恢复较差，高位损伤疗效更差。因尺神经支配的肌肉大部分为手部细小的内在肌，易萎缩变性，不易恢复功能。

（1）早期　应尽早神经探查，采用显微外科技术修复。尤其是前臂下 1/3 段远侧的断裂，其运动与感觉神经已集中成束，采用束膜缝合术对早期患者效果明显提高，亦可恢复小肌肉的功能。

（2）晚期　可通过功能重建矫正爪形手畸形。

（四）康复指导

1. 早期康复（术后 2 周内）

（1）术后肢体功能位妥善固定，减少神经吻合处张力，避免牵拉并抬高肢体促进血液回流，减少肿胀。

（2）术后 24h 开始轻柔向心性地挤压切口以下水平肌肉，每日数次，并适当被动活动关节。

2. 中期康复（术后 2～4 周）

（1）被动运动训练　指导患者在外固定保护下做对未固定的关节进行被动的伸、屈运动，3 次/d，3min/次，被动训练要求患者健手助力，可随时随地进行，直至神经再生恢复和肌肉出现主动收缩。

（2）向心性挤压　在训练前和训练后实施。

3. 后期康复（术后 4 周后）

（1）主动运动训练　当肌肉出现主动收缩时，肌力在 2 级左右，应协助和鼓励患者，抓紧时间训练手的主动运动和主动助力运动，如尺神经损伤要训练手指外展、内收运动；训练过程要求健手助力，主动运动逐渐加大，从被动运动过渡到完全主动运动。

（2）肌力训练　运动量由助力运动-主力运动-抗阻力运动循序渐进，动作要缓慢，当肌肉增至 3～4 级时进行抗阻运动，选用拉力器、哑铃、橡皮条或其他固定器械训练前臂屈肌，2 次/d，20～50 个/次；用捏橡皮泥的方法训练手指屈肌和内收肌，用不同的握式或握力训练屈腕、伸腕和屈肘功能，2 次/d，30～50 个/次。

四、桡神经损伤

桡神经发自臂丛后束，行腋动脉之后，经过肩胛下肌、大圆肌和背阔肌的浅面斜向上肢后方，绕过肱骨后面的桡神经沟到肱骨中部外侧，沿肱三头肌外侧头下行，于肱桡肌与桡侧腕长伸肌之间进入前臂，分成深、浅两支（图 18-6）。深支通过旋后肌并绕过桡骨进入前臂的背侧；浅支沿肱桡肌下行，最后到达腕部背侧。桡神经在上臂分支支配肱三头肌，在肘部支配肱桡肌、桡侧腕长伸肌，深支在前臂支配除桡侧伸腕长肌以外的前臂所有伸肌；浅支支配腕、手背部桡侧及桡侧 2 个半或 3 个半手指皮肤的背侧感觉。桡神经在肱骨中、下 1/3 交界处紧贴骨面，该处骨折时容易引起桡神经损伤。

（一）病因

桡神经损伤原因主要是由于牵拉或压迫而使其受伤，如上肢外展过久或头枕上臂入睡等；枪弹伤、切割伤；手术损伤，如桡骨头切除术或肱骨手术时致伤。

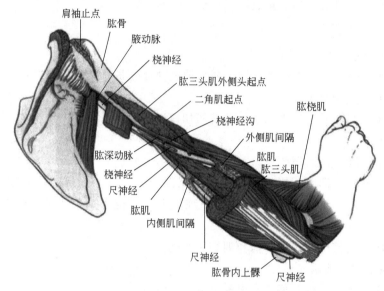

图 18-6　桡神经解剖

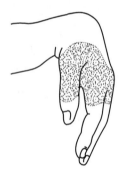

图 18-7　垂腕

（二）临床表现

（1）伸腕、伸拇、伸指、前臂旋后障碍及手背桡侧（虎口区）感觉异常。

（2）典型的畸形是垂腕（图 18-7）。

（3）桡骨头脱位可引起桡神经深支损伤，但由于桡侧伸腕长肌的功能尚存在，故无垂腕畸形，亦无虎口背侧皮肤感觉丧失。

（三）治疗

（1）肱骨骨折所致桡神经损伤　多为挤压、挫伤，应首先处理骨折：复位、固定，观察 2～3 个月。

（2）神经松解与修复术　若肱桡肌功能恢复，则可继续观察；功能尚未恢复者，应手术探查，行神经修复手术。桡神经受压而神经未断裂者，可行神经松解术；神经中断，可切除神经瘤行神经外膜缝合术。

（3）功能重建　晚期功能不恢复者，可行肌腱移位重建伸腕、伸拇、伸指功能，效果良好。

（四）康复指导

（1）术后 1～2 周　保持功能位：应用支具使腕背伸 30°，指关节伸展、拇指外展位（图 18-8）。1～3 天患肢肿胀明显，用软枕将患肢抬高。指导患者肘关节屈伸活动，防止关节僵硬和肌肉萎缩。指导其在疼痛耐受范围内行 2～5 指指间关节被动屈伸练习，10 次/组，10 组/d。

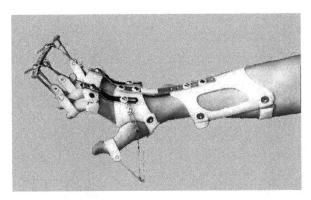

图 18-8　腕背伸支具

（2）术后 2 周　伤口愈合后拆除缝线，进行瘢痕治疗。实施者用手指指腹用力按压住瘢痕，以患者不感觉疼痛为度，慢慢地尽可能大画圈推动瘢痕，从瘢痕的一端按摩到另一端后，可以折回再按摩 1 遍，1 遍/4h。

（3）术后 3～4 周　开始神经肌肉功能再训练以恢复伸指、伸拇及伸腕功能。指导患者屈曲指间关节、伸拇指，主动做腕关节由中立位到完全背伸位的练习。

（4）术后 5～6 周　加强神经肌肉功能再训练，术后第 6 周教导患者掌握家庭运动训练处方的内容，方可出院。①保持指间关节和腕关节伸直位，屈伸掌指关节。②保持掌指关节伸直位，屈伸指间关节。③腕关节由屈曲到中立位。④保持拇指轻度尺侧外展位，屈伸拇指的指间关节。⑤保持前臂旋前位，屈伸肘关节。⑥保持肘关节屈曲、腕关节、手指伸直位，旋转前臂。以上运动处方内容 3～4 次/d，20～30min/次。

第二节 · 下肢神经损伤

一、坐骨神经损伤

坐骨神经源自腰 4、5，骶 1～3 神经，在坐骨切迹处出盆腔带进入臀部，在臀大肌深面、大转子与坐骨结节中点下行，至腘窝尖端分为胫神经和腓总神经，支配股二头肌、半腱肌和半膜肌（图 18-9）。

（一）病因

坐骨神经损伤多为锐器伤、骨盆骨折、髋臼骨折、髋关节后脱位时挫伤或医源性损伤。

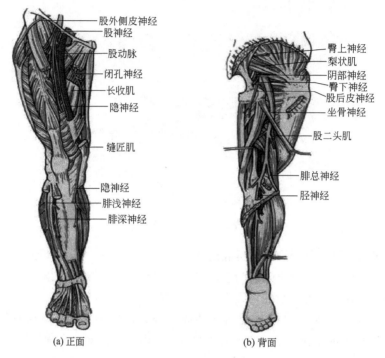

(a) 正面　　　　　　　(b) 背面

图 18-9　下肢神经解剖

（二）临床表现

（1）高位损伤　髋关节后脱位、臀部刀伤、臀肌挛缩手术伤以及臀部肌注药物均可致其高位损伤，引起膝关节的屈肌、小腿和足部全部肌肉瘫痪，大腿后侧、小腿后侧、外侧及足部全部感觉消失，呈足下垂。

（2）股后中、下部损伤　腘绳肌正常，膝关节屈曲功能保存，仅表现踝、足趾功能障碍。

（三）治疗

（1）髋关节脱位或骨盆骨折所致的坐骨神经损伤　多为压迫性损伤，早期应行复位，解除压迫，观察 2～3 个月后，根据恢复情况，再决定是否探查神经。

（2）切割伤等锐器伤　应早期修复，术后固定于伸髋屈膝位 6～8 周。

（3）火器伤　早期只做清创术，待伤口愈合后 3～4 周，再行探查修复术。

（4）药物注射性损伤　早期切开减压，生理盐水反复冲洗或后期做神经松解术。

（四）康复指导

由于坐骨神经的行程很长，高位严重损伤后的恢复时间也很长，也易出现并发症。

（1）应用矫形器　预防膝踝关节和足内外翻畸形。

（2）指导康复训练　每日指导并督促患者进行患肢关节的被动功能锻炼，如髋关节、膝关节、踝关节的被动屈伸、旋转等练习。

① 术后 3 天：开始患者行患肢踝关节被动屈伸活动，每日上、下午各做 10 次，尽量最大限度地活动关节，使踝关节活动保持在正常范围内，防止关节僵硬、畸形，同时按摩小腿肌肉及足部 30min，以延缓失神经支配的肌肉萎缩速度和程度，为神经损伤术后功能恢复奠定基础，注意早期禁止做直腿抬高动作。

② 出院患者：继续进行肌肉按摩、理疗及练习行走等康复治疗。

二、股神经损伤

股神经源起腰丛，由腰 2 至腰 4 神经纤维组成，在髂肌表面下行，穿腹股沟韧带后方于其下 3～4cm 在股动脉外侧分支，支配缝匠肌、股四头肌，皮支至股前部，在膝移行为隐神经支配小腿内侧皮肤。股神经损伤较少见。

（一）病因

以枪击伤、刀刺伤、医源性损伤等多见。

（二）临床表现

表现为股四头肌麻痹所致膝关节伸直障碍及股前和小腿内侧感觉障碍。伤后由于臀大肌、阔筋膜张肌、股薄肌的作用，伤者仍能伸直膝关节并保持关节稳定，因而容易漏诊。

（三）治疗

（1）闭合牵拉性股神经损伤可观察。

（2）开放性锐器伤应行一期手术修复。

（3）伸膝功能无恢复者可行股二头肌腱与半腱肌腱移位重建术。

（四）康复指导

（1）神经粘连松解术　术后 48h 拆石膏托后患者开始下地负重站立行走，1 次/d，10min/次，循序渐进，逐渐增加行走时间及次数，同时按摩小腿肌肉及足部。

（2）神经断裂吻合术　术后 3 天患者开始行患肢踝关节被动屈伸活动，每日上午、下午各做 10 次，要求在踝关节正常范围内尽量最大限度活动关节，防止关节僵硬畸形。

（3）股神经损伤恢复　应早期进行股四头肌功能锻炼，以保持肌肉的张力和弹性，避免肌肉萎缩和纤维化，可让患者有意识进行主动伸膝动作，对股四头肌进行按摩、理疗和电刺激等。

三、胫神经损伤

胫神经于腘窝部伴行腘动、静脉，经比目鱼肌腱弓深面至小腿，行走于小腿三头肌和胫后肌之间，于内踝后方进入足底，支配小腿后侧屈肌群和足底感觉。股骨髁上骨折及膝关节脱位易损伤胫神经。

（一）病因

外伤所致较多，其受伤机制较为复杂，常伴发骨质、韧带以及软组织挫伤等。

（二）临床表现

股骨髁上骨折及膝关节脱位时易损伤胫神经，引起小腿腓肠肌、比目鱼肌、屈趾肌及足底部肌瘫痪，出现踝跖屈、内收、内翻障碍，足趾跖屈、外展和内收障碍，小腿后侧、足背外侧、跟外侧和足底感觉障碍。

（三）治疗

此类损伤多为挫伤，应观察 2～3 个月，无恢复表现则应手术探查。

四、腓总神经损伤

腓总神经于腘窝沿股二头肌内缘斜向外下行，分腓浅、腓深神经。前者于小腿下 1/3 穿出深筋膜至足背内侧和中间。后者与胫前动、静脉伴行，于𧿹、趾长伸肌之间至足背。支配小腿前外侧伸肌群及小腿前外侧和足背皮肤。

（一）病因

外伤。

（二）临床表现

腓骨头或腓骨颈骨折可损伤腓总神经，引起小腿前外侧、足背部和第 1 趾蹼的感觉丧失，小腿伸肌及腓骨长、短肌瘫痪，出现踝背伸、外翻功能障碍，呈足内翻下垂畸形；伸𧿹、伸趾功能丧失，小腿前外侧和足背前、内侧感觉障碍。

（三）治疗

应尽早手术探查。如神经无法修复或修复后功能恢复不良，可考虑行肌腱移位或关节固定术以矫正畸形，改善功能。

（四）康复指导

（1）抬高患肢。

（2）促进腓总神经功能的恢复，保持患肢温暖，经常用温水清洗肢体并进行按摩，以促进血液循环，增加下肢的供氧。

（3）练习足背背屈并抬高小腿，每次 30min，6 次/d，安排在晨起、早饭后、午饭前、午睡后、晚饭前及睡前。要求抬高小腿离地面 30cm，足背背屈持续 1min，视情况逐渐增加强度。

（4）预防足下垂，可以用矫形器使踝关节保持在中立位，物理治疗促进神经再生，运动治疗和神经肌肉电刺激增强足和足趾的背伸肌力。

（5）预防继发性损伤，加强宣教，预防行走时因足下垂内翻发生继发性损伤。

第三节·周围神经卡压综合征

周围神经卡压综合征（peripheral nerve entrapment syndrome）是指周围神经经过某些解剖上的特定部位，如经过肌肉的腱性起点、穿过肌肉组织处、绕过骨性隆起、经过骨纤维鞘管及异常纤维束带处等，因这些部位的组织较硬韧，以及肢体运动带动的神经滑动，使其在这些部位反复摩擦，造成局部水肿等炎症反应，使鞘管容积相对变小，神经在压迫及反复摩擦下引起血液循环障碍，发生脱髓鞘反应，造成不同程度的感觉及运动功能障碍。

一、腕管综合征

腕管是一个由腕骨和屈肌支持带组成的骨纤维管道。前者构成腕管的桡、尺及背侧壁，后者构成掌侧壁。正中神经和屈肌腱（拇长屈肌腱、4 根指浅屈肌腱、4 根指深屈肌腱）一起通过腕管内。腕管综合征（carpal tunnel syndrome）是由于正中神经在腕管内受到压迫与刺激而产生的相应临床症状；是周围神经卡压综合征中最常见的一种（图 18-10）。任何能使腕管内容物增多、增大或使腕管容积缩小的因素均可导致本病。

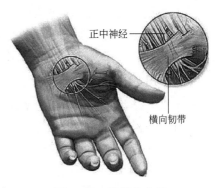

正中神经

横向韧带

图 18-10　腕管综合征

（一）病因

（1）外源性压迫。

（2）管腔容量变小　腕横韧带增厚，腕部骨折、脱位使腕骨向腕管内突出，使管腔狭窄；外伤后瘢痕形成等增厚。

（3）管腔内容物增多、体积增大　腱鞘囊肿、脂肪瘤；外伤后血肿机化等。

（4）腕管内压力改变　由于各种职业因素，在过度屈腕时管腔内压力为中立时的 100 倍，过度伸腕时其压力为中立时的 300 倍，长期过度用力地使用腕部，使腕管内压力反复出现急剧变化，这种压力改变也是正中神经发生损伤的原因。

（二）临床表现

（1）症状　患者首先感到桡侧 3 个手指端麻木或疼痛，持物无力，以中指为甚。夜间或清晨症状最重，适当抖动手腕，症状可以减轻。有时疼痛可牵涉到前臂，但感觉异常仅出现在腕下正中神经支配区。

（2）体征　拇、示、中指有感觉过敏或迟钝症状；大鱼际肌萎缩，拇指对掌无力；腕部正中神经干叩击试验 Tinel 征阳性；腕管内有炎症或肿块者，局部隆起、有压痛或可扪及包块。

（三）辅助检查

（1）神经干叩击试验　在腕横韧带近侧缘处用手指叩击正中神经部位，拇、示、中三指有放射痛者为阳性。

（2）屈腕试验（Phalen 试验）　屈肘、前臂上举，双腕同时屈曲 90°，1min 内患侧即会诱发出正中神经刺激症状。

（3）可的松试验　在腕管内注射氢化可的松，如疼痛缓解则有助于确诊。

（4）止血带试验　将血压计充气到收缩压以上 30～60s 能诱发手指疼痛者为阳性。

（5）伸腕试验　维持腕于过伸位，很快出现疼痛者为阳性。

（6）指压试验　在腕横韧带近侧缘正中神经卡压点用指压迫能诱发手指疼痛者为阳性。

（7）电生理检查正中神经传导速度　正常时，正中神经从近侧腕横纹到拇对掌肌或拇短展肌之间的运动纤维传导速度短于 $5\mu s$。如长于 $5\mu s$ 为异常。腕管综合征者可达 $20\mu s$，表明正中神经受损；传导时间大于 $8\mu s$ 者，应考虑手术治疗。

（四）治疗

（1）非手术治疗　适用于病情较轻者，防止腕关节过屈，制动于中立位。非肿瘤和非化脓性炎症者，可在腕管内注射醋酸泼尼松龙，通常可收到较好效果，但不宜反复、多次进行，以免加重损伤。

（2）手术治疗

① 对腕管内腱鞘囊肿、病程长的慢性滑膜炎、良性肿瘤及异位的肌腹可手术切除。

② 腕管壁增厚、腕管狭窄可行腕横韧带切开减压术；如手术中发现正中神经已变硬或局限性膨大时，应做神经外膜切开术。

二、肘管综合征

肱骨内髁和内上髁之间的背侧骨性凹陷为尺神经沟，其上方有尺侧副韧带、尺侧屈腕肌筋膜和弓状韧带覆盖，两者之间形成的通道，称肘管。神经在尺侧屈腕肌腱膜下的肘管处易受压、反复牵拉。肘管综合征（elbow tunnel syndrome）是指尺神经在肘部尺神经沟内因慢性损伤而产生的一系列症状和体征。

（一）病因

（1）肘外翻　是最常见的原因。

（2）尺神经半脱位　由于先天性尺神经沟较浅或肘管顶部的筋膜、韧带松弛，在屈肘时尺神经易滑出尺神经沟外，这种反复滑移使尺神经受到摩擦和碰撞而损伤。

（3）肱骨内上髁骨折 如骨折块向下移位即可压迫尺神经。

（4）创伤性骨化 肘关节是创伤性骨化性肌炎最容易发生部位，如肘外伤后这种异位骨化发生在尺神经沟附近，也容易对尺神经造成压迫。

（二）临床表现

（1）症状 起病缓慢，前臂尺侧，手背尺侧，第 4、5 指麻木刺痛；感觉异常一段时间后可出现环、小指屈曲无力、对掌无力。

（2）体征

① 尺神经支配区感觉障碍检查 可有小鱼际肌、骨间肌萎缩，爪形手畸形，尺神经沟内可触及变硬、增粗的尺神经。

② 夹纸试验阳性、Froment 试验阳性、Tinel 征阳性。

（三）辅助检查

（1）屈肘试验 上肢自然下垂，患侧前臂屈肘 120°，持续约 3min，出现手部尺侧感觉异常者为阳性。

（2）电生理检查 可表现为尺神经传导速度减慢，潜伏期延长，尺神经支配的肌肉有失神经的自发电位出现。

（3）X 线 可发现肘关节周围的骨性改变。

（四）治疗

（1）非手术治疗 适用于患病的早期、症状较轻者。可调整臂部的姿势，防止肘关节长时间过度屈曲，戴护肘支具。非类固醇类抗炎镇痛药物偶尔可缓解疼痛与麻木，但不提倡肘管内使用类固醇激素封闭。

（2）手术治疗 适用于手内在肌萎缩、非手术治疗效果不好者。手术术式常用尺神经前置术，如术中发现该段尺神经较硬，应行神经外膜松解术。

三、旋后肌综合征

旋后肌综合征（supinator syndrome）是指桡神经深支（骨间背神经）在旋后肌腱弓部位被卡压，出现前臂伸肌群肌力减弱，甚至功能障碍等表现的一种综合征。本病多见于中老年人。桡神经深支是一支单纯运动神经，除支配旋后肌外，还支配尺侧腕伸肌、指总伸肌、示指和小指固有伸肌、拇长伸肌、拇短伸肌及拇长展肌。旋后肌是肘后一小块肌肉，起于尺骨上端后方桡侧，止于桡骨上段桡侧，分为深浅两层，桡神经深支经旋后肌两层之间穿过，在旋后肌浅层的近侧缘是较坚韧的腱性结构，称为旋后肌腱弓，神经常在此处受压。

（一）病因

（1）慢性劳损 前臂伸肌过度使用导致的创伤性炎症，类风湿关节炎等导致的旋后肌腱弓处增生、粘连、瘢痕形成。

(2) 急性损伤　外伤导致的旋后肌或桡神经深支急性损伤。

(3) 占位性病变　前臂良性占位性病变如腱鞘囊肿、脂肪瘤等。

(4) 桡神经行径异常。

(二) 临床表现

桡神经支配的肌肉不完全性麻痹。

(1) 症状

① 肘关节外侧疼痛，常为休息痛与夜间痛，可有向前臂远端和肩部的放射痛。

② 拇指外展、伸直障碍，第 2～5 指掌指关节不能主动伸直。前臂旋后障碍可能较轻，腕关节可以主动伸直，但偏向桡侧，无虎口区感觉异常。

(2) 体征　桡骨外上髁下方常有局限性压痛，局部可触及痛性结节。

(三) 辅助检查

(1) 电生理检查　可见旋后肌的失神经改变和前臂端桡神经运动传导速度减慢，而感觉传导速度正常。

(2) X 线检查　肱桡关节骨性改变。

(四) 治疗

一旦确诊，应行神经探查术，切开旋后肌腱弓减压，移除致压物，需要时做神经束间松解术。

四、梨状肌综合征

梨状肌是臀部的深部肌肉，主要协同其它肌肉完成大的外旋动作。从骶椎前面开始，穿出坐骨大孔，分成梨状肌上孔与下孔，止于股骨大转子。因梨状肌受到损伤，发生充血、水肿、痉挛、粘连和挛缩时，该肌间隙或该肌上、下孔变狭窄，挤压自其间穿出的坐骨神经，而导致的一系列临床症状和体征，称为梨状肌综合征 (pyriformis muscle syndrome)。

(一) 病因

(1) 瘢痕粘连　外伤出血、粘连、瘢痕形成。

(2) 药物刺激　局部注射药物使梨状肌变性、纤维挛缩。

(3) 骨痂压迫　髋臼后上部骨折移位、骨痂过大均可使坐骨神经在梨状肌处受压。

(4) 神经行径变异　坐骨神经出骨盆时行径变异，穿行于梨状肌内，当髋外旋时肌肉强力收缩，可使坐骨神经受到过大压力，长此以往产生坐骨神经慢性损伤。

(二) 临床表现

(1) 症状　坐骨神经痛是本病的主要表现，以臀部为主，并可向下肢放射，严重时可出现间歇性跛行。患者可感觉疼痛位置较深，主要向同侧下肢的后面或后外侧放射，有的还会伴有小腿外侧麻木、会阴部不适等症状。严重时臀部呈现"刀割样"或"灼烧样"的疼痛。

（2）体征　双腿屈曲困难，双膝跪卧，夜间睡眠困难。

（三）辅助检查

（1）直腿抬高试验　直腿抬高低于60°出现疼痛，为试验阳性。

（2）梨状肌紧张试验　患者仰卧位于床上，将患肢伸直，做内收、内旋动作，如坐骨神经有放射性疼痛，再迅速将患肢外展、外旋，疼痛随即缓解，即为梨状肌紧张试验阳性。

（3）组织液压测定　约超过正常值（1.33kPa，10mmHg）的1倍以上，高于正常值50%即属异常。这一测定主要用于某些诊断困难者。

（四）治疗

（1）非手术治疗　早期梨状肌综合征可经非手术治疗得到缓解，包括推拿手法治疗、局部封闭、理疗、中草药、针灸等，其中推拿手法是治疗梨状肌综合征的主要方法，可以明显改善症状，缓解患者的痛苦。

（2）手术治疗　如非手术治疗后，病因仍不能解决，已形成较重瘢痕粘连或有骨痂压迫、神经行径变异则需手术，如梨状肌切断（除）术。

第四节 · 护理与康复指导

（一）非手术治疗/术前护理

（1）心理护理　患者担忧神经损伤后肢体功能的恢复，产生焦虑或恐惧。①向患者及家属解释神经损伤的恢复是一个循序渐进的过程，向其介绍神经损伤修复的特殊性（由近端按每日1mm的速度向远端生长，治疗周期长，短期内症状改善不明显），以便患者有充分的思想准备。②告诉患者及家属早期治疗和正确的功能锻炼可以促进患肢功能恢复，因此应积极配合锻炼。③对神经损伤后可能遗留残疾者，应鼓励其表达自己的思想，减轻患者及家属的心理负担，引导今后从事力所能及的工作等。

（2）病情观察　观察患肢固定情况，患肢远端感觉、运动和末梢血液循环等。如腓总神经损伤，出现足背屈、外翻功能障碍，呈内翻下垂畸形，或伸踇、伸趾功能丧失，足呈屈曲样，小腿前外侧和足背前、内侧感觉障碍。

（3）疼痛护理　参见第八章相关内容。

（二）术后护理

（1）体位护理　早期维持肢体于固定体位（如抬高患肢）。

（2）病情观察

① 生命体征及意识。

② 患肢远端感觉、运动和末梢血液循环等。

③伤口有无渗血、渗液，记录引流液的量、形状和颜色，如有异常及时通知医生；观察伤口及周围皮肤有无红、肿、热、痛情况。及时发现伤口感染、伤口裂开等异常。

（3）疼痛　参见第八章相关内容。

（4）并发症（压力性损伤、下肢深静脉血栓）的预防　参见前文相关内容。

（三）康复指导

（1）疾病预防

① 生活方式：锻炼时采用合理的运动方式、运动强度。

② 工作方式：保持良好工作姿势，尽量避免肢体长时间僵持、屈曲的姿势，工作间隙做一些放松的动作，比如做一些肢体外旋、外展的活动等。如预防肘管综合征，肘部工作角度应大于90°，以避免肘内正中神经受压，工作期间经常伸展和松弛肘关节。

③ 早发现、早诊断、早治疗：避免造成神经的永久损害，了解日常活动是否存在障碍。如腕管综合征应检查手腕有无压痛、肿胀、发热和变色，检查每个手指的感觉等，一旦发现异常，应及时诊治。

（2）功能锻炼　术后石膏固定关节于屈曲位，使吻合的神经无任何张力。一般术后4～6周去除石膏，逐渐伸直关节，练习关节活动，按摩相关肌肉，促进功能恢复。但伸直关节不能操之过急，以免将吻合处拉断。

① 腕管综合征：术后保持患肢高于心脏水平20～30cm，督促患者进行患肢上举和手指主动伸屈活动，3～5次/d，15～20min/次，如手指抓空锻炼（图18-11）、分次合指法（图18-12）、腕关节屈伸法（图18-13）及手腕旋转法（图18-14）。

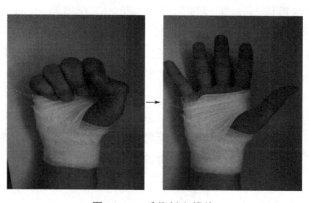

图 18-11　手指抓空锻炼

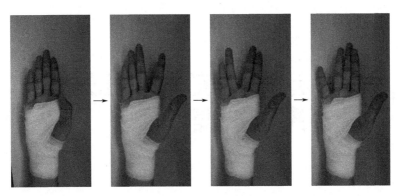

图 18-12　分次合指法

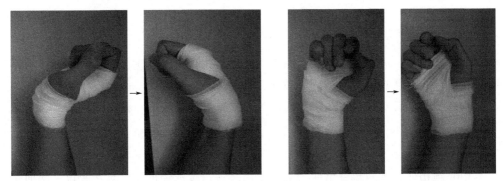

图 18-13　腕关节屈伸法　　　　　　　图 18-14　手腕旋转法

② 肘管综合征：术后屈肘 90°；当天可行患肢主动握拳、用力伸指活动，腕关节抬腕、下压、旋转活动，3～5 次/d，3～5min/次；石膏拆除后，进行肘关节小范围屈伸活动；术后 6 个月内进行患肢负重锻炼，如手握哑铃进行肘关节全范围活动。

③ 旋后肌综合征：发病早期可将患肢悬吊固定，局部理疗；术后恢复期可行全方位屈肘活动。

④ 梨状肌综合征：屈曲膝关节吻合坐骨神经术后，用石膏固定膝关节屈曲和髋关节伸直位，恢复期可做大腿内收、外旋、外展等交替动作牵拉骨盆周围肌肉，避免梨状肌再次痉挛。

（3）坚持康复治疗，预防关节挛缩及废用综合征。

（4）注意保护患肢，防止外伤、烫伤和冻伤。

（成湘红　李彬彬　罗丹清）

第十九章 ▶▶ 运动系统慢性损伤患者护理

第一节·慢性软组织损伤

一、腰腿痛

腰腿痛不是一个独立的疾病，它是一组症候群，是指下腰、腰骶、骶髂、臀部等处的疼痛，可伴有一侧或两侧下肢痛、马尾神经受压症状。由于腰腿痛常见且临床表现多样化，针对病因，积极预防尤为重要。腰腿痛仅为一种症状，治疗关键是明确致痛原因，做好鉴别诊断。

（一）病因

（1）损伤　腰椎间盘突出症为常见原因之一，腰椎骨折和（或）脱位、腰肌劳损、棘上/棘间韧带损伤、腰脊膜囊肿、肾挫伤等。

（2）炎症　强直性脊柱炎、类风湿关节炎、筋膜炎、血管炎、神经炎、硬膜外感染、骨髓炎、消化性溃疡、胰腺炎、前列腺炎、肾炎等。

（3）退变　腰椎骨关节炎、小关节紊乱、骨质疏松症、椎管狭窄、椎体后缘骨赘、黄韧带肥厚、内脏下垂等。

（4）先天性疾病　脊柱裂、脊柱侧凸、脊柱后凸、脊肌瘫痪性侧弯、脊膜膨出、神经根和神经节变异、血管畸形、神经根管发育性狭窄、游走肾、多囊肾等。

（5）肿瘤　血管瘤、转移性肿瘤、骨巨细胞瘤、脊索瘤等。

（二）疼痛性质及压痛点

（1）疼痛性质

① 局部疼痛：多有固定的明显压痛点，是由于病变本身或继发肌痉挛所致。

② 牵涉痛或感应痛：又称反射痛。是指腹腔、盆腔或腰骶椎病变时，刺激传递到脊神经或脊髓丘脑及相应的神经元兴奋，其相应的皮肤支配区域出现感觉异常。

③ 放射痛：是神经根受到损害的特征性表现。

（2）压痛点　患者在俯卧位、放松肌肉后易找准压痛点。表浅组织疾患的压痛点常有特定的部位（图 19-1）。

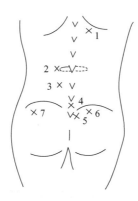

图 19-1　腰痛的常见压痛点

1—肋脊角压痛点，常见于肾结石；2—第三腰椎横突尖端压痛点，见于第三横突综合征；3—骶棘肌压痛点，见于腰肌劳损；4—腰 5 至骶 1 棘突间压痛点，见于棘上韧带炎；5—骶髂关节上部压痛点，见于骶髂关节炎、强直性脊柱炎；6—臀肌髂嵴起点压痛点，见于臀肌筋膜炎；7—臀上皮神经（髂嵴外 1/3）压痛点，见于臀上皮神经炎。

（三）治疗

（1）非手术治疗

① 卧床休息，避免弯腰活动，佩戴腰围、支具固定保护腰部。

② 腰背肌功能锻炼：进行规律性的腰背肌训练，可增加腰椎的稳定性，延缓脊柱退变。

③ 康复理疗。

④ 适当使用非甾体类抗炎药。

（2）手术治疗　腰腿疼痛病因诊断明确，如腰椎间盘突出症、腰椎管狭窄症等，经保守治疗无效并严重影响工作和生活者，则考虑手术治疗。

（四）护理措施

1. 非手术治疗/术前护理

急性期发作的患者应卧床休息，观察疼痛的部位、性质、与体位变化的关系以及有无放射痛和皮肤感觉异常等情况。缓解期患者应坚持腰背肌功能锻炼（腰椎间盘突出症引发的腰腿疼痛护理详见相关内容）。

（1）正确坐姿　腰要挺直，双腿平放于地面，不要保持一个姿势时间过长，每半小时应更换姿势（图 19-2）。如工作需要长时间坐着，最好加护腰给予支持。利用软靠垫保持腰背的生理弧度，避免经常扭动身体，可用转椅完成身体的扭转动作。

（2）站立姿势　要抬头，下颌收回，沉肩挺胸收腹，保持腰部的正常弧度，使背部肌肉放松（图 19-3）。

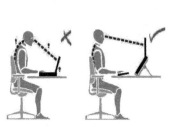

图 19-2　坐姿

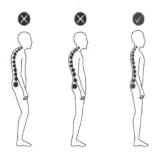

图 19-3　站姿

（3）睡眠姿势　睡硬板床，使背部得到完全的休息。侧卧时腰要直、膝关节微屈；仰卧时，腰间可垫放毛巾卷，来保持腰部弧度；起床时先转身，后将双脚放在床旁，用手力把身体支撑起来。

（4）提取重物的姿势　先坐低臀部，一脚在前、一脚在后，并弯曲膝关节，背部保持挺直，注意臂和肘贴近身体，物件也要尽可能贴近身体。手紧握物件，并用手承拖重物。提取重物时，动作要连贯而缓慢，避免忽动忽停，用身体重量引动，然后用脚力撑起，将重物提升。

2. 术后护理

腰椎间盘突出症术后护理详见相关章节。

（五）康复指导

腰背肌功能锻炼方法如下（图 19-4）。

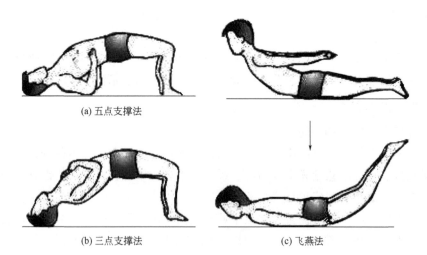

(a) 五点支撑法

(b) 三点支撑法

(c) 飞燕法

图 19-4　腰背肌功能锻炼

（1）五点支撑法　患者仰卧，屈肘伸肩、屈膝伸髋、收缩背伸肌，以双肘双脚、头部为支点，使腰部离开床面，持续 3～5s，然后腰部肌肉放松，放下臀部，休息 3～5s 为 1 组，10 组/d。

（2）三点支撑法　患者仰卧，双肘屈曲贴胸，以双脚和头枕为支点，使腰部离开床面，持续 3～5s，10 次/d。

（3）飞燕法　患者俯卧，双上肢向背后伸、双膝伸直、颈部后伸，以腹部为支点，分别抬起胸部和双腿离开床面，形成身体上下两头翘起，持续 3～5s，然后肌肉放松休息 3～5s 为 1 组，3～4 组/d，20～30min/组。

二、颈肩痛

颈肩痛的病因及分类大致与腰腿痛相似。可发生颈肩痛的疾病较多，颈椎疾病见第二十一章，本节仅以颈项部筋膜炎为代表进行阐述。

颈项部肌膜纤维织炎是一种因多种因素导致颈部筋膜肌肉内的血管收缩、缺血，微循环障碍，组织渗出、水肿而形成的非特异性无菌性炎症。

（一）病因

（1）急性创伤　曾经发生急性颈项部软组织创伤，未及时正规治疗或治疗不彻底，转为慢性创伤性炎症。

（2）慢性劳损　由于长期保持某种特定的姿势，或肩部持续负重，形成慢性劳损。

（3）颈椎结构性异常　如存在颈椎生理曲度异常、不稳时，肌力处于不平衡状态，为维持机体的平衡状态而导致肌肉长期处于紧张状态。

（4）环境因素　湿冷可影响肌肉筋膜的营养和代谢，需注意防寒保暖。

（5）其他　某些病毒感染、风湿病和本病也有一定关联。

（二）临床表现

（1）症状　颈项肩背部肌肉慢性疼痛，晨起或天气转凉后症状可加重，活动后则疼痛减轻，病情易反复。急性发作时，局部肌肉痉挛、颈项僵直、活动受限。如遭遇寒冷潮湿、身体过度劳累或精神紧张等因素的刺激可能加重症状，易被漏诊或过度检查治疗。

（2）体征　可触摸到明显的痛点、痛性结节（筋膜脂肪疝）、索状物、肌肉痉挛，病情严重者颈椎活动受限但无神经受损的表现。

（三）辅助检查

常规只需要辅以拍片或红外热像检查，能初步诊断。

（四）治疗

以非手术治疗为主，在针对病因的基础上采取相应的措施，防治结合。可采取局部理疗、按摩、口服非甾体抗炎药治疗、封闭治疗等。有明显压痛点，末梢神经卡压的患者，可行点状或片状软组织松解术，将粘连、纤维化的筋膜及血管神经末梢束切开减压。

（五）护理措施

非手术治疗的护理同前，注意保暖，改善工作姿势。

三、棘上、棘间韧带损伤

腰部韧带急性损伤是急性腰扭伤的一种，是常见病、多发病。发病多见于体力劳动者，尤其是青壮年，且男性多于女性。

（一）病因

长期埋头弯腰工作者，不注意定时改变姿势，使棘上韧带受到劳损；脊柱因伤不稳定，棘上、棘间韧带经常处于紧张状态会引起韧带变性、断裂、出血或渗出。如伴有退行性病变，更容易损伤。损伤性炎症刺激分布到韧带的腰神经后支的分支，可发生腰痛。

（二）临床表现

（1）症状　腰痛经久不愈，弯腰时明显，后仰时可减轻，腰部活动明显受限，过伸时由于挤压病变的棘间韧带，亦可引发疼痛。偶有患者疼痛发射至骶部或臀部，但不会超过膝关节。

（2）体征　触及断裂的棘间隙处，有明显的凹陷感，可触摸到肥大而质硬的棘突和呈片状或条索状的病变组织，有明显压痛；棘间韧带损伤时，在棘突旁可触摸到质地较软的肿物，触有压痛。

（三）辅助检查

通过 X 线或 MRI，结合临床表现及体格检查可确诊。

（四）治疗

可分为非手术治疗和手术治疗，本病绝大多数可经非手术治疗治愈。

（1）出现症状后应卧床休息，佩戴腰围制动，减少腰部活动，保证组织正常修复。

（2）局部注射糖皮质激素可明显缓解症状，亦可服用消炎镇痛药和舒筋活血药物。

（3）急性期不可推拿、按摩、热敷，以免加重疼痛。慢性疼痛患者理疗仅能缓解继发性骶棘肌痉挛。

（五）护理措施

（1）避免长期伏案弯腰工作，保持正确的坐姿，缓解韧带长期紧张状态。

（2）避免外伤。

（3）佩戴腰围固定 6～8 周后，可适当下床活动，恢复期要加强腰背肌的功能训练。

第二节 · 骨的慢性损伤

一、疲劳骨折

疲劳骨折（fatigue fracture）又称行军骨折或应力性骨折，多因骨骼系统长期受到非生理性应力所致，临床上无典型的外伤史。好发于第 2 跖骨干和肋骨，也可发生在第 3、4 跖骨，腓骨远侧和胫骨近侧和股骨远侧，约 80% 发生在足部。

（一）病因与分级

（1）病因　局部长期受反复集中的轻微损伤后，首先发生骨小梁骨折并随即修复，如在修复过程中继续受外力作用，可使修复障碍，骨吸收增加，反复这一过程，终因骨吸收大于骨修复而导致完全性骨折。疲劳骨折常发生在新兵训练、长途行军、足部承重较多的运动员等。危险因素包括弓形足、穿减震质量差的鞋及骨质疏松。老人易患骨质疏松，如因慢性支气管炎而长期咳嗽，肋间肌反复猛烈收缩，则可产生肋骨疲劳骨折。

（2）分级

① 0 级（正常重建）：有细小的骨膜新生骨形成，X 线片无异常改变，无临床症状，但骨扫描可见细小的线性吸收增加。

② 1 级（轻度应力反应）：亦表现为皮质骨的重建，患者可出现运动后局部疼痛，无压痛，X 线片阴性，但骨扫描为阳性。

③ 2 级（中度应力反应）：皮质骨吸收稍强于骨膜反应，可出现疼痛和压痛，X 线片骨外形完整，可见模糊的征象，骨扫描阳性。

④ 3 级（严重应力反应）：骨膜反应及皮质骨吸收范围均扩大，疼痛持续存在，休息时也出现，X 线片可见皮质骨增厚，骨扫描阳性。

⑤ 4 级（疲劳性骨折）：骨活检可见有骨坏死、骨小梁微骨折及肉芽组织形成，由于疼痛，负重几乎不可能，X 线片可见骨折及早期骨痂形成，骨扫描阳性。

（二）临床表现

（1）症状　局部疼痛，活动后加重，休息后好转，无夜间痛。

（2）体征　局部可有轻度肿胀和压痛，应力试验阳性。

（三）辅助检查

（1）X 线　2 周至 4 个月内多为阴性，随后可表现为骨膜增生、骨折线、骨痂或新骨形成。

（2）CT　可见骨髓腔密度增高及局部软组织增厚，为早期诊断提供重要的依据。

（四）治疗

与暴力骨折基本相同。骨折无移位或轻度移位，采用手法复位、固定、制动等方法治疗，后期再进行康复功能锻炼，辅以物理治疗。症状较重，断端出现骨化现象或发生骨不连，骨折愈合较为困难，需手术切开复位或石膏外固定治疗。

（五）康复指导

（1）疲劳骨折　患者应及时休息，纠正错误动作、姿势，避免应力反复作用于伤处造成再伤。早期发现、早期治疗和预防，一般预后良好。

（2）应力性骨折　尤以关节及关节周围骨折术后康复，加强关节活动度和肌力的训练。早期关节活动度训练以被动活动为主，循序渐进，术后 3 天逐步主动关节活动。

（3）肌力训练　遵循"早活动、晚负重"的原则。

二、月骨缺血性坏死

月骨缺血性坏死，即 Kienbock 病，以一种进行性、破坏性的病理过程，导致患者腕部慢性疼痛及功能障碍，是腕关节疼痛的原因之一。好发于 20～30 岁之青年体力劳动者，男多于女，右侧多见。

（一）病因

月骨位于近排腕骨中心，是腕关节力传导的中心，周围多为软骨结构，活动度大，稳定性较差，其血供主要依靠桡腕关节囊表面小血管和腕骨间韧带内小血管，对腕部活动频繁者，尤其是某些可产生振荡的器械操纵者、手工业工人等，长期使月骨受到振荡、撞击，进而使关节囊、韧带小血管损伤，闭塞，从而导致月骨缺血，缺血的月骨骨内压力增高，进一步使循环受阻，产生缺血性坏死。

（二）临床表现

（1）症状　起病缓，腕关节胀痛、乏力，活动时加重，休息后缓解。随着疼痛的加重，腕部逐渐肿胀、活动受限导致无法坚持原工作。

（2）体征　腕背轻度肿胀，月骨区压痛明显，叩击第 3 掌骨时，月骨区疼痛。腕关节活动受限，以背伸最明显。

（三）辅助检查

（1）X 线　早期无异常，数月后可见月骨密度增高，表面不光滑，压缩、变性、变扁而宽，有碎裂，骨中心有囊状吸收。周围腕骨有骨质疏松。

（2）放射性核素骨显像　可早期发现月骨处有异常放射性核素浓聚。

（四）治疗

（1）非手术治疗　早期腕关节背伸 20°～30°位固定。固定时间，以 X 线或核素骨显像检查到月骨形态和血供恢复为止，一般需 1 年左右。固定时间过短，病变易复发。

（2）手术治疗　月骨已完全坏死、塌陷、变形者，可行月骨摘除或人工月骨置换术、月骨摘除头状骨截骨移位替代术或桡腕关节融合术。

（五）护理措施

（1）术前护理　同一般术前护理。

（2）术后护理　本节主要阐述月骨摘除头状骨截骨移位替代术后的护理要点。

① 体位　患肢置于垫枕上抬高 20～30cm。术后石膏固定患肢，如换药时发现肿胀严重有张力性水疱形成者，消毒后进行穿刺抽吸。消毒完毕，包扎切口，石膏托重新固定患腕至掌指关节部，绷带缠敷后密切观察 5～10min，并嘱患者主动活动掌指关节。固定松紧度以不影响掌指关节的主动屈伸活动、患者感觉舒适为度。

② 并发症

a.出血：密切观察切口渗血情况，患肢肿胀严重或渗血量较多时，用弹力绷带适当加压包扎，必要时报告值班医生行局部切开引流术。

b.肿胀：鼓励患者抬高患肢，多活动掌指关节，以减轻肿胀，密切观察患指末梢血液循环及皮肤感觉，出现异常时及时报告医生。

c.神经损伤：观察腕关节背伸及拇指对指、对掌、外展功能，必要时协助医生做好肌电图检查和桡神经、正中神经探查准备。

d.疼痛或髂部取骨区皮肤麻木：患腕或髂骨取骨区疼痛较重者，对患者进行心理疏导，指导其正确使用镇痛泵，必要时给予镇痛类药物口服。患者出现术后取骨区皮肤麻木不适时，耐心与患者沟通，向其说明皮肤麻木是由于髂骨取骨时筋膜牵拉所致，可能会持续一段时间，消除其恐惧心理。

（六）康复指导

麻醉作用消失、患肢感觉恢复后，即开始进行腕关节功能锻炼。术后 1～3 周，在石膏托保护下，行患肢掌指关节、肘关节主被动屈伸功能锻炼。术后 3～4 周，开始行患肢腕关节主被动屈伸功能锻炼。

第三节·软骨的慢性损伤

一、髌骨软骨软化症

髌骨软骨软化症又称髌骨软骨病、髌骨劳损。由于膝关节在长期伸屈中，髌股之间的反复摩擦、互相撞击，致使软骨面被磨损所致。女性多于男性，运动员更常见，与髌骨长期反复受到挤压摩擦有关，最终可发展为髌股骨关节病。

（一）病因与分级

（1）病因

① 先天性髌骨发育障碍、位置异常及髌骨高位等；后天膝关节内、外翻畸形，胫骨外旋畸形等。

② 膝关节长期、快速、用力屈伸，增加髌骨关节的磨损，是本病的常见原因。

③ 各种原因所致关节滑液成分异常，均可使髌骨软骨营养不良，易受到轻微伤力而产生退行性变。

（2）分级　关节镜下观察，分级如下。

① Ⅰ级　关节软骨失去珍珠样外观，变得较暗淡，局部软化，肿胀区或纤毛化区的直径小于 0.5cm。

② Ⅱ级　关节软骨软化区内出现毛刷样或纤毛化改变，深达 1～2mm，直径小于或等于 1.3cm。

③ Ⅲ级　软骨的毛刷状或纤毛化改变，达关节软骨厚度的一半以上，直径大于 1.3cm，关节软骨表面呈类似蟹肉样改变，表面有多发软骨碎片附着其下的软骨。

④ Ⅳ级　关节软骨全层受侵，软骨下骨暴露，表现为进展期髌骨关节炎。

（二）临床表现

（1）症状　半蹲痛、负重痛、打软腿是本病的重要征象，髌骨后方和膝内侧的隐痛是最常见的症状。

（2）体征　髌骨缘压痛，推动髌骨有摩擦或伴疼痛，髌骨研磨试验、单腿半蹲试验和抗阻力试验均为阳性，病程长者出现股四头肌萎缩。

（三）辅助检查

膝关节正、侧位及髌骨切线位 X 线片是最常用方法，晚期可因软骨大部磨损，髌骨与股骨髁部间隙变窄，髌骨和股骨髁部边缘可有骨质增生。

（四）治疗

（1）非手术治疗

① 适当限制活动：避免能引起疼痛的各种活动，如剧烈运动、过度屈膝、下跪和下蹲等。出现症状时可先制动膝关节 1～2 周。股四头肌等长收缩练习和理疗均会增强股四头肌力和局部血液循环。

② 非甾体类抗炎药：可选用塞来昔布等减轻滑膜炎及缓解疼痛。

③ 理疗、按摩与中医中药治疗。

④ 关节腔内注射药物：玻璃酸钠（透明质酸钠）关节内注射，增加关节滑液

的黏稠度及润滑功能，保护关节软骨，促进关节软骨的愈合和再生，缓解疼痛和增加关节活动度。

（2）手术治疗

① 髌骨外侧支持带松解术：用于改变髌骨走行轨迹。

② 髌骨外侧支持带松解术和股四头肌内侧头向髌骨背侧中央移位术：用于髌骨外侧半脱位倾向患者。

③ 胫骨结节移位术：用于胫骨外旋、Q 角增大患者。

④ 关节镜下手术治疗：关节镜下手术造成的损伤较轻，对髌骨软骨软化症有效。

（五）护理措施

（1）在病变早期，应减少膝关节活动量，用绷带或支架保护，如症状持续数月不能缓解而影响工作或生活时，可考虑手术。

（2）加强关节保护。锻炼时戴护膝，穿减震鞋，不要超负重，匀速省力，减少爬山或上、下大的台阶。

（3）防止髌骨关节面持续受压，如鸭子步等，保持膝关节在无痛范围内活动。

（4）避免膝关节过伸，以免造成髌股关节软骨应力增大。

（5）控制体重，以降低作用于膝关节上的应力。

二、胫骨结节骨软骨病

胫骨结节骨软骨病，又称胫骨结节骨骺炎或 Osgood-Schlatter 病，是一种骨骺疾病，多见于剧烈运动的青少年男性，预后效果良好。

（一）病因

股四头肌是全身最强大的一组肌肉，其牵拉力通过髌骨髌韧带常使未骨化的胫骨结节骨骺产生不同程度撕裂。男性少年喜爱运动，在缺乏正确指导时易发生这种损伤。

（二）临床表现

（1）症状　胫骨结节处逐渐出现疼痛、肿块，疼痛与活动有明显关系。

（2）体征　胫骨结节明显隆起，皮肤无炎症，局部质硬，压痛明显。做伸膝抗阻力动作时会出现疼痛加剧。

（三）辅助检查

（1）X 线　早期软组织肿胀以髌韧带的增大或增厚为主。胫骨结节的密度增高、结节碎裂，与骨干轻度分离，胫骨结节骨骺不规则增大，密度不匀，有节裂或边缘光滑的游离骨块。

（2）CT　表现与 X 线平片相似。

（3）MRI　早期可见胫骨结节水肿征象，晚期部分撕脱的二次骨化中心从基底部分离，在愈合期大部分患者撕裂分离的二次骨化中心骨性愈合。

（四）治疗

18岁后胫骨结节与胫骨上端骨化后，症状会自行消失，但局部隆起不会改变。18岁前，减少膝关节剧烈活动，症状可自行缓解。有明显疼痛者，辅以理疗或膝关节短期制动。偶有成年后有小块碎裂，骨骺未与胫骨结节融合而症状持续者，可行钻孔或植骨术以促进融合。

（五）护理措施

（1）休息、活动指导　注意休息，限制膝关节活动，避免跑、跳、蹦，长时间步行，症状严重可用石膏外固定。

（2）功能锻炼　未行石膏固定时，做屈膝屈髋、踝泵运动、股四头肌锻炼，防止小腿肌肉萎缩及关节僵硬。

三、股骨头骨软骨病

股骨头骨软骨病为股骨头骨骺的缺血性坏死，又名Leggcalve-perthes病、扁平髋等，是儿童全身骨软骨病，骨病中发病率较高且致残程度较重的一种骨软骨病。

（一）病因

发病原因尚不清楚，多数学者认为慢性损伤是重要因素，关节囊内压力和股骨上端骨内压力增高现象可能是因素之一。

（二）临床表现

（1）早期　可无明显症状，或仅有患肢无力、长距离行走后而出现无痛性跛行。出现疼痛的部位可能在腹股沟部、大腿前内方和膝部。

（2）股骨头坏死期　髋部明显疼痛，伴有肌痉挛和患肢短缩，肌痉挛以内收肌和髂腰肌为主，臀肌和大腿肌有萎缩。髋关节活动度有不同程度受限，尤以外展、内旋活动受限明显。

（3）晚期　疼痛等症状缓解、消失，关节活动度恢复正常，或外展及旋转活动受限。患肢较健侧稍有短缩。

（三）治疗

1. 治疗原则

包括：①应使股骨头全包容在髋臼内；②避免髋臼外上缘对股骨头的局限性压力；③减轻对股骨头的压力；④维持关节良好的活动范围。

2. 治疗方法

（1）非手术治疗　用支架将患肢固定在外展40°、轻度内旋位。白天带支架用双拐下床活动，夜间去除支架用软枕置于两腿之间，仍维持外展、内旋位。支架使用时间约1～2年，定期摄X线片了解病变情况，直到股骨头完全重建为止。

（2）手术治疗　针对病变不同时期、不同年龄可选择不同的手术方法，包括滑膜切除术，股骨转子下内旋、内翻截骨术，骨盆截骨术及血管植入术等。多可缓解病情，但难以完全恢复股骨头正常形态，早诊断、早治疗是预防病残的关键。

（四）护理措施

同胫骨结节骨软骨病。

第四节·其他慢性损伤

一、滑囊炎

滑囊炎是指滑囊的急性或慢性炎症，以慢性滑囊炎为常见。

（一）病因

当滑囊受到过度的摩擦和挤压时，滑囊壁发生炎性反应，滑液分泌增多。急性期囊内积液为血性，后呈黄色，慢性期则为黏液。滑囊炎好发于骨结构突出的部位，由于长期、反复、集中的摩擦和压迫是产生滑囊炎的主要原因。

（二）临床表现

多无明确原因，在关节或骨突部位逐渐出现一圆形或椭圆形包块，缓慢长大伴压痛。表浅者，边缘可及，有波动感，皮肤无炎症；部位深者，边界模糊，易被误认为是实质性肿瘤，可做超声或核磁鉴别诊断。晚期可见关节部位肌肉萎缩。

（三）治疗

（1）急性期　应当制动、固定，局部外敷活血、消肿散结、镇痛或穿刺抽液后注入可的松类药物并加压包扎。

（2）慢性滑囊炎　在控制局部负担情况下，可选可的松类药物囊内注射、理疗、针灸等方法。

（3）对病程较长、疼痛较重，影响关节功能的患者可考虑滑囊切除术，可复发。

（四）康复指导

术后早期鼓励患者除手术关节外的关节活动，避免过度活动导致新滑囊炎形成。

二、狭窄性腱鞘炎

狭窄性腱鞘炎是指腱鞘因机械性摩擦而引起的慢性无菌性炎症改变。

（一）病因

反复创伤或慢性迁延后发生慢性纤维结缔组织增生、肥厚、粘连等病理变化，腱鞘的厚度可由正常的1mm以内增厚至2～3mm，由于腱鞘增厚使腱鞘狭窄，腱鞘与肌腱之间会发生不同程度的粘连，肌腱也发生变性。手指长期快速或用力活动的慢性劳损是主要病因，如织毛衣、管弦乐练习和演奏、打字、电脑操作等。

（二）临床表现

（1）症状　局部疼痛、压痛、关节活动受限。桡骨茎突狭窄性腱鞘炎表现在桡骨茎突处疼痛，局部压痛，有时可扪及痛性结节。握拳尺偏腕关节时，疼痛加剧。

（2）体征　弹响指和弹响拇，远侧掌横纹处扪及痛性结节，各手指发病频度依次为拇、中、环指。

（三）治疗

（1）非手术治疗　局部制动和腱鞘内注射醋酸泼尼松龙或复方倍他米松。

（2）手术治疗　腱鞘切开减压术。

（四）康复指导

（1）日常生活注意劳逸结合，过度劳作会使肌腱和腱鞘过度摩擦进而加重腱鞘炎；劳作结束后用热水泡手，注意保暖。

（2）长期伏案工作者应采用正确姿势，使用工具时尽量使用手肘及肩膀，减少手腕部张力。

（3）轻度不适时，热敷、膏药等可起到活血化瘀的作用。

三、腱鞘囊肿

腱鞘囊肿（ganglion）是关节附近的一种囊性肿块，发生在手、足小关节处的滑液囊疝和肌腱的腱鞘囊肿统称为腱鞘囊肿。慢性损伤会使滑膜腔内滑液增多而形成囊性疝，大关节的囊性疝常见于膝关节后方的囊性疝称腘窝囊肿，或 Baker 囊肿。

（一）病因

病因尚不清楚，与慢性外伤有关。受伤、过度劳损（尤其是手及手指）、骨关节炎、免疫疾病、感染可能引起。腕背、桡侧腕屈肌腱及足背发病率最高，女性及糖尿病患者多见。

（二）临床表现

（1）症状　缓慢长大的肿物，圆形或椭圆形，表面光滑，不与皮肤粘连。较小时无症状，长大后关节活动时会有酸胀感或疼痛，严重者影响关节活动。

（2）体征　囊颈较小者，可推动；囊颈较大者，则不易推动，可抽出透明胶冻状物。

（三）治疗

（1）非手术治疗　可被挤压破裂而自愈；可抽出囊内容物，在囊内注入药物或留置可取出的无菌异物（如缝孔丝线），加压包扎，使囊腔粘连而消失。有一定复发率。

（2）手术治疗　反复发作，影响功能者，可行腱鞘囊肿摘除。

（四）护理措施

（1）利用手掌承托物件而避免用拇指与手指捏、提，减少用拇指做推、擦的动作。

（2）避免用拇指及手指抓取沉重物件。

四、肱骨外上髁炎

肱骨外上髁炎又称"网球肘"，是由于急性、慢性损伤造成肱骨外上髁周围软组织的创伤性无菌性炎症。

（一）病因

可因急性拉伤或扭伤而引起，一般无明显外伤史，多见于需反复做前臂旋前位、腕关节反复背伸的成年人。中老年文职人员因肌肉软弱无力，即便是短期提重物也可发生。

（二）临床表现

（1）症状　渐进性肘关节外侧痛，在用力握拳、伸腕时疼痛加重以至于不能持物。严重者拧毛巾、扫地等细小的生活动作均感困难。

（2）体征　肱骨外上、桡骨头及两者之间有局限性、极敏锐的压痛。皮肤无炎症，一般不影响肘关节活动。伸肌腱牵拉实验（Mills征）（伸肘、握拳、屈腕，前臂旋前，肘外侧出现疼痛）阳性。牵涉到前臂伸肌中上部。

（三）治疗

限制以用力握拳、伸腕为主要动作的腕关节活动是治疗和预防复发的关键。采用封闭疗法，在压痛点注射醋酸泼尼松龙或复方倍他米松 1ml 和 2％利多卡因 1～2ml 的混合液，近期效果好。

（四）康复指导

（1）压揉肩胛骨周围的肌肉，大臂肌肉，桡骨小头颈部环韧带，小臂、肱骨外上髁伸肌群和肱骨外缘肘屈侧关节囊附着处。

（2）指导患者肩部内旋和外旋运动，肩胛面侧举运动；手臂上举过头，做肩屈对角线运动；做肩胛骨后缩运动和屈腕运动，以促进血液循环和代谢。

五、粘连性肩关节囊炎

粘连性肩关节囊炎（adhesive capsulitis of shoulder）主要痛点是在肩关节周围，影响肩关节活动范围，又称肩周炎、冻结肩。中老年者多见，女性多于男性，左侧多于右侧。

（一）病因

肌肉和肌腱、滑囊（三角肌下滑囊、肩峰下滑囊、喙突下滑囊）以及关节囊发生慢性损伤和炎症。成纤维细胞和成肌细胞增生、Ⅰ型和Ⅲ型胶原增多使关节慢性纤维化面增厚，滑膜充血、水肿，最终会导致关节囊腔粘连、狭窄。喙肱韧带呈束带状增厚、挛缩是外旋受限的主要原因。软组织退行性变，对各种外力的承受能力减弱是基本因素。长期过度活动，姿势不良等产生的慢性损伤是主要的激发因素。颈椎病、心、肺、胆道疾病发生的肩部牵涉痛，可转变为真正的粘连性肩关节囊炎。

（二）临床表现

肩关节周围疼痛、各方向活动受限，尤其是外展外旋和内旋后伸活动。随着病程延长，疼痛范围扩大，牵涉到上臂中段，增大活动范围引起剧烈锐痛。严重时患肢不可梳头和反手触摸背部。

（三）治疗

（1）非手术治疗　理疗、针灸、推拿按摩；采用封闭治疗，局部注射醋酸泼尼松龙，短期服用非甾体消炎药，可缓解症状。肩关节主动活动，以不引起剧痛为限。

（2）手术治疗　关节镜下粘连松解，再注入类固醇或透明质酸钠，疗效满意。

（四）康复指导

（1）"八段锦"　屈肘甩手、手指爬墙、体后拉手、展壁站立、后伸摸棘、梳头、头枕双手、旋肩。

（2）运动疗法　利用体操棒、哑铃、吊环、滑轮、爬肩梯、拉力器、肩关节综合训练器等进行锻炼。

（3）点穴按摩与被动运动　肩部按摩能达到改善血液循环，减轻肌痉挛和松解关节粘连的作用。按摩配合被动活动，可增大肩关节的活动范围。

（4）保暖　受凉常是肩周炎的诱发因素，中老年人应重视保暖防寒，勿使肩部受凉。

（谭丽萍　刘萍　罗宏　成湘红）

第二十章 ▶▶ 股骨头坏死患者护理

股骨头坏死（necrosis of the femoral head）是指由于多种原因导致股骨头血供中断或受损，引起骨细胞的缺血、变性、坏死，骨髓的凝固、液化，继而导致骨小梁吸收、断裂，出现股骨头塌陷、股骨头再骨化修复及髋关节功能障碍为特征的一种骨科病变。又称股骨头缺血性坏死或股骨头无菌性坏死，是骨科领域常见的难治性疾病之一。

（一）病因

股骨头坏死的病因较多，总体上可分为两大类。

（1）创伤性因素　为股骨头坏死的常见原因。髋关节受损、股骨颈骨折、股骨头骨折及髋关节手术后并发症等。

（2）非创伤性因素

① 长期应用肾上腺皮质激素：临床多见。可因脂肪栓塞、凝血机制的改变、骨质疏松等原因引起股骨头坏死。

② 乙醇中毒：可能与乙醇引起肝内脂肪代谢紊乱有关。过量摄入乙醇是重要因素之一。

③ 减压病：人体所处环境的气压骤然降低，使血液中释放出来的氮气在血管中形成栓塞而造成的综合征，如沉箱工作人员、深海潜水员等。

④ 髋关节发育异常：骨畸形可致血管受挤压、血流障碍或应力区超负重而引起骨坏死。

⑤ 其他疾病：尚有镰刀细胞性贫血、各种血红蛋白及凝血疾患、痛风、动脉硬化、烧伤、盆腔放射治疗后等偶然也会造成股骨头坏死。

（二）临床表现

（1）症状　早期可无临床症状，或多为髋关节轻度疼痛，少数患者表现为膝关节疼痛。逐渐加剧，可呈持续性或间歇性，也可在受到轻微外伤后骤然疼痛。疼痛性质可为针刺样疼痛、钝痛或酸痛，向腹股沟、臀后侧或外侧甚至膝内侧放射。双侧病变可呈交替性疼痛。严重者可有跛行，行走困难。

（2）体征　腹股沟区深部压痛及"4"字试验阳性是股骨头坏死的典型体征。

可有内收肌压痛，髋关节活动受限，以内旋及外展活动受限最为明显。

（三）辅助检查

（1）X线　正位及蛙式侧位片，X线片为股骨头坏死诊断的常规手段，诊断可分为四期。

① Ⅰ期（软骨下溶解期）：股骨头外形完整，关节间隙正常，股骨头负重区关节软骨下骨质中可见1～2cm宽的弧形透明带，构成"新月征"，此为坏死松质骨塌陷并与关节软骨分离的表现。

② Ⅱ期（股骨头修复期）：股骨头外形完整，关节间隙正常，股骨头负重区的关节软骨下骨质密度增高，周围可见点状及斑片状密度减低区及囊性改变，病变周围可见一密度增高的硬化带包绕。

③ Ⅲ期（股骨头塌陷期）：股骨头负重区的软骨下骨呈不同程度的扁平和塌陷，股骨头失去了圆而光滑的外形，软骨下骨的骨密度增高。关节间隙仍保持正常。Shenton线基本保持连续。

④ Ⅳ期（股骨头脱位期）：股骨头负重区严重塌陷，股骨头变扁平，股骨头内上方一般无塌陷，外上方形成一较高的残存突起。Shenton线不连续，关节间隙可变窄，髋臼外上缘常有骨刺形成。

（2）CT　可发现早期细微骨质改变，确定是否存在骨塌陷，显示病变延伸范围。

（3）MRI　是一种有效的非创伤性的早期诊断方法。大多表现为股骨头前部异常信号：T1WI为条带状低信号；T2WI为低信号或内高外低两条并行信号影，即双线征。双线征中外侧低信号带为增生硬化骨质，内侧高信号带为肉芽纤维组织修复所致。邻近的头颈部可见骨髓水肿，关节囊内可有积液。

（4）放射性核素扫描及Gamma闪烁照相　对于早期诊断具有很大的价值，特别是当X线检查尚无异常所见，而临床又高度怀疑有骨坏死时。

（5）组织学检查　可靠的诊断手段，但为创伤性操作。骨陷窝空虚达50%以上有诊断价值。

（6）股骨近端髓内压力测定　可为股骨头缺血性坏死等疾病的早期诊断和治疗提供客观依据。

（四）治疗

在股骨头坏死的治疗中，首先应明确诊断、病因、分期等因素，同时考虑患者年龄、身体一般状况、单髋或是双髋受损情况、劳动能力、日常生活水平等因素，根据患者具体情况制定最佳的个体化治疗方案。

（1）非手术治疗　包括密切观察、避免负重及药物治疗等。适用于非负重面坏死且病灶范围小，头外形基本正常且广泛硬化的病例。

（2）手术治疗

① 髓芯减压术：可降低骨内压，减轻疼痛，改善静脉回流，有助于血管长入。

② 带血管蒂骨移植：常用带血管蒂髂骨移植，结合显微手术操作。适用于股骨头无塌陷或轻度塌陷者。

③ 截骨术：常见的术式为经转子间旋转截骨术及其改良术式。

④ 关节融合术：临床目前已较少应用。

⑤ 关节置换术：对于髋臼和股骨头均受累，出现骨关节炎的表现，明显影响患者生活质量者可考虑行人工髋关节置换术。

（五）护理措施

（1）按照骨科术前/术后护理常规护理。

（2）并发症的预防及处理 髋关节置换常见并发症有术后出血、深静脉血栓形成、假体脱位、感染、假体松动、假体周围骨折等（详见第八章第五节术后常见并发症预防及护理）。

（六）康复指导

保持正确的体位是预防髋关节置换术后脱位的关键。快速康复主张手术后当日即可下床活动，具体活动时间根据术中情况定。患者术后体位与康复训练见表20-1。

表 20-1 髋关节置换术后体位与功能锻炼

时间	体位与功能锻炼
手术当日	患者根据病情采取平卧位或半卧位，梯形枕或软枕置于双腿间，保持患肢处于外展 15°～30°中立位，穿丁字鞋，患肢抬高，膝部垫一软枕
	翻身时两腿间夹软枕轴向翻身，取侧卧位
	患者麻醉清醒后即可行踝泵运动、股四头肌收缩训练和直腿抬高训练，每小时 10～20 次
	健肢屈膝抬臀训练，5～10 次/h，防止压力性损伤发生
	搬运患者或使用便盆时要特别注意，应将骨盆整个托起，从健侧放入便盆，避免屈髋＜90°，防止脱位
术后 1 日	患者卧位或半卧位，患肢保持外展中立位
	指导患者加强直腿抬高训练，同时行屈髋和髋外展训练
下床活动后	复查 X 线片后，根据病情下床站立、行走训练，注意三个"3"，即下床前先在床上坐 30s，确保患者无不适后移至床边坐 30s，再在床边站立 30s，最后再开始行走，防止发生直立性低血压致患者跌倒
	根据患者病情制定下床活动时间及频率
	患者下床时，可自行双手撑住床面或借助拉绳抬起上身
	患者上下床体位移动时，保持患肢外展中立位，预防髋关节脱位
	患者扶助行器行走时，指导患者行走时加强伸膝、屈髋训练
	患者行走时预防跌倒
	术后 72h 内，患者行走后上床应抬高患肢，预防患肢肿胀
	指导练习使用拐杖行走及上下楼梯

（七）出院指导

（1）术后避免患肢不良姿势，如内收、内旋、双腿交叉、跷二郎腿、过度弯腰、双腿下蹲等。小心坐矮凳、低沙发、矮座的轿车，特殊情况可臀下垫软枕将座位调高。排便时使用坐便器。改良切口手术如经前路手术，根据手术情况进行活动，可不受此限制。

（2）如有感冒、拔牙或内镜检查等要预防感染。

（3）身体其他部位有感染时及时就医，并告诉医务人员曾进行过髋关节置换术，避免其他部位感染诱发髋关节感染。

（4）遵守医师制定的活动限制，直至下次复诊。

（5）如有下列情况时应立即复诊，包括伤口红肿热痛、有分泌物、疼痛加剧、跌倒致髋关节受伤、在髋关节部位有"喀喀"的异常声或有脱臼征兆。

（姜鲜银　周阳）

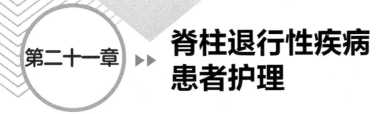

第二十一章 ▶▶ 脊柱退行性疾病患者护理

第一节 · 颈椎退行性疾病

一、颈椎病

颈椎病（cervical spondylosis）指因颈椎间盘退变及其继发性改变，刺激或压迫相邻脊髓、神经根、颈动脉、血管和食管等组织，并引起相应的症状和体征。又称颈椎退变症、颈椎骨关节病或颈椎综合征，是导致颈部疼痛的疾病之一，是中老年人的常见病和多发病，男性多见。好发部位为 C4～C5、C5～C6。

（一）病因与分类

（1）病因

① 退行性变：是颈椎病发生和发展最基本的原因。颈椎活动度大，随年龄增长，椎间盘逐渐发生退行性变，使椎间隙狭窄，关节囊、韧带松弛，脊柱活动时稳定性下降，进一步发展引起椎体、椎间关节及其周围韧带发生变性、增生、钙化，最后致相邻脊髓、神经、血管受到刺激或压迫。

② 外伤：急性损伤使已退变的颈椎和椎间盘损害加重而诱发颈椎病；慢性损伤可加速其退行性变的发展过程。

③ 先天性颈椎管狭窄：颈椎管的矢状内径对颈椎病的发展有密切关系。先天性颈椎管矢状径小于正常（14～16mm）时，即使仅有轻微退行性变，也可出现临床症状和体征。

（2）分类 分为 4 型。有的患者以其中 1 型为主，若同时伴有其他类型的表现，则称为复合型颈椎病。

① 神经根型颈椎病：占颈椎病的 50%～60%，系椎间盘向后外侧突出致钩椎关节或椎间关节增生、肥大，进而刺激或压迫神经根所致。

② 脊髓型颈椎病：占颈椎病的 10%～15%，由后突的髓核、椎体后缘的骨赘、增生肥厚的黄韧带及钙化的后纵韧带压迫或刺激脊髓所致。

③ 椎动脉型颈椎病：由颈椎横突孔增生狭窄、颈椎稳定性下降、椎间关节活

动移位等直接压迫或刺激椎动脉，使椎动脉狭窄或痉挛，造成椎-基底动脉供血不全所致。

④ 交感神经型颈椎病：由颈椎各种结构病变刺激或压迫颈椎旁的交感神经节后纤维所致。

（二）临床表现

（1）神经根型颈椎病　颈部疼痛及僵硬，短期内加重并向肩部及上肢放射。用力咳嗽、打喷嚏及颈部活动时疼痛加重。皮肤可有麻木、过敏等感觉改变。上肢肌力减退、肌肉萎缩，手指动作不灵活。

（2）脊髓型颈椎病　四肢麻木、乏力，走路或者持物不稳，胸部和腰部有一种紧束感，好像缠着布条带一样。随着病情逐渐严重，可能发生自上而下的肢体瘫痪、大小便失禁。

（3）椎动脉型颈椎病　如果患者原有动脉硬化，颈部病变压迫椎基底动脉，容易发生本型颈椎病。

① 眩晕：最常见，多伴有复视、耳鸣、耳聋、恶心呕吐等症状，头颈部活动和姿势改变可诱发或加重眩晕。

② 猝倒：本型特有的症状，表现为四肢麻木、软弱无力而跌倒，多在头部突然活动或姿势改变时发生，倒地后再站起来可继续正常活动。

③ 头痛：表现为发作性胀痛，以枕部、顶部为主，发作时可有恶心、呕吐、出汗、流涎、心慌、憋气以及血压改变等自主神经功能紊乱症状。

（4）交感神经型颈椎病　主要表现为头枕部疼痛、眼窝胀痛、睑裂大小不等、耳鸣耳聋、一侧面部无汗或多汗、心慌及胃肠胀气等。

（三）辅助检查

（1）X线　可显示颈椎曲度改变、椎节不稳及骨刺形成等。

（2）CT　对本病的诊断有一定帮助，但在常规CT片上往往不能确诊。

（3）MRI　可清晰地显示局部的病理解剖状态，包括髓核的突出与脱出，脊神经根受累的部位与程度等。

（四）治疗

神经根型、椎动脉型和交感神经型颈椎病以非手术治疗为主；脊髓型颈椎病由于疾病自然史逐渐发展使症状加重，故确诊后应及时行手术治疗。

（1）非手术治疗　原则是去除压迫因素，消炎镇痛，恢复颈椎稳定性。

① 枕颌带牵引：常作为神经根型、椎动脉型和交感型颈椎病的首选疗法。脊髓型颈椎病者不适宜牵引。患者取坐位或卧位，头前屈10°，牵引重量为2～6kg，1～1.5h/次，2次/d；若无不适，可行持续牵引，6～8h/d，2周为1个疗程。

② 颈围：可限制颈椎过度活动，且不影响患者日常生活。

③ 推拿按摩：可减轻肌肉痉挛，改善局部血液循环。推拿按摩应由专业人士

操作，以防发生颈椎骨折、脱位和脊髓损伤。脊髓型颈椎病忌用此法。

④ 理疗：采用热疗、磁疗、超声疗法等，达到改善颈肩部血液循环、松弛肌肉、消炎镇痛的目的。

⑤ 药物治疗：对症治疗，如非甾体类抗炎药、肌松弛剂及镇静剂等。

（2）手术治疗

① 指征

a.保守治疗半年无效或影响正常生活和工作。

b.神经根性剧烈疼痛，保守治疗无效。

c.上肢某些肌肉，尤其手内在肌无力、萎缩，经保守治疗 4～6 周后仍有发展趋势。

② 目的

a.切除突出的椎间盘、骨赘、韧带或椎管扩大成形，使脊髓和神经得到充分减压；

b.通过植骨、内固定行颈椎融合，获得颈椎稳定性。

③ 方法：颈椎间盘摘除、椎间植骨融合术、前路侧方减压术、颈椎半椎板切除减压或全椎板切除术、椎管成形术等。

（五）护理措施

1. 非手术治疗/术前护理

（1）提供心理支持。

（2）饮食　患者宜进高蛋白质、低脂肪、高热量、富含维生素和果胶成分且易消化的食物。

（3）戒烟。

（4）缓解疼痛　给予颈托或颈围制动、理疗、牵引，必要时予药物镇痛。

2. 术后护理

（1）体位　术后 2h 内去枕平卧，颈部沙袋制动，搬动和翻身时勿使颈部扭曲、旋转。颈椎内固定术后，若无异常，术后第 2 天在颈围固定下可采取半坐卧位，并逐渐下床活动。

（2）饮食　术后 24～48h 内指导食温凉食物，以减轻咽喉部的充血水肿；饮食应以流质→半流质→软食→普食为序。

（3）病情观察　包括：①观察伤口渗出及引流液的颜色、量及性状；②观察并记录患者神志、面色、生命体征及四肢感觉、运动、大小便情况。

（4）呼吸道管理　包括：①保持呼吸道通畅；②监测呼吸频率、深度和血氧饱和度；③及时清除呼吸道分泌物；④雾化吸入 2～3 次/d，保持室内空气湿润、清新；⑤床头常规备气管切开包及吸痰用物。

（5）窒息的预防及护理　包括：①严密观察患者呼吸情况，有无声音嘶哑和颈部肿胀；②注意饮食护理，勿呛咳；③若出现呼吸极度困难、口唇发绀及鼻翼扇动，立即配合医生在床边剪开缝线，清除积血。

（六）康复指导

（1）自我监测 若出现颈部压痛，活动受限，肢体麻木、无力，感觉异常，大小便功能障碍等，应及时就诊。

（2）活动与休息 出院后3个月内起床活动时需佩戴颈托，避免颈部前屈、左右旋转。平卧睡眠时头颈两侧仍需用2kg沙袋或米袋制动，以防内固定松动。

（3）定期复诊

（七）知识拓展——颈椎病的预防

颈椎病多由颈部姿势不正、受凉等引起。工作和生活中避免这些因素可预防颈椎病的产生和复发。

（1）姿势应正确 颈部的姿势决定着颈椎的形态结构，正确的姿势使颈椎保持在一个正确的结构，则颈部活动自如有度，功能正常。如果长期姿势不正，则颈椎结构发生改变，影响其功能活动，至颈部活动不利，甚至受限。

（2）枕头高低应合适 枕头的高低直接影响颈椎的结构，枕头高低合适，放置合理，颈椎就能保持良好的姿势和生理曲度。一般来说，枕头选择标准为：中间低两端高、颈部高头部低、透气性好、长度超过肩宽10～16cm，高度以头颈部压下后一拳头高为宜。枕头的最高处托扶颈部，而不是头部，颈部放在枕头上，能使头保持略后仰的姿势，侧身睡时枕头与肩宽同高。

（3）工作应劳逸结合 文字工作者、司机、电脑操作者、电焊工等为颈椎病高发人群，这与他们长期低头工作致颈部不良姿势有关。工作一段时间要活动一下颈部，平时多做颈部保健活动，并注意朝工作姿势的反方向运动。

（4）娱乐活动应适度 青少年是爱动的年龄，平时玩耍打闹等活动要保护颈椎，翻跟头等避免损伤颈椎。成年人逗小儿玩也要注意避免损伤颈椎，如双手挟持小孩头把身体带起的"拔萝卜"游戏易损伤颈椎。

（5）避免受凉 颈部受凉导致颈部血管、肌肉收缩致使颈部血液供应不足，这是颈椎病产生的重要因素。因此在工作和生活中，应注意颈部保暖。

二、颈椎间盘突出症

颈椎间盘突出症（cervical disc herniation）指由于退行性变、颈部创伤等因素引起纤维环破裂，髓核从破裂处脱出，刺激或压迫颈神经根或脊髓等组织而引起相应的症状和体征。颈椎间盘突出症发病率仅次于腰椎间盘突出症，多见于40岁以上中壮年，男性多于女性，病变部位以C5～C6最为多见，其次为C4～C5与C6～C7。

（一）病因与分类

（1）病因

① 退行性变：由髓核、纤维环和椎体上、下软骨板三者构成的椎间盘为一个完整解剖单位，使上、下两节椎体紧密连结，并保证颈椎生理功能的进行。一旦出现变性，由于其形态改变可失去正常的功能，以致最终影响或破坏颈椎骨性结构的内在平衡，并直接影响椎骨外在的力学结构。因此，颈椎间盘的退行性变常被视为颈椎间盘突出发生与发展的主要因素。

② 慢性劳损：是指超过正常生理活动范围最大限度或局部所能耐受值的各种超限活动所带来的损伤，因其有别于明显的外伤或生活、工作中的意外，故易被忽视。但事实上，这是构成颈椎骨关节退变最为常见的因素，并与颈椎间盘突出的发生、发展、治疗及预后等都有着直接关系。

③ 头颈部外伤：各种全身性外伤对颈椎局部均有影响，但与颈椎间盘突出的发生与发展有直接关系的是头颈部外伤。

（2）分类　根据颈椎间盘向椎管内突出的位置不同，可分为以下3种类型。

① 中央突出型：突出部位在椎管中央，因此可压迫脊髓双侧腹面而产生脊髓双侧的症状。

② 侧方突出型：突出部位在后纵韧带的外侧，钩椎关节的内侧。该处是颈脊神经经过的地方，突出的椎间盘可压迫脊神经根而产生根性症状。

③ 旁中央突出型：突出部位偏向一侧而在脊髓与脊神经之间，可以同时压迫两者而产生单侧脊髓及神经根症状。

（二）临床表现

根据颈椎间盘向椎管内突出的位置不同，其临床表现有所差异。

1. 中央突出型

（1）症状　不同程度的四肢无力，且下肢重于上肢，表现为步态不稳；严重时可出现四肢不完全性或完全性瘫痪，大小便功能障碍，表现为尿潴留和排便困难。

（2）体征　不同程度的肢体肌力下降；深、浅感觉异常，可因椎间盘突出内节段不同而显示不同的平面；肢体肌张力增高，腱反射亢进，并出现病理现象。

2. 侧方突出型

（1）症状　后颈部疼痛、僵硬、活动受限；颈部后伸时疼痛加剧，并向肩臂部放射；一侧上肢有放射性疼痛或麻木。

（2）体征　颈部活动受限；病变节段相应椎旁压痛、叩击痛；臂丛牵拉试验阳性；受累的脊神经支配区感觉异常、肌力减退、肌肉萎缩、反射改变等。

3. 旁中央突出型

除有侧方突出型颈椎间盘突出症的症状、体征外，还可有不同程度的单侧脊髓受压症状，表现为患侧下肢无力、活动不便、踩棉花感等。

（三）辅助检查

（1）X线　常规拍摄颈椎正位、侧位及动力位X线平片，可发现颈椎生理前凸减小或消失；受累椎间隙变窄及骨赘增生等。

（2）CT　对本病的诊断有一定帮助，可见突出椎间盘压迫脊髓、增生骨赘突入椎管内，但在常规CT检查的基础上往往不能确诊。

（3）MRI　能观察椎间盘突出和神经根受压的程度，对颈椎间盘突出诊断意义最大。

（4）肌电图　用于确定神经根损害，并对神经根的定位有所帮助。肌电图阴性表示神经根功能尚好，预后良好。

（四）治疗

（1）非手术疗法　为本病的基本疗法。主要适用于：①颈椎间盘突出症早期；②颈椎间盘突出症仅表现为神经根性症状者；③颈椎间盘突出症表现为脊髓压迫症状，但患者无法耐受手术治疗者。治疗方法同颈椎病。

（2）手术治疗

主要适用于：①神经症状反复发作，经非手术治疗无效者；②上肢症状重于颈部症状，且经至少6周的保守治疗无效者；③出现明显脊髓压迫症状且呈进行性加重者；④影像学表现有明确的椎间盘突出，与临床表现相一致。

手术入路选择由临床表现、影像学表现以及医生的经验综合决定，主要包括以下2种。

① 颈椎前路手术：适用于1～2个椎间盘病变。以颈前路减压、椎间盘摘除，并行椎间植骨融合术为主。近年来，在颈前路摘除突出椎间盘后，以内固定器械行椎间植骨融合术已成为当前治疗颈椎间盘突出症的新方法。

② 颈椎后路手术：适用于侧方型颈椎间盘突出或多节段椎间盘突出者以及合并有椎管狭窄者，术式包括颈后路开窗减压髓核摘除术、椎板切除术以及椎管形成术。

（五）护理措施

1. 术前护理

（1）心理护理　向患者解释病情，告知其治疗周期较长，术后恢复可能需要数月甚至更长时间，让患者做好充分的思想准备；对患者焦虑的心情表示理解；介绍治疗方案、手术的必要性、手术目的及优点，使其充满信心地接受手术；重视社会支持系统的影响，尤其是亲人的关怀和鼓励。

（2）呼吸功能训练　由于颈髓受压致呼吸肌功能降低，加上有些患者长期吸烟或患有慢性阻塞性肺疾病等，常伴有不同程度的肺功能低下。因此，术前指导患者练习深呼吸、行吹气泡或吹气球等训练，以增加肺的通气功能；术前1周戒烟。

（3）安全护理　患者肌力下降致四肢无力时应防烫伤和跌倒，指导患者不要自行倒开水；穿平跟鞋，保持地面干燥，走廊、浴室、厕所等日常生活场所有扶手，以防步态不稳而摔倒。

2. 术后护理

（1）体位护理　行内固定植骨融合的患者，加强颈部制动。患者取平卧位，颈部稍前屈，两侧颈肩部置沙袋以固定头部，侧卧位时枕与肩宽同高；在搬动或翻身时，保持头、颈和躯干在同一平面上，维持颈部相对稳定；下床活动时，需行头颈胸支具固定颈部。

（2）病情观察　包括生命体征、伤口敷料、伤口引流管、疼痛情况等。

（3）并发症的观察与护理

① 呼吸困难：是颈椎前路手术最危急的并发症，多发生于术后1～3天内。常见原因：①切口内出血压迫气管；②喉头水肿压迫气管；③术中损伤脊髓；④移植骨块松动、脱落压迫气管等。术后应加强患者呼吸频率、节律的观察，一旦出现呼吸困难、张口状急迫呼吸、应答迟缓、口唇发绀等表现，立即通知医师，并做好气管切开及再次手术的准备。因此，颈椎前路手术患者床旁应常规准备气管切开包。

② 术后出血：颈椎前路手术常因骨面渗血或术中止血不完善而引起伤口出血。出血量大、引流不畅时，可压迫气管导致呼吸困难甚至危及生命。颈深部血肿多见于术后当日，尤其是12h内。因此术后应注意观察生命体征、伤口敷料及引流液。如24h出血超过200ml，检查是否有活动性出血；若引流量多且呈淡红色，考虑有脑脊液漏发生，及时通知医师处理；注意观察颈部情况，检查颈部软组织张力。若发现患者颈部明显肿胀，并出现呼吸困难、烦躁、发绀等表现时，通知并协助医师剪开缝线、清除血肿。若血肿清除后呼吸仍不改善应尽快实施气管切开术。

③ 脊髓神经损伤：手术牵拉、周围血肿压迫均可损伤脊髓及神经，患者出现声嘶、四肢感觉运动障碍以及大小便功能障碍。手术牵拉所致的神经损伤为可逆的，一般在术后1～2天内明显好转或消失；血肿压迫所致的损伤为渐进性的，术后应注意观察，以便及时发现问题并处理。

④ 植骨块脱落、移位：多发生在手术后5～7天内，系颈椎活动不当时椎体与植骨块间产生界面间的剪切力使骨块移动、脱出。

（六）康复指导

（1）功能训练　指导肢体能活动的患者做主动运动，以增强肢体肌肉力量；肢体不能活动者，病情许可时，协助并指导其做各关节的被动运动，以防肌肉萎缩和关节僵硬。一般术后第1天，开始进行各关节的主被动功能锻炼；术后3～5天，引流管拔除后，可戴支具下地活动，做坐位和站立位平稳训练及日常生活活动能力的训练。

（2）纠正不良姿势　在日常生活、工作、休息时注意纠正不良姿势。最佳的伏案工作姿势是保持颈部正直，微微前倾，不要扭转、倾斜；工作时间超过 1h，应休息几分钟，做些颈部运动或按摩，以缓解颈部肌肉的慢性劳损；不宜头靠在床头或沙发扶手上看书或看电视。不垫高枕头，使用颈椎专用枕。

（3）颈部保暖　在秋冬季节尽量穿高领衣服；天气稍热，夜间睡眠时应注意防止颈部受凉；炎热季节，空调温度不宜太低。

（4）避免外伤　行走或劳动时注意避免损伤颈肩部。一旦发生损伤，尽早诊治。乘坐机动车时佩戴颈托保护，避免乘坐高速汽车，以防止紧急制动引起挥鞭性损伤而致高位截瘫。

三、颈椎后纵韧带骨化症

颈椎后纵韧带骨化症（ossification posterior longitudinal ligament，OPLL）又称颈椎后纵韧带钙化症，是指因颈椎的后纵韧带发生骨化（或钙化），从而压迫脊髓和神经根，产生手足及躯干的感觉异常、运动麻痹、膀胱直肠功能障碍等神经症状的疾病。病程为慢性进行性，治疗比较困难。骨化韧带凸向椎管，可产生脊髓损害症状，与脊髓型颈椎病难以区别。

（一）病因与分类

（1）病因　后纵韧带骨化的确切病因尚不明确，但糖尿病、创伤因素与该病发病有着密切关系，OPLL 患者较普通人群有较高的甲亢、糖尿病、肢端肥大症、佝偻病、脊椎骨骺发育不良的风险。

（2）分类　从大体形态上，可将 OPLL 分为 4 型：节段型、连续型、混合型、其他型。其他型指椎间隙骨化并向椎体后方扩张。

（二）临床表现

与颈椎管狭窄症、颈椎病的临床表现十分相似，既可有脊髓压迫症状，也可有神经根受压等症状。

（1）一般特点　颈椎后纵韧带骨化症的发生与发展一般均较缓慢。多在中年以后发病，早期可不出现任何临床症状，但当骨化到一定程度引起颈椎椎管狭窄时，或是病变进程较快及遇有外伤时，则可造成对脊髓、神经或脊髓血管的压迫，逐渐出现症状。OPLL 的起始症状视病变的不同而有差异，上肢的感觉迟钝、疼痛及颈部疼痛多见。

（2）局部表现　早期颈部可无不适，随着骨化的进展，进而可出现轻度酸痛及不适；颈椎活动大多正常或轻度受限，由于后纵韧带张力的降低，头颈后伸受限为多见。检查时，被动活动颈椎可引起颈痛或酸胀感。

（3）脊髓压迫症状　程度轻重不同，可有间歇期，呈慢性进行性痉挛性四肢瘫痪。由于病变多呈慢性、由前向后逐渐发展，故瘫痪一般先从下肢开始渐而出现上肢症状；少数病例病程发展较快者，或血管性改变为主的患者亦可先出现上肢症状，或四肢同时发病。

① 上肢功能障碍：主要是双侧或一侧手部或臂部肌力减弱，并出现麻木、无力及手部灵活性减退等症状；严重者不能持笔、持筷或系纽扣等；握力大多减退，肌肉呈中度或轻度萎缩，尤以大小鱼际为明显；检查可发现有痛觉障碍，腱反射多亢进，霍夫曼征多为阳性。

② 下肢功能障碍：主要是双下肢行走无力，肌张力增高，抬举困难，呈拖步步态或步态不稳，有踩棉花感，并可因痉挛而疼痛，内收肌痉挛明显者，行路呈剪式步态。同时可有双下肢麻木、无力及痉挛，严重者不能自行起坐及翻身，可有深感觉及浅感觉减退。下肢腱反射亢进或活跃，髌阵挛、踝阵挛阳性，病理反射多为阳性。

③ 其他：主要是括约肌功能障碍，表现为排尿困难、无力或小便失禁；排便功能亦多低下，常有便秘及腹胀或大便习惯改变（多为次数减少）。胸腹部可有束带感。直肠指诊可发现肛门括约肌松弛。腹壁反射及提睾反射减弱或消失。

（三）辅助检查

（1）X线　主要特征为椎体后缘异常的高密度条状阴影。为准确判断狭窄程度，可采用普通X线摄片和断层片来测量椎管的狭窄率。

（2）脊髓造影术　可观察到后纵韧带骨化灶对硬膜囊的压迫情况。影像上常表现为与骨化水平相一致的不完全性或完全性梗阻。若确定受压梗阻范围，须做上行性和下行性两次造影。

（3）CT　是诊断后纵韧带骨化症的重要方法，可以在横断面上观察和测量骨化物的形态分布及其与脊髓的关系。可见椎体后缘有高密度骨化块突向椎管，椎管狭窄，容量变小，脊髓和神经根受压移位变形。可用椎管断面狭窄率来表示椎管狭窄程度，如对横断面图像进行矢状面重建的骨化物在椎管纵向、横向的发展情况，从而对后纵韧带骨化的范围有更加全面的了解。

（4）MRI　可根据脊柱韧带的形态和信号变化判断韧带的正常或异常情况，在MRI的T1加权、T2加权图像上，骨化的后纵韧带常呈低信号强度凸入椎管，并可见硬膜囊外脂肪减少及硬膜囊受压。在相应横断面上，可见椎体后缘呈低信号的后韧带骨化影从椎管前方压迫脊髓及神经根。

（四）治疗

（1）非手术治疗　对颈椎后纵韧带骨化患者应首先采取保守治疗。对于症状轻微或症状明显，但经休息能得到缓解者，以及年龄较大、有器质性疾病者均可采用非手术疗法。常用的有持续头颅牵引、卧床休息、颈托固定、理疗和药物治疗等方法。药物疗法除注射消炎止痛、神经营养药物之外，近年来有运用神经生长因子，并取得一定的疗效。

（2）手术治疗　若经过一段时间的保守疗法仍无效时考虑手术治疗。手术方式分为颈前路手术、颈后路手术以及前后联合入路。对于孤立性的颈椎后纵韧带骨化症患者，可选择前路减压手术；对于 3 个以上节段的连续性或者混合性后纵韧带骨化症，行颈椎后路单开门或者双开门椎管成形术和全椎板切除术；必要时前后路联合入路。

（五）护理措施

参见本节颈椎病。

（六）康复指导

参见本节颈椎病。

第二节·胸椎退行性疾病

一、胸椎间盘突出症

胸椎间盘突出症（thoracic disc herniation）指由于胸椎间盘突出，继而出现胸椎节段退变，出现椎管狭窄等造成胸段脊髓、神经根受压所导致的以胸背部疼痛、感觉障碍、无力等为主要症状的临床病症。胸椎间盘突出症是临床少见的疾病，远较颈椎、腰椎的椎间盘突出症少见，原因可能与胸椎活动的范围局限和承受的重力轻有关。胸椎间盘突出症多发生在 40 岁以上人群，男女发病率基本相同，可发生在胸椎的各椎间隙，但下胸段发生机会较多。

（一）病因与分类

（1）病因

① 脊柱外伤和慢性损伤：这是最常见的原因，如从高处坠落、摔倒、旋转扭伤等。

② 脊柱姿势的改变：如先天和后天的脊柱畸形。

③ 胸椎及椎间盘的退行性改变。

以上原因可以是单方面的存在，也可以相互作用，使椎间盘突出对周围组织产生压迫或刺激，并引起相应的症状。

（2）分类　根据突出的解剖位置不同，将胸椎间盘突出症分为后外侧型突出和中央型突出两个主要类型。

（二）临床表现

胸椎间盘突出症的临床症状与突出物的大小、位置有密切关系。

（1）后外侧型突出　只单侧神经根受压，无脊髓受压症状，表现为剧烈的疼痛，早期多表现为非特异性胸背痛，随病情进展，疼痛呈放射性，屈颈或腹压增加时疼痛加剧。随受累神经根的高低不同，疼痛分布区也不同，多呈束带状分布于胸腹，有时放射到下肢。

（2）中央型突出 因脊髓直接受压，临床首先出现运动功能障碍，同时存在疼痛及感觉异常，有时可出现截瘫。

（三）辅助检查

（1）X线 可见胸椎有骨质增生、小关节硬化、椎间隙变窄等退行性改变。

（2）CT 可显示椎间盘突出部位、类型及程度。

（3）MRI 可清晰地显示胸椎间盘突出和脊髓受压的程度，尤其是胸段椎间盘病变，以及合并黄韧带骨化或后纵韧带骨化。

（四）治疗

（1）非手术疗法 适用于年轻及症状较轻患者。

① 休息：视病情需要采取绝对卧床休息、一般休息或限制活动量。绝对卧床休息主要用于急性期病情突然加重的患者。

② 胸部制动：佩戴胸部支具限制胸椎的屈伸活动，对病情逆转或防止恶化具有积极的意义。

③ 对症处理：口服非甾体类抗炎药物、活血化瘀类药物，外敷镇痛消炎药膏，理疗。

（2）手术治疗 适用于以脊髓损害为主要临床表现或经非手术治疗无效患者。

① 前入路胸椎间盘切除术：适用于中央型胸椎间盘突出或椎间盘突出伴钙化患者。

② 经椎弓根侧后方潜式减压术：适用于中央型、后外侧型突出及后纵韧带骨化骨嵴形成患者。

③ 胸腔镜下椎间盘切除术：适用于高龄或一般情况差患者。

④ 肋骨横突切除入路：适用于以后外侧型突出为主的胸椎间盘突出症或怀疑为髓核脱出或游离的胸椎间盘突出者。

（五）护理措施

1. 非手术治疗/术前护理

（1）休息 卧床休息可减轻负重和体重对椎间盘的压力，缓解疼痛。①卧床时抬高床头20°，侧卧位时屈髋屈膝，双腿分开，上腿下垫枕，避免脊柱弯曲的"蜷缩"姿势，放松背部肌肉，以降低椎间盘压力，减小椎间盘后突倾向，减轻疼痛，增加舒适度；②仰卧位时可在膝、腿下垫枕，避免头前倾、胸部凹陷等不良姿势；③俯卧位时可在腹部及踝部垫枕，以放松脊柱肌肉。

（2）胸部制动 佩戴胸部支具能加强胸椎的稳定性，对胸椎起到保护和制动作用。卧床3周后，戴胸部支具下床活动。

（3）有效镇痛 因疼痛影响入睡时，遵医嘱给予镇痛药等药物，缓解疼痛。

（4）完善术前准备 常规戒烟、训练床上排便，根据对手术的了解程度，向患者解释手术方式及术后可能出现的问题，如疼痛、麻木等，告知其医护人员将采取的措施，增加其对手术及术后护理的认知度。

（5）心理护理　鼓励患者多与家属交流，使家属能够帮助他们克服困难；介绍患者与病友进行交流，以增加自尊和自信心。

2. 术后护理

（1）体位护理　平卧，2h 后可通过轴线翻身侧卧。

（2）观察病情　包括生命体征、伤口敷料、疼痛等方面；手术切口敷料有无渗液及渗出液的颜色、性状、量等；观察并记录引流液颜色、性质、量，有无脑脊液漏，是否有活动性出血，有异常则及时通知医师。有无疼痛，疼痛严重者予以镇痛药或镇痛泵。

（3）胸腔闭式引流管护理　若患者术中胸膜腔破裂，常需放置胸腔闭式引流管，置管期间应严密观察引流液的量和性状。若 24h 内引流液少于 30ml 时，胸片拍摄证实无胸腔积液或积气可考虑拔管。

（3）并发症的观察与护理

① 脊髓或神经根损伤：观察下肢感觉、运动情况，若出现脊髓神经受损加重表现，遵医嘱立即予以脱水、激素、营养神经类药物治疗。

② 脑脊液漏：若引流袋内引流出淡黄色液体，同时患者出现头痛、呕吐等症状，应考虑发生脑脊液漏，须立即通知医师处理。同时适当抬高床尾，去枕卧位 7～10 天；监测及补充电解质；遵医嘱按时使用抗生素预防颅内感染发生。必要时探查伤口，行裂口缝合，或修补硬脊膜。

③ 切口内血肿：患者可表现为术后迟发的、渐进性的下肢神经损害症状加重，一旦发现，及时协助医生对患者进行切口血肿探查术，清除血肿。

（六）康复指导

（1）功能锻炼　卧床期间患者宜早期行床上肢体功能锻炼。若患者不能进行主动锻炼，在病情许可的情况下，由医护人员或家属协助活动各个关节、按摩肌肉，以促进血液循环。术后一般 3 天可戴胸部支具下床活动。

（2）日常生活中尽量减少负重，坐位时尽量采用有靠背垫椅子，搬运重物时采用正确姿势。

（七）知识拓展——胸腔镜手术在胸椎间盘切除术中的应用

胸腔镜手术是基于手术设备的升级换代和成像技术的进步，实现了病变部位直视下的手术。经胸腔镜胸椎间盘切除术术野清楚，对于中央型或旁中央型椎间盘突出以及伴有椎间盘钙化、椎体后缘较大骨赘时均可以达到安全充分的切除减压目的。胸腔镜手术的优势：①具有较小的手术切口及较小的肌肉损伤；②可以减少软组织的剥离，保持脊柱稳定性；③可以在局麻下完成，术中可以唤醒患者为术者提供持续反馈；④可以保护节段稳定，减少邻近节段加速退变发生的风险。

二、胸椎管狭窄症

胸椎管狭窄症（thoracic spinal stenosis）是由于发育性因素或由椎间盘退变突出、椎体后缘骨赘及小关节增生、韧带骨化等因素导致的胸椎管或神经根管狭窄，所引起的相应的脊髓、神经根受压的症状和体征。胸椎管狭窄症多见于中年男性。部分病例有轻微外伤史，合并轻度胸椎间盘突出。好发部位在下胸椎，以 $T_6 \sim T_{12}$ 为最多。多数发病进程较缓慢，有的时间长达数年。

（一）病因与分类

（1）病因

① 退行性胸椎管狭窄：构成胸椎椎管后壁及侧后壁（关节突）的骨及纤维组织均有不同程度增厚，一致向椎管内占位而使椎管狭窄，压迫脊髓及其血管等。在多节段胸椎管狭窄症病例中，每一椎节的狭窄程度并不一致，以上关节突上部最为严重，在下关节突部位内聚及向椎管内占位者较少，脊髓压迫较轻。

② 胸椎后纵韧带骨化：亦可引起胸椎椎管狭窄，其特点是增厚并骨化的后纵韧带可达数毫米，突向椎管压迫脊髓。骨化节段可以是单节段，也可以是双节段。

③ 先天性胸椎管狭窄：较为少见，其椎弓根发育短而粗，椎管矢状径狭小，但在青少年时期脊髓在椎管中尚能适应，并不出现脊髓受压。随着年龄的增加，胸椎的退变，使椎管进一步狭窄，逐渐形成对硬膜囊直至脊髓的压迫。有时轻微的胸背部损伤，就可诱发脊髓压迫症状。

④ 其他：部分氟骨症患者，其椎板、关节突骨质变硬、增厚，韧带骨化，可导致胸椎管狭窄，严重者可引起广泛而严重的全脊柱椎管狭窄。此外，少数后期的强直性脊柱炎病例，因韧带骨化，可出现胸脊髓压迫。

（2）分类

① 分为发育性、继发性和混合性 3 类。其中以混合性椎管狭窄最常见。继发性椎管狭窄是由椎体骨质增生、骨赘形成、后纵韧带骨化、关节突肥大和黄韧带肥厚骨化，占据了胸椎管腔内的容积，而引起胸椎管狭窄症。

② 根据胸髓受压的方向，又分为前方受压、后方受压和前后方同时受压 3 类。

③ 根据受压的范围又可分为单节段和多节段 2 类。单节段胸椎管狭窄常因退行性变引起；多节段椎管狭窄多为发育性椎管狭窄和氟骨症所致。多节段胸椎管狭窄又分为连续型和间断型狭窄。

（二）临床表现

（1）症状

① 早期表现：为下肢麻木、无力、发凉，行走缓慢，僵硬不灵活，足底可有"踩棉花"感。双下肢可同时发病，也可一侧下肢先出现症状，然后累及另一侧

下肢。

② 半数患者有间歇性跛行。较重者站立及行走不稳，呈痉挛步态，需持双拐或扶墙行走，严重者截瘫。

③ 后期感觉障碍平面上升，胸腹部有紧束感或束带感，胸闷、腹胀，严重者甚至出现呼吸困难。

④ 近半数患者伴有腰背痛，但多不严重。

⑤ 括约肌功能障碍出现较晚。大小便功能障碍主要表现为排便无力，感觉减退，尿失禁的发生率并不高。

⑥ 一旦发病，病情多呈进行性加重，无明显缓解期。发展速度快慢不一，快者在几个月内就发生截瘫。

（2）体征　可有躯干、下肢感觉障碍，下肢肌力减弱，肌张力升高，膝、跟腱反射亢进，病理征阳性等。

（三）辅助检查

目前公认的诊断程序是，临床表现指引下行 X 线摄片，经 X 线初步筛选后行 MRI 检查，发现狭窄后，再在狭窄部位行 CT 检查。

（1）X 线　由于复杂的胸椎结构，仅能发现不到 50% 的胸椎黄韧带骨化症或后纵韧带骨化症病变。

（2）CT　可以清晰地显示骨性椎管及骨化韧带的结构，对手术治疗可提供有效信息，多用于病变局部重点检查。

（3）MRI　可清楚地显示整个胸椎病变及部位、病因、压迫程度、脊髓损害情况，是确诊胸椎管狭窄症最为有效的辅助检查方法。此外，临床上有 10% 以上的胸椎管狭窄症的病例是在行颈椎或腰椎 MRI 检查时偶然发现了胸椎黄韧带骨化症或胸椎椎间盘突出。

（4）脊髓造影　因其有创性，只能间接反映胸椎病变及脊髓的压迫，在不具备 MRI 设备的医院可选择此方法。

（四）治疗

（1）非手术治疗　对临床中发现的无脊髓损害的胸椎管狭窄症患者应密切观察，同时避免搬运重物等可引起胸椎外伤的活动。

（2）手术治疗　对病情进行性加重，脊髓受压明显者应积极进行椎板切除减压。

（五）护理措施

同胸椎间盘突出症。

（六）康复指导

同胸椎间盘突出症。

第三节 • 腰椎退行性疾病

一、腰椎间盘突出症

腰椎间盘突出症指由于椎间盘变性、纤维环破裂、髓核组织突出刺激和压迫马尾神经或神经根所引起的一种综合征，是腰腿痛最常见的原因之一。腰椎间盘突出症可发生于任何年龄，最多见于中年人，20～50 岁为多发年龄，男性多于女性，好发部位是 L4～L5、L5 至 S1。

（一）病因与分型

（1）病因　导致腰椎间盘突出症的病因既有内因也有外因，内因主是腰椎退行性变，外因则有外伤、劳损、受寒受湿等。

① 椎间盘退行性变：是腰椎间盘突出的基本病因。随着年龄增长，纤维环和髓核水分减少，弹性降低，椎间盘变薄，易于脱出。

② 长期震动：汽车和拖拉机驾驶员在驾驶过程中，长期处于坐位及颠簸状态，腰椎间盘承受的压力过大，可导致椎间盘退变和突出。

③ 过度负荷：当腰部负荷过重时，髓核向后移动，引起后方纤维环破裂。长期从事重体力劳动者，如煤矿工人或建筑工人，因过度负荷易造成纤维环破裂。

④ 外伤：是腰椎间盘突出的重要因素。特别是儿童与青少年的发病与之密切相关。

⑤ 妊娠：妊娠期间体重突然增加，腹压增高，而韧带相对松弛，易使椎间盘膨出。

⑥ 其他：如遗传、吸烟以及糖尿病等诸多因素。

（2）分型　从病理变化及 CT、MRI 表现，结合治疗方法可作以下分型。

① 膨隆型：纤维环部分破裂，而表层尚完整，此时髓核因压力而向椎管内局限性隆起，但表面光滑。这一类型经保守治疗大多可缓解或治愈。

② 突出型：纤维环完全破裂，髓核突向椎管，仅有后纵韧带或一层纤维膜覆盖，表面高低不平或呈菜花状，常需手术治疗。

③ 脱垂游离型：破裂突出的椎间盘组织或碎块脱入椎管内或完全游离。此型不仅可引起神经根症状，还容易导致马尾神经症状，非手术治疗往往无效。

④ Schmorl 结节：髓核经上下终板软骨的裂隙进入椎体松质骨内，一般仅有腰痛，无神经根症状，多不需要手术治疗。

（二）临床表现

（1）症状

① 腰痛：超过 90% 的患者有腰痛表现，也是最早出现的症状。疼痛范围主要

是在下腰部及腰骶部，多为持久性钝痛。

② 坐骨神经痛：由于 95％ 左右的椎间盘突出发生在 L4～L5 或 L5 至 S1，故一侧下肢坐骨神经区域放射痛是本病的主要症状。典型表现为从下腰部向臀部、大腿后外侧、小腿外侧直至足部的放射痛，伴麻木感。腰椎间盘突出多在一侧，故患者多表现为单侧疼痛。中央型腰椎间盘突出症可有双侧坐骨神经痛。咳嗽、打喷嚏时，因腹压增高，疼痛加剧。

③ 马尾综合征：突出的髓核或脱垂的椎间盘组织压迫马尾神经，出现鞍区感觉迟钝，大小便功能障碍。

④ 感觉及运动功能减弱：由于神经根受损，导致其支配区域的感觉及运动功能减弱甚至丧失，如皮肤麻木、发凉、皮温下降等，部分患者出现膝反射或跟腱反射减弱或消失。

（2）体征

① 腰椎侧凸：是临床上常见的体征，是一种为减轻疼痛的姿势性代偿侧凸，如果髓核突出在神经根的肩部，上身向健侧弯曲；如果突出髓核在神经根腋部时，上身向患侧弯曲。

② 腰部活动受限：绝大部分患者有不同程度的腰部活动受限，其中以前屈受限最明显。

③ 压痛及骶棘肌痉挛：多数患者在病变节段的棘突间或椎旁有压痛。约 1/3 患者有腰部骶棘肌痉挛，使腰部固定于强迫体位。

④ 直腿抬高试验及加强试验：阳性。

⑤ 神经损害表现

a. 感觉异常：多数患者有感觉异常，L5 神经根受累时，小腿外侧和足背痛、触觉减退；S1 神经根受压时，外踝附近及足背侧痛、触觉减退。

b. 肌力下降：若神经受压严重或时间较长，患者可有肌力下降。L5 神经根受累时，踇趾背伸肌力下降；S1 神经根受压时，足跖屈肌力减弱。

c. 反射异常：根据受累神经不同，患者常出现相应的反射异常。

（三）辅助检查

（1）X 线　通常作为常规检查。一般拍摄腰椎正、侧位片，若怀疑脊椎不稳可以加照屈、伸动力位片和双斜位片。患者 X 线片常表现为病变节段椎间隙变窄，椎体的前后缘可有唇样骨质增生；后方的小关节可有增生肥大。

（2）CT　能更好地显示脊柱骨性结构的细节。患者 CT 可表现为椎管内椎体后缘出现突出的椎间盘影，椎管与硬膜囊间的脂肪层消失，神经根受压移位，硬膜囊受压变形等。

（3）MRI　对腰椎间盘突出的诊断有很大帮助。可以全面地观察突出的髓核、硬膜囊及神经根之间的关系。此外，MRI 还能显示和分辨椎间盘退变程度。

（4）其他 肌电图等电生理检查可以推断神经受损的节段。

（四）治疗

依据临床症状的严重程度，采用非手术或手术方法治疗。

（1）非手术治疗 适用于初次发作、病程较短且经休息后症状明显缓解，影像学检查无严重突出者。80%～90%的患者可经非手术治疗治愈。

① 绝对卧床休息：卧床休息可以减轻椎间盘承受的压力，缓解脊柱旁肌肉痉挛引起的疼痛。一般卧床 3 周或至症状缓解后，可戴腰围下床活动。

② 骨盆牵引：牵引可增大椎间隙，减轻对椎间盘的压力和对神经的压迫，改善局部循环和水肿。多采用骨盆持续牵引，抬高床尾做反牵引。牵引重量一般为 7～15kg，持续 2 周；也可采用间断牵引法，2 次/d，1～2h/次，但效果不如前者。

③ 物理治疗：正确的理疗、推拿、按摩可缓解肌痉挛及疼痛，减轻椎间盘压力，减轻对神经根的压迫。

④ 皮质激素硬膜外注射：皮质激素可减轻神经根周围的炎症与粘连。常选用长效皮质类固醇制剂加 2%利多卡因硬膜外注射，每周 1 次，3 次为 1 个疗程。

⑤ 髓核化学溶解法：将胶原酶注入椎间盘或硬脊膜与突出的髓核之间，达到选择性溶解髓核和纤维环，缓解症状的目的。

（2）手术治疗 有 10%～20%的患者需要手术治疗。

① 手术指征

a.急性发作，具有明显马尾神经受压症状。

b.诊断明确，经系统的保守治疗无效，或保守治疗有效但经常反复发作且疼痛较重，影响工作和生活。

c.病史虽不典型，但影像学检查证实椎间盘对神经或硬膜囊有严重压迫。

d.合并腰椎管狭窄症。

② 手术类型：根据椎间盘位置和脊柱的稳定性选择手术类型。椎板切除术和髓核摘除术，是最常用的手术方式；椎间盘切除术；脊柱融合术；经皮穿刺髓核摘除术。

（五）护理措施

同胸椎间盘突出症。

（六）康复指导

（1）1～3 个月内下地活动需佩戴腰围或支架。

（2）避免弯腰及抬重物。

（3）预防复发

① 针对发病外因进行宣教：注意保暖，防止劳累及受寒着凉等。

② 指导正确咳嗽方法，保持大便通畅，避免剧烈咳嗽和便秘时用力排便所致的腹内压增高。

③ 指导日常生活和工作活动的正确姿势：当腰部处于屈曲位时，如突然加以旋转易诱发髓核突出而导致本病的复发。

④ 避免突然负重：日常生活和工作中在未有充分准备的情况下，突然使腰部负荷加重，易引起髓核突出。因此搬运重物时应注意忌用爆发力。

⑤ 指导患者建立良好的生活习惯：出院后每天坚持做腰部治疗体操，维持正常的体育锻炼，但勿做剧烈运动。

二、腰椎管狭窄症

腰椎管狭窄症（lumbar spinal stenosis syndrome）是指因原发性或继发性多种因素造成腰椎椎管、神经根管及椎间孔变形或狭窄并引起神经根及马尾神经受压而产生相应临床症状的疾病。多发于 40 岁以上的中老年人。

（一）病因与分类

（1）病因

① 原发因素：由先天发育因素所致椎管腔狭小者，即为原发性椎管狭窄，出现症状者较少见。如先天性椎弓根短粗、椎板增厚、隐性脊椎裂均可引起椎管狭小。

② 继发因素：后天多种因素所致的椎管腔狭小，即为继发性椎管狭窄。多数继发性椎管狭窄的病例本身就有发育性狭窄。随着年龄增长，性别的差异及职业不同，可继发椎管的骨性结构增生、纤维组织增厚，造成椎管的骨纤维性管腔进一步狭窄，出现临床症状、体征。

③ 医源性因素：脊柱外科手术导致的椎管狭小称为医源性椎管狭窄，如椎间盘髓核摘除术后进行的自体植骨或融合术，骨块压迫或创伤组织的瘢痕、增生物等引起的椎管狭窄。

（2）分类　分为先天性腰椎管狭窄和继发性腰椎管狭窄。

（二）临床表现

（1）症状

① 腰腿痛：腰臀部痛及下肢痛，可为单侧或双侧。疼痛多为持续性，活动时加重，体位改变可影响疼痛的程度。疼痛多发生于站立位、过伸位或行走较久时，前屈位、坐位、卧位、蹲位或骑自行车时疼痛减轻或消失。个别患者还可出现下肢麻木感，偶有马鞍区麻木，大小便失禁或阳痿。

② 神经源性间歇性跛行：在步行数十至数百米后，出现下肢疼痛、麻木、酸胀、无力等症状，以致不能继续行走，此时如坐、蹲或弯腰休息片刻，症状即明显减轻或消失，再次行走时，又出现相同症状，如此反复发生。

（2）体征

① 压痛：可有骶棘肌紧张及相应的椎旁压痛点。

② 脊柱活动改变：腰椎生理前凸减少或消失，腰椎后伸受限。

③下肢感觉、运动、反射改变：若为中央椎管狭窄者，两侧出现一条或多条神经根受压的相应改变；若为侧隐窝狭窄或神经管狭窄者，一般仅出现一侧单一神经根受压的改变。

（三）辅助检查

（1）X线 正位片可见椎弓根粗大，椎弓根间距小，椎间关节大且向中线偏移，下关节突间距小，椎板间隙狭窄。侧位片表现为椎体后缘有骨棘突出。

（2）CT 可观察骨性结构的形态，也可显示椎间盘、黄韧带、神经根的轮廓及它们之间的相互关系。

（3）MRI 可提供椎管的矢状面、冠状面及轴位横断面的影像，清晰地显示硬膜囊的受压情况。

（4）肌电图 受压迫的神经支配区的下肢肌肉，可出现功能性瘫痪的运动障碍电位，或体感电位潜伏期平均值延长。

（四）治疗

（1）非手术治疗 卧床休息，骨盆牵引，腰背肌锻炼，理疗，按摩，腰围保护及适当的非甾体类抗炎药物。

（2）手术治疗 症状严重，半年以上非手术治疗无效者；有较严重的神经功能障碍者；症状反复发作，进行性加重者，可经手术解除压迫马尾神经和神经根的狭窄因素，以及维持脊柱的稳定性。

（五）护理措施

同胸椎间盘突出症。

（六）康复指导

同胸椎间盘突出症。

三、腰椎滑脱症

腰椎滑脱症（spondylolithesis）是指腰椎的椎体间因各种原因造成骨性连接异常出现上位椎体相对于下位椎体向前或向后、部分或完全的移位，从而引起的一系列临床表现。

（一）病因与分类

主要是因各种过度的机械应力引起，诱因包括搬运重物、举重、足球、体育训练、外伤、磨损和撕裂。由于腰椎各种结构老化而发生结构异常，从而导致退行性腰椎滑脱，通常发生于50岁以后，这种滑脱通常伴有腰椎管狭窄，多需要手术治疗。

（二）临床表现

1. 儿童以及青少年期

发育性腰椎滑脱患者通常较早出现临床症状，典型主诉为下腰部僵硬和疼痛，并伴随有臀部及大腿的放射痛，畸形严重时疼痛可放射到足底。还可表现出椎旁肌、腘绳肌痉挛，腰前凸增大，躯干短，心形臀部，前腹皱褶，蹒跚步态等典型症状。

2. 成年期

（1）峡部型滑脱　一般要到成年晚期才会出现腰痛，同时由于滑脱节段或其近端发生椎管狭窄的病理改变，老年患者可出现间歇性跛行的症状。除疼痛外，部分患者会出现神经损害症状，包括感觉异常、下肢无力、直肠和膀胱功能障碍。前两者常见于累及神经根的峡部裂型滑脱。直肠和膀胱功能障碍，常见于先天性腰椎滑脱引起的马尾综合征。

（2）退变性滑脱　一般在 50 岁以后发病，常见于女性患者，主要症状也是腰痛和坐骨神经痛，因严重退变引起椎管狭窄者可出现间歇性跛行的临床表现。

（三）辅助检查

（1）X 线　单靠 X 线片就能确诊。拍摄腰椎正侧位片、斜位片、过伸过屈位片，可以了解椎间滑移的程度，椎弓峡部有无崩裂以及目前椎间活动的情况。

（2）CT　对峡部病变的诊断率较高，三维 CT 或矢状面多幅重建可以明确椎间孔变化及滑脱程度。

（3）MRI　可观察腰椎神经根受压情况及各椎间盘退变程度。

（四）治疗

（1）非手术治疗　适用于症状轻微的腰椎峡部裂和 Ⅰ～Ⅱ 度滑脱或病程较短者。包括制动、休息、物理治疗、非甾体类抗炎药、腰背肌锻炼和腰围保护，必要时进入疼痛治疗中心接受专科治疗。对儿童、青少年单纯峡部裂，非手术治疗可以取得较好的疗效。

（2）手术治疗　适用于 Ⅱ 度以及 Ⅱ 度以上的滑脱。包括腰椎双侧峡部融合术、椎板切除减压术、脊柱融合术、复位内固定术以及上述方法的联合使用。

（五）护理措施

同胸椎间盘突出症。

（六）康复指导

（1）减少腰部过度负重　减少腰部过度旋转、蹲起等活动。

（2）减轻体重　尤其是减少腹部脂肪堆积。体重过重增加了腰椎的负担及劳损，特别是腹部脂肪堆积，增加了腰椎在骶骨上向前滑脱的趋势。

（3）加强腰背肌肉的功能锻炼　腰背肌肉的力量可增加腰椎的稳定性，拮抗腰椎向前滑脱的趋势。腰背肌肉的锻炼可参见第十九章第一节。

（谭晓菊　王文丽　赵兴娥　邹晓慧）

第一节 · 骨质疏松症

骨质疏松症（osteoporosis，OP）是一种以低骨量和骨组织微细结构破坏为特征，导致骨骼脆性增加，易发生骨折的代谢性疾病。各年龄期均可发病，多见于老年人，尤其是绝经后女性，其发病率居代谢性骨病首位。

（一）病因与分类

根据致病因素可分为原发性和继发性两类。

（1）原发性骨质疏松 又分为两种亚型，即Ⅰ型（绝经后骨质疏松症）和Ⅱ型（老年性骨质疏松症）。Ⅰ型 OP 是雌激素缺乏所致，女性的发病率是男性的 6 倍以上，此型主要由破骨细胞介导，多数患者的骨转换率增高，亦称高转换型 OP。Ⅱ型 OP 多见于 60 岁以上的老年人，女性的发病率是男性的 2 倍以上，主要累及的部位是脊柱和髋骨。

（2）继发性骨质疏松 继发于其他疾病，如性腺功能减退症、甲亢、1 型糖尿病、库欣综合征、尿毒症等。长期大量使用糖皮质激素也是重要原因之一。

（二）临床表现

（1）骨痛和肌无力 早期无症状，被称为"寂静之病"，多数患者在严重的骨痛或骨折后发现。

（2）椎体压缩 多见于绝经后骨质疏松，可引起驼背和身高变矮，多在突发性腰背疼痛后出现。

（3）骨折 当骨量丢失超过 20％时即可出现骨折，是骨质疏松最常见和最严重的并发症。骨折部位多见于髋部、脊柱和前臂骨折。其中髋部骨折（股骨颈骨折）最常见，危害也最大，病死率可达 10％～20％，致残率可达 50％。

（三）辅助检查

（1）骨量的测定 骨矿含量（Bone Mineral Content，BMC）和骨矿密度（Bone Mineral Density，BMD）测量是判断低骨量、确定骨质疏松的重要手段，是评价骨丢失率和疗效的重要客观指标。

（2）骨转换的生化测定　多数情况下，绝经后骨质疏松早期（5 年）为高转换型，而老年性 OP 多为低转化型。

① 与骨吸收有关的生化指标：空腹尿钙或 24h 尿钙排量是反映骨吸收状态最简易的方法，但受钙摄入量、肾功能等多种因素的影响。

② 与骨形成有关的生化指标：包括血清碱性磷酸酶、血清 I 型前胶原羧基前肽和血骨钙素。

（3）骨形态计量和微损伤分析　结合骨组织学及生理学，用定性定量方法计算出骨组织参数，以评价及分析骨结构及骨转换。目前主要用于探讨 OP 的早期形态与功能变化。

（4）X 线　一种简单而较易普及的检查骨质疏松的方法。

（四）治疗

1. 基础治疗

（1）适当运动　适当的运动可增加和保持骨量，使老年人躯体及四肢肌肉和关节的协调性和应变力增强。运动类型、方式和运动量根据患者具体情况而定。适当进行负重锻炼，避免肢体制动。

（2）合理膳食　补充足够的蛋白质有助于 OP 的治疗，多进食富含异黄酮类食物。老年人还应适当增加含钙丰富的食物的摄入，如乳制品等。增加富含维生素及含铁的食物，以利于钙的吸收。少饮酒、咖啡和浓茶，不吸烟。

（3）补充钙剂和维生素 D　不论何种类型的骨质疏松症均应该补充适量钙剂，除增加饮食制剂钙含量外，可补充碳酸钙、葡萄糖酸钙等。每天元素钙摄入量应为 800～1200mg，可同时服用维生素 D，以利于钙的吸收。

2. 对症治疗

有疼痛者可给予适量的非甾体抗炎药；对继发性 OP 应针对病因治疗；有畸形者应局部固定防止畸形加剧；有骨折时应给予牵引、固定、复位或手术治疗，尽早辅以物理治疗和康复治疗，避免因制动或失用加重病情。

3. 特殊治疗

（1）性激素补充疗法　按患者的具体情况选择性激素的种类，用药剂量和途径。雌激素可抑制破骨细胞介导的骨吸收，增加骨量，是女性绝经后骨质疏松症的首选用药，妇女绝经后如无禁忌证可应用雌激素替代治疗 5 年，雄激素则可用于男性老年人。

（2）抑制骨吸收药物　二膦酸盐能抑制破骨细胞生成和骨吸收，增加骨密度，缓解骨痛。服药期间不加钙剂，停药期间可给钙剂或维生素 D 制剂，有血栓疾病和肾功能不全者禁用。老年性 OP 不宜长期使用。

（3）促进骨形成的药物　甲状旁腺素（PTH）是人体甲状旁腺主细胞合成分

泌的激素，小剂量 PTH 能刺激成骨细胞促进骨形成。常用制剂为复泰奥，它是迄今唯一被美国食品药品监督管理局（FDA）批准用于治疗骨质疏松的促骨形成药物。此外，氟制剂也是一个很强的骨形成促进剂，对成骨细胞有明显的刺激作用。目前临床上应用的主要是特乐定，也称氟钙定，长期治疗后偶见关节痛，肾衰竭、高血钙者禁用。

（4）介入治疗　椎体成形术是一种脊柱微创手术，向压缩的椎体内注入混有造影剂的骨水泥，达到重建脊柱稳定性、增强椎体强度、缓解患者疼痛的目的。适用于有疼痛症状的新鲜或陈旧性骨质疏松性椎体压缩性骨折。无疼痛症状的椎体压缩性骨折、感染、肿瘤患者及骨水泥过敏的患者禁用。

（五）护理措施

（1）预防跌倒　保证住院环境安全，如楼梯有扶手，病房和浴室地面干燥，光线明暗适宜，床椅不可经常变换位置，过道避免有障碍物等。加强日常生活护理，将日常所需物如茶杯、呼叫器等尽量放置床边，以利患者取用。加强巡视，住院患者在洗漱及用餐时间，应加强意外的预防。当患者使用利尿剂或镇静剂时，要严密注意其因频繁如厕以及精神恍惚所产生的意外。

（2）疼痛护理　使用硬板床，卧床休息数天到一周。必要时使用背架、紧身衣等，以限制脊椎的活动度和给予脊椎支持；对疼痛部位给予湿热敷或按摩，可促进血液循环，减轻肌肉痉挛；也可用超短波、分米波疗法、低频及磁疗法和激光等达到消炎和镇痛效果。

（3）用药护理

① 钙剂：服用钙剂时要多饮水，以增加尿量，减少泌尿系结石形成的机会。空腹服用的效果最好，同时服用维生素 D 时，不可与绿叶蔬菜一起服用，以免形成钙螯合物而减少钙的吸收。

② 性激素：必须在医师的指导下使用，与钙剂、维生素 D 同时使用。服用雌激素者应定期进行妇科检查和乳腺检查，反复阴道出血时应减少用量，甚至停药。使用雄激素期间应定期监测肝功能。

③ 二膦酸盐：应晨起空腹服用，同时饮清水 $200\sim300ml$，服药后至少半小时内不能进食或喝饮料，应采取立位或坐位，以减轻对食管的刺激。嘱患者不要咀嚼或吸吮药片，以防发生口咽部溃疡。出现下咽困难、吞咽痛或胸骨后疼痛，警惕可能发生食管炎、食管溃疡和食管糜烂情况，应立即停止用药。

④ 降钙素：服用降钙素时观察不良反应，如食欲减退、恶心、颜面潮红等。

⑤ 镇痛药物：如吲哚美辛、阿司匹林等应餐后服用，以减轻胃肠道反应。

（4）介入手术护理

① 术前准备：指导患者练习俯卧位姿势及训练患者床上排便；忌食糖类、豆类等易产气的食物；讲解手术相关知识及注意事项，消除患者的紧张情绪。

② 术后护理：术后24h内严密监测患者生命体征尤其是血压变化，必要时进行心电监护；仰卧休息4h，有利于骨水泥进一步硬化，减少并发症及穿刺部位的出血；观察创口疼痛、渗液、下肢远端感觉和运动功能，逐步进行肢体功能锻炼。

（六）康复指导

（1）疾病预防指导　骨质疏松症的预防，在达到峰值骨量前就应开始，以争取获得较理想的峰值骨量。包括指导青少年合理的生活方式和饮食习惯，其中运动、保证充足的钙摄入较为可行有效。成年后的预防主要是尽量延缓骨量丢失的速度和程度，除一般生活、运动指导外，对绝经后骨质疏松患者还应指导其早期补充雌激素或雌孕激素合剂。

（2）疾病知识指导　指导患者摄入富含钙、蛋白质、维生素的食物，动物蛋白不宜过多。戒烟酒，避免咖啡因的摄入，少饮碳酸饮料，少吃糖及食盐。多进行步行、游泳、慢跑、骑自行车等户外运动，避免剧烈、危险的运动。

（3）预防跌倒指导　加强预防跌倒的宣传教育和保护措施，如家庭和公共场所防滑、防碰撞措施。指导患者维持良好姿势。必要时使用手杖或助行器；衣服和鞋穿着合适，大小适中，且利于活动。

（4）用药指导　嘱患者按时服用各种药物，学会自我监测药物不良反应。应用激素治疗的患者应定期检查，以早期发现可能出现的不良反应。

第二节·佝偻病

一、维生素 D 缺乏性佝偻病

营养性维生素 D 缺乏性佝偻病（rickets of vitamin D deficiency）是儿童体内维生素 D 不足引起钙、磷代谢失常，产生的一种以骨骼病变为特征的全身慢性营养性疾病。

（一）病因

（1）围生期维生素 D 不足。

（2）日光照射不足。

（3）生长速度快，需要增加。

（4）维生素 D 摄入不足。

（5）疾病及药物影响。

（二）临床表现

多见于 3 个月至 2 岁婴幼儿，主要表现为生长最快部位的骨骼改变，肌肉松弛及神经兴奋性改变，分期如下。

（1）初期（早期）　多见于 6 个月以内，特别是 3 个月以内的小婴儿。主要为神经兴奋性增高的表现，如易激惹、烦恼、婴儿摇头擦枕，出现枕秃，但非佝偻病的特异症状。

（2）活动期（激期）　早期维生素 D 缺乏的婴儿未经治疗，继续加重，主要为骨骼改变和运动功能发育迟缓。

① 骨骼改变

a.头部：6 月以内婴儿可见颅骨软化，表现为"乒乓头"，7～8 月龄时变成"方盒样"头形。严重时呈马鞍状或十字状头形。患儿前囟闭合延迟，出牙迟，牙釉质缺乏并易患龋齿。

b.胸部：胸廓畸形多见于 1 岁左右婴儿，表现为佝偻病串珠、赫氏沟、鸡胸、漏斗胸，均可影响呼吸功能，并发呼吸道感染或肺不张。

c.四肢：如佝偻病手、足镯；膝内弯（"O"形腿）；膝外翻（"X"形腿）畸形。

d.脊柱：患儿会坐或站立后，因韧带松弛可致脊柱后凸或侧凸畸形。

② 运动功能发育迟缓：坐、立、行等运动功能发育落后，腹部膨隆如蛙腹。

③ 神经、精神发育迟缓：重症患儿神经系统发育迟缓，表情淡漠，语言发育落后，条件反射形成缓慢；免疫力低下，易合并感染及贫血。

（3）恢复期　患儿经治疗及日光照射后，临床症状和特征逐渐减轻和消失。

（4）后遗症期　因婴幼儿期严重佝偻病，残留不同程度的骨骼畸形，或运动功能障碍。多见于 2 岁以后的儿童。

（三）辅助检查

（1）X 线　早期常无骨骼表现。激期 X 线长骨片显示钙化带消失，干骺端呈毛刷样、杯口状改变，骨骺软骨带增宽（＞2mm），骨密度减低，骨皮质变薄，可有骨干弯曲畸形或青枝骨折。治疗 2～3 周后骨骼 X 线改变有所改善，出现不规则的钙化线，钙化带致密增厚，骨骺软骨盘＜2mm，骨密质度逐渐恢复正常。后遗症期 X 线检查骨骼干骺端病变消失。

（2）血生化检查　早期血清 25-$(OH)_2D_3$ 下降，PTH 升高，血钙下降，血磷降低，碱性磷酸酶正常或稍高。激期除血清钙稍低外，其余指标改变更加明显。恢复期血钙、磷逐步恢复正常，碱性磷酸酶需 1～2 个月降至正常。后遗症期血生化正常。

（四）治疗

（1）非手术治疗

① 药物治疗：治疗目的在于控制病情，防止骨骼畸形。治疗应以口服维生素 D 为主，一般剂量为每日 50～100μg（2000～4000IU）或骨化三醇 0.5～2.0μg，视临床或 X 线片改善情况，2～4 个月后改为维生素 D 预防量 10μg/d（400IU/d）。重症佝偻病有并发症或无法口服者可一次肌内注射维生素 D_3 7500～15000μg，2～3

个月后改为口服预防量。治疗 1 个月后应复查结果，以排除抗维生素 D 佝偻病。

② 营养支持：除采用维生素 D 治疗外，应注意加强营养，保证足够奶量，及时添加转乳期食品，坚持每日户外活动。膳食中钙摄入不足时，应适量补充钙剂。

（2）手术治疗　严重骨骼畸形者可考虑手术治疗。

（五）护理措施

（1）户外活动　指导家长每日带患儿进行一定的户外活动。出生后 2～3 周即可带婴儿户外活动，冬季也要保证每日 1～2h 户外活动时间。夏季气温太高，可在阴凉处活动，尽量暴露皮肤。冬季室内活动时开窗，让紫外线能够透过。

（2）补充维生素 D　按时引入换乳期食物，给予富含维生素 D、钙、磷和蛋白质的食物。按医嘱供给维生素 D 制剂，注意维生素 D 过量中毒表现：早期症状为厌食、恶心、倦怠、低热，继而出现呕吐、顽固性便秘，体重下降。重症出现惊厥、血压升高、烦渴、尿频，甚至脱水、酸中毒；尿中出现蛋白质、红细胞、管型等改变，继而发生慢性肾衰竭。早期血钙增高＞3mmol/L（12mg/dl），尿钙强阳性（Sulkowitch 反应）。X 线检查可见长骨干骺端钙化带增宽（＞1mm），致密，呈现环形密度分增深带；重症时大脑、心、肾、大血管、皮肤等有钙化灶。

（3）预防骨骼畸形和骨折　衣着柔软、宽松，床铺松软，避免早坐、久坐、早站、久站和早行走，以防骨骼畸形。严重佝偻患儿肋骨、长骨易发生骨折，护理操作时应避免重压和强力牵拉。

（4）加强体格锻炼　对已有骨骼畸形的患儿可采取主动和被动的方法矫正。如胸廓畸形，可做俯卧位抬头展胸运动；下肢畸形可施行肌肉按摩。对于行外科手术矫治者，指导家长正确使用矫形器具。

二、其他类型佝偻病

（一）低血磷抗维生素 D 佝偻病

是最常见的抗维生素 D 佝偻病，多为 X 连锁显性遗传，女孩多于男孩。主要机制为肾小管回吸收磷障碍以及 25-OH-维生素 D 转化为 1,25-$(OH)_2$ 维生素 D 的部分缺陷，导致尿磷增加，血磷降低，骨质矿化不全。患儿多在 1～2 岁起病，因走路不稳或者下肢弯曲就诊，怀疑该病的患儿可行肾小管回吸收磷实验及肠磷负荷实验，如果肾小管回吸收磷率有 2 次低于 85％ 则可以诊断，治疗主要为补充磷酸盐及活性维生素 D。日常护理措施如下。

（1）体位　保持正确的体位，疾病活动期减少患儿站立和行走，以免加重下肢畸形，鼓励患儿俯卧，减轻脊柱侧弯或后突；每天给予下肢肌肉按摩。

（2）健康教育　在病情不稳定时，每 2 周查血钙、磷、碱性磷酸酶以及尿钙/尿肌酐 1 次，告知家长来院当天晨起空腹并留尿。病情稳定后，每月复查 1 次。告知家长本病为肾小管回吸收磷障碍所致，需服药至青春期后或终身服用，效果出现缓慢不可自行减药或者停药。

（3）其余护理措施　详见维生素 D 缺乏性佝偻病。

（二）维生素 D 依赖性佝偻病

分为两型，Ⅰ型是 1α-羟化酶缺陷引起 1,25-(OH)$_2$ 维生素 D 生成受阻，因此 25-OH-维生素 D 水平升高，1,25-(OH)$_2$ 维生素 D 水平降低。Ⅱ型是由于 1,25-(OH)$_2$ 维生素 D 受体缺陷导致其不能很好地发挥功能，因此 25-OH-维生素 D 及 1,25-(OH)$_2$ 维生素 D 水平均偏高。两种类型患儿均起病早，超过 1 岁仍不能站立或者不会走路，佝偻病症状严重，可合并无热惊厥。Ⅰ型患儿还可有高氨基酸尿，Ⅱ型患儿的一个重要特征是毛发稀少。治疗主要依靠活性维生素 D。

（三）肝性佝偻病

是肝功能异常引起的 25-OH-维生素 D 生成不足所致。起病较晚，存在胆汁淤积性肝硬化、肝豆状核变性等原发肝脏疾病，治疗方面以治疗肝脏原发病及补充维生素 D 为主，应指导患者遵医嘱按时服用药物，了解药物的用法及副作用，忌滥用药物，戒烟戒酒，以免加重肝脏负担。

（四）肾性佝偻病

也称肾性骨营养障碍，多存在原发肾脏疾病，症状出现晚，年长儿多因下肢疼痛或者"O"形腿来就诊，部分合并有高血压、水肿、夜尿增多等表现。机制有三方面：25-OH-维生素 D 转化为 1,25-(OH)$_2$ 维生素 D 过程受影响；尿磷排出障碍使肠磷排出增多导致肠道钙吸收不良；血磷升高导致血钙降低。治疗方面以治疗原发肾脏疾病，避免使用肾毒性药物以延缓肾衰竭进展，并补充活性维生素 D 为主。护理方面，对有明显水肿、大量蛋白尿、血尿、高血压或合并感染、心力衰竭、肾衰竭、急性发作期患者，要限制活动，嘱卧床休息。若肾功能减退应给优质蛋白、低磷、高钙食物。勿使用对肾功能有害的药物，如氨基糖苷类抗生素、庆大霉素等。

（肖霞）

第二十三章 ▶▶ **骨与关节感染性疾病患者护理**

第一节·化脓性骨髓炎

化脓性骨髓炎（suppurative osteomyelitis）是由于化脓性细菌侵入，从而引起的骨膜、骨密质、骨松质及骨髓组织的炎症。根据其临床表现分为急性骨髓炎和慢性骨髓炎两种类型。其感染途径有以下三种。①血源性：身体其他部位的感染性病灶，如上呼吸道感染、皮肤疖肿、毛囊炎、胆囊炎和泌尿生殖系统感染等，细菌经血液循环播散至骨骼。②创伤性：细菌从开放性伤口侵入骨组织引起感染，如开放性骨折或骨折手术后出现骨髓炎。③蔓延性：邻近感染灶或邻近软组织感染直接蔓延至骨骼，如脓性指头炎直接蔓延引起指骨骨髓炎、慢性小腿溃疡引起胫骨骨髓炎、糖尿病引起的足部骨髓炎等。其中血源性骨髓炎是最常见、最严重的类型，常发生严重的全身性感染，如得不到及时有效的治疗，将严重影响健康甚至危及生命。急性骨髓炎如治疗不及时，导致反复发作，迁延不愈，即转为慢性骨髓炎，两者没有明显时间界限，一般认为死骨形成是慢性骨髓炎的标志。

一、急性血源性化脓性骨髓炎

身体其他部位化脓性病灶中的细菌经血流播散引起骨膜、骨皮质和骨髓的急性化脓性感染称为急性血源性化脓性骨髓炎（acute hematogenous osteomyelitis）。本病好发于2～10岁儿童，常有外伤史，儿童长骨干骺端为好发部位，多见于胫骨上段和股骨下段，其次为肱骨和髂骨。

（一）病因

存在于身体其他部位的感染性病灶，如疖、痈、扁桃体炎和中耳炎等，在处理不当或机体抵抗力下降时，细菌进入血液循环，菌栓进入骨营养动脉后往往受阻于长骨干骺端的毛细血管内，细菌在此停留、繁殖，形成化脓性感染。

（二）临床表现

（1）全身感染中毒症状 起病急骤，多有寒战、高热，体温可达 39℃ 以上。

可有头痛、呕吐等，儿童可表现为烦躁不安，严重者可有谵妄、昏迷等败血症症状及感染性休克。

（2）局部症状　早期患肢剧痛，不敢活动；呈半屈曲状，肌肉痉挛；干骺端有局限性深压痛；数日后脓肿穿破骨膜形成软组织深部脓肿时，压力减轻，疼痛反而缓解，但软组织受累的症状明显，局部红、肿、热、压痛更明显，并可出现波动；当脓肿穿破皮肤时，体温可逐渐下降，但局部可经久不愈而形成窦道；若整个骨干都存在骨破坏，有发生病理性骨折的可能。

（三）辅助检查

1.实验室检查

（1）早期白细胞计数　白细胞增高≥10×10^9/L，中性粒细胞比例增高；可伴有血沉加快和贫血。

（2）血培养　可获得阳性致病菌，以患者寒战高热期间成功率较高，应在使用抗生素之前，阳性率为50%～75%。

（3）局部脓肿分层穿刺　在干骺端压痛最明显处进行分层穿刺，穿刺液常规做涂片检查，血液及脓液常规做细菌培养及细菌药物敏感试验，有助于早期明确诊断及选择有效的抗菌药物进行治疗。

2.影像学检查

（1）X线　发病早期（2周内）骨质无明显改变；发病2周后，表现为层状骨膜反应与干骺端骨质稀疏，当微小骨脓肿合并较大脓肿时可见干骺区散在性虫蛀样骨破坏，并向髓腔扩散，可伴有死骨形成。

（2）CT　可较早发现病灶内较小的破坏病灶及小脓肿。

（3）MRI　可早期发现局限于骨内的炎性病灶，观察病灶的范围及有无脓肿形成，具有早期的诊断价值。

（4）核素骨显像　发病48h后可出现干骺端核素浓聚，可见病灶部位的血管扩张和增多，对早期诊断有一定价值。

（四）治疗

（1）全身治疗　加强全身营养支持，给予高蛋白、高维生素、易消化的清淡食物，贫血时输少量新鲜血，以增强抵抗力。寒战时注意保暖，高热时使用物理和药物降温，也可用些清热解毒的中药辅助治疗，注意水、电解质平衡，预防压力性损伤及口腔感染等。

（2）抗生素治疗　早期、足量、联合治疗，要联合应用抗生素，待检出致病菌后再予以调整。由于耐药菌株日渐增多，因此选择合适时期进行手术很有必要。急性骨髓炎经抗生素治疗后将会出现四种结果。

①骨脓肿形成以前炎症得到控制，全身及局部症状消失，X线平片未出现改变。

② 骨脓肿已被控制，有被吸收掉的可能，全身及局部症状消失，X线平片出现改变。上述两种情况应连续应用抗生素3～6周，用药至体温正常、症状消退后3周左右。且均不需要手术治疗。

③ 如果出现全身症状消退，但局部症状加剧，说明抗生素不能消灭骨脓肿，需要手术引流。

④ 全身症状和局部症状均不消退。说明致病菌对所用抗生素具有耐药性，有骨脓肿形成或产生迁徙性脓肿。

（3）局部治疗　早期应用石膏或皮肤牵引固定制动，抬高患肢，保持患肢功能位，防止畸形及病理性骨折，有利于患肢肿胀及炎症的消退。

（4）手术治疗

① 手术目的：引流脓液，减少全身中毒症状；防止急性骨髓炎转变成慢性骨髓炎。

② 手术时机：手术治疗时机选择很重要，在抗生素治疗后48～72h仍不能控制局部症状时即应进行手术治疗。

③ 手术方式：常用的手术方式有钻孔引流术或开窗减压术两种。

（5）术后伤口的处理

① 闭式灌洗引流：在骨腔内放置两根引流管做连续冲洗与吸引，关闭切口。置于高处的引流管以1500～2000ml抗生素溶液连续24h滴注；置于低位的引流管接负压吸收瓶。引流管留置3周，或体温下降，引流液连续三次培养阴性方可拔除引流管。

② 单纯闭式引流：脓液不多者可放单根引流管接负压吸瓶，每日经引流管注入少量高浓度抗生素液。

③ 伤口不缝合，填充碘仿纱条或VSD负压引流，5～10天后再做延迟缝合。

（五）护理措施

1. 术前评估

（1）健康史和相关因素　了解患者的发病情况，有无其他部位感染和受伤史，病程长短，疾病有无反复；采取过哪些治疗措施，效果如何；有无药物过敏史和手术史等。

（2）身体状况

① 全身状况：患者的精神状态、营养状态、饮食情况等，有无发热、畏寒等全身中毒症状。

② 局部状况：局部活动情况，有无红、肿、热、痛及其范围；疼痛的部位、性质和持续时间，创面有无恶臭、分泌物或窦道；关节是否处于减轻疼痛的功能位，有无关节强直。

③ 辅助检查：白细胞计数、分类和血沉；分层穿刺或关节穿刺抽出液体的量

和性质；涂片检查是否发现脓细胞；X 线摄片有无异常发现。

（3）心理和社会支持状况　患者和家属对疾病过程、治疗、护理的了解和期望程度；患者和家属对疾病预后的心理承受能力。

2. 维持正常体温

（1）休息　患者应卧床休息，以保护患肢和减少消耗，鼓励多饮水。

（2）降温　观察生命体征，4h 测体温 1 次，体温≥39℃应及时予以物理降温，必要时遵医嘱给予药物降温，以防高热惊厥发生。

3. 控制感染

（1）遵医嘱尽早联合足量应用抗生素，根据血培养及药敏试验结果选择敏感抗生素静滴，应连续用药超过 3～4 周。

（2）注意药物浓度和滴入速度，药物现配现用，合理安排用药顺序，保证药物在单位时间内有效输入。

（3）注意患者用药后有无副作用和毒性反应，警惕双重感染的发生，如伪膜性肠炎和真菌感染引起的腹泻。

（4）停药指征　体温正常；局部症状、体征消失达 2～3 周以上；血常规检查白细胞计数及分类正常；X 线检查可见到修复现象。

4. 休克的观察与护理

详见第十章第一节。

5. 缓解疼痛

详见第八章第七节。

6. 术后护理

（1）病情观察　密切观察生命体征及神志的变化，病情重者，应记出入量。

（2）引流管护理

① 妥善固定引流装置：拧紧各连接接头以防松动、脱落；变换体位时应妥善安置引流管，以防脱出；躁动患者要适当约束四肢，防止意外性拔管。

② 保持引流通畅。

a.保持引流管与一次性负压引流袋连接紧密，并处于负压状态；若出现滴入不畅或出入量不平衡，应检查管道是否折叠、受压、扭曲或血块堵塞，并及时处理，以保证引流通畅。

b.冲洗管的输液瓶应高于伤口 60～70cm，引流袋低于伤口 50cm，利于引流；

c.根据引流液的颜色和清亮程度调节灌注速度。引流术后大量抗生素溶液 24h 持续冲洗，每 2h 快速冲洗 1 次。观察引流液的量、颜色和性状，保持出入量的平衡。引流液颜色变淡时逐渐减少冲洗液的量，维持冲洗直至引流液清亮为止。

（3）拔管指征　引流管留置 3 周或体温正常，引流液清亮，连续 3 次引流液细菌培养呈阴性，伤口局部正常无渗出，肢体肿胀消退即可拔除冲洗管，3 日后再考虑拔除引流管。

（4）功能锻炼　为避免患肢长期制动导致肌肉萎缩或关节僵硬、畸形，患者术后麻醉清醒即可练习踝关节跖屈、背伸和旋转运动、股四头肌等长收缩运动；待炎症消退后，关节未明显破坏者行关节功能锻炼。

（5）心理护理　与患者及家属多交流，使患者消除负面心理，积极配合治疗，战胜疾病。

（六）康复指导

（1）饮食指导　加强营养，给予患者易消化的高蛋白、高维生素食物，必要时给予肠内或肠外营养支持，改善营养状况，增强机体抵抗力，防止疾病反复。

（2）用药指导　按医嘱按时、足量应用抗生素治疗，注意药物副作用和毒性反应，连续用药至少3周。

（3）活动指导　长期卧床患者，要保持床单位整洁，定时帮助患者翻身或变换体位，预防压力性损伤的发生；指导患者积极进行功能锻炼，每日进行患肢肌肉等长收缩练习及关节被动或主动活动；教会患者使用辅助器材，如拐杖、助行器等，减轻患肢负重，复查X线片证明包壳已坚固形成，破坏骨已经修复正常时才能开始负重，以免发生病理性骨折。

（4）定期复查　该病易复发，当愈合后的局部再次出现红、肿、热、痛或皮肤窦道再次开放向外流脓时，应及时就诊治疗。

二、慢性化脓性骨髓炎

慢性化脓性骨髓炎是急性化脓性骨髓炎的延续，全身症状大多消失后，症状限于局部，往往顽固难治，甚至数年或十数年仍不能痊愈。

（一）病因

急性化脓性骨髓炎经过及时、积极的治疗，多数病例可获得治愈，但仍有不少患者发生慢性骨髓炎。形成慢性骨髓炎的常见原因如下：①在急性期未能及时和适当治疗，有大量死骨形成；②有死骨或弹片等异物和无效腔的存在；③局部广泛瘢痕组织及窦道形成，循环不佳，利于细菌生长，而抗菌药物又不能达到病灶。

（二）临床表现

（1）局部症状　一般没有全身症状，可见患处明显的红、肿、热、痛等炎性反应，可有脓液自窦道破溃排出，经一定时期也可自行闭合。局部皮肤色暗、薄而易破溃或形成溃疡、窦道，愈合缓慢，肢体可增粗变形。如发生在关节附近，可出现关节挛缩，伴有窦道的可见窦道口有肉芽组织增生。

（2）骨组织的破坏与修复

① 破坏表现：大量死骨死腔形成，大的死骨未能排出，被周围组织包围形成死腔，分泌物及脓液穿破皮肤流出体外。

② 修复表现：周围组织充血形成肉芽组织，带入成骨或破骨细胞坏死的松质

骨中，被破骨细胞吸收，成骨细胞则形成新骨进行修复；坏死皮质骨难以被吸收，与活骨分离成为游离死骨。

（三）辅助检查

（1）X线　可显示虫蛀状骨破坏与骨质稀疏，并逐渐出现硬化区。死骨表现为完全孤立的骨片，没有骨小梁结构，浓白致密，边缘不规则，周围有空隙（图23-1），骨膜掀起并有大量较致密的新骨形成。骨膜反应为层状，部分呈三角状，状如骨肿瘤。

（2）CT可以显示出脓腔与小型死骨。

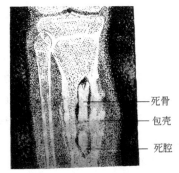

死骨

包壳

死腔

图23-1　慢性骨髓炎死骨的X线表现

（四）治疗

1. 治疗原则

慢性化脓性骨髓炎以手术治疗为主，其原则是清除死骨、炎性肉芽组织及消灭无效腔。

2. 手术

（1）适应证　有死骨形成、死腔及窦道流脓者。

（2）禁忌证

① 急性发作时不宜行病灶清除术，应以抗生素治疗为主，积脓时宜切开引流。

② 大块死骨形成而包壳尚未完全生成者，不宜手术取出大块死骨，须待骨痂包壳生成后再手术，过早取掉大块死骨会造成长段骨缺损，甚至病理性骨折。但近来已有在感染环境下带抗生素人工骨植骨成功的报告，因此可视为相对性禁忌证。

（3）手术方法　手术前需取窦道溢液做细菌培养和药物敏感试验，最好在术前2日即开始应用抗生素，使手术部位组织有足够的抗生素浓度。慢性骨髓炎患者行手术治疗时必须解决三个问题：清除病灶、消灭死腔及伤口的闭合。

① 病灶清除：一定要彻底，在骨壳上开洞，进入病灶内，吸出脓液，清除死骨与炎性肉芽组织。

② 消灭死腔方法

a. 碟形手术：又名奥尔（Orr）开放手术法，在清除病灶后再用骨刀将骨腔边缘削去一部分，使成平坦的碟状，使周围软组织贴近而消灭无效腔。本法只用于无效腔不大，削去骨量不多的病例。

b. 肌瓣填塞：无效腔较大者做碟形手术丧失的骨骼太多会发生病理性骨折，可将骨腔边缘略修饰后，将附近肌肉做带蒂肌瓣填塞以消灭无效腔。勿损伤该肌瓣的血管神经，肌瓣也不宜太大。

c. 闭式灌洗：小儿生长旺盛，骨腔容易闭合，因此，小儿病例在清除病灶后不必做碟形手术。可在伤口内留置2根引流管，一根为灌注管，另一根为出水管，根据药敏结果持续滴入抗生素溶液，灌洗持续时间一般为 2～4 周，待冲引液转为清晰，细菌培养连续 3 次无菌生长即可停止灌注，并拔管。

d. 庆大霉素-骨水泥珠链填塞和二期植骨：将庆大毒素粉剂放入骨水泥中，制成 7mm 大小的球，以不锈钢丝串联起来，聚合化后即成为庆大毒素-骨水泥珠链。将珠链填塞在骨腔内，珠链在体内会缓慢地释放出有效浓度的庆大毒素持续约 2 周，长出肉芽组织，2 周后拔除。

e. 缺损骨修复：采用抗生素磷酸钙人工骨修复，除有局部抗生素缓释作用，还可充填及修补病灶清除后的无效腔和缺损，其微孔结构可诱导新骨生成，防止病理性骨折。其降解率与局部血管长入、新骨形成的速度一致，具有良好的生物相容性、生物降解性和骨传导作用，是一种具有良好临床应用前景的新型生物材料。

③ 闭合伤口：伤口应一期缝合，并留置负压吸引管，一般留置 2～3 天内。周围软组织缺少不能缝合时，可将其敞开，骨腔内填充凡士林纱布或碘仿纱条，包管形石膏，开洞换药。若骨缺损修复后仍有皮肤缺损者，再行皮瓣或肌皮瓣覆盖，可改善局部血液循环，增加局部抗感染能力。伤口不能闭合，窦道不能消灭的主要原因是病灶清除不彻底与不能消灭无效腔。

（五）护理措施

参见本节"急性血源性化脓性骨髓炎"相关内容。

第二节·化脓性关节炎

化脓性关节炎为发生在关节内的化脓性感染，可引起关节破坏甚至功能丧失，又称细菌性关节炎或败血症性关节炎。多见于儿童、老年体弱、慢性关节病患者，常好发于单一的肢体大关节，如膝关节、髋关节，其次为肘、肩、踝关节。

（一）病因

感染途径多为血源性传播，身体其他部位的化脓性细菌，随血液循环播散到关节内。少数为感染直接蔓延，如邻近关节附近的化脓性病灶直接蔓延到关节内。其他病因还有关节开放性损伤后继发感染、医源性感染等。

（二）临床表现

（1）症状

① 急性期全身中毒症状：突发寒战、高热、畏寒、乏力、纳差等症状，体温可达 39℃ 以上，甚至出现谵妄、昏迷，小儿可因高热引起抽搐。

② 关节疼痛及功能障碍，疼痛多较严重。

（2）体征

① 浅表关节感染（如膝关节）：红、肿、热、痛，压痛明显，关节活动受限。

关节腔积液在膝关节明显，浮髌试验可为阳性。患者常将膝关节置于半弯曲位，使关节囊松弛，以减轻张力。主动及被动活动时疼痛，出现保护性肌肉痉挛。

② 深部关节感染（如髋关节）：因肌肉较厚，多数无明显的红、肿、热症状。髋关节疼痛，多处于屈曲、外展、外旋位。

（三）辅助检查

（1）实验室检查　白细胞总数升高、中性粒细胞增多，血沉及C反应蛋白明显升高，高热寒战时抽取血培养，可检测出病原菌。

（2）关节腔穿刺　关节液可呈浆液性（清亮）、纤维蛋白性（浑浊）、脓性（黄白色），涂片可见大量白细胞、脓细胞和细菌，细菌培养及药敏试验可找到致病菌和敏感的抗生素。如关节穿刺液白细胞计数大于 $50 \times 10^9/L$，中性粒细胞百分比＞80%，即使涂片未见细菌，或者穿刺液培养阴性，应高度怀疑化脓性关节炎。如关节液细菌培养阳性或涂片检查见大量白细胞、脓细胞和细菌，可明确诊断。

（3）影像学检查　X线检查，早期关节囊肿胀，关节间隙增宽，中期可见周围骨质疏松，晚期出现关节面毛糙，骨质增生、硬化，关节间隙变窄，甚至出现关节畸形、骨性强直或病理性脱位。

（四）治疗

1. 一般治疗

（1）抬高患肢并制动　患肢予以皮牵引或石膏固定，避免感染扩散，缓解疼痛，减轻对软骨关节面的压力。

（2）抗生素治疗　早期、足量使用两联广谱抗生素，静脉给药。待细菌培养结果出来后，再根据药敏试验结果调整抗生素。用药过程中需监测各项生化指标，如血常规、血沉、C反应蛋白等，若生化指标好转，说明治疗有效，否则需调整用药，及时手术。

（3）全身支持疗法　加强营养，予以高蛋白、高维生素饮食，适量输血或白蛋白提高全身抵抗力。

（4）关节穿刺　经关节穿刺抽出关节积液，用生理盐水冲洗关节腔，再注入有效抗生素，每日1次。如积液逐渐清亮，局部红、肿、热、痛缓解，可继续治疗，直至关节积液消失，体温正常。如积液变得更加浑浊或呈脓性，应尽早灌洗或切开引流。

（5）关节腔灌洗　适用于浅表大关节如膝关节，在膝关节两侧，经穿刺套管插入两根硅胶管，一根进水管，一根出水管，放置在关节腔内。每天予抗生素溶液2000～3000ml持续灌洗，直至冲洗液清亮连续3次，细菌培养结果为无菌生长，可停止灌洗，再引流数日，若无明显引流液流出，即可拔管。

2. 手术治疗

经上述治疗后，全身及局部症状无好转或关节液为稠厚的脓液时，应及时手术。

（1）关节镜手术　关节镜直视下反复冲洗关节腔，清除脓性渗液、脓苔、滑膜、炎性纤维组织等，置入硅胶管，持续关节腔灌洗。

（2）切开引流　适用于较深的大关节如髋关节，彻底清除关节腔内坏死组织，大量生理盐水冲洗后，置入硅胶管，持续关节腔灌洗。

（五）护理措施

同化脓性骨髓炎护理。

（六）康复指导

同化脓性骨髓炎护理。

第三节·骨与关节结核

一、概述

骨与关节结核（bone and joint tuberculosis）是由结核分枝杆菌侵入骨或关节而引起的一种继发性结核病。原发病灶为肺结核或消化道结核，原发于肺结核占绝大多数。结核分枝杆菌在骨与关节内可以潜伏多年，待机体抵抗力下降，如外伤、营养不良、糖尿病、大手术等诱发因素，可出现临床症状。好发于儿童和青少年，病灶主要集中在活动多、负重大、易劳损的关节或骨骼部位，如脊柱，约占50%，其次是膝关节、髋关节与肘关节。

（一）病理与分型

根据病变部位和发展情况不同，骨与关节结核可分为3种类型：单纯性滑膜结核、单纯性骨结核和全关节结核，以单纯性骨结核多见。关节结核在发病的最初阶段，病灶均局限于骨组织或滑膜组织，关节功能多无明显障碍。如能在此阶段治愈，则关节功能不受影响。如果病变进一步发展，结核病灶穿破关节面，进入关节腔，使关节软骨面受到不同程度损害，称为全关节结核。全关节结核如不能得到有效治疗和控制可能破溃产生瘘管或窦道，合并混合感染，遗留各种关节功能障碍。

（二）临床表现

（1）症状

① 结核中毒症状：起病缓慢，可无明显全身症状或只有轻微症状，如午后低热、乏力、盗汗、消瘦、食欲缺乏及贫血等；少数起病急骤，有高热及毒血症状，一般多见于儿童。

② 疼痛：早期局部疼痛不明显，活动后加剧，儿童常有夜啼。髋关节与膝关节的关节神经支配有重叠现象，髋关节结核患者可有膝关节部位疼痛。单纯骨结核者髓腔内压力高，脓液积聚过多，疼痛剧烈。

（2）体征

① 关节积液与畸形：关节肿胀、积液，伴压痛，常处于半屈状态以缓解疼痛；后期患肢因失用性萎缩，产生不同程度的畸形和关节功能障碍。

② 脓肿与窦道：在病灶部位积聚大量脓液、结核性肉芽组织、死骨和干酪样坏死物质。由于无红、热、压痛等急性炎症表现，被称为寒性脓肿或"冷脓肿"。脓肿可经过组织间隙流动，向体表破溃形成瘘管，流出米汤样脓液。脓肿与空腔内脏器官相通，可形成窦道。

③ 混合性感染：窦道瘘管经久不愈合并感染导致高热，局部急性炎症反应加重。

④ 截瘫：脊柱结核的寒性脓肿可压迫邻近脊髓引起截瘫，以颈椎及胸椎多见。

⑤ 病理性骨折与脱位：结核病病灶会导致骨与关节的病理性骨折与脱位。

⑥病变静止后遗症

a.关节腔粘连导致关节功能障碍；

b.常见关节屈曲挛缩、脊柱后凸畸形（驼背）；

c.儿童骨骼破坏导致双侧肢体的长度不等。

（三）辅助检查

1. 实验室检查

可有轻度贫血，少数患者白细胞计数升高。血沉在病变活动期明显增快，是检测病变是否静止和有无复发的重要指标。C反应蛋白的高低与疾病的炎症反应程度关系密切，用于结核活动性及临床治疗疗效的判定。结核菌素试验（PPD）强阳性有助于支持成年人结核病的诊断，表明近期有结核感染但未发病，对1岁以下儿童可作为结核诊断依据。

2. 病理学检查

穿刺活检、病理组织学和微生物学检查是确诊的重要方法。

3. 影像学检查

（1）X线　早期无明显改变，起病6～8周后可见局部或多处骨质破坏、关节间隙狭窄、周围软组织肿胀。骨性关节结核可见关节间隙不对称性狭窄；滑膜性关节结核可见关节面边缘虫蚀样破坏，上下骨面对称性受累。

（2）CT　清晰地显示病灶的位置、死骨的情况、软组织病变程度，还可在CT引导下穿刺抽脓和活检。

（3）MRI　可发现早期滑膜结核病变、滑膜弥漫增生水肿、关节软骨破坏、骨质异常、关节积液等改变，有助于早期诊断。

（4）超声　探查深部寒性脓肿的位置和大小。定位穿刺抽脓进行涂片和结核杆菌细菌培养。

（5）关节镜检查　关节镜检查及滑膜活检对诊断滑膜结核很有价值。

（四）治疗

1. 非手术治疗

（1）支持疗法 注意休息，加强营养，每日摄入足够的蛋白质和维生素，以增强机体抵抗力。平时多卧床休息，患肢制动，必要时遵医嘱严格卧床休息。有贫血者可给予补血药，贫血严重者，可给予少量多次输血。

（2）抗结核药物治疗

① 治疗原则：早期、联合、适量、规律、全程。

② 药物选择：异烟肼（INH）、利福平（RFP）、吡嗪酰胺（PZA）、链霉素（SM）、乙胺丁醇（EMB）。主张联合用药，异烟肼和利福平为首选药物。肺外结核疗程一般为 12 个月，对于关节结核，主张疗程不得少于 12 个月，必要时延长至 18~24 个月。

③ 药物副作用：主要为肝损害、神经毒性、过敏反应、胃肠道反应、肾损害等，用药期间检查肝肾功能，血常规，服用保肝药物。儿童慎用乙胺丁醇及链霉素。

④ 判断骨关节结核能否停药的标准：a. 全身情况良好，体温正常，食欲好；b. 局部症状、疼痛消失，窦道闭合；c. 连续 3 次血沉均正常；d. 影像学表现脓肿缩小乃至消失，或已钙化，无死骨，病灶边缘轮廓清晰；e. 起床活动已 1 年，仍能保持上述 4 项指标。符合标准者可以停止抗结核药物治疗，但仍需定期复查。

（3）局部制动 为减轻疼痛，固定制动非常重要，有石膏、支架固定与牵引等。固定时间要足够，一般小关节结核固定期限为 1 个月，大关节结核要延长到 3 个月。

（4）局部注射抗结核药物 最适用于早期单纯性滑膜结核患者。常用药物为异烟肼，剂量为 100~200mg，每周注射 1~2 次，视关节积液的多少而定。每次穿刺时如果发现积液逐渐减少，液体转清，说明有效果；如果未见好转，应及时更换治疗方法。

2. 手术治疗

（1）脓肿切开引流 冷脓肿有混合感染、体温高、中毒症状明显者，不能耐受病灶清除者，可行冷脓肿切开引流。待全身状况改善后，再行病灶清除术，但应注意脓肿切开引流后易形成慢性窦道。

（2）病灶清除术 采用合适的手术切口途径进入病灶部位，将脓液、死骨、结核性肉芽组织与干酪样坏死物质彻底清除。术前应全身性抗结核药物治疗 4~6 周，至少 2 周。术后继续完成规范药物治疗全疗程，可以取得较好疗效。病灶清除术的手术指征：①骨与关节结核有明显的死骨及难以被吸收的脓肿形成；②窦道经久不愈者；③单纯性骨结核髓腔内积脓压力过高者；④单纯性滑膜结核经药物治疗效果不佳，即将发展为全关节结核者；⑤脊柱结核有脊髓受压、神经根刺激症状者。

（3）其他手术

① 关节融合术：用于关节不稳定、全关节结核者。

② 截骨术：矫正畸形。

③ 关节成形术：改善关节功能。

④ 关节置换术：用于静止期全关节结核。

⑤ 椎管减压术：用于出现脊髓和马尾神经压迫症状或截瘫患者。

⑥ 植骨融合内固定术：用于骨质破坏严重、脊柱不稳定患者等。

二、脊柱结核

脊柱结核（spinal tuberculosis）的发病率居全身骨与关节结核的首位，约占50%。其中以椎体结核占大多数，附件结核罕见。在整个脊柱中腰椎活动度最大，腰椎结核发生率也最高，胸椎次之，颈椎更次之。以青壮年患者多见，性别无显著差异。

（一）病因与分类

（1）病因

① 全身因素：结核杆菌绝大多数来源于肺部病灶，随血行到骨与关节组织后长期潜伏，伺机发作。身体强壮、营养良好和精神愉快则抵抗力强，反之，过于劳累、营养不良、患有其他慢性疾病时，抵抗力弱则易患结核。

② 局部因素：慢性劳损和轻微外伤，可降低局部抵抗力而诱发结核。椎体结核高发的原因可能与椎体解剖生理有关：椎体负重大易损伤，以松质骨为主，很少有肌肉附着，滋养动脉多为终末动脉。

（2）分类　脊柱椎体结核分两型：中心型和边缘型。

① 中心型：多见于 10 岁以下儿童，好发于胸椎。椎体常呈楔形而椎间隙正常。一般结核只侵犯 1 个椎体，也可侵及椎间盘和邻近椎体。

② 边缘型：常见于成人，好发于腰椎。常累及邻近椎体，使椎间隙变窄或消失。椎间盘破坏是此型的特征，早期 X 线检查显示椎间隙变窄。其形成的寒性脓肿有 2 种表现形式：椎旁脓肿、流注脓肿。截瘫是脊柱结核的严重并发症。

（二）临床表现

（1）全身症状　一般结核症状不易被发现，早期可有全身不适、脉搏快、食欲缺乏、消瘦、午后低热、疲乏、盗汗、贫血等全身中毒症状。儿童常有夜啼、呆滞或性情急躁等。

（2）局部症状　主要有疼痛、肌肉痉挛、神经功能障碍等。

① 疼痛：是最早出现的症状，腰背部钝痛，劳累后加重，咳嗽、打喷嚏或持物时加重。体格检查时局部有压痛及叩击痛。

② 强迫姿势：如腰椎结核患者从地上拾物时出现拾物试验阳性，即拾物时尽量屈膝屈髋，避免弯腰。颈椎结核患者头前倾、颈缩短，呈斜颈畸形等。

③ 脊柱活动受限：胸椎活动影响小，颈椎和腰椎活动受限明显。

④ 脊柱后凸畸形：胸椎及胸腰椎患者后凸畸形明显。

⑤ 寒性脓肿和窦道：腰椎患者可有椎旁脓肿、腰大肌脓肿，颈椎患者可出现咽后壁脓肿等。

⑥ 截瘫：脊髓受压患者出现肢体感觉活动减弱或消失。

（三）辅助检查

1. 实验室检查

（1）血沉　结核活动期对诊断有帮助，但不具特异性。

（2）结核菌素实验　5 岁以上大部分为阳性，出现强阳性应重视。

（3）结核菌培养　阳性率 50％～60％，确诊率不高。

2. 病理学检查

可确诊病情。

3. 影像学检查

（1）X 线　主要表现为骨质破坏和椎间隙狭窄。中心型结核的骨质破坏集中在椎体中央，侧位片比较清楚。很快出现椎体压缩成楔形，前窄后宽。边缘型结核的骨质破坏集中在椎体的上缘或下缘，表现为进行性椎间隙狭窄，椎旁软组织阴影增宽。

（2）CT　可清晰地显示病灶部位、骨质破坏程度、有无空洞和死骨形成。对腰大肌脓肿有独特的诊断价值。

（3）MRI　具有对软组织分辨率高的特点，主要用于显示骨和软组织病变，观察脊髓有无受压或变性，有早期诊断价值。

（四）治疗

1. 非手术治疗

（1）抗结核药物治疗　术前应用抗结核药物至少 2 周，有窦道合并感染者应用广谱抗生素至少 1 周。具体药物应用原则见本章概述。

（2）支具佩戴　胸椎及上腰椎结核局部固定用支具，下腰椎结核佩戴腰围，固定期为 3 个月，固定期间多卧床休息。

（3）牵引治疗　颈椎结核患者可予以枕颌带牵引和颅骨牵引，以防脱位、病理性骨折和后突畸形。

2. 手术治疗

（1）适应证　包括：①病灶内有较大的死骨或寒性脓肿；②窦道流脓经久不愈；③骨质破坏严重，脊柱不稳，有脊髓压迫症或合并截瘫；④严重后凸畸形；⑤经非手术治疗效果不佳，病变仍有进展。

（2）手术类型

① 脓肿清除术：寒性脓肿广泛流注并出现继发性感染、全身中毒症状明显、不能耐受病灶清除术者可做局部小切口脓肿清除或穿刺置管引流术。

② 病灶清除术：有前路、后路手术或前后路联合手术 3 种式式。a. 后路手术：适用于胸椎、腰椎、骶椎结核，可清除脓液、结核性肉芽组织、干酪样坏死物质和死骨。b. 前路手术：视病灶部位而定，需做大块植骨脊柱融合术，以前路手术为宜。c. 前后路联合手术：对于能耐受且需同时解决前后路问题的患者，选择联合手术。

③ 矫形手术：截瘫及脊柱畸形患者，借助脊柱前路及后路内固定器纠正脊柱后凸畸形。

④ 微创技术：CT 引导下经皮穿刺介入技术、经皮椎弓根螺钉技术、胸腔镜辅助技术、椎间孔镜技术、经皮椎体成形术及通道辅助下小切口手术。

（3）治疗原则　包括：①术前 4～6 周规范抗结核治疗，控制混合感染；②术中彻底清除病灶，解除神经及脊髓压迫，重建脊柱稳定性；其中，病灶清除术是控制感染的关键；③术后继续完成规范化抗结核治疗的全疗程。

3. 并发症的治疗

（1）寒性脓肿的治疗　如脓肿过大，先用穿刺法吸出脓汁，注入链霉素，以免继发感染和窦道形成。尽早行病灶清除术和脓肿切除。

（2）截瘫的治疗　合并截瘫者约 10%，以预防为主，结核活动期卧床休息，不负重，行抗结核药物治疗等。如已发生截瘫，尽早手术治疗，大多恢复良好。

（五）护理措施

1. 术前护理

（1）心理护理　结核病患者的病程漫长，尤其是青少年，向其介绍疾病相关知识、手术意义和治疗效果，使患者积极配合治疗。多与患者沟通交流，减轻心理负担。

（2）改善全身营养状况

① 给予高热量、高蛋白、富含维生素、易消化食物，以增强抵抗力，必要时给予肠内或肠外营养支持。

② 纠正贫血：结核是一种消耗性疾病，贫血是结核患者最常见的并发症，出现顽固性贫血或贫血较重，短时间内无法恢复，可少量多次输新鲜血或白蛋白；凝血功能差者，术前给予维生素 K 和卡巴克络等药物以改善凝血功能。

（3）预防病理性骨折　脊柱结核患者不能下地活动，以免发生病理性骨折导致瘫痪或瘫痪加重。卧床休息，局部制动，轴线翻身，进行床上排便训练。

（4）抗结核药物治疗的护理

① 观察治疗效果：用药后体温是否下降、食欲是否改善、体重是否增加、局

部疼痛是否减轻以及血沉是否正常或接近正常，如有上述改变，说明药物治疗有效。

② 观察药物不良反应：异烟肼的不良反应为末梢神经炎、肝脏损害和精神症状；利福平和吡嗪酰胺的不良反应为胃肠道反应和肝脏损害；链霉素主要损害听神经、肾脏和引起过敏反应；乙胺丁醇的不良反应为球后视神经炎和末梢神经障碍。用药过程中若出现眩晕、口周麻木、肢端疼痛、耳鸣、听力异常、恶心、肝功能受损等改变，及时通知医师调整药物。

2. 术后护理

(1) 一般护理　监测生命体征，固定好各种引流管，严密观察患者面色，有无恶心、头晕等血容量不足早期征象。

(2) 体位护理　平卧 6h 后健侧卧位与仰卧位交替；也可摇高床头，鼓励患者适当活动。病灶清除和椎间融合患者术后制动时间为颈椎 3 个月，胸、腰椎 5～6 个月，当植骨均已融合，可起床活动无须用任何支具。

(3) 引流管观察　保持伤口敷料清洁干燥，严密观察伤口渗血及引流液的颜色、性质、量。定时从引流管近端向远端挤压，确保有效引流。如引流液较清澈或为淡红色液体，需高度怀疑脑脊液漏，立即夹管或改负压引流为普通引流，去枕平卧，通知医生处理。术后 48h 引流量＜50ml，且颜色为淡血性，局部无肿胀，可考虑拔管。

(4) 脊髓神经功能观察　术后严密观察患者双下肢活动、感觉，如出现局部、单侧或双下肢麻木，疼痛加重，活动或感觉减弱甚至消失，应及时报告医生。

(5) 乳糜漏　上胸椎手术易损伤胸导管，一旦发现引流物为浑浊白色，且每日引流量＞200ml，视为乳糜漏，立即禁食，维持水电解质平衡，一般能自愈。经 1～2 周治疗仍不愈者，可考虑行开胸手术结扎胸导管。

(六) 康复指导

(1) 休息与饮食　注意休息，防止过度劳累；加强营养，进食高热量、高蛋白、高维生素食物、富含纤维素、丰富果胶成分的饮食，以增强抵抗力。

(2) 坚持药物治疗　一般抗结核治疗 12～18 个月。观察药物毒性反应，定期到医院复查血常规、血沉、肝功能、听力等。

(3) 加强功能锻炼　术后第 1 日指导患者做主动膝关节伸屈运动，股四头肌等长收缩运动及踝关节趾屈背伸动作，预防肌肉萎缩和关节僵直；术后第 3 日引流管拔除后做直腿抬高练习；1 周后做对抗性直腿抬高运动，外加阻抗力，以不疲劳和疼痛为度；1 个月后加强腰背肌锻炼，做双下肢直腿抬高或五点支撑法，每天上、下午各 1 次。

(4) 了解痊愈标准　包括：①全身情况良好，体温正常，食欲好，血沉正常；②局部无明显症状，无脓肿或窦道；③X 线片示脓肿消失或钙化，无死骨或已被吸收、替代，骨质疏松好转，病灶边缘骨轮廓清晰或关节已融合。符合上述 3 项者表示病变已停止。起床活动 1 年或工作半年后仍能保持 3 项指标者，表示已基本治愈。若术后一般情况变差，症状复发，血沉增快，表示疾病未治愈，或静止后又趋于活动，仍应继续全身治疗。

三、膝关节结核

膝关节结核（tuberculosis of knee joint）发病率位居全身骨关节结核的第二位，仅次于脊柱结核。与膝关节滑膜面积大、松质骨丰富、下肢负重大、活动多且易扭伤等因素有关。儿童和青少年患者多见。

（一）病理

膝关节是全身关节中滑膜最多的关节，起病时以滑膜结核多见。病变发展缓慢，以炎性浸润和渗出为主，表现为膝关节肿胀和积液。随着病变的发展，结核性病变可以经过滑膜附着处侵袭至骨骼，产生边缘性骨侵蚀。骨质破坏沿着软骨下潜行生长，使大块关节软骨板剥落而形成全关节结核。至后期则易发生寒性脓肿破溃，并发混合感染成为慢性窦道。关节韧带结构的破坏会产生病理性半脱位或脱位。病变静止后产生膝关节纤维性强直，有时还伴有屈曲及内外翻畸形。

（二）临床表现

（1）症状

① 全身症状较轻：起病缓慢，有低热、乏力、盗汗、倦怠、食欲缺乏、消瘦及贫血等全身症状。

② 疼痛：全关节结核疼痛剧烈，活动时加重，伴压痛。当结核脓肿破溃减压或病变吸收后，疼痛可逐渐减轻甚至消失。患儿表现为夜啼、易哭闹等。

（2）体征

① 压痛：单纯骨结核局部压痛明显。

② 肿胀：膝关节位置表浅，因此肿胀和积液明显，浮髌试验阳性。单纯骨结核的肿胀常局限在病变的一侧。全关节结核肿胀明显且广泛，呈典型的梭形畸形。

③ 跛行：单纯滑膜结核可有轻度跛行，单纯骨结核跛行多不明显。全关节结核患者常有膝关节病理性半脱位，故治愈后也遗留跛行和畸形。

④ 寒性脓肿和窦道：单纯滑膜结核寒性脓肿多见于腘窝部、膝关节两侧及小腿周围。全关节结核于腘窝部和膝关节周围均可触及寒性脓肿，脓肿破溃后形成慢性窦道，窦道口周围皮肤瘢痕硬化，皮肤色素沉着。

⑤ 畸形：单纯滑膜结核和单纯骨结核主要表现为轻度屈曲畸形，膝关节过伸受限。全关节结核患者可产生膝关节内外翻畸形和半脱位；病变静止或愈合后形成纤维性强直；骨生长受到抑制，造成两下肢不等长。

（三）辅助检查

（1）影像学检查　早期滑膜结核 X 线检查仅见髌上囊肿胀与局限性骨质疏松。病程较长者可见进行性关节间隙变窄和边缘性骨侵蚀。后期骨质破坏加重，关节间隙消失，严重者可有骨性强直、畸形和病理性脱位。CT 和 MRI 可看到 X 线检查不能显示的病灶，特别是 MRI 有早期诊断价值。

（2）关节镜检查　对膝关节滑膜结核早期诊断具有独特价值，同时可行关节液培养、组织活检及滑膜切除术。

（四）治疗

（1）非手术治疗

① 支持治疗：摄入高蛋白、高维生素、粗纤维饮食，以增强患者抵抗力，少量多次输新鲜血以纠正贫血。

② 抗结核药物治疗：一般为 12～18 个月。

③ 局部制动：通过牵引或石膏制动可防止畸形，适用于早期单纯滑膜结核和早期骨结核。

④ 关节腔内抗结核药物局部注射：先抽出结核性渗液，再将抗结核药物直接注入关节腔内。成人可注入异烟肼每次 200mg，儿童根据体重用量酌减。每周注射 1～2 次，3 个月为 1 个疗程。因抗结核药物足以控制病情，故不主张对早期膝关节结核患者施行滑膜切除术。

（2）手术治疗

① 滑膜切除术：适用于单纯滑膜结核患者、非手术治疗无效者或晚期滑膜结核滑膜肥厚者。

② 结核病灶清除术：适用于病灶接近关节、易侵入关节或有死骨及骨脓肿、对于保守治疗无效的单纯骨结核患者；全关节结核，如有破坏进展明显，或有脓液积聚患者。

③ 关节融合术：15 岁以上患者关节毁损严重并有畸形者，在病灶清除的基础上行膝关节加压融合术；有窦道或有屈曲挛缩者均宜做融合术。

④ 关节镜治疗：对于滑膜结核患者首选关节镜治疗，骨关节结核及全关节结核患者，亦可使用关节镜治疗。

（五）护理措施

无论是手术或非手术治疗，局部制动很重要，固定时间一般不少于 3 个月。早期不负重，逐步过渡到部分负重和全负重功能锻炼。其他护理措施参见本节脊柱结核患者护理。

四、髋关节结核

髋关节结核（Coxotuberculosis）是结核分枝杆菌通过血液循环侵入髋关节而

引起的感染。发病率位居全身骨与关节结核的第三位，仅次于脊柱和膝关节，儿童多见，单侧居多。

（一）病理

早期髋关节结核为单纯性滑膜结核或单纯性骨结核，以单纯性滑膜结核多见。病灶多起于髋臼或股骨头，后期会产生寒性脓肿与病理性脱位。病变静止后，纤维组织增生，形成纤维性强直或骨性强直，呈内收和屈曲畸形。病变自愈周期长，可发生广泛骨破坏和畸形。

（二）临床表现

（1）症状

① 全身中毒症状：起病缓慢，有低热、乏力、倦怠、食欲缺乏、消瘦及贫血等全身症状。

② 疼痛：多为单发，早期疼痛不剧烈，休息后好转；疼痛常放射至膝部，儿童常诉膝部疼痛，夜啼，有跛行。病变发展为全关节结核时，疼痛剧烈、不能平卧或移动患肢。

（2）体征

① 压痛：前侧有压痛，肿胀时多不明显。"4"字试验、髋关节过伸试验和托马斯征阳性。

② 窦道：后期会在腹股沟内侧与臀部出现寒性脓肿，破溃后成为窦道。

③ 畸形：遗留各种畸形，以髋关节屈曲内收、内旋畸形，强直，下肢不等长最为常见。

④ 跛行：早期发生步态改变，走路时健肢着地重而患肢轻，全关节结核跛行症状最严重。

（三）辅助检查

（1）X线　双髋关节同时摄片进行比较。早期可见局限性骨质疏松、肿胀的关节囊。进行性关节间隙变窄与边缘性骨破坏病灶为早期X线征象。后期常有破坏性关节炎，出现空洞、死骨和病理性后脱位；严重者股骨头部几乎消失。

（2）CT、MRI　可获得早期诊断。清楚地显示髋关节内积液多少，显示普通X线摄片不能显示的微小骨破坏病灶。MRI还能显示骨内的炎性浸润。

（四）治疗

（1）非手术治疗　详见本节概述。

（2）手术治疗

① 单纯滑膜结核：关节腔内注射抗结核药物；髋关节内液体较多，为保全股骨头，可行髋关节滑膜切除术，必要时做病灶彻底刮除术。

② 单纯骨结核：尽早行病灶清除术，术后行皮牵引或髋人字石膏固定3个月。

③ 全关节结核：尽快手术治疗，挽救关节功能。早期关节镜下行髋关节结核诊治及结核病灶清除术；后期做髋关节融合术；在抗结核药物控制下，也可做全髋关节置换术。有明显屈曲、内收或外展畸形者，可做转子下矫形截骨术。

（五）护理措施

（1）有效牵引　髋关节结核患者行皮牵引期间注意保持有效牵引，在膝外侧垫棉垫，防止压迫腓总神经，预防足下垂。

（2）用药护理　掌握正确的用药方法，用药过程中严密观察药物的疗效及不良反应。用药期间监测肝肾功能、血尿酸水平以及视神经病变等，发现异常及时报告医生并调整治疗方案。

（3）功能锻炼　在不负重情况下早期进行功能锻炼，如踝关节主动屈伸活动和股四头肌静止收缩训练。行关节镜手术者根据关节腔破坏程度及患者具体情况，较轻者可辅助行轻度曲髋坐位及膝关节屈曲练习；逐步由辅助运动到完全运动。行全髋关节置换术的患者术后保持患肢外展中立位，避免患侧髋关节内收、内旋、屈髋超过 $90°$，以防关节脱位。

（4）其他护理　参见本节脊柱结核患者的护理内容。

（成湘红　胡志辉　汤慧　林丹）

第一节·骨关节炎

骨关节炎（osteoarthritis，OA）是一种以关节软骨的变性、破坏及骨质增生为特征的常见慢性关节病，亦称为骨关节病、退行性关节炎、增生性关节炎或老年性关节炎等。疾病首先累及关节软骨，进而累及整个关节，包括软骨下骨、关节囊、滑膜和关节周围肌肉。多见于中老年人，女性多于男性，负重大的膝关节、髋关节及脊柱等多见，也可见上肢关节。

一、病因与分类

根据致病因素可分为原发性和继发性两类。

（1）原发性骨关节炎　是一种缓慢、渐进的病理过程，发病原因迄今尚未完全明了。一般认为是多种致病因素，包括机械性和生物性因素的相互作用所致。高龄和超重是已明确的两个主要致病因素，其他因素包括软骨营养、代谢异常、长期应力不平衡、累积性微小创伤或关节负荷过重等。女性绝经后明显患病率增加，可能与关节软骨中雌激素受体的改变有关。

（2）继发性骨关节炎　是在原发病基础上发生的继发改变，可发生于任何年龄。常见原因有：①先天性关节结构异常；②后天性关节面不平整；③损伤或机械性磨损；④关节外畸形引起的关节受力不平衡；⑤关节不稳定；⑥医源性因素。

二、临床表现

（1）症状　疼痛是主要症状。初期可因受凉、劳累或轻微外伤而感到关节酸胀不适或钝痛，以后逐步加重。活动多时疼痛加剧，休息后好转。晚期伴有明显滑膜炎症状，关节疼痛、肿胀、积液和活动受限。

（2）体征

①晨僵：晨起时关节僵硬及黏着感，活动后缓解。晨僵时间较短，一般数分钟至十几分钟，很少超过半小时。

② 关节肿胀：早期为关节周围局限性肿胀，随病情进展可有关节弥漫性肿胀、滑囊增厚或伴关节积液。手部关节肿胀变形明显，可出现 Heberden 结节和 Bouchard 结节。部分膝关节因骨赘形成或关节积液也可造成关节肿大。

③ 骨擦音（感）：主要见于膝关节的骨关节炎。由于软骨破坏，关节表面粗糙，关节活动时可出现骨擦音（感）。

④ 关节无力、活动障碍：关节疼痛、活动度下降、肌肉萎缩、软组织痉挛可引起关节无力，行走时打软腿或关节交锁，不能完全伸直或活动障碍。

三、辅助检查

（1）实验室检查　血液检查一般无异常，伴有滑膜炎的患者可出现 C-反应蛋白和血沉轻度升高。

（2）影像学检查　X 线是骨关节炎最具有价值的诊断依据。其特点为负重部位、非对称性关节间隙变窄；软骨下骨硬化和囊性病变；关节边缘的骨质增生和骨赘形成；关节内游离体；关节变形及半脱位。对于早期的骨关节炎，其 X 线片表现不明显，可行 MRI 检查。MRI 能更为清晰地显示关节软骨的早期变性、磨损，也能更好地显示软骨下骨的改变。

四、治疗

（1）非药物治疗　适用于初次就诊且症状不严重的骨关节炎患者，以减轻疼痛、改善功能。方法包括：适当的关节运动，增强股四头肌肌力，减轻体重，减轻受累关节负重，避免再损伤，同时可配合局部理疗。

（2）药物治疗　如非药物治疗无效，可根据关节疼痛情况选择药物治疗。

① 营养软骨药物：早中期的骨关节炎，可选择营养软骨药物，如氨基葡萄糖、软骨素等，可延缓骨关节炎的进展。

② 局部药物治疗：可选择非甾体类抗炎药的乳胶剂、膏剂、贴剂和擦剂等局部外用，有效缓解关节轻中度疼痛，且不良反应轻。

③ 全身镇痛药物：可以缓解疼痛，在一定程度上可延缓病程、改善症状。

④ 白介素 1 抑制剂：近年来研究认为骨关节炎是一种非感染性的炎症性疾病，其关节肿胀、积液等滑膜炎表现与白介素 1 增高有关，因此可使用白介素 1 抑制剂如双醋瑞因等药物改善症状。

⑤ 关节腔药物注射

a. 透明质酸钠：可起到润滑关节，保护关节软骨和缓解疼痛的作用。

b. 糖皮质激素：适用于非甾体类抗炎药治疗 4～6 周无效的严重骨关节炎或不能耐受非甾体类抗炎药治疗，持续疼痛、炎症明显者。但若长期使用，可加剧关节软骨损害，加重症状。由于关节腔注射有增加关节感染的风险，因此，不主张随意选用关节腔内注射糖皮质激素，更反对多次反复使用，一般每年最多不超过 3～

4 次。

（3）手术治疗　适用于有持续性疼痛或进行性畸形且保守治疗无效者。主要方法：①游离体摘除术；②关节镜下关节清理术；③截骨术；④终末期患者通常采用人工全髋或全膝关节置换术，可彻底消除关节疼痛，改善关节功能，提高患者的生活质量。

五、护理措施

1. 非手术治疗/术前护理

适当进行一些活动，劳逸结合，适当休息；肥胖患者需减轻体重，以减少关节负重；注意保暖，不应使关节过度受潮、受凉；尽量避免久坐、久站、久蹲。疼痛严重者应卧床休息，使膝关节制动，软枕抬高下肢；减少悲观、焦虑等不良情绪，保持健康快乐的心态，树立战胜疾病的信心。

2. 手术后护理

关节镜术后护理要点详见第十四章关节损伤患者护理的内容，髋关节置换术后护理要点详见第十七章股骨头坏死患者护理的内容。本节主要阐述膝关节置换术后的护理要点。

（1）体位护理　患肢小腿下横放一软枕，腘窝悬空，膝关节正上方放置重约 2.5～5kg 的加压袋，如米袋、盐袋，使膝关节术后早期即处于被动伸直位，有利于改善膝关节伸直能力，保证下肢负重的稳定性，在此基础上尽快改善膝关节屈曲功能。

（2）疼痛护理　人工膝关节置换术后约 30% 的患者会出现中度疼痛，60% 的患者会有重度疼痛，疼痛严重影响患者的舒适感受和快速康复，因此患者术后疼痛护理是关键。运用多模式、个性化镇痛方案，降低患者疼痛发生率；同时注意镇痛时机，如在患者功能锻炼前 30min 给予镇痛药物，有效减轻锻炼时和锻炼后的疼痛，从而减轻了患者对功能锻炼的抗拒心理，达到膝关节功能的快速康复（详见第八章围术期护理第七节内容）。

（3）DVT 预防　DVT 是人工膝关节置换术并发症中较严重的一种，可继发肺栓塞。术前需要对 DVT 危险因素进行全面评估，对 DVT 高危患者采取相应的护理措施。术后注意患肢保暖，肢体抬高，早期功能锻炼以及药物预防，如利伐沙班、低分子肝素等，并做好用药指导；一旦发生深静脉血栓，应将患肢制动、禁止拍背、禁止剧烈搬动患者，以防栓子脱落引起肺栓塞等严重后果；注意观察下肢颜色、肿胀程度。

六、康复指导

本节主要阐述膝关节置换术后的康复指导。

（1）膝关节功能评分　膝关节功能评分是评估膝关节损伤程度、选择治疗方案及评估治疗效果的一种直观指标。常用的膝关节功能评分工具有 KSS 评分和 HSS 评分，详见附录 F 和附录 G。

（2）术前康复训练　通过评估患者膝关节功能及周围肌力情况，针对性地制定康复护理计划，指导患者进行康复训练。

（3）术后康复训练　主张早期康复，向患者及家属解释术后早期康复内容、意义及预期达到的效果，教会患者康复训练的基本方法及动作，强调患者及家属的配合在整个康复过程中的重要意义。康复训练常见内容见表 24-1。

表 24-1　膝关节置换术后康复训练

时间	康复训练内容	注意事项
术后至麻醉恢复前	膝关节被动伸直位，周围持续冰敷 48h	可间断休息
	被动活动踝关节，10～20 次/h	
麻醉恢复后至术后 1 日	变被动为主动踝泵运动，增加足趾活动、踝关节旋转运动、股四头肌等长收缩训练，10～20 次/h	股四头肌等长收缩，每次至少保持 10s
	健肢支撑抬臀/引体向上，5～10 次/h，每次 2min	
	人工辅助下被动压腿训练，5～10 次/h，每次至少 10s	
	人工辅助下被动屈曲膝关节，5～10 次/h，每次 30s	
	CPM 机训练（屈曲角度 30°～60°起，每次增加 5°～10°），2 次/d，持续 30min	CPM 机训练后予以冰敷 30min，减轻疼痛
	医生同意下可使用助行器床旁站立和行走，注意三个"3"，即下床前先在床上坐 30s，确保患者无不适后移至床边坐 30s，再在床边站立 30s，最后再开始行走，防止发生直立性低血压致跌倒	初次下床时间不宜过长，一般＜30min，行走范围在病房内
术后 2～3 日	增加膝关节主动活动（卧位双足跟滑动训练及坐位抱大腿屈曲），10～20 次/h，每次 30s	初始患者无力的情况下可由家属辅助训练
	平卧位直腿抬高训练，10～20 次/h，抬起后停顿 5～10s 再放下	
	增加床边坐位膝关节屈伸训练、俯卧位及侧卧位屈伸膝训练、侧抬腿及后抬腿练习，每项内容每次锻炼 20min，3 次/d	
	使用助行器床旁站立和行走，3 次/d，每次 60min；或根据患者病情制定下床活动时间及频率	一定要有家属陪护，防跌倒
术后 4 日	扶床尾或走廊扶手缓慢下蹲、使用拐杖上下台阶，每项内容每次锻炼 20min，3 次/d	防跌倒
出院日	指导患者出院后的全面康复训练，提高生活自理能力，3 个月后可弃拐（助行器）行走，忌跑跳动作	防跌倒

（4）出院指导

① 适当的休息与运动，渐进性增加活动量，避免太劳累，运动后应适量休息，让关节在正常的姿势下尽量放松。

② 保持理想体重，以减轻膝关节负担。

③ 日常活动应避免膝关节的过度负担，以减少关节磨损的机会，如过重物品以推车代替手提，上下楼梯多利用扶手等。

④ 膝关节置换术后，请尽量减少下列动作，包括蹲马步、爬山、跑、提重物、走远路。

⑤ 遵守医师制定的活动限制，直至下次复诊。

⑥ 手术后 6 个月可以游泳、骑脚踏车，恢复至正常生活。

⑦ 身体其他部位有感染时及时就医，并告诉医务人员曾进行过膝关节置换术，避免其他部位感染诱发膝关节感染。

⑧ 如果有下列情况时应立即复诊，包括伤口发炎、伤口有分泌物、疼痛加剧、膝关节受伤并造成走路困难时。

第二节·强直性脊柱炎

强直性脊柱炎（ankylosing spondylitis，AS）属累及结缔组织的一种血清阴性脊柱关节病，是主要侵犯脊柱并累及中轴骨骼和周围关节的慢性进行性炎性疾病。其特点是病变先从骶髂关节开始逐渐向上蔓延至脊柱，最后致骨性强直和畸形。多见于中青年男性，16～30 岁，女性少见，有明显的家族遗传倾向。

一、病因与病理

目前病因尚不明确，但组织相容性抗原（HLA-B_{27}）的阳性率可高达 88%～96%，大多数认为与遗传、免疫环境因素等有关。其基本病理改变为原发性血管翳破坏性炎症，骨化属继发的修复性过程。

二、临床表现

（1）症状 多数患者以骶髂关节炎为首发症状，交替性左右骶髂关节部位疼痛，是早期最具特征性的症状；不明原因腰部、骶髂部疼痛不适，腰部活动僵硬感，晨起或久坐起立时明显，但适当活动后可缓解。以后疼痛症状可逐渐向上发展而发生强直，累及胸背及颈部，胸部扩张活动受限，造成限制性肺疾病。累及颈椎时，颈部活动受限。晚期脊柱僵硬可致躯干和髋关节屈曲，最终发生驼背畸形。

（2）体征 骶髂关节压痛，脊柱前屈后伸，颈、腰部不能旋转，若髋关节受累，可呈摇摆步态。"4"字试验阳性。

三、辅助检查

（1）实验室检查　发作期间白细胞增多、血沉和 CRP 可升高，淋巴细胞比例稍增加，可有轻度贫血。

（2）影像学检查　X 线检查对 AS 的诊断有极为重要的意义，98％以上患者早期即有骶髂关节 X 线改变。早期 X 线表现为骶髂关节炎，病变一般始于骶髂关节的中下部，为两侧性。骶髂关节炎 X 线诊断标准分为 5 期：0 级为正常骶髂关节；Ⅰ期为可疑骶髂关节炎；Ⅱ期为骶髂关节边缘模糊，略有硬化和微小侵袭病变，关节间隙无改变；Ⅲ期为中度或进展性骶髂关节炎，伴有一项（或以上）变化：近关节区硬化、关节间隙变窄/增宽、骨质破坏或部分强直；Ⅳ期为关节完全融合或强直伴或不伴硬化。

四、治疗

目前病因未明，尚无特效疗法，主要依靠早期明确诊断、早期治疗对改善患者的生活质量具有重要意义。治疗的目的是解除疼痛、改善关节功能和防止畸形。

（1）非药物治疗　对患者及其家属进行疾病知识的教育，养成良好的生活规律及饮食卫生习惯，戒除烟酒等不良行为，骨质疏松者补钙，进食高蛋白、高维生素、易消化饮食。急性发作期完全休息，慢性期可从事较轻工作，避免进行高强度的体力活动，避免弯腰工作，以防止驼背畸形。

（2）药物治疗　合理和有计划地选用非甾体类抗炎药和慢作用抗风湿药联合运用，以控制免疫反应，减轻疼痛，达到控制炎症的目的。

（3）物理治疗　应用磁热疗等物理因子以增加局部血液循环，消肿止痛，有利于关节活动，保持正常关节功能，防止驼背畸形。

（4）手术治疗　严重驼背畸形而影响日常生活者，可行脊柱的截骨矫形术。髋关节严重强直者，可采用人工髋关节置换术。

五、护理措施

（1）一般护理　指导患者在日常生活中，注意保持正确的姿势和体位，预防跌倒；急性期发作时应严格卧床休息，睡硬板床，卧床休息时应取仰卧位或俯卧位；护士应加强与患者及家属的沟通，向患者介绍疾病相关知识，手术的大致过程，术后的注意事项及手术效果等，消除不良情绪，缓解紧张感，增强战胜疾病的信心。

（2）手术后护理和康复指导　关节置换患者护理详见"第二十章股骨头坏死患者护理"。

（3）出院指导

① 避免各种诱因，如疲劳、受寒、感染、过度负重和剧烈运动等，改变不良生活习惯，戒烟限酒，适当减轻体重，注意防止跌倒。

② 食物宜足量蛋白质、高维生素、清淡、易消化，忌辛辣。

③ 适当运动，减少脊柱及关节畸形程度，尽可能维持正常生理功能。如散步、游泳等，避免跑步、冲撞及接触性运动等。

④ 遵医嘱服药，指导患者及家属了解常用药物的主要作用、服用方法、不良反应。服药期间定期复查血象、肝肾功能。

⑤ 定期门诊随诊，病情复发或加重应及早就医。

第三节 · 类风湿关节炎

类风湿关节炎（rheumatoid arthritis，RA）是一种以慢性进行性、对称性、多滑膜关节炎和关节外病变为主要临床表现的一种异质性、系统性、自身免疫性疾病。疾病好发于手、腕、足等小关节，多数呈对称性肿胀、压痛，早期为游走性，发作与缓解相交替，晚期关节僵硬、畸形、严重功能障碍，多见于青壮年，女性多于男性，易致残。

一、病因与病理

（1）病因　具体病因尚不明确，可能致病因素如下。

① 自身免疫反应：在某些诱因（病毒、寒冷、潮湿、疲劳、外伤、营养不良）作用下，通过一系列的免疫反应致滑膜、韧带、软骨、肌腱损伤。

② 遗传：该病有明显的遗传特点，RA 患者有家族史的发病率明显比无本病的家族高。

（2）病理　滑膜炎是类风湿关节炎最早、最基本的病理改变。早期滑膜充血、水肿、单核细胞、淋巴细胞浸润，反复发作转为慢性时，滑膜边缘部分增生形成肉芽组织血管翳，血管翳伸展到软骨表面，软骨下骨，使骨小梁减少，骨质疏松，晚期关节面肉芽组织逐渐纤维化，形成纤维性关节强直，进一步发展为骨性强直。

二、临床表现

（1）症状　关节疼痛是 RA 最早症状，轻重程度与其肿胀程度成正比。以反复发作的、对称性的、多发性小关节炎。受累关节以近侧指间关节多见，其次为手、腕、膝、肘、踝。病变持续发展，关节活动受限，晚期最终可导致关节畸形，10％～20％的患者可伴有肘、腕和踝等骨突部位的皮下类风湿结节，类风湿血管炎和心、肺、肾、周围神经及眼等内脏病变。大部分患者起病缓慢，在出现明显的关节症状前可伴低热、乏力、纳呆、消瘦、贫血、脾大等全身不适症状。

（2）体征

① 关节压痛：是由于受累关节及其周围组织的炎症引起关节错位导致的疼痛。

② 晨僵：病变关节在清晨时出现僵硬感，如胶黏样感觉。

③ 关节肿胀：主要由于关节腔积液及关节周围软组织炎症改变所致。关节周围均匀性肿胀，手指近端指间关节梭形肿胀，多呈对称性。

④ 关节摩擦音：关节活动时可听到细小的捻发音或有握雪感，表明关节存在炎症。

⑤ 关节活动受限、畸形：病变持续发展，关节活动受限，晚期关节呈不同形态畸形，如掌指关节的尺侧偏斜、手指天鹅颈样畸形、膝关节内外翻畸形等。

三、辅助检查

（1）实验室检查　血常规：轻中度贫血，活动期血小板增多。血沉增快，急性期更明显，久病者也可正常，C反应蛋白增高，血清IgG、IgA、IgM增高。70%～80%的病例类风湿因子阳性。关节液混浊，黏稠度降低，黏蛋白凝固力差，糖含量降低。

（2）影像学检查　X线显示早期关节周围软组织阴影增大、骨质疏松、关节间隙增宽和关节周围骨质疏松，随病变发展骨质疏松更明显，关节间隙更狭窄甚至消失，出现骨性强直。

（3）关节镜及关节滑膜活检　对RA的诊断及鉴别诊断很有价值，对于单关节难治性的RA有辅助治疗的作用。

四、治疗

目前无特效治疗方法，因而采用综合治疗。治疗目的是缓解疼痛、消除滑膜炎和疾病的活动性，阻止或延缓骨侵蚀，提高生活质量。

（1）一般治疗　急性期卧床休息，限制关节活动，保持关节功能位，症状缓解后可适当运动；恢复期进行关节的功能锻炼和理疗改善局部症状，预防关节僵硬。积极治疗慢性感染，注意饮食营养，增强体质。

（2）药物治疗　目前暂无任何药物可完全阻止病变发展，常用的药物有非甾体类抗炎药（吲哚美辛等）、免疫抑制药（环磷酰胺等）及糖皮质激素（泼的松等）。对于病情较轻，病程进展较慢的患者，多主张先应用非甾体类抗炎药，必要时联合用药，并注意其副作用。对病情严重，病程进展较快的患者，在联合用药的同时，可早期予以小剂量激素，辅以中药治疗如雷公藤等。

（3）手术治疗　适用于有持续性疼痛或进行性畸形且保守治疗无效者。

五、护理措施

（1）非手术治疗/术前　安排规律的作息时间，不宜长期绝对卧床。急性活动期，应卧床休息，不宜睡软床垫，枕头不宜过高，注意关节的保暖，关节制动并保持关节功能位。急性期过后，教导患者做主动或被动全关节活动，做肌肉等长的阻力运动，防肌肉萎缩，鼓励患者多下床活动，但要预防骨折。晨僵患者可晨起时用热水浸泡僵硬的关节，睡眠时戴弹力手套保暖，预防关节失用，由被动运动向主动运动渐进，配合理疗按摩，增加局部血液循环，松弛肌肉，活络关节；缓解期的患者应加强活动，指导进行功能锻炼，如步行、慢跑等，减轻关节畸形；遵医嘱服药，观察药物疗效和副作用，加强心理护理，树立战胜疾病的信心。

（2）术后护理　根据不同手术见相应章节护理。

（3）出院指导

① 每天有计划地进行锻炼，增强机体的抗病能力，保护关节功能，防止废用，避免过度劳累、感染、寒冷、潮湿等诱发因素，病情复发时，应及早就医，以免重要脏器受损。

② 合理饮食，宜高热量、高蛋白、富含钙、维生素 D、B 族维生素和维生素 C 的饮食。

③ 遵医嘱坚持服药治疗，避免自行停药、换药、增减药量，坚持规则治疗，减少复发。严密观察药物疗效及不良反应，定期监测血常规、尿常规、肝肾功能等，病情复发及时就医。

④ 避免过度强烈使用小关节、关节过度负重、长时间保持一个位置或变形位置。

第四节 · 大骨节病

大骨节病是指一种地方性、多发性、变形性、对称性骨关节病，又称为矮人病、算盘珠病、Kaschin-Beck 病等。大骨节病在国外主要分布于西伯利亚东部和朝鲜北部，在我国主要发生于东北三省和西南地区的陕、晋等省，多分布于山区和半山区。各年龄期均可发病，以儿童和青少年多发，成人很少发病，性别无明显差异。

一、病因与分类

大骨节病的病因至今不明，病因研究主要涉及病区生态环境低硒、饮水中有机物污染和谷物中的真菌毒素（镰刀菌）三类，但均未得到完全证实。本病以侵犯骨关节系统为主，其他组织和系统如肌肉组织、内分泌系统、消化系统、循环系统也可受累。病变性质一般均以营养不良退行性变为主。

二、临床表现

1. 少年时期发病

典型表现为侏儒、骨端增大、短指、关节畸形和步态异常（呈典型跛行、鸭步），并伴疼痛与活动受限。以踝关节最早受累，继而累及手指关节、膝、肘、腕、足趾关节和髋部。手指表现为关节端粗大，指骨短小。因骺板融合速度不一致，两下肢往往出现膝内翻、膝外翻或髋内翻畸形，足部扁平。发病年龄越早，关节变形和侏儒越为明显。

2. 青春后期发病

症状一般较轻，畸形不明显，常仅限于关节，主要表现为骨关节炎症状。患者关节肿胀，有少量积液，活动时有摩擦感，伴有交锁症状，可检查到关节内有游离体。成人下肢发病多，因踝、膝肿胀疼痛，行走十分不便。

三、辅助检查

（1）影像学检查 X线检查是最常用的影像学诊断方法，有助于骨关节病变的诊断和病程分期。当X线平片阴性而临床高度怀疑有病变时，应用CT、MRI显像及血管造影等手段，有利于早期诊断。

（2）关节液检查 在一定程度上反映了关节滑膜炎症，滑液的白细胞计数有助于区分炎性、非炎性关节炎和化脓性关节炎。行滑液检查时，注意标本应及时送检，以免晶体溶解和细胞自溶。

（3）其他 如关节镜、肌电图检查等。

四、治疗

（1）非手术治疗 适用于症状较轻者。有疼痛者可给予适量的非甾体类抗炎药镇痛，有畸形者应局部固定或其他矫形措施防止畸形加剧，辅以物理治疗和康复治疗。

（2）手术治疗 有明显关节畸形者可手术治疗，因游离体引起交锁和疼痛者可摘除游离体，因骨唇过多过大而影响关节活动者可将骨唇切除以改善功能，有关节内翻、外翻者可行截骨术。因多系双侧性或多发性病变，不宜行关节融合术。

五、护理措施

详见本章第一节。

六、康复指导

详见本章第一节。

第五节 · 痛风性关节炎

痛风性关节炎是由于尿酸盐沉积在关节囊、滑囊、软骨、骨质和其他组织中所引起的病损及炎性反应，好发于40岁以上男性，女性较少，女性患者多为绝经期妇女。

一、病因

痛风性关节炎的病因与高尿酸密切相关，饮酒、暴食、过劳、着凉、手术刺激、精神紧张、外伤等均可成为诱因。近年来由于抗癌治疗的开展，继发性痛风亦有增加趋势，病程与原发性痛风相似。

二、临床表现

典型的首次发作的痛风性关节炎多为单关节炎，以第一跖趾关节受累最为常见，其次为踝、膝、肘、腕、手及足部其他关节踝部与足部关节。分为以下 4 期。

（1）无症状期　时间较长，仅血尿酸增高，约 1/3 患者出现关节症状。

（2）急性关节炎期　多在夜间突然发病，受累关节剧痛，首发关节常累及拇趾关节，其次为踝、膝等，关节红、肿、热和压痛，全身无力，发热，头痛等，可持续 3～11 天。

（3）间歇期　为数月或数年，随病情反复发作，间期变短，病期延长，病变关节增多。

（4）慢性关节炎期　由急性发病至转为慢性关节炎期平均 11 年左右，关节出现僵硬畸形，运动受限。30％左右患者可见痛风石和发生肾脏合并症以及输尿管结石等，晚期有高血压，肾脑动脉硬化，心肌梗死，少数患者死于肾功能衰竭和心血管意外。

三、辅助检查

（1）血尿酸测定　血尿酸男性＞420pmol/L（7.0mg/d1），女性＞350pmol/L（6.0mg/d）则可确定为高尿酸血症。限制嘌呤饮食 5 天后，每天尿酸排出量＞3.57mmol（600mg），提示尿酸生成增多。偏光显微镜发现关节滑液中有吞噬尿酸盐结晶的白血球，急性期时白血球增高，血沉加快。

（2）滑囊液或痛风石内容物检查　急性关节炎期行关节腔穿刺，抽取滑囊液，在旋光显微镜下，可见白细胞内有双折光的针形尿酸盐结晶。

（3）其他检查　X 线检查、关节镜等有助于发现骨、关节的相关病变或尿酸性尿路结石影。X 线检查显示关节软骨下骨的穿凿样破坏以及局部的骨质疏松、腐蚀或皮质断裂，关节间隙狭窄和边缘性骨质增生，痛风结石可为钙化阴影。

四、治疗

1. 治疗原则
① 控制高尿酸血症，预防尿酸盐沉积。
② 迅速终止急性关节炎发作，防止复发。
③ 防止尿酸结石形成和肾功能损害。

2. 分期治疗
（1）一般治疗　对有血尿酸升高的患者，即使未发病，亦应调节饮食，控制总热量摄入；限制嘌呤食物，严禁饮酒，适当运动，减轻胰岛素抵抗，防止超重和肥胖；多饮水，增加尿酸的排泄，避免使用抑制尿酸排泄的药物；避免各种诱发因素和积极治疗相关疾病等。

（2）无症状期的治疗　积极寻找病因和相关因素，如利尿药的应用、体重增加、饮酒、高血压、血脂异常等。

（3）急性关节炎期的治疗

① 秋水仙碱：为治疗痛风急性发作的特效药，一般服药后 6～12h 症状减轻，24～48h 内 90％患者症状缓解。

② 非甾体类抗炎药：如吲哚美辛、双氯芬酸、布洛芬、美洛昔康、赛来昔布、罗非昔布等，效果不如秋水仙碱，但较温和，发作超过 48h 也可应用，症状消退后减量。

③ 糖皮质激素：上述两类药无效或禁忌时使用，一般尽量不用。

（4）间歇期和慢性关节炎期的治疗目的　使血尿酸维持正常水平。

① 促进尿酸排泄药：常用有丙磺舒、磺吡酮、苯溴马隆。用药期间要多饮水，服碳酸氢钠每天 3～6g。

② 抑制尿酸合成药：目前只有别嘌醇。

③ 其他：保护肾功能，避免出现较大痛风石等。

（5）继发性痛风的治疗　除治疗原发病外，对痛风的治疗原则同前述。

五、护理措施

（1）休息与体位　急性关节炎期，除关节红、肿、热、痛和功能障碍外，患者常有发热，应绝对卧床休息，抬高患肢，避免受累关节负重。也可在病床上安放支架支托盖被，减少患部受压。待关节痛缓解 72h 后，方可恢复活动。

（2）局部护理　手、腕或肘关节受累时，为减轻疼痛，可用夹板固定制动，也可在受累关节给予冰敷或 25％硫酸镁湿敷，消除关节的肿胀和疼痛。痛风石严重时，可能导致局部皮肤溃疡发生，故要注意维持患部清洁，避免发生感染。

（3）饮食护理　因痛风患者大多肥胖，热量不宜过高，应限制在 5020～6276kJ/d（1200～1500kcal/d）。蛋白质摄入量控制在 1g/（kg・d），碳水化合物占总热量的 50％～60％。肥胖者应减轻体重。严格控制饮食，避免进食高蛋白和高嘌呤的食物，忌饮酒，每天至少饮水 2000ml，特别是在服用排尿酸药时更应多饮水，有助于尿酸随尿液排出。避免进食高嘌呤食物，如动物内脏、鱼虾类、螃蟹、肉类、菠菜、蘑菇、黄豆、扁豆、豌豆、浓茶等。饮食宜清淡、易消化，忌辛辣和刺激性食物。并指导患者进食碱性食物，如牛奶、鸡蛋、各类蔬菜、柑橘类水果，使尿液的 pH 在 7.0 或以上，减少尿酸盐结晶的沉积。

（4）适度运动与保护关节　包括：①运动后疼痛超过 1～2h，应暂时停止此项运动；②负重时使用大肌群，如能用肩部负重者不用手提，能用手臂者不要用手指；③交替完成轻、重不同的工作，不要长时间持续进行重体力工作；④经常改变姿势，保持受累关节舒适，若有局部温热和肿胀，尽可能避免其活动。

（5）病情观察　包括：①观察关节疼痛的部位、性质、间隔时间，有无午夜因剧痛而惊醒等现象；②观察患者受累关节有无红、肿、热和功能障碍；③有无过度疲劳、寒冷、潮湿、紧张、饮酒、饱餐、脚扭伤等诱发因素；④有无痛风石的体征，了解结石的部位及有无症状；⑤观察患者的体温变化，有无发热等；⑥监测血尿酸的变化。

（6）心理护理　患者由于疼痛影响进食和睡眠，疾病反复发作导致关节畸形和肾功能损害，思想负担重，常表现情绪低落、忧虑、孤独，护士应向其宣教痛风的有关知识，讲解疾病的有关知识、饮食与疾病的关系，说明本病是一种终身性疾病，但经积极有效治疗，患者可维持正常生活和工作。

（7）用药护理　指导患者正确用药，观察药物疗效，及时处理不良反应。

六、康复指导

详见本章第一节。

第六节·血友病性关节炎

血友病是由于遗传性凝血因子（Ⅷ、Ⅸ、Ⅺ）缺乏导致凝血障碍的出血性疾病。关节内出血是该病最常见的临床表现之一，约占总病例数的 2/3。这种关节内反复出血而导致的关节退行性变称为血友病性关节炎。5 岁以下儿童极少发病，8 岁后发病率增加，30 岁以后发病率逐渐下降。

一、病因与分类

当凝血因子（Ⅷ、Ⅸ、Ⅺ）含量低于正常的 15%～20% 时可发生关节内出血，因血液经久不凝，刺激滑膜，引起炎症反应。由于凝血功能障碍，无明显原因或仅轻微损伤即可引起反复发作的关节内出血，最终导致骨关节炎。

（1）按发病缓急可以分急性、亚急性与慢性三大类型。

① 急性关节内出血：好发部位顺序为膝、肘、踝、髋与肩部，常无损伤病史。出血关节肿胀、硬、热、压痛，表面皮肤光亮发红，关节保持屈曲位，活动受限。

② 亚急性关节内出血：一般有 2 次以上急性关节内出血可定义为亚急性型。疼痛不太明显，滑膜增厚显著，关节活动中等度受限。

③ 慢性关节内出血：亚急性关节内出血持续 6 个月以上，关节出现进行性破坏，直至全部损毁，关节纤维化，挛缩和半脱位。

（2）按缺乏因子不同，分为 A 型（Ⅷ因子缺乏）、B 型（Ⅸ因子缺乏）和 C 型（Ⅺ因子缺乏）。凝血因子缺乏程度越重，症状也越重。

二、临床表现

关节内出血好发于膝关节，也可累及踝、肘、肩和髋关节，很少累及小关节。

在出现明显关节内出血之前，常感关节不适，此后关节迅速肿大、有波动感并伴有轻度肿胀和功能障碍。因积血吸收可有低热，血白细胞可增高。休息数日后，随着血肿的吸收，症状逐渐消失。多次发作后，可引起关节退变、关节摩擦音、畸形、活动受限和肌萎缩。在筋膜下、肌肉内、骨膜下及骨内可因出血形成血友病性囊肿，偶可引起大出血、感染或骨筋膜室综合征等严重后果。

三、辅助检查

（1）外周血象及血小板功能　红细胞、白细胞及血小板计数大致正常；出血时间、血块回缩试验正常。

（2）筛查试验　凝血时间和活化部分凝血活酶时间延长，凝血酶原消耗不良及简易凝血活酶生成试验异常。

（3）确诊试验　凝血活酶生成试验及纠正试验有助于三种血友病的诊断和鉴别诊断（表 24-2）。

表 24-2　三种血友病凝血活酶生成试验结果

血浆种类	A 型	B 型	C 型
患者血浆	延长	延长	延长
患者血浆＋正常吸附血浆	纠正	不能纠正	纠正
患者血浆＋正常血清	不能纠正	纠正	纠正

（4）X 线　主要改变包括关节间隙变窄，区域性骨质疏松，软骨下骨不规则破坏及囊性变甚至塌陷，边缘骨赘形成。膝关节可见早期关节囊肿胀，髌上囊密度增高，干骺端骨质疏松，骨小梁变粗，股骨髁过度生长，股骨髁间切迹不规则或增宽，髌骨下极可呈方形；髋关节可有类似缺血性坏死的变化，肘关节的桡骨头不规则及增大，鹰嘴窝增大；肩关节在肱骨头骺板的两侧可有大囊肿。儿童可见骨骺增大或骺板提前融合。

四、治疗

（1）非手术治疗　发病时应卧床休息，抬高患肢并冷敷，必要时行暂时性外固定。积极进行血友病的内科治疗。药物应口服治疗，减少注射。避免使用刺激胃肠黏膜，损害肝功能和抑制凝血作用的药物。凝血功能恢复后如关节肿胀仍不减轻且疼痛，以及有压迫神经、血管或穿破皮肤的危险时，可用细针穿刺减压。

（2）手术治疗　滑膜增生明显者可通过开放手术或关节镜行滑膜切除术，但应在术前、术中和术后补充凝血因子，并监测其变化。在保障外源性凝血因子补充的基础上，血友病性关节炎晚期可以行人工关节置换手术。

五、护理措施

（1）预防出血　嘱患者不要过度负重或进行剧烈运动（拳击、足球、篮球）；

不要穿硬底鞋或赤脚走路；使用刀、剪、锯等工具时，应小心操作，必要时佩戴防护性手套；尽量避免手术治疗，必须手术时，术前应根据手术规模大小常规补充足够量的凝血因子；尽量避免或减少各种不必要的穿刺或注射，禁止使用静脉留置套针管，以免针刺点出血；注意口腔卫生，防龋齿；少食带骨、刺的食物，以免刺伤口腔或消化道黏膜；遵医嘱用药，避免使用阿司匹林等有抑制凝血机制作用的药物。

（2）评估关节腔出血与病变　监测出血情况的变化，以判断疗效，及时发现急重症患者，为有效救治、挽救患者的生命赢得时间。评估关节外形，局部有无压痛、关节活动能力有无异常等，以判断关节病变处于急性出血期、慢性炎症期还是已发生纤维强直。急性期局部可有红、肿、热、痛及功能障碍；慢性炎症期多与关节反复出血或积血吸收不完全，刺激局部产生持续性炎症反应有关，可表现为关节持续性肿胀及功能障碍；病情进一步发展可导致关节纤维强直、畸形以致功能丧失。

（3）局部出血处理的配合　按医嘱实施或配合止血处理，紧急情况下配合医师救治患者。对于咽喉部出血或血肿形成者，为避免血肿压迫呼吸道而引起窒息，应协助患者取侧卧位或头偏向一侧，必要时用吸引器将血吸出，并做好气管插管或切开的准备。一旦出现颅内出血，遵医嘱紧急输注凝血因子，配合做好其他抢救工作。

（4）正确输注各种凝血因子制品　输注过程中密切观察有无输血反应。

（5）用药护理　指导患者正确用药，观察药物疗效，及时处理不良反应。

六、康复指导

详见本章第一节。

（苏曼曼　姜鲜银　朱方惠　周阳）

第二十五章 ▶▶ 运动系统畸形患者护理

第一节 · 脊柱侧凸

脊柱侧凸（scoliosis）是指脊柱的一个或数个节段在冠状面上偏离身体中线向侧方弯曲，形成一个带有弧度的脊柱畸形，通常还伴有脊柱的旋转和矢状面上后突或前突的增加或减少，同时还有肋骨左右高低不等平、骨盆的旋转倾斜畸形和椎旁的韧带、肌肉的异常。侧凸可出现在脊柱一侧，呈"C"形；或在双侧出现，呈"S"形。它会减小胸腔、腹腔和盆腔的容积量，还会降低身高。脊柱侧凸是危害青少年最常见的脊柱畸形，随着疾病发展，不仅影响机体外形美观，还可继发胸廓畸形而影响呼吸及心脏功能，甚至脊髓受压导致截瘫。

一、病因与分类

根据发病原因不同，将脊柱侧凸分为非结构性脊柱侧凸和结构性脊柱侧凸。

（1）非结构性脊柱侧凸　可由下列原因引起：姿势不正确、癔症性、髓核突出或肿瘤刺激神经根引起的侧凸、下肢不等长、髋关节挛缩以及某些炎症。非结构性侧凸的脊柱及支持组织无内在的固有改变。病因去除后，脊柱侧凸即能消除。

（2）结构性脊柱侧凸　是患者不能通过平卧或侧方弯曲自行矫正的侧凸，或虽有矫正但无法维持。根据病因不同可分为以下几类。

① 先天性脊柱侧凸：椎体及邻近支持组织先天性异常，如先天性半椎体、脊髓纵裂、腰椎骶化、骶椎腰化等引起。

② 骨源性脊柱侧凸：胸廓疾病，如脓胸、胸廓成形术后；放疗后遗症；其他骨病，如脊柱结核、脊柱肿瘤。

③ 神经源性脊柱侧凸：脊髓灰质炎后遗症、神经纤维瘤、脊髓空洞症。

④ 肌源性脊柱侧凸：肌营养不良；其他组织疾病。

⑤ 特发性脊柱侧凸：原因不明，可能与遗传有关。脊柱侧凸畸形中，特发性侧凸所占比例最高，为 $75\% \sim 80\%$。

二、临床表现

脊柱侧凸或者后凸；双肩不等高；胸廓畸形；剃刀背；心肺功能受限；骨盆倾斜；长期不对称姿势，双下肢不等长，肌肉凹侧组织紧张，凸侧组织薄弱、被牵拉；严重者脊髓受压并由此引起神经功能障碍。

三、辅助检查

（1）X 线检查 通常需要对脊柱侧凸患者进行直立位全脊柱正侧位片、脊柱侧屈片、悬吊牵引位片的检查。

（2）CT 检查 显示骨骼畸形，尤其是脊柱三维重建 CT 能清晰显示先天椎体畸形。做脊髓造影 CT 扫描，能清晰显示脊柱与神经的关系、有无脊髓畸形，用于指导手术治疗。

（3）MRI 检查 相比脊髓造影，MRI 是一种无创性检查，其软组织分辨率高，能清晰显示脊髓病变。

（4）肺功能 脊柱侧凸患者的肺功能因受侧凸部位和严重程度的影响而有不同程度的改变，可表现肺活量、氧分压及氧饱和度的下降，特别是一些先天性疾病伴有严重心脏病者，应认真检查肺功能，以便确定能否手术，以及对麻醉和术中耐受性做出充分评估。

（5）骨密度 骨密度测量对于确定脊柱侧凸患者是否有骨质疏松有重要意义，通过对骨质量的评估，可估测患者的成骨能力，对术后患者的康复和预后判断有一定的帮助作用。

四、治疗

治疗脊柱侧凸的目的是预防脊柱侧凸发展，保持脊柱在最佳的矫正位，改善畸形，尽可能恢复躯体平衡，保持双肩或骨盆在同一水平，尽可能使结构性脊柱侧凸伸直。

（1）非手术治疗 包括理疗、体疗、表面电刺激和支具。最主要和最可靠的方法是支具治疗。

（2）手术治疗

① 适应证 包括：a. 支具治疗不能控制畸形发展，脊柱侧凸继续进展者；b. 肺功能障碍以及青年型脊柱侧凸的躯干不对称，畸形严重需矫形者；c. 保守治疗不能控制疼痛的年老患者；d. Cobb 角＞45°，青年型脊柱侧凸；e. Cobb 角＜40°，伴有严重胸前凸，明显肋骨隆起者。

② 手术方法：前路、后路或前后路联合矫形内固定植骨融合术。

（3）特发性脊柱侧凸的治疗原则 总的治疗原则为观察、支具和手术，具体原则如下。

① Cobb 角＜20°：严密观察，如每年进展＞5°，并且 Cobb 角＞25°，应行支具治疗。

② Cobb 角为 20°～40°：应行支具治疗，如每年进展＞5°，并且 Cobb 角＞40°，则建议手术治疗。

③ Cobb 角为 40°～50°：由于 Cobb 角＞40°，进展的概率较大，因此如果患者发育未成熟，应建议其手术治疗。对于发育成熟的患者，如果 Cobb 角＞50°且随访发现侧凸有明显进展的患者，应手术治疗。

④ Cobb 角＞50°：需进行手术治疗。

五、护理措施

（1）体位护理　患者行全身麻醉术后平卧 2h 后取半卧位，床头抬高 30°，以利于置胸腔引流管患者胸腔引流液的流出。搬运患者时，应始终保持脊柱水平位，严禁扭转、弯曲。每 2h 轴线翻身 1 次，预防压力性损伤的发生。

（2）脊髓神经系统的观察　由于手术切口小，器械深部操作难度大以及纠正后的脊髓受不同程度的牵拉等因素均可危及脊髓的安全，因而可能会出现一系列的症状，如双下肢麻木、疼痛、一侧肢体的皮肤发凉等。所以，术后护士要密切监测双下肢感觉、运动及趾端的血运情况，触摸足背动脉的搏动 1 次/h，尤其观察足趾和踝关节的伸屈活动情况。

（3）呼吸道管理　患者术中长时间进行单肺通气，可导致肺泡表面损伤，呼吸道渗出物增多，易造成肺部感染、肺水肿及肺不张的发生。因而，术后应密切监测患者的呼吸，观察有无胸闷、烦躁、气急等不适，防止低氧血症的发生。加强呼吸道的管理。首先，指导患者做有效咳嗽，辅以超声雾化吸入，必要时，轻拍背部，自下而上、由外向内，每 4～6h/次。咳嗽时双手按住胸部切口，以免导致伤口裂开，也可减轻伤口疼痛程度，防止肺部感染及肺水肿的发生。最后，采用"吹气球"的方法促进肺扩张，使胸腔残余气体尽快排除。

（4）胸腔引流管的护理　妥善固定引流管，保证敷料的整洁，定时挤压防止引流管受压、扭曲、滑脱及阻塞，观察并准确记录引流液的颜色、性状及数量。一般术后第 3 天拔除胸腔引流管，拔管后继续观察有无胸内出血、胸闷、憋气等不适。

（5）康复指导　术后即指导患者在床上做适当的四肢活动和深呼吸运动。活动范围及强度应循序渐进，早期禁忌脊柱弯曲、扭转及提重物等活动。

六、康复指导

（1）保持正确姿势　站立时抬头挺胸，脊背平直；坐时背部平靠椅背，臀部坐满整个椅面；卧位时睡硬板床。

（2）6 个月内减少身体负重　拾东西时尽量保持腰背部平直，以下蹲屈膝代替弯腰。

（3）出院后继续戴支具 3～6 个月　除淋浴及睡觉外，其他时间均戴支具。若出现背部疼痛及异物感要及时就诊，早期发现有无断棒。

（4）出院后仍坚持进行腰背肌锻炼　加强腰背肌力量以增加脊柱的稳定性。

（5）定期复查　出院 3 个月、6 个月、12 个月门诊复查。

第二节·颅底凹陷症

颅底凹陷症（basilar invagination）是临床常见的颅颈区畸形，主要病变是以枕骨大孔区为主的颅底组织陷入颅腔，枢椎齿状突上移并进入枕骨大孔，使枕骨大孔狭窄，颅后窝变小，导致脑桥、延髓、小脑、颈髓和神经根受压、牵拉，并出现的相应症状，且经常出现椎动脉供血不足的表现。多在成年后起病，缓慢进展。

一、分类

（1）原发性　又称先天性颅底凹陷症，为先天性发育异常所致，常合并其他畸形，如扁平颅底、中脑导水管闭锁、小脑扁桃体下疝畸形、脑积水、延髓和脊髓空洞症等。

（2）继发性　又称获得性颅底凹陷症，较少见，常继发于畸形性骨炎、类风湿关节炎、骨软化症、佝偻病、成骨不全等。

二、临床表现

（1）外观特征　颈项短而粗，后发际降低。常伴有斜颈、颜面不对称、蹼颈及脊柱侧凸等畸形。

（2）后组颅神经损害　吞咽困难、饮水呛咳、声音嘶哑、构音障碍、舌肌萎缩、咽反射减缩等延髓麻痹症状，以及面部感觉减退、听力下降等。

（3）延髓及颈髓损害　出现四肢轻瘫、椎体束征及不同程度的感觉障碍、吞咽及呼吸困难等，伴有延髓、脊髓空洞症者表现为分离性感觉障碍。

（4）颈神经根症状　枕颈部疼痛、活动受限或强直。一侧或双侧上肢麻木、肌无力、肌萎缩和腱反射减退或消失等。

（5）小脑损害　以眼球震颤为常见，晚期可出现小脑性共济失调，表现为步态不稳、小脑性语言等。

（6）椎基底动脉供血不足　出现体位性头晕、恶心、呕吐、出汗等。

（7）颅内压增高症状　早期一般无高颅压，晚期因脑脊液循环障碍而出现头痛、呕吐和视盘水肿等颅内高压症状。

三、辅助检查

（1）X 线　是诊断颅底凹陷症最简单的手段。

（2）CT　可发现脑室扩大、脑积水等异常表现。

（3）MRI　有助于本病的早期诊断，在矢状位可清楚地显示中脑水管、第四脑室及脑干的改变、小脑扁桃体下疝的程度及延髓受压的情况。

四、治疗

目前治疗颅底凹陷症的方法主要为外科手术。X线及MRI显示畸形但无临床症状或症状轻微者，可观察随访。

（1）适应证　包括：①有延髓和上颈髓受压表现者；②有小脑症状及颈神经症状，并呈进行性加重者；③有颈神经根受累和伴有脊髓空洞症者；④有脑脊液循环障碍或颅内压增高者；⑤伴有颅后窝肿瘤或蛛网膜囊肿者。

（2）手术方法　常用的手术方法有后路及前路两种。后路手术采用颈椎后方切口，通过内固定系统将脱位的枢椎进行复位和固定。前路手术一般采用经口咽部入路，通过前路的松解和复位固定，完成神经脊髓的减压。

五、护理措施

1. 术前护理

（1）专科检查及治疗　在确诊后，要及时安排患者到口腔科进行专科检查，排除或治疗鼻、口腔疾患，有炎症应先治愈。

（2）口腔清洁　在排除或治愈口腔疾患后，术前用0.05%氯己定溶液漱口进行口腔清洁，3～5天，4次/d。

（3）健康指导　指导患者在进食时避免烫、粗糙食物，防止口腔黏膜破溃；有吸烟史者，至少在术前15天戒烟。

2. 术后护理

（1）术后急性水肿期的护理　术后24h内为颅脊交界区手术后意外死亡高发期，术后宜每30～60min监测血压、脉搏、呼吸、血氧饱和度1次，连续6h，病情稳定后可改为每2～4h监测1次；给氧，密切观察呼吸的深浅、频率、血氧饱和度等情况。超声雾化吸入，3次/d。

（2）搬运　术后患者过床时，宜采取多人搬运法，使患者颈部保持自然中立位，防止扭转、过屈或过伸，尤其是放置植骨块的患者。术后仍需持续颅骨牵引者，搬运时仍应维持牵引。

（3）体位护理　平卧位时，不垫枕头，以防止颈椎过度后仰；侧卧时垫枕，以保持颈椎中立位。患者情况许可时可适度摇高床头予半坐位。采用轴线翻身，头、颈、躯干保持在同一轴线翻转，身体和床呈30°～45°，后背垫30°～45°斜面型海绵垫。边翻身边询问患者的情况。有不舒适及时调整，直到患者卧位舒适为止。翻身时以护士协助用力为主，患者配合协调用力为辅。操作时动作轻柔，注意保暖，注意患者面部表情。

（4）颈部有效制动 术后24h内，不管处于何种卧位，都要在颈部两侧各放置1只沙袋，以减少头颈部活动次数及幅度。24h后，在床上坐起或下床活动时则都必须先戴好颈托。洗澡时可适当脱下，但要预防跌倒。

（5）伤口护理 手术的切口一般位于咽后壁呼吸通道口，不易观察，术后口腔内一般会留2块纱布，一块是放置在切口处的碘仿纱布，一块是放置在舌体表面的硫酸镁纱布，一般保留1天。①每日定时检查伤口情况，可借助电筒、压舌板察看伤口，并酌情使用外用药，气管插管拔管后仍须超声雾化1周左右；②及时吸除口咽部分泌物，以保持咽后壁伤口洁净、干燥；③口腔护理，术后使用氯己定及表皮生长因子漱口液含漱，4次/d，直至伤口愈合为止。

（6）饮食护理 术后患者的营养通过鼻饲补充，一般自术后第3天开始经胃管注入全流饮食，少量多餐。胃管拔除后，首次自行进食前，应指导患者先适量饮水，观察有无呛咳、呕吐等不适，再告知患者从半流质饮食过渡到普食。

（7）并发症护理 术后容易发生呼吸衰竭或窒息、脑脊液漏、深静脉血栓等并发症。

① 呼吸衰竭或窒息：由于患者术后可能继发局部组织水肿，如影响到脑干，则易致呼吸衰竭发生。此外，气管插管、手术等因素易致喉头水肿，术后颈深部血肿则可能引起呼吸困难，甚至窒息。因此，要听诊双肺呼吸音，及时观察并判断患者呼吸功能情况，以综合评估患者咳嗽、咳痰能力，从而给予按需吸痰或按时吸痰，避免痰液堵塞导致窒息。告知患者如何正确有效地咳嗽、咳痰，保证充足睡眠、摄入足够的水分等。

② 脑脊液漏：严密观察神志、主诉及伤口情况，当发生伤口脑脊液漏时，及时告知医生，并协助行腰椎穿刺以持续引流脑脊液，及时观察并记录引流液的量、颜色、性状。

③ DVT预防：麻醉清醒后即鼓励患者进行四肢功能锻炼，若患者因体力不支、疾病原因无法进行主动运动，则给予被动运动，如协助按摩四肢肌肉、屈曲四肢等，并根据医嘱及时并准确地应用抗凝、抗血小板聚集药物及间歇充气压力泵等，以预防深静脉血栓形成。

六、康复指导

功能锻炼原则为尽早开始，循序渐进、坚持不懈。

（1）早期锻炼 患者术后当日以被动锻炼为主，如间歇充气压力泵、协助肌肉按摩和屈伸关节等；术后次日鼓励患者开始主动锻炼，如远端关节的小范围运动（握拳、足背屈伸等），在此基础上逐渐增加上下肢、腰腹肌的肌力、主动或抗阻运动等。但要注意在做肢体功能锻炼时，切勿震动或扭曲颈部，以免发生意外。

（2）中后期锻炼 术后中期主要以离床训练为主，如站立、行走、日常生活活动能力训练及颈部活动等；后期锻炼一般为术后3个月后，患者可在去除颈围的情况下，继续进行中期训练的项目。

（3）出院指导　继续加强功能锻炼，术后颈围护颈 3 个月，避免做颈部扭转、过屈或过伸等损伤颈椎的动作。

第三节·先天性肌性斜颈

先天性肌性斜颈（congenital muscular torticollis，CMT）俗称"歪脖"，是由一侧胸锁乳突肌挛缩导致的头和颈部歪斜畸形，表现为头部向病变一侧倾斜，下颌旋向正常一侧，颈部向病变一侧旋转和向正常一侧屈颈受限。先天性性肌斜颈的发病率为 0.2%～0.5%，男女发病率基本相同，左右侧发生率无明显差异。

一、病因与分类

（1）病因　目前仍未明确，但大多数学者认为子宫内压力异常或胎位不正是产生先天性肌性斜颈的主要原因。

（2）分型　可根据肌肉及纤维组织所占比例分为 3 种类型。

① 肌肉型：以肌肉组织为主，仅含少量纤维变性的肌肉组织或纤维组织。

② 混合型：含肌肉组织和纤维组织。

③ 纤维型：以纤维组织为主，含少量的肌肉或变性的肌肉组织。

二、临床表现

（1）斜颈畸形　婴儿出生后，可发现患儿头部向患侧倾斜，面部向健侧旋转，下颌指向健侧肩部，2～3 周后斜颈畸形更加明显，将头转向健侧明显受限。症状较轻者仔细观察才能发现，此症状随着患儿的生长发育日益加重。

（2）颈部肿块　一般在出生后 2 周内，可触及颈部肿块，位于胸锁乳突肌中下段。此肿块呈梭性，无压痛，一般在 1～2 个月后达到最大，之后逐渐缩小至完全消失。有部分肿块不消失并产生肌肉纤维化和挛缩，引起斜颈畸形。

（3）颜面部畸形　先天性肌性斜颈如果早期未得到有效治疗，2 岁后即会出现颜面部畸形，主要表现为面部不对称，双侧眼外角至口角的距离不对称，患侧距离缩短，健侧增长。患侧眼球位置平面降低，因双眼不在同一水平线上，易产生视力疲劳而出现视力减退。健侧颜面部圆而饱满，患侧则窄而平。颈椎可发生代偿性侧凸畸形。

三、辅助检查

（1）X 线　颈椎正侧位 X 线示颈椎骨质无异常，可排除颈椎先天性畸形、颈椎结核、颈部急性淋巴结炎引起的斜颈。

（2）B超　双侧胸锁乳突肌超声检查示患儿受累侧胸锁乳突肌较对侧明显肿胀，部分呈假瘤样，肌纤维回声紊乱。晚期局部肌组织纤维化，肿胀可不明显。

四、治疗

（1）非手术治疗　适用于1岁以内的患儿，包括局部热敷、按摩、手法治疗和固定头部。其目的在于使肿块及早消散，防止肌肉纤维化，发生挛缩。一般要坚持3～6个月才可能将斜颈矫正。

① 按摩：出生2周之后，患儿睡眠时取仰卧位，下颌向患侧，枕部向健侧，并用棉垫和小沙袋固定头部于上述位置。

② 手法治疗：缓慢轻柔地将下颌转向患侧，并逐渐把它抬高，同时把头偏向健侧。3～4次/d，每次手法治疗前后，应按摩或热敷患侧胸锁乳突肌。

（2）手术治疗　适用于＞1岁患儿。采用胸锁乳突肌切断术或部分切除术、胸锁乳突肌延长术。

五、护理措施

1. 非手术治疗/术前护理

（1）病情观察　头颈部活动是否受限，颜面部有无不对称。患儿卧床时，应将健侧靠近墙壁，同时可在患侧上方悬吊彩球，以吸引患儿将颈部转向患侧。喂养时调整体位，鼓励患儿转头以拉伸患侧。

（2）颈部按摩和热敷　按摩3～4次/d，20min/次，按摩时使用润滑剂，手法应轻柔缓慢，按摩后用热毛巾进行患侧颈部热敷

（3）手法牵拉　固定患儿双肩，双手将患儿头偏向健侧，直到耳郭触及健侧肩部。

（4）物理疗法　配合磁疗等物理疗法，2次/d，20min/次。

（5）先天性肌斜颈患儿日常姿势矫正方法

① 仰卧位：睡眠时可用沙袋保持头部于矫正位，可诱导患儿把头转向较少活动一侧。

② 立位抱姿：家长抱患儿时，尽量使用有助伸展颈部紧张肌肉的姿势，鼓励患儿主动把头部转向较少活动一侧，如左侧斜颈在立位抱起时，将患儿的头部转向患侧，另一侧靠在家长的肩膀上。

③ 侧卧抱姿：患儿背靠向家长，患侧向下，如左侧斜颈，患儿左耳靠向家长的左前臂，右手放在患儿两腿指间，抱起患儿。家长轻柔地用左前臂将患儿的头部向上抬。

2. 术后护理

（1）病情观察　观察患儿呼吸及进食情况，防止伤口血肿压迫气管引起窒息，压迫食管引起进食困难。观察伤口渗血情况，保持伤口敷料清洁干燥。

（2）体位护理　较大儿童术后需将头置于过度矫正位，头颈胸固定4～6周。

局部疼痛消失后应尽早开始颈部牵拉运动，由两人协助进行，一人固定患儿双肩，另一人用双手将患儿头扳至脸朝健侧，呈过度矫正位。

（3）饮食　进食流质或半流质饮食，避免进食坚韧食物，以免患儿用力咀嚼导致伤口出血。

六、康复指导

（1）出院后继续佩戴颈围约 3 个月，并配合颈部牵拉运动。

（2）指导家长帮助患儿克服头向患侧偏斜的习惯。

（3）幼儿术后可以用颌枕带牵引固定纠正斜颈 4～6 周；大龄儿童手术后应用石膏型固定或颈部矫形支架固定 3 个月，一般 3～5 年脸部畸形可以矫正。

（4）术后 3 个月、6 个月到医院复查，以后每年复查 1 次。

第四节 · 半椎体畸形

一侧椎体发育形成障碍而引起的椎体畸形，称半椎体畸形（hemivertebrae deformity）。胚胎时期，椎体间充质形成软骨时，有两个左右对称的软骨骨化中心，若两个均不发育，则可引起椎体缺如；若其中一个发育不全，则形成半椎体畸形，常伴有脊柱侧凸畸形。部分单侧椎体形成不全时，椎体出现楔形或斜方形。半椎体畸形易单发，亦可多发。胸椎多见，腰段次之。

一、病因与分类

（1）病因　椎体在胚胎发育过程中分节不全或形成不全，可引起先天性椎体畸形，其中半椎体畸形是较为常见的一种，属于椎体形成不全。

（2）分类　根据半椎体与相邻椎体的关系可以不分节、半分节或完全分节。

二、临床表现

半椎体畸形是造成先天性脊柱侧凸的重要原因之一。视畸形缺损的部位不同可引起以下脊柱畸形。

（1）脊柱侧凸　因单发或多发半椎体畸形所致。

（2）脊柱后凸　见于后侧半椎体畸形者。

（3）脊柱侧凸及后凸　严重侧凸者，如果躯体上部重力不平衡，则于发育过程中可逐渐形成伴有明显旋转的侧凸畸形，并伴有胸廓变形等体征，或是半椎体畸形伴有后侧半椎体畸形。

（4）身高生长受限　以多发者影响为大。

三、辅助检查

（1）X线　可明确椎体畸形类型，应包括全脊柱正侧位片，以便初步估计术中需矫正的角度。

（2）MRI　对伴有神经损害者必须行 MRI 检查，以排除脊髓纵裂或栓系综合征等。

（3）超声　超声具有灵活、方便、安全等优势，可在妊娠 20～28 周时发现并诊断半椎体畸形。三维超声可直观地显示椎体的大小、形态、椎间隙以及脊柱的连续性和生理弯曲，并清晰地表明脊柱与胸廓、颅底、骨盆的空间结构，在诊断脊柱畸形方面有很大优势。

四、治疗

（1）非手术治疗　非进展性侧凸需要定期观察。少数患者可以采用矫形支具治疗，但是支具会影响胸廓的发育，支具治疗时，应定期复查，仔细测量与比较，对侧凸的发展和愈后进行正确的分析和判断。

（2）手术治疗　当侧凸加重或有潜在高度进展可能的半椎体畸形时就要考虑手术治疗。手术方式包括预防性手术如原位融合和凸侧半骨骺固定术，以及矫正性手术如半椎体切除术和截骨或节段性椎体切除矫形术等。术式通常根据脊柱畸形的类型和严重程度、脊柱侧凸的进展速度、畸形的部位及患者的年龄来决定。

五、护理要点

同脊柱侧凸。

六、康复指导

同脊柱侧凸。

第五节·先天性手部畸形

先天性手部畸形种类较多，且变异大，常伴有心血管畸形、造血系统疾病、消化道畸形等全身性其他畸形。

一、病因与分类

根据临床资料归纳目前其发病原因分为 2 类：一是内因即遗传因素，二是外因即环境因素，多数畸形则是由两种因素共同作用的结果。其中，家族性遗传是本病的主要原因之一，其次是怀孕期母体服用药物、内分泌紊乱、接触放射线、患过敏性疾病、机体损伤等因素引起手部畸形的发病，常合并有颅面畸形、唇腭裂及足部畸形。最常见的是多指畸形、并指畸形、巨指畸形及短指畸形。

（1）并指畸形　是指两个及两个以上手指及其相关组织先天性病理相连，并指畸形是上肢先天性畸形中最常见的病变之一，有遗传性。并指可单独出现，是手部许多先天性畸形的体征之一。

（2）多指畸形　可以是单个手指多指畸形，也可以是多个手指多指畸形。通常多见于拇指桡侧和小指尺侧，其中拇指多指发病率约占总数的90％以上，小指次之。

（3）巨指畸形　即一个或多个手指的所有组织结构，包括皮肤、皮下组织、肌腱、血管、神经、骨骼和指甲等均发生肥大。

（4）缺指和手裂畸形　缺指指一个手指或多个手指缺失。缺指及相应掌骨缺失者，造成手掌裂开，成为手裂。

二、临床表现

（1）症状　主要是活动畸形。不同部位表现出手指局部的异常，如肥大、活动障碍等。

（2）体征

① 并指：轻者仅两指间存在不完全蹼膜；较重者皮肤与皮下软组织合并，指甲各自分开。严重者第2～5手指相互并连，指骨分节不全和多发关节畸形。多个手指并指者影响手的功能。

② 多指：常同时有并指、短指和其他畸形。畸形有以下3种类型。a.异常的软组织块：与骨骼无粘连。b.重复手指：含有指骨、关节、肌腱等部分，近端指骨与掌骨头或分叉的掌骨形成关节。c.完全额外的手指：包括一个完整的掌骨与多指骨连接。

③ 缺指和手裂：分中央型和边缘型两种。其中中央型缺指是食指、中指和环指缺如，有时相应掌骨也缺如，手掌部裂开，将手分成两部分，形如龙虾爪或称手裂；有些手裂仅缺中指和第3掌骨。手的外观丑陋，但存有部分功能。

④ 巨指：一个手指、数个手指或全手均肥大的一种罕见畸形，可能系发育异常或因神经纤维瘤病引起。手指骨骼和软组织的长度和宽度均增加。神经纤维瘤病本身常不显著，而肥大的部分突出。

三、辅助检查

多指需摄X线片检查指骨和掌骨发育情况，判断畸形类型，并结合手指功能，确定何者为多余指。

四、治疗

轻度畸形无需治疗。畸形影响手部功能时，可行手术治疗。手术治疗原则以改善功能为主，兼顾外观，尽早纠正妨碍发育的畸形。

（1）并指　先天性并指畸形矫形的目的是建立满意的指蹼形状和避免手指继发性挛缩。多个手指并指者，应分期手术。采取分指手术的时机要根据年龄、并指畸形的程度决定。指端融合畸形 1 岁以内手术，手指便能正常发育。手术治疗：主要是借助手术将并指分开。

（2）多指　单独的指骨或掌骨可做关节断离术。分叉的指骨或掌骨应切除多余的分支，必要时做切骨术矫正骨骼弯曲畸形。

（3）缺指和手裂　有功能者不必治疗。若施行整形手术应切除手掌部裂口皮肤，将两侧掌骨靠近后缝合缺口部皮肤。

（4）巨指　肥大的软组织和结节性肿块可手术切除，使手指形状接近正常。手术可分期进行，以免损伤手指血管。指神经无异常者应予保留，仅切除周围软组织。如手指或指骨太长，畸形严重影响功能，可切除手指的一部分。

五、护理措施

1. 术前护理

（1）手术时间的选择　包括：①学龄前 4～6 岁，是大多数手部畸形手术的最佳时期；②凡畸形影响肢（指）体发育，继而生长过程中畸形加重者，应考虑尽早手术，手术时间最好在 1～2 岁进行。

（2）心理护理　针对该病患者年龄普遍偏小，心理承受能力差，恐惧感强，指导家长抽出更多的时间与患儿相处，说话时语速缓慢、态度和蔼、经常呼叫其名字并抚摸患儿头部，使其克服敌意和抵触情绪。

2. 术后护理

主要是对伤口进行观察和护理。①观察伤口出血情况，适当用力加压包扎，避免术后血肿，经常观察暴露在外面指甲的血液循环。②妥善固定，短臂石膏管形易被患儿弄掉，儿童需要屈肘 90°，前臂放置中等度旋前位的长臂石膏管形制动。在石膏里，腕和指关节都应放在功能位。术后前几天要抬高患手，避免造成水肿。③准确评估疼痛，中、重度疼痛要给予止痛处理，防止躁动致手部血液循环障碍。

六、康复指导

（1）对患儿的指导　鼓励患儿用患手做一些力所能及的活动，如抓、捏、握、拍等游戏和表演练习。

（2）对亲属的指导　指导家属有意识地让患儿参加一些群体活动，使其克服自卑心理，找回自信心，不需刻意掩饰畸形部位，并对其进步给予鼓励和表扬。

（3）出院指导　定期门诊复查。对于有吻合血管的术后患者，强调寒冷季节应注意保暖，远离吸烟人群。

第六节 · 先天性马蹄内翻足

先天性马蹄内翻足（congenital equinovarus）是一种常见的先天畸形，是由足下垂、内翻、内收三个主要畸形综合而成。男性发病较多，可为单侧发病，也可为双侧。随年龄增长，体重越来越大，畸形更趋严重。

一、病因与分类

（1）病因　尚无定论，可能因胚胎早期受到内、外因素的影响引起发育异常所致，也可能与胎儿的足在子宫内的位置不正有关，还可能由于胚胎发育过程中神经发育异常导致的胎儿早期肌力不平衡引起。

（2）分类　先天性马蹄内翻足初期有软组织异常，以跗间骨关节为中心，导致足前部畸形。包括四部分畸形：①跗骨间关节内收；②踝关节跖屈；③足前部内收、内翻；④跟骨略内翻下垂。

二、临床表现

出生后出现单足或双足马蹄内翻畸形，即尖足，足跟小，跟骨内翻，前足内收，即各足趾向内偏斜，此外胫骨可合并内旋。一般分为松软型与僵硬型两类。

（1）松软型　畸形较轻，容易用手法矫正，也称为外因型，可能是宫内体位异常所致。

（2）僵硬型　畸形严重，足趾面可见一条深的横行皮肤皱褶，跟骨小，跟腱细而紧，呈现严重马蹄内翻、内收畸形，手法矫正困难，也称为内因型。

三、辅助检查

一般不需要 X 线检查即可诊断。但 X 线平片对确定内翻、马蹄畸形的程度和治疗后的客观评价是必不可少的。

四、治疗

不同的年龄，应选择不同的治疗方法；实施治疗的年龄越小，疗效越好。

（1）非手术治疗

① 手法扳正：适用于 1 岁以内的婴儿。手法扳正后可用柔软的旧布自制绷带，将足松松地包在已矫正的位置上。

② 双侧夹板固定法：不能坚持长期手法扳正患儿，可于出生后 1 个月采用轻便的双侧夹板矫形。

③ 手法矫正、石膏固定法：适用于 1~3 岁的患儿，双侧形可同时矫正，手法矫正的本质是将畸形的组成部分，按一定的程序逐个予以矫治，直至弹性抗力完全消除为止。最后将手法矫正取得的成果用管形石膏固定起来，直至完全排除畸形复发为止。

（2）手术治疗 非手术治疗效果不满意或复发者，均可考虑手术治疗。

① 一般在 10 岁以前，不宜行骨部手术，以免损伤骨骺。大多数采用软组织手术。主要有跟腱延长术、足内侧挛缩组织松解术、跖腱膜切断术及必要时部分切开踝关节后方关节囊。术后长腿管形石膏固定 2~3 个月。

② 10 岁左右仍有明显畸形者，可考虑做足三关节融合术（即跟距、距舟和跟骰关节）。术后用管形石膏固定，直至融合牢固为止。

五、护理措施

（1）手法按摩 术前每天用拇指指腹于患足跟腱、跨腱膜内侧副韧带处轻揉 10min，再做脚底的外展、外翻、背伸活动，范围由小到大，便于挛缩的软组织细胞生长，有利于手术的进行及康复。

（2）石膏护理 术后采用红外线照射加快石膏干固，搬运时嘱家长用掌心托患儿石膏处肢体，注意保护，防止石膏断裂；抬高患肢，术后 8h 制动，之后协助翻身，24h 石膏完全干固后方可自主运动。定期观察皮肤色泽、末端血液循环，评估石膏部位有无出血、水肿等，防止骨筋膜室综合征发生。

（3）疼痛护理 患儿术后出现不同程度的疼痛，护士及时评估患儿的疼痛级别、疼痛诱因，解除可能存在的疼痛刺激原，程度较重者应用少量镇痛药，观察用药后疗效。

（4）康复护理 术后患儿清醒即开展足趾被动运动，3 次/d，10min/次，并视患儿情况逐渐加大训练强度。石膏固定期间注意良肢位摆放，抬高患肢，腘窝及小腿下 1/3 处均垫一软枕，保持膝关节及踝关节的功能位。去除石膏固定后，嘱家长加强足趾及踝关节的屈伸运动。4 次/d，30min/次。

六、康复指导

（1）术后康复指导 石膏固定后指导患儿做股四头肌收缩和舒张运动及各足趾的被动屈伸活动，4 次/d，5~10min/次，促进足部血液循环。

（2）拆除外固定后，强化弱势肌群 拆除石膏后每日局部按摩，指导家长协助患儿做足背伸、外展、外翻位活动。从小剂量开始，逐渐增加活动量。

（3）后期指导 坚持手法按摩放松肌肉，逐渐进行负重和步行训练，纠正不良姿势。

第七节 · 足部畸形

足部畸形是指足部形态或结构的异常。

一、平足症

平足症俗称扁平足，是指内侧足弓低平或消失，同时伴发足跟外翻、距下关节轻度半脱位、跟短缩等畸形。患足失去弹性，在站立和行走时足弓塌陷，出现疲乏或疼痛的症状。

（一）病因与分类

（1）病因

① 先天性因素：指足骨、韧带或肌肉的发育异常，包括跟骨外畸形、垂直距骨、足舟骨结节过大、儿童骨骺未融合或有副足舟骨及先天性足部韧带和肌肉松弛等，均可导致扁平足。

② 继发性因素：a.长久站立或负重，小腿和足部肌肉萎缩，不能维持足弓张力。b.穿鞋不适，足部过度前倾，纵弓遭到破坏。c.足部骨病如类风湿关节炎、骨结核等。d.足内在肌、外在肌肌力失衡（大脑瘫、脊髓灰质炎后遗症等）。

（2）分类

① 姿态性平足症：比较常见，软组织虽然松弛，但仍然保持一定弹性，除去承重力，足可立即恢复正常，长期治疗效果良好。

② 痉挛性平足症：好发于青壮年，主要为站立或行走时疼痛严重，可呈"八"字步态。腓骨长肌呈强直性痉挛，足内、外翻和外展活动受限。

（二）临床表现

稍久站或行走1～2km即可引起足部酸痛，足抬起后疼痛减轻或消失，严重者行走时步态蹒跚，行走迟缓，全足着地，不敢提足跟，易疲劳、疼痛，可伴有"八"字步态。痉挛性平足症患者有腓骨肌疼痛，僵直。

（三）辅助检查

足正侧位X线摄片示足纵弓塌陷，跟骨、足舟骨、骰骨和距骨关系失常，偶见副足舟骨。

（四）治疗

（1）非手术治疗 轻型病例，进行足部训练，加强胫骨前肌和胫骨后肌的肌力，矫正足外翻。在行走时，应穿足底和足跟内侧加高3～6mm的矫形鞋或使用各种矫形鞋垫，鞋后跟应宽，鞋底内侧应平直，鞋腰部应窄，并经常练习用足趾行走。

（2）手术治疗 极少数姿态性扁平足患者需要手术，但痉挛性扁平足需要手术治疗。根据畸形的不同，可选择行截骨术、三关节融合术、肌力平衡重建术及副足舟骨摘除术等。严重痉挛性扁平足，可施行距下关节融合术。

（五）护理措施

（1）术前准备 患者入院后行常规术前检查，积极控制治疗胫后肌腱炎，抬高患肢，行足浴，按手术区域备皮，观察局部皮肤有无破损、感染等。监测患者生命体征，对体温升高者，给予降温处理。

（2）术后护理 积极采取有效镇痛措施，协助抬高患肢，促进静脉回流，减轻患肢肿胀，密切观察切口敷料渗血情况。

（3）固定 术后患足需使用支具固定于功能性背伸位，拆线后行石膏管形固定4周，6周后行走支具固定。

（六）康复指导

（1）肌力和关节活动度训练 指导患者进行患肢肌肉等长收缩锻炼，可先进行健侧肢体练习，待掌握方法后再进行患肢锻炼。外固定拆除后，行患肢踝关节屈伸、距下关节内收外展和前足内收锻炼，循序渐进，有疲劳感时停止。并进行患足内收、内翻、背伸的训练。

（2）矫正体操 患者取坐位，足跟踩地，练习双足内翻、外翻、足背屈即勾脚尖；进行足趾屈伸运动、足趾展收运动；然后，足跟离地，做双足屈（即绷足尖）练习；接着用足趾钳玻璃球、铅笔、小棒、布片、纸片等物；再进行两足弯曲足掌对钳乒乓球、网球等物。每日2次，20~30min/次。

（3）行走练习 用双足的边缘进行行走练习，可在"M"形斜面上分别做双脚内侧缘走、双脚外侧缘走、足跟走、足尖走，反复交替进行。也可在鹅卵石、沙滩或凸凹不平的路上行走。1次/d，30min/次。

（4）按摩 用揉法、揉捏法、重推的手法分别按摩胫骨前肌、胫骨后肌、趾长屈肌和足底小肌群及韧带，以增加肌肉和韧带力量及弹性。1次/d，15~30min/次。

二、拇外翻

拇外翻是一种常见的足病，它是指第1跖骨内翻（第1~2跖骨间夹角大于10°）、拇趾过度斜向外侧（外偏角大于15°）的一种畸形。常伴有进行性第1跖趾关节半脱位。

（一）病因

拇外翻畸形发生的原因与诸多因素有关，除扁平足畸形外，还与穿着狭窄的尖头鞋和高跟鞋有重要关系。

（二）临床表现

拇外翻畸形多见于中、老年女性，常呈对称性，多因疼痛而就诊。一般表现为拇趾在第1跖趾关节处向外侧偏斜，关节内侧出现明显的骨赘，严重者可出现其他足趾的偏斜、骑跨。

（三）辅助检查

X线片示第1、2跖骨夹角增大，见锤状趾，第1跖趾关节有骨赘形成，甚至有骨性关节炎，足拇趾的跖趾关节脱位。

（四）治疗

（1）非手术治疗　对于早期病变，疼痛较轻的患者，采用保守治疗。常用的方法：①使用消炎镇痛药物止痛；②穿合适的鞋子，防止外翻的发生和发展；③轻度拇外翻可在第1～2趾间夹棉垫，改变穿鞋习惯，使拇趾和第1跖骨头避免受挤压和摩擦；④拇囊炎可做理疗热敷。

（2）手术治疗　如畸形和疼痛较重影响生活质量，保守治疗无效，需手术治疗。手术方法有多种，包括软组织手术、骨性手术和软组织联合骨性手术及跖趾关节人工关节置换术。

（五）护理措施

（1）术前护理　讲解成功病例，消除患者及家属的紧张情绪，向患者交代有关手术的注意事项，以取得合作。做好局部皮肤准备，根据医嘱做好术前常规准备，特别是足部的皮肤准备，以防手术感染。

① 每日用温水洗脚3次，若距离手术不到2天，则应增加到4～5次/d。

② 洗脚时需用温水，因为这样更利于泡软足部的死皮，每次洗脚应轻柔地将死皮揉搓去除（忌用力撕扯），揉搓死皮的重点部位在4个脚趾缝和足跟部。

③ 洗脚时长约15min，洗完脚后先用干毛巾擦干，再用卫生纸将4个脚趾缝和足跟部充分吸干。

④ 之后均匀涂抹"特比萘乳膏"并重点按摩4个脚趾缝和足跟部，保证乳膏充分吸收。

⑤ 最后将足裸露自然风干，并在4个脚趾缝里垫上干燥的卫生纸团。

（2）术后护理　执行外科麻醉护理常规，给予足部垫高15～20cm，以减轻局部肿胀；观察脚趾间有无包扎过紧引起局部血液循环障碍，如有异常及时通知医生处理。

① 术日麻醉清醒后，进行踝泵运动，3～4次/d，3min/次；促进血液循环，增强肌力。

② 足趾背伸、跖屈运动　足趾主动背伸、跖屈，活动各趾间关节，重点放在第1跖趾关节上，4～5次/d，3min/次。

③ 肌肉等长收缩训练　每日至少3次，每次时间以不引起肌肉酸疼疲劳为度，

一般 5min。

④ 下床指导　大部分可穿前足免负重鞋（图 25-1）行走，指导患者穿专用拇外翻矫形鞋。等到骨性愈合后即可正常负重行走。

⑤ 出院指导　指导患者出院以后继续加强患肢功能锻炼，训练足趾外展内收屈伸肌群，加强足趾跖训练；选用鞋头宽，鞋跟不宜太高，鞋跟高为 2～4cm 最佳；脚指甲避免修剪太短，预防甲沟炎的形成；3 个月内避免下肢负重，适当进行拇趾屈伸功能锻炼，1 个月后复查。

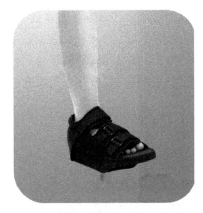

图 25-1　前足免负重鞋

（六）康复指导

（1）对于轻度患者，可以做赤足运动，加强足底肌肉力量，延缓拇外翻恶化程度。

（2）每日用手指将拇趾向内侧掰动，也可有效防止拇外翻加剧。

（3）借助矫形器械做练习，如拇外翻矫正器。

第八节 · 臀肌挛缩症

臀肌挛缩症（gluteal muscle contracture，GMC）是儿童时期的臀部肌肉及筋膜发生纤维化挛缩引起的病症，继发引起髋关节外展、外旋，严重者出现髋关节屈曲障碍。

一、病因与分类

（1）病因　臀肌挛缩症与臀部接受反复多次的肌内注射有密切关系。其次，还有遗传、易感及特发因素。儿童是该病的易感人群，瘢痕体质者接受臀肌注射后更易发病。

（2）分类　根据患者不同的症状、体征，可将臀肌挛缩症分为三度。

① Ⅰ度：同时屈髋、屈膝 90°时，强力内收，双膝可以并拢，但双侧股部无法交叉到对侧（如跷"二郎腿"）。尖臀畸形不明显。Ober 征弱阳性。Ⅰ度又可分为两个亚型，即ⅠA 和ⅠB。ⅠA（较轻），屈髋、屈膝 90°坐位时，强力髋内收，可将股部交叉到对侧（勉强能跷"二郎腿"）；ⅠB（较重），强力收髋也无法将股部交叉到对侧。

② Ⅱ度：生活能自理，行走时可不表现出"八"字步态，但上下楼或跑步时"八"字步态明显。同时屈膝、屈髋 90°，双膝无法并拢，不会跷"二郎腿"。臀部外上方塌陷，有明显"尖臀"畸形，Ober 征阳性。

③ Ⅲ度：行走时呈明显的"八"字步态，跑步困难，难以自己穿上裤袜，下蹲时关节被迫强力外展、外旋，呈"蛙式腿"。Ober 征强阳性，关节必须在强力极度外展位，才能同时屈膝、屈髋达 90°。臀部萎缩明显，有严重的"尖臀"形。骨盆变窄、变长，股骨颈干角增大。

二、临床表现

多为双侧，也可单侧发病，单侧发病患者表现为双下肢不等长，骨盆倾斜，代偿性脊柱侧凸等。

（1）姿势和步态　患者站立位，双下肢并拢时显得费力，严重者双足脚尖触不到一起。行走时呈现"外八字"脚。

（2）臀部检查　患者臀部外侧凹陷，失去正常臀部的膨隆圆滑之形态，髂脊后部及大粗隆处显得较为凸出，臀部凹陷以外上 1/4 最为严重。患儿下蹲后表现为尖臀畸形，臀的两侧扁平，凹陷，内侧是膨隆的尖顶。

三、辅助检查

1. 髋关节运动范围检查

（1）并膝下蹲试验　患儿直立，两腿并拢，然后下蹲，正常儿童可顺利做出此动作。该病患者在下蹲时，两膝必须分开才能蹲下。极严重患儿屈髋受限，无法完全蹲下。

（2）二郎腿试验　患儿取屈膝、屈髋坐位，无法将患肢股部放到对侧股部上方，表现为二郎腿试验阳性。

（3）屈髋试验　受检者仰卧做屈髋、屈膝动作，正常人下肢可沿下肢矢状轴完成动作。患者在屈膝、屈髋时，关节必须外展，膝关节向外划一圆弧才能完成该动作。屈髋时大粗隆后上方常有弹动感，在屈膝、屈髋 90°时，髋关节被迫外展，无法内收，此时髋外展畸形表现最明显。

（4）Ober 征　患者侧卧，患侧在上，屈髋屈膝，检查者一手固定骨盆，另一手握住患肢踝部使膝关节屈曲 90°，之后使髋关节屈曲，外展伸直，此时放开患肢，使患肢自然下落，正常人应落在健侧肢体后方，如不能落下（或落在健侧肢体前方），则为阳性。

2. X 线平片

一般无异常，但少数病例骨盆及髋关节有继发改变。X 线平片可见髋臼指数增加，颈干角和前倾角增大；臀肌挛缩严重者继发关节半脱位。血清及常规化验均无异常。

四、治疗

（1）非手术治疗　对于症状较轻的 IA 度患者，可暂行保守治疗，给予并膝屈髋、走"一"字步或交叉步等功能锻炼，多数患者可明显改善症状。

（2）手术治疗 对于ⅠB度，Ⅱ度及Ⅲ度患者，可行臀大肌挛缩带部分切除术、臀大肌部分止点松解术，少数患者伴有臀中肌、髋关节囊挛缩，除松解臀大肌挛缩带外，还应适当部分松解臀中肌及关节囊，以改善症状。

五、护理措施

1. 术前护理

（1）心理护理 该病患者多为学龄儿童，由于长期的步态异常，常产生自卑心理，护士应根据不同年龄层次给予关怀和心理护理。

（2）术前准备 由于患者年龄偏小，自知能力差，护士应利用整体护理模式和家长配合。

2. 术后护理

（1）体位护理 将沙袋置于臀部两侧切口处，将双膝用绷带绑紧使双下肢呈内收状。平卧位时，用枕头将双下肢垫起，使膝关节和髋关节屈曲，以减轻手术后疼痛。

（2）病情观察 术后密切观察生命体征的变化、伤口渗血情况以及双下肢末端感觉和血运情况。一般术后每2h观察1次伤口渗血情况。

（3）疼痛护理 因手术创面大，患者年龄小，对疼痛的耐受性差，护士应经常与患者交谈，并要求家长参与谈论，分散患者的注意力。在患者疼痛难忍时，应给予同情、安慰和鼓励，并观察疼痛的部位、性质和程度，去除引起疼痛的原因及诱因，并更换舒适体位，以达到减轻疼痛的目的。

六、康复指导

（1）术后第2天慢步行走 在伤口换药引流条拔除后进行，此时不强求患者走路步态及行走时间，以免局部因运动量过大而造成局部渗血。

（2）术后第3天扶栏并膝下蹲 患者下床，面向栏杆站立，双手握持栏杆，进行下蹲训练，栏杆的高度以平患者腰部为宜，每日练习3~4遍，每遍100次左右，速度为6~8次/min，随时间的延长、次数及频率均可增加。练习时用绷带将双膝并拢放好，防止下蹲时髋关节外展、外旋。下蹲时胸腹部尽量前倾与大腿紧贴。

（3）术后第4天"一"字步态或交叉步态行走 患者行走时先采用"一"字步态行走，以后逐渐采用交叉步态，经过该方法练习，可逐渐纠正患者先行的"八"字步态。

（4）术后第5天进行跷二郎腿训练 患者端坐于方凳之上，将一侧患肢跷起置于对侧患肢上，注意尽量将一侧患肢的腘窝接触对侧大腿，双腿交替进行。

（5）术后第7天抱膝下蹲 患者主动屈髋抱膝下蹲。术后7天交替进行，训练量可逐步增大，直到患者症状逐渐缓解。

（6）出院指导 患者继续加强功能锻炼，睡眠时取双下肢并拢，屈髋、屈膝90°位，维持2周。术后功能锻炼要持续3~6个月。

（谭晓菊 丁瑜欣 周阳）

第二十六章 ▶▶ **骨肿瘤患者护理**

第一节 · 概述

骨肿瘤（bone tumor）是指发生于骨骼及其附属组织（血管、神经、骨髓等）的肿瘤，以及由其他组织、器官的肿瘤经血液循环或淋巴系统转移到骨骼的肿瘤，前者为原发性，后者为继发性。原发性骨肿瘤属少见的肿瘤类型，占全身肿瘤的 $2\% \sim 3\%$，以良性肿瘤多见；继发性骨肿瘤的发生率是原发性恶性骨肿瘤的 $30 \sim 40$ 倍，以恶性肿瘤多见。骨肿瘤中男性发病率稍高于女性。骨肿瘤的发生具有年龄和部位的特点，如骨肉瘤多见于儿童和青少年，骨巨细胞瘤多见于成人，而骨髓瘤多见于老年人，继发性骨肿瘤好发于中老年人，$40 \sim 60$ 岁居多。许多肿瘤生长于长骨的干骺端，如股骨远端、胫骨近端、肱骨近端，而骨骺则很少发生。

（一）病因与分类

（1）病因 骨肿瘤的病因至今尚未明确，然而不同国家、地区、民族在多种骨肿瘤的好发率、好发部位及年龄方面有明显差异，说明骨肿瘤的发生受环境和遗传多种因素的影响。

① 损伤因素：慢性轻微损伤、慢性感染等可导致骨细胞及周围组织增生诱发骨肿瘤。

② 病毒及理化因素：近年通过实验研究如 Fujinaga 曾用 Harvey 和 Moloney 的肉瘤病毒制成大量鼠骨肉瘤模型，Finkel 曾用不同类型的同位素和病毒制成骨肉瘤动物模型，亦有人用放射性物质如镭、锶等制成骨肉瘤动物模型。这些致病因素已被许多学者确认。

（2）分类 根据 2002 年世界卫生组织《WHO 肿瘤病理学及遗传学分类》（第 3 版）将原发性骨肿瘤分为 15 类，分别为软骨性肿瘤、骨源性肿瘤、纤维源性肿瘤、纤维组织细胞瘤、Ewing 肉瘤/原始神经外胚层瘤、造血系统肿瘤、巨细胞瘤、脊索组织肿瘤、血管肿瘤、平滑肌肿瘤、脂肪性肿瘤、神经性肿瘤、其他类型肿瘤、其他病变和关节病变。根据肿瘤生物学行为分为：0 为良性；1 为非特异性、中间性或不确定；2 为原位癌和Ⅲ级上皮内瘤变；3 为恶性。

（二）临床表现

（1）疼痛　为骨肿瘤早期出现的主要症状，病初较轻，呈间歇性，随病情的进展，疼痛可逐渐加重，发展为持续性。多数患者在夜间疼痛加剧以致影响睡眠。其疼痛可向远处放射。

（2）肿胀或肿块　位于骨膜下或表浅的肿瘤出现较早，可触及骨膨胀变形。如肿瘤穿破到骨外，可产生固定的软组织肿块，表面光滑或者凹凸不平。

（3）功能障碍　骨肿瘤后期，因疼痛肿胀而使患部功能将受到障碍，可伴有相应部位肌肉萎缩。

（4）压迫症状　向颅腔和鼻腔内生长的肿瘤，可压迫脑和鼻的组织，因而出现颅脑受压和呼吸不畅的症状；盆腔肿瘤可压迫直肠与膀胱，产生排便及排尿困难；脊椎肿瘤可压迫脊髓而产生瘫痪。

（5）畸形　因肿瘤影响肢体骨骼的发育及坚固性而合并畸形，以下肢为明显。

（6）病理性骨折　肿瘤部位只要有轻微外力就易引起骨折，骨折部位肿胀疼痛剧烈，脊椎病理性骨折常合并截瘫。

（7）全身症状　骨肿瘤后期由于肿瘤的消耗、毒素的刺激和痛苦的折磨，可出现一系列全身症状，如失眠、烦躁、食欲缺乏、精神萎靡、面色苍白、进行性消瘦、贫血、恶病质等。

（三）辅助检查

（1）影像学检查

① X 线检查：对骨肿瘤诊断有重要价值，它能显示骨与软组织的基本病变，判断肿瘤的良、恶性。

② CT 扫描：显示肿瘤的骨骼破坏范围，软组织受侵范围以及周围血管的关系，有助于判断病变侵犯的程度和手术方式的确定。

③ MRI：则更清晰地显示肿瘤的髓腔病变范围、同骨的跳跃病灶。软组织肿块的范围、肿瘤与周围血管神经的关系，对术前化疗疗效评估、病变范围的评估和治疗方案特别是保肢手术方案的确定与实施提供了翔实可靠的依据。

④ 全身核素骨扫描：可以明确骨肿瘤的原发部位以及骨与骨骼外转移的部位，方法简便，定位明确。

⑤ PET-CT：检查的灵敏度和特异性非常高，能高效地检测出是良性还是恶性病变。

⑥ DSA：可显示肿瘤的血供，并能进行选择性血管栓塞和注入化学治疗药物。

（2）实验室检查　恶性骨肿瘤患者有广泛溶骨性病变时，可有血钙升高；碱性磷酸酶的升高对骨肉瘤的诊断和预后判断有较大的意义；男性酸性磷酸酶升高对前列腺癌骨转移有意义；血、尿中 Bence-Jones 蛋白阳性提示浆细胞骨髓瘤。

（3）现代生物技术检测　电子显微镜技术和免疫组织化学技术已成为常规病理学检查，流式细胞技术用于了解骨肿瘤的分化程度、良恶性、疗效和预后等。细胞遗传学研究揭示了骨肿瘤中有常染色体异常，能协助早期诊断和进行肿瘤分类。

（四）治疗

以外科分期为指导，选择适当的治疗方案，尽可能切除肿瘤，又能保全肢体功能。

第二节·良性骨肿瘤

良性骨肿瘤多见于儿童和青少年，以骨软骨瘤发病率最高，多为原发性骨肿瘤。本节主要介绍骨软骨瘤、骨样骨瘤和软骨瘤。

一、骨软骨瘤

骨软骨瘤（osteochondroma）即外生性骨疣，是骨发育异常所形成的软骨赘生物，来源于软骨化骨的骺板外周部分，是最常见良性骨肿瘤，占良性骨肿瘤的31.6%～35.8%，占骨肿瘤的12%。

（一）病因与分类

确切的病因现在还不清楚。分为单发和多发两种类型。

（二）临床表现

（1）肿瘤生长缓慢，轻微疼痛或完全无症状。

（2）局部探查可触及一硬性的包块，无压痛，活动差，边界清，表面光滑。若邻近关节（膝关节常见）可引起关节活动受限，关节活动时引起疼痛或弹响。

（3）少数的骨软骨瘤可发生于脊柱，主要累及附件，但也可突入髓腔内，引起神经根或脊髓的压迫，导致相应的症状。

（4）病理性骨折少见。

（5）多发性骨软骨瘤的典型表现为遗传性、正常骨塑形的缺陷和骨畸形，患者肢体短缩。有5%～25%可能恶变为软骨肉瘤。肩胛带和骨盆周围的病灶，更具恶变的危险。

（三）辅助检查

（1）X线　典型的影像学表现是长管状骨表面骨性隆起，皮质与受累骨相连，髓腔相通（图26-1）。肿瘤外形可以是菌伞形或是平坦形，通常发生在干骺部肌腱或韧带附着的骨端。

（2）核素扫描　骨软骨瘤的骨性部分与软骨帽交界处核素浓集，摄取量与其相

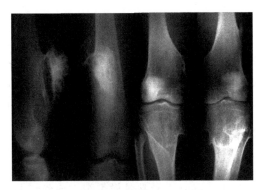

图 26-1　单发骨软骨瘤与多发骨软骨瘤 X 线表现

邻的干骺端相近。当骨成熟后，病变趋于静止，核素的摄取量与相邻骨一致。当有恶变时，病变处的核素摄取量会突然增高。所以只有对比不同时期的核素扫描，才能判断是否恶变可能，而不能仅根据一次摄取量的升高就得出已发生恶变的结论。

（3）CT　可以通过病灶与受累骨的关系、病灶基质、肿瘤的矿化程度和软骨帽的厚度来鉴别骨软骨瘤和周围型软骨肉瘤，但这种方法也不是绝对准确。在骨软骨瘤的诊断中，CT 非常有用。骨窗可以清楚显示肿瘤内松质骨与干骺端的松质骨相连，以及肿瘤皮质与干骺端皮质的自然连续，周围无反应骨，也可以区分高密度阴影是钙化的软骨还是松质骨。

（4）病理学检查　肉眼所见呈菜花状，骨性包块表面被覆一薄层半透明的蓝灰色软骨。镜下所见，儿童的软骨帽由呈柱状排列的软骨细胞构成；青少年的软骨帽组织结构跟骺板类似。

（四）治疗

一般无需治疗，但应密切观察随访。若肿瘤过大、生长较快、出现压迫症状影响关节功能、位于中轴部位、有恶变倾向者应手术切除，切除后做病理学检查。

（五）护理措施

（1）心理护理　主动与患者沟通，向其解释骨软骨瘤属良性骨肿瘤，无症状者无需治疗。有症状者，可手术切除。除极少数多发性骨软骨瘤可能恶变外，绝大部分均预后良好。

（2）体位管理　术后使用体位垫抬高患肢，以促进静脉回流，避免肿胀。预防神经压迫和肿块造成的压力性损伤。

（3）病情观察　观察伤口敷料有无渗血，患肢末梢血运和感觉、运动有无异常。若发现异常，应立即配合医师处理并采取相应护理措施。

（4）疼痛管理　见第八章第七节围术期疼痛管理。

（5）功能锻炼　麻醉清醒后行踝泵运动和股四头肌等长收缩锻炼；关节活动时间根据病变部位和手术方式指导患者循序渐进进行功能锻炼并早期下床活动。广泛大块切除术后患者的康复参见本章第四节。

（6）出院指导

① 伤口护理：伤口出现红肿、渗液、剧烈疼痛等及时就诊。

② 定期复查：单发性骨软骨瘤术后患者每半年复查一次，直至术后 1 年。多发性骨软骨瘤患者手术难以做到全部切除，肩胛带和骨盆周围的病灶，更具恶变的危险，需要长期随访。

二、骨样骨瘤

骨样骨瘤（osteoid osteoma）由异常骨样组织、成骨细胞组成，其外包绕着反应性骨质，是第三种常见良性骨肿瘤，约占良性骨肿瘤的 11%。多发生于儿童或青少年，偶见于成人。可发生在除胸骨外的任何骨，常见于股骨、胫骨等长骨，特别是股骨近端。

（一）病因与分类

病因不明，是真性肿瘤，还是反应性骨病损，目前尚有争议。一般为单发，罕见多发。

（二）临床表现

局限于病变内的剧痛，夜间明显，但大多可用水杨酸制剂控制，并有自愈倾向。

（三）辅助检查

（1）X 线　典型的 X 线表现：直径＜1cm 的椭圆形或圆形的中心 X 线透明区，周围被一均匀的硬化带所包绕的病变（图 26-2）。但并非完全如此典型，病变可发生在骨干、髓腔或骨松质中，或发生在骨膜下，而造成不同的 X 线征象。

（2）核素扫描　对病变部位检查敏感、可靠。应用核素扫描可使骨样骨瘤出现双密度征，即瘤巢中心区核素多，硬化骨皮质摄取少。

（3）CT　精确显示骨样骨瘤的影像学检查是薄层 CT，能够确诊平片上所不能诊断的可疑病例，尤其适应于关节囊内、脊柱等解剖结构复杂的部位。

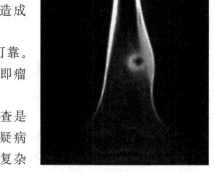

图 26-2　骨样骨瘤 X 线表现

（4）MRI　在显示髓内或关节周围的病变有一定的价值。

（5）病理学检查　骨样骨瘤是一种皮质上的小的、红色、被一圈白色象牙状硬化骨质所包绕的沙砾状或颗粒状，圆形或椭圆形病变，病变的直径很少超过 1.5cm。

（四）治疗

（1）药物治疗　对症状较轻，尤其对那些手术较困难或术后会发生严重并发症的患者，可行保守治疗，常用水杨酸盐和 NSAIDs 来治疗。

（2）手术治疗　完整切除瘤巢及周围反应性硬化骨。微创手术可以避免病理性骨折的风险。

（3）微波治疗　在 CT 引导下置入一根探针，用它产生的高频"微波"来消灭瘤巢。

（五）护理措施

（1）非手术治疗护理

① 使用水杨酸盐和 NSAIDs 时要注意预防胃溃疡。

② 水杨酸盐：一次用量过大或长期大量应用可导致水杨酸盐类药物中毒，多见症状为恶心、呕吐、腹痛、头痛、头晕、嗜睡、深长呼吸、耳鸣、耳聋及视觉障碍，开始面色潮红，以后皮肤苍白、口唇发绀、体温低等表现。要指导患者正确服药，出现不良反应及时就医。

③ NSAIDs 主要的不良反应是胃肠道反应，严重者可并发出血或穿孔等，应予重视。

（2）手术治疗护理　参见本节骨软骨瘤。

三、软骨瘤

软骨瘤是比较常见的良性骨肿瘤，多数由成熟的透明软骨构成，偶尔肿瘤内可见少量分化差的软骨。好发年龄为 30～40 岁，男女发病率没有区别。

（一）病因与分类

病因至今不明，可能与骨损伤、慢性感染、放射性刺激、遗传及骨发育过程方向转位等因素有关。根据病灶的部位可分为内生软骨瘤和骨膜软骨瘤。内生软骨瘤位于骨髓腔，手和足的短管状骨是最常见的发病部位；骨膜软骨瘤位于骨膜下，很少见，常发生于肱骨近端的干骺端。多发性内生软骨瘤病发病率很低，病变局限于一侧上下肢的称为 Ollier 病，合并多发性血管瘤同时有静脉扩张、静脉石形成的称为 Maffucci 综合征。

（二）临床表现

（1）无症状或有无痛性肿胀　手和足的软骨瘤很少表现侵袭行为。骨膜软骨瘤生长缓慢。

（2）多发性内生软骨瘤病症状、体征出现早，除了肿胀，还可能导致骨骼弯曲和短缩畸形。

（3）轻微创伤可引起病理性骨折。

（4）在短管状骨的软骨瘤极少发生恶变，但在管状骨、躯干和扁骨的软骨瘤发生恶变的概率可高达 10%～25%，当躯干骨、扁平骨的病灶超过 5cm 时提示恶变的可能。

（三）辅助检查

（1）X线　单发性内生软骨瘤表现为椭圆形的透亮骨缺损区，边缘整齐，与周围骨有明显界限，无骨膜反应，瘤内散在沙砾样钙化斑点（图 26-3）；多发性内生软骨瘤可引起骨骼畸形。X线可清楚地显示病变与骨的界面及骨组织的改变，显示软组织肿块的侵袭部位。

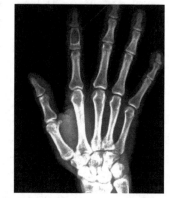

图 26-3　内生软骨瘤 X 线表现

（2）CT　内生软骨瘤 CT 显示髓腔内异常软组织影，其内可见环形、点状或不规则钙化影，骨皮质变薄，边缘光整、锐利，一般无中断端；增强可轻度强化。

（3）MRI　内生软骨瘤在 T1 序列上显示为边界清晰的低信号病变，能非常清晰地显示病变在髓腔的范围。T2 序列上病变区为高信号，钙化灶为低信号。

（4）病理学检查　绝大部分软骨瘤不需要活检，当怀疑有恶变时行穿刺活检，不要切开活检，避免伤口污染造成的反复复发。

（四）治疗

软骨瘤的治疗原则为彻底刮除后植骨。对长管状骨的巨大内生软骨瘤，在病理证实为恶变时，可节段性切除及大块植骨，或行假体置换术。

（五）护理措施

（1）心理护理、病情观察与疼痛管理（参见本节骨软骨瘤）。

（2）体位管理、肿瘤刮除植骨术后护理、功能锻炼和出院指导（参见第三节骨巨细胞瘤）。

第三节 · 骨巨细胞瘤

骨巨细胞瘤（giant cell tumor of bone）是中间性肿瘤，具有局部侵袭性，含新生的卵圆形细胞和一致的、大的破骨细胞样巨细胞。占骨原发肿瘤的 4%～5%，占骨原发良性肿瘤的 20%。好发于 20～45 岁，女性多于男性，好发部位为膝关节周围，股骨远端比胫骨近端更多见，骶骨是第二好发部位。

（一）病因与分类

病因和危险因子尚不明确，有报道称其有家族聚集性。在肿瘤的发病机制方面，目前有两种理论：即破骨细胞分子因子机制和组织缺氧-血管形成轴路径机制。Campanacci 分级系统根据临床和影像学表现把骨巨细胞瘤分为 3 级：Ⅰ级骨内病变，边界清晰，骨皮质完整，几乎无临床症状；Ⅱ级更广泛的骨内病变，骨皮质薄但未丧失连续性，症状明显；Ⅲ级骨外病变，即突破骨皮质，延伸入软组织，常发生病理性骨折。

（二）临床表现

（1）症状　疼痛逐渐加重，呈持续性；肿胀出现于疼痛后；病理性骨折。

（2）体征　关节活动受限和功能障碍；肿块，压之有乒乓球样感觉，皮温增高，常伴压痛。

（三）辅助检查

（1）X 线　长骨骨骺处偏心性、溶骨性破坏，骨皮质膨胀变薄，界限较清晰，周围无骨膜反应。病变常累及邻近干骺端，有时甚至侵犯到关节。溶骨性破坏可呈"肥皂泡"样改变（图26-4）。侵袭性强的肿瘤可穿破骨皮质导致病理性骨折。

（2）CT　能更准确地评估骨皮质的变薄或不完整情况。

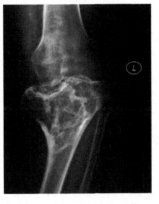

（3）MRI　在评估肿瘤骨内侵袭范围以及软组织和关节受累方面比 X 线和 CT 更具有优势。典型的骨巨细胞瘤在 MRI 的 T1 加权像上显示由低到中等的信号强度，而在 T2 加权像上由中到高的信号强度。T1、T2 低信号区域均提示存在大量的含铁血黄素。

（4）血管造影　可显示肿瘤血管丰富，并有动-静脉瘘形成。

图 26-4　骨巨细胞瘤 X 线表现

（四）治疗

主要治疗方法是手术治疗，手术类型取决于肿瘤相对于周围结构的位置和大小、肿瘤范围，以及有无病理性骨折。对手术清除肿瘤困难者，可先行放疗。放疗也可作为术后辅助治疗，但照射后易发生肉瘤变，应慎用。对化疗不敏感。常用手术方式如下。

（1）刮除、瘤壁灭活和植骨、骨水泥填充术　肿瘤较小者，可采用病灶彻底刮除加灭活处理，再用松质骨和骨水泥填充，术后易复发。

（2）冷冻治疗　使用液氮在病灶刮除和使用高速磨钻后辅助治疗。

（3）瘤段切除及功能重建术　常用的功能重建方法包括：自体骨移植、异体半关节及全关节移植、人工半关节或全关节置换术、异体骨及人工关节复合移植等。

（4）截肢术 对于肿瘤巨大、周围软组织侵犯严重以及恶性者可行截肢术。

（五）护理措施

1. 术前护理

（1）心理护理 骨巨细胞瘤有局部的侵袭性，并且偶尔会发生远处转移，刮除术植骨、骨水泥治疗，局部复发率在 25% 左右，患者担心手术和预后。可使用心理痛苦温度计评估患者的心理痛苦水平，根据评估结果、患者的文化背景、心理特征和对疾病认知的不同，进行有针对性的心理护理。主动聆听患者的倾诉，鼓励患者宣泄不良情绪，营造和谐的住院环境，帮助患者适应住院生活，可采用个别指导和集体宣教的方式帮助患者缓解压力。对于截肢患者，更要多安慰、多鼓励，让家属多陪伴，让患者感受到家人和社会的支持和关爱，接受截肢现实，主动参与残肢护理和接受后续治疗。

（2）缓解疼痛 按三阶梯镇痛治疗。尽量减少护理操作中的疼痛，避免不必要的搬动。

（3）预防病理性骨折 对于骨质破坏严重者，应用小夹板或石膏托固定患肢；对股骨近端骨质破坏严重者，除固定外，还应同时牵引，以免关节畸形。对卧床患者，变动体位时，动作要轻。一旦发生骨折，按骨折护理常规。

2. 术后护理

（1）体位 根据手术性质、部位决定。抬高患肢，以促进静脉回流。髋、膝关节置换术后取髋膝功能位；肩关节置换术后患肢支具固定肩外展 20°，肩关节旋转中立位。

（2）病情观察 观察伤口有无渗血渗液、肿胀，远端感觉、运动、血液循环有无异常。

（3）引流管护理 包括：①妥善固定，负压引流，保持通畅；②观察引流液的颜色、性质、量，若血性引流液 1h 内超过 200ml，24h 引流液超过 500ml 时，及时通知医生；③按要求更换引流袋，严格无菌操作。

（4）疼痛管理 见第八章第七节围术期疼痛管理。

（5）刮除植骨术后 护理遵医嘱正确使用抗排斥药物，密切观察伤口情况和有无排斥反应的发生，如伤口渗液过多，肿胀明显，提示有排斥反应和感染的可能，应报告医生对症处理。

（6）关节置换术后护理 参见第二十四章第一节骨关节炎。

（7）截肢术后护理 参见本章第四节骨肉瘤。

（8）预防并发症 参见本章第一节术后护理。

（9）功能锻炼

① 术后 3 天拄双拐下地，如果缺损大，重建复杂的患者酌情延迟下床时间。

术后 1～2 个月内使用双拐，然后改用手杖。

② 截肢手术康复指导：参见本章第四节骨肉瘤。

（10）出院指导预防跌倒　参见本章第二节。

第四节·原发性恶性骨肿瘤

原发性恶性骨肿瘤包括骨肉瘤、软骨肉瘤、Ewing 肉瘤、骨纤维肉瘤、未分化多形性肉瘤、恶性纤维组织细胞瘤等，其中骨肉瘤发病率最高，其次为软骨肉瘤。

一、骨肉瘤

骨肉瘤（osteosarcoma）是骨的原发恶性肿瘤，其特征是恶性肿瘤细胞直接形成类骨质或不成熟骨。瘤体一般呈梭形，恶性程度高，预后差。发病年龄呈双峰特征，以 10～20 岁青少年多见，是儿童和青少年最常见的原发性恶性骨肿瘤，60 岁以上亦可发病且多为继发性。男性发病率高于女性，男女比例为（1.5～2）∶1。好发于长管状骨干骺端，好发部位依次为股骨远端、胫骨近端、肱骨近端。近年来，由于早期诊断和新辅助化疗的发展，使骨肉瘤的 5 年存活率大大提高。

（一）病因与分类

（1）病因　骨肉瘤从间充质细胞系发展而来，肿瘤经软骨阶段直接或间接形成肿瘤骨样组织和骨组织，下肢负重骨在外界因素（如病毒）的作用下，使细胞突变，可能与骨肉瘤形成有关。

（2）分类　根据最近的 WHO 骨肿瘤病理分类，骨肉瘤共分为 8 个亚型：传统型骨肉瘤、毛细血管扩张型骨肉瘤、小细胞骨肉瘤、低度恶性中心骨肉瘤、继发型骨肉瘤、骨旁骨肉瘤、骨膜骨肉瘤、高度恶性表面骨肉瘤，各种骨肉瘤都有各自特点，恶性程度不一，预后也不一致。

（二）临床表现

（1）症状　包括：①疼痛是最早出现、最常见的临床症状，由早期的间歇性隐痛逐渐转为持续性剧痛，夜间加重，休息、制动或一般镇痛药无法缓解；②肿胀；③病理性骨折；④晚期可出现贫血、消瘦、体重下降等恶病质症状，且肺转移发生率较高。

（2）体征　包括：①关节活动受限和功能障碍；②跛行；③骨端近关节处可见肿块，硬度不一，伴有压痛、皮温增高、静脉怒张。

（三）辅助检查

1. 实验室检查

血清碱性磷酸酶、乳酸脱氢酶中度至大幅度升高，与肿瘤细胞的成骨活动有关。术后碱性磷酸酶可下降至正常水平，肿瘤复发时可再次升高。

2.影像学检查

（1）X线　显示病变多起于长骨干骺端（图26-5），表现为成骨性、溶骨性或混合性骨质破坏，边界不清。肿瘤生长顶起骨外膜，骨膜下产生新骨，表现为三角状骨膜反应阴影，称Codman三角；若恶性肿瘤生长迅速，超出骨皮质范围，同时血管随之长入，肿瘤骨与反应骨沿放射状血管方向沉积，表现为"日光射线"现象。

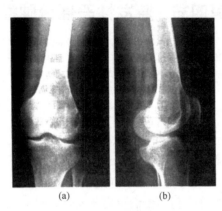

(a)　　　　(b)

图26-5　股骨远端骨肉瘤

（2）CT　可明确髓内和软组织肿块范围，肺部CT是确认有无肺转移灶的最好方法。

（3）MRI　能够很好地显示肿瘤的髓内范围、跳跃灶、软组织肿块范围及是否侵及骨骺或关节，在T1加权像为低信号，在T2加权像的信号较T1时强，但比脂肪、液体信号弱。

（4）放射线核素　骨扫描因病灶内活跃形成的矿化骨有很强的摄取能力而显影，能清楚地显示化疗前后病变的发展和变化。同时，可用于骨转移灶及跳跃病灶的检测。

（5）血管造影　可提供肿瘤向外侵犯范围的信息，明确血管移位和侵蚀的程度。

3.病理学检查

可分为穿刺活检和切开活检。当病变的临床和影像学表现都提示为典型的骨肉瘤时，最常用穿刺活检。切开活检可获得较多的组织。在常规病理学检查基础上可根据情况进行DNA流式细胞测量和细胞遗传学方面的检查。

（四）治疗

目前骨肉瘤采用手术和化疗的综合治疗。患者生存率直接与肿瘤细胞对化疗的敏感度有关。在20世纪80年代前，主要采用以截肢为主的单纯手术治疗，患者5年生存率为10%～20%。后逐渐引入手术后辅助化疗，并发展为后期的新辅助化疗，即术前化疗-手术-术后化疗的模式。明确诊断后，及时进行新辅助化疗，目的是消灭微小转移灶，然后行根治性瘤段切除、灭活再植或置入假体的保肢手术。无保肢条件者行截肢术，截肢平面应超过患骨的近侧关节。术后继续辅助化疗，目前常用的辅助化疗方案为大剂量甲氨蝶呤（MTX），异环磷酰胺、长春新碱、多柔比星（ADM）、顺铂（DDP）。

1. 保肢

保肢手术使患者能够在长期生存的基础上，保留肢体功能，提高生活质量。

（1）适应证 包括：①四肢和部分中轴骨的肿瘤，软组织内侵犯中等程度可达到广泛性切除，复发率不应高于截肢术；②肿瘤未侵犯到主要神经、血管，肿瘤能获得良好的外科边界切除；③无转移灶或转移灶可以治愈；④患者有强烈的保肢愿望，一般情况良好，无感染征象，能积极配合治疗。

（2）相对禁忌证 包括：①主要的神经、血管已受到侵犯，不能获得完整的外科边界切除的肿瘤；②瘤体巨大，分化极差，软组织条件不好或复发的恶性肿瘤；③已有病理性骨折，造成软组织广泛受侵的恶性肿瘤；④儿童关节周围的恶性肿瘤；⑤患者体质差，经济状况差，不能承受或不接受新辅助化疗者。

2. 截肢手术

能最大限度地切除原发病灶，手术操作相对简单，无需特别技术及设备。由于肢体功能障碍，使患者生活质量受到影响，且常出现幻肢痛。对于病变广泛和其他辅助治疗无效的晚期高度恶性骨肿瘤，截肢术仍是重要治疗手段，应严格掌握手术适应证，选择安全截肢平面，同时要考虑到术后义肢的制作和安装。

截肢手术适应证包括：①晚期恶性肿瘤，血管、神经已被广泛浸润，只有截肢才能彻底切除全部的恶性肿瘤组织，挽救生命；②保肢术后复发率高者；③肿瘤切除后保留的肢体无功能者。

（五）护理措施

1. 术前护理

（1）心理护理 有效的心理护理，是提高患者的生存质量、促进健康的重要手段之一。因文化背景、心理特征、病情及对疾病的认知程度不同，少数患者善于调节自己的情绪，接受合理的治疗，处于较为乐观的状态，但大多数患者，由于疗效不佳、化疗反应严重，加上手术多呈破坏性如截肢，从而处于恶劣的心理状态中，表现为精神崩溃、悲观失望等消极心态，不配合甚至拒绝治疗。恶性骨肿瘤病情发展快，组织破坏力强，易转移。转移性骨肿瘤患者晚期出现恶病质和全身多器官功能衰竭，随时有生命危险。应加强与患者及家属的沟通，关心体贴患者，给予支持和鼓励，消除不良心理反应，采取保护性医疗措施。介绍手术成功的患者与其交流，以树立战胜疾病的信心。此外骨肉瘤术前检查项目较多，应充分做好解释工作，促使患者配合术前准备，对拟行截肢术的患者，应向患者及家属说明截肢的必要性，义肢的安装与功能重建，帮助患者克服预感性悲哀心理，配合治疗。

（2）疼痛护理 术前疼痛系肿瘤浸润神经或压迫邻近组织器官所致。主要采用非药物和药物镇痛的方法。①非药物镇痛：帮助患者取舒适体位，局部固定制动，进行护理操作时应轻柔，避免触碰肿瘤部位，给予有效的心理护理和疼痛教育。②药物镇痛：根据 WHO 推荐镇痛三阶梯疗法。

（3）患肢护理

①加强患肢的保护，防止发生病理性骨折。对已发生病理性骨折的，患肢抬高并制动。观察患肢末梢血液循环情况及指、趾端感觉、活动、肿胀情况，发现异常及时处理。

②观察局部情况，如肿瘤范围、生长情况、肿胀情况。对肿胀部位要避免发生碰撞，不能用力按摩挤压，防止由于瘤体破裂导致的大出血。已破损和出血的，要及时报告医师，做好处理。发生出血性休克的患者要积极协助医师进行救治。

③肿瘤局部不能热敷、理疗，不能涂药、油和刺激性药膏，不能随便用中草药外敷，以免刺激肿瘤生长。

（4）饮食指导　纠正营养不良，术前全面了解患者的体质、营养状况和进食情况。恶性骨肿瘤患者因疾病消耗、营养不良或慢性失血可引起贫血、水电解质紊乱，因补充其不足，纠正营养失调，提高其对手术的耐受性，保证手术安全。鼓励患者增加蛋白质和维生素的摄入；伴疼痛或恶心不适者餐前可适当用药物控制症状；对口服摄入不足者，通过肠内、肠外营养支持改善营养状况。

（5）术前适应性训练　包括：①教会患者有效咳嗽、排痰的方法；②吸烟者应在术前 2 周戒烟；③术前掌握床上排便的方法；④进行单足站立拄拐训练、健侧肢体肌力训练和俯卧位适应练习；⑤行假体置换者进行有关肌肉的等长收缩以及足、趾的跖屈背伸训练。

（6）化疗护理　见本章第六节。

2. 术后护理

（1）保肢手术后的护理措施

①体位管理：根据患者的手术方法、部位、麻醉方式决定患者术后体位。a. 抬高患肢，高于心脏 20～30cm；b. 保持患肢功能位，预防关节畸形。膝部手术后，膝关节屈曲 5°～10°；髋部手术后，髋关节保持外展中立位；若是上肢手术，将上肢屈肘固定于胸前，若是脊柱手术，应平卧，翻身时注意脊柱在同一轴线上。

②病情观察

a. 密切观察生命体征及病情变化，重点观察患肢远端感觉、运动、血液循环情况，观察伤口有无渗血。

b. 大手术后患者观察并记录尿量，为医生补液量提供参考。

③引流管护理：观察色、质、量，保持引流管通畅，及时在无菌操作下更换引流装置，如＞200ml/h 怀疑有活动性出血，应及时报告医师，24h 内引流液＜30ml 可拔管。

④疼痛护理：参见第八章第七节围术期疼痛管理。

⑤ 心理护理、饮食指导：同术前。

⑥ 化疗护理：参见本章第六节。

⑦ 功能锻炼：早期卧床休息，避免过度活动，以后可根据康复情况指导患者进行以下床上和床旁活动。包括踝泵练习、踝关节旋转运动、股四头肌等长收缩训练、术后 6 周开始，进行重点关节的活动，加大活动范围。

（2）截肢术后护理措施

① 体位管理：术后 24～48h 抬高患肢，预防肿胀。术后 48h 后，保持患肢的功能位。大腿和上臂截肢置于中立位，小腿截肢置于伸膝位，前臂截肢置于屈肘 90°位，并加以固定。48h 后下肢截肢者，每 3～4h 俯卧 20～30min，并将患肢以枕头支托，压迫向下；仰卧位时，不可抬高患肢，以免造成膝关节的屈曲挛缩。

② 病情观察

a. 密切观察生命体征，记录半骨盆切除患者尿量及出入量。

b. 密切观察伤口引流液及渗出情况，床旁备止血带、沙袋。对于行高位截肢的患者，详细观察残端处情况，如有少量渗血，可给予止血剂应用，对伤口进行加压包扎。出现大出血时，应立即使用止血带绑扎或沙袋压迫止血，同时积极协助医生重新结扎残端血管。

③ 幻肢痛护理：绝大多数截肢患者在术后相当长的一段时间内感到已切除的肢体仍然有疼痛或其他异常感觉，称为幻肢痛。疼痛多为持续性，尤以夜间为甚，属精神因素性疼痛。术前应用止痛药控制疼痛可减少术后幻肢痛的发生；术后加强心理护理引导患者关注残端，促进其心理接受；避免受凉等诱因；指导患者放松，分散注意力，也可采用物理疗法。

④ 残端护理

a. 正确使用弹力绷带，斜向缠绕包裹残端，防止残端出血、水肿，促进脂肪组织缩小，以利于安装假肢。

b. 术后 2 周伤口愈合后，对残端进行拍打、摩擦、蹬踏等，或以残端压枕，逐渐增加受压物硬度，提高皮肤的耐磨性，减轻残端与假肢接受腔摩擦而导致的皮肤破损。

c. 不可用热水浸泡残端或涂油保护，应用中性肥皂水清洗。

⑤ 心理护理：同术前，专人护理，防止意外。

⑥ 饮食和排便的护理：鼓励患者合理进食高蛋白、维生素、富含粗纤维和果胶的食物，多食蔬菜和水果，多饮水，保持大便通畅，预防便秘。

⑦ 化疗护理：见本章第六节。

⑧ 并发症的预防护理

a. 急性失血性休克：瘤体较大或恶性肿瘤手术创伤大，如术中止血不彻底、创面渗血及凝血功能异常，均可导致患者出现失血性休克。一旦出现休克表现，应遵医嘱快速补液、输血，分析出血原因采取有效措施，如经抗休克治疗后未见好转或一度好转后又有恶化或引流量异常增多者，应考虑活动性出血，要及时做好手术止血准备。

b. 感染：由于手术创伤大、术中出血多，加之化疗降低患者的抵抗力，植入物的异物反应等因素均可导致患者术后感染。术后要密切观察切口周围有无肿胀、疼痛、渗血，发现异常及时报告医生处理。保持切口敷料清洁、干燥，保持伤口引流管引流通畅，防止切口积液。遵医嘱应用抗生素，定时行血常规等实验室检查，密切观察患者的体温变化，鼓励患者进食高蛋白、高维生素食物，加强营养，增强体质。全麻术后和长期卧床患者要指导患者行深呼吸和有效咳嗽排痰，预防肺部感染。

c. 下肢深静脉血栓：参见第八章第五节。

⑨ 功能锻炼：指导患者进行以下患肢功能训练。a. 关节活动度训练：主动运动和被动运动相结合的模式，防止关节挛缩。b. 四肢肌力训练：主动运动的模式，训练并增加肌力。上肢截肢训练背肌、胸肌、肩部肌肉；小腿截肢训练股四头肌。c. 躯干肌训练：主动进行腹背肌训练，并辅以躯干旋转、侧向移动及骨盆提举训练。大腿截肢训练臀肌、腹肌；半骨盆切除及髋离断训练腹肌、腰肌。d. 平衡训练：对于下肢截肢者需进行站位平衡、跪位平衡和佩戴假肢后的站位平衡训练。e. 佩戴假肢的训练。

⑩ 出院指导

a. 伤口护理：伤口出现红肿、渗液、剧烈疼痛等及时就诊。

b. 定期复查和治疗：至少每月摄胸部 X 线片 1 次，以了解肺部转移情况。按时来医院进行化疗。

c. 心理护理：保持良好的心理状态，积极进行治疗。

d. 营养管理：维持良好的营养状态。必要时可来院静脉输入新鲜全血、白蛋白，纠正慢性贫血、营养不良。

e. 残端功能锻炼：加强手术肢体的前屈、后伸、外展、内收等活动。

f. 防止病理性骨折：出院后避免剧烈运动。

二、软骨肉瘤

软骨肉瘤（chondrosarcoma）是第二常见的原发恶性骨肿瘤，约占全部原发恶性骨肿瘤的 20%～27%。常伴有基质黏液变性、钙化和骨化，但肿瘤内不存在骨瘤样间质细胞直接形成的肿瘤样骨样组织。包括透明细胞、去分化、间叶源性、骨膜、皮质旁和继发性软骨肉瘤等亚型。发病随年龄增长，多发于 30～60 岁。20 岁以下发病者少见，男性多于女性，约为 3∶2。髂骨是最好发的部位，约占所有病例的 20%，其次是股骨（15%）和肱骨（10%），脊柱的发生率约为 10%。

（一）病因与分类

大多数继发于良性软骨肿瘤，如软骨瘤、骨软骨瘤。根据肿瘤的发展过程，又可分为原发和继发两种。前者发病年龄早，恶性程度高，发展快，预后差。后者则为骨软骨瘤等良性肿瘤的恶性变，发病较晚，发展缓慢，预后稍佳，占软骨肉瘤的 4%。

（二）临床表现

症状和体征没有特异性。常见症状为疼痛，疼痛发展缓慢。体征可见肿块，以及当肿瘤累及神经根、马尾或脊髓时可导致的神经损害表现。

（三）辅助检查

（1）X线　X线片上不连续的钙化斑块是软骨性病变特征性的影像学标志。软骨性病灶一般表现为透亮区，其间比较均匀地分布着小斑点的或环状的不透亮区。

（2）CT　有助于发现平片上较隐匿的点状钙化灶，并获得肿瘤及周围骨骼的三维立体图像，数据可以借助计算机 3D 打印技术还原肿瘤原貌。

（3）MRI　有助于明确软骨肉瘤在骨与软组织中的侵袭范围。在 MRI T1 加权像上表现为低信号，T2 加权像上表现为高信号。

（四）治疗

早期手术彻底清除。对于组织学分型良好的软骨肉瘤，只要做到充分边界的切除，能够获得手术治愈。而对于组织学分型较差的间叶源性及未分化型软骨肉瘤，手术需要辅助放、化疗来获得较好临床疗效。

（五）护理措施

参见本节骨肉瘤护理措施。

三、尤因肉瘤

尤因肉瘤（ES）是小圆形细胞型低分化原发恶性肿瘤，属于原始神经外胚层肿瘤家族（PNET），占所有原发性骨肿瘤的 10％～14.2％，是儿童和青少年较常见的恶性原发性骨肿瘤，好发于四肢长骨骨干及骨盆。

（一）病因与分类

病因迄今未明。

（二）临床表现

（1）症状

① 疼痛：是最常见的临床症状。约有 2/3 的患者可有间歇性疼痛，可迅速变为持续性疼痛；根据部位的不同，局部疼痛将随肿瘤的扩散蔓延。如发生于骨盆部位，疼痛可沿下肢放射，影响髋关节活动；若发生于长骨邻近关节，则出现跛行、关节僵硬，还伴有关节积液。位于脊柱，可产生下肢的放射痛、无力和麻木感。

② 全身症状：常伴有全身症状，如体温升高达 38～40℃，乏力，食欲下降及贫血等。

（2）体征

① 关节活动受限和功能障碍。

② 肿块：生长迅速，表面可呈红、肿、热、痛的炎症表现，压痛显著，表面可有静脉怒张。位于骨盆的肿瘤，肿块可伸入盆腔内，可在下腹部或直肠指诊时触及肿块。

（三）辅助检查

（1）CT　显示为病变部位骨质广泛破坏，周围常伴有源于骨组织的巨大软组织肿块。

（2）MRI　可见瘤体处广泛性骨质破坏，呈软组织肿块影；在 T1 加权像上呈均匀的长 T1 信号；在 T2 加权像上呈长 T2 高信号。

（3）核素骨扫描　不仅可显示原发病灶的范围，而且还可发现全身其他病灶。

（4）血管造影　对于诊断很有价值，90％的病灶内可显示血管增多。

（四）治疗

该疾病恶性程度高，病程短，转移快，采用单纯的手术、放疗、单药化疗，效果均不很理想，绝大多数患者在 2 年内死亡，5 年生存率不超过 10％。近年来采用综合疗法，使局限尤因肉瘤治疗后 5 年存活率提高到 50％以上。

（1）手术治疗　原则是完全切除肿瘤，最大限度地达到有效局部控制，防治和减少肿瘤的转移。在此基础上，尽可能保留肢体功能。手术方案取决于患者的年龄、肿瘤的大小、部位、毗邻的重要解剖结构、肿瘤对化疗的反应程度。

（2）放疗　对放疗极为敏感，一般给小剂量（3000～4000Gy）照射，能使肿瘤迅速缩小。

（3）化疗　目前认为对尤文肉瘤有效的药物有环磷酰胺、多柔比星（阿霉素）、长春新碱等。组成的联合方案也很多，NCCN2018 版推荐方案为 VAC/IE 交替方案，该方案在不增加患者毒副作用的同时增加了化疗效用，有利于实施保肢手术及提升 5 年生存率。

（4）综合治疗　系指放疗加化疗加手术或不加手术的综合治疗方法。其方法选择有以下几种。

① 放疗加化疗：主要适用于不能施行手术的患者，包括晚期患者，采用中等量或较大剂量的放疗加药物联合化疗。根据患者的具体情况，放疗和化疗可同时开始或先后应用。

② 手术切除加中等量放疗加化疗：只要能够将肿瘤切除，则应切除加中等量的放疗加多药联合化疗。目前也有学者主张先进行联合化疗，待肿瘤明显缩小，再施行肿瘤整块切除，自体骨灭活再植或用异体骨、人工骨及人工关节修复缺损。术后再加联合化疗。

③ 手术加放疗或化疗：只对放疗或化疗不耐受时才采用，且疗效不优于放疗加化疗。

④ 对已有肿瘤转移的治疗：只要全身情况允许，在给予支持疗法的同时，对骨原发灶及转移灶给予放疗加联合化疗。

（五）护理措施

参见骨肉瘤护理措施。

第五节·其他肿瘤和瘤样病损

一、骨囊肿

骨囊肿 (bone cyst) 是一种发生于髓内，通常是单腔的、囊肿样局限性瘤样病损，囊肿腔内含有浆液或血清样液体。常见于儿童和青少年，好发于长管状骨干骺端，依次为肱骨近段、股骨近端、胫骨近端和桡骨远端。

（一）临床表现

多数无明显症状，有时局部有隐痛或肢体局部肿胀。绝大多数患者在发生病理

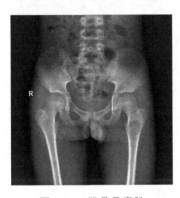

图 26-6 股骨骨囊肿

性骨折后就诊。X 线表现为干骺端圆形或椭圆形、界限清楚的溶骨性病灶，骨皮质有不同程度的膨胀变薄，单房或多房性（图 26-6），经常毗邻骨骺生长板，但不越过生长板。

（二）治疗

单纯性骨囊肿的标准治疗为病灶刮除，自体或异体骨移植填充缺损。有些骨囊肿骨折后可以自愈。对于患儿年龄小（＜14 岁），病灶紧邻骨骺，术中可能损伤骨骺，且术后局部复发率高，应慎选手术。

二、骨嗜酸性肉芽肿

嗜酸性肉芽肿（eosinophilic granuloma）也称朗格汉斯组织细胞肉芽肿病，指局限于骨的组织细胞增殖症，好发于青少年，好发部位为颅骨、肋骨、脊柱和肩胛骨等，长骨病损多见于干骺端和骨干，单发病灶较多。

（一）临床表现

临床表现为受累部位的疼痛和肿胀。X 线表现为孤立而界限分明的溶骨性缺损，可偏于一侧而引起骨膜反应（图 26-7）。椎体的嗜酸性肉芽肿可表现为扁平椎体。

（二）治疗

刮除植骨术或放射疗法均为有效的治疗

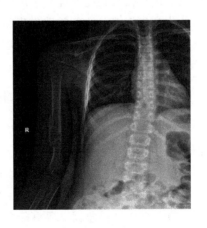

图 26-7 右肱骨嗜酸性肉芽肿
合并病理性骨折

方法。

三、骨纤维异样增殖症

骨纤维异样增殖症（fibros dysplasia of bone）是一种髓内良性的纤维性-骨性病变，可累及单骨或多骨。较多见，好发于青少年和中年，多发生于 10～25 岁骨骼生长阶段。骨的髓腔内有纤维骨，病灶内为稠密的纤维组织，排列紊乱而无定向，在纤维结缔组织内有化生的骨组织，呈纤维骨或编织骨。病灶内有时可见黏液样变性、多核巨细胞和软骨岛，亦称骨纤维发育不良。

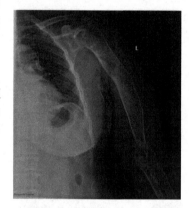

（一）临床表现

无自觉症状，病理性骨折是常见的并发症。X线表现分为受累骨骼膨胀变粗，密质骨变薄，典型特征为磨砂玻璃样改变，界限清楚。股骨近端的病损可使股骨颈弯曲，酷似"牧羊人手杖"（图 26-8）。

（二）治疗

可采用刮除植骨术。对长骨可行瘤段性切除。对畸形者可行截骨矫形术。

图 26-8　左肱骨纤维异样增殖症

第六节·化疗患者护理

恶性骨肿瘤，由于其恶性程度高，除手术、放疗等局部治疗外，新辅助化疗的广泛应用在很大程度上提高了患者的长期生存率，还可达到保肢的目的。恶性骨肿瘤的化疗包括术前的新辅助化疗和术后的辅助化疗。给药方式常采用静脉给药，但报道为减少全身毒性，提高化疗疗效，增加保肢手术成功率，术前可行局部动脉化疗。本节主要介绍静脉化疗。

一、常用化疗药物及其作用机制

化疗药物通常是在细胞分裂期杀伤细胞，但由于肿瘤细胞与正常细胞在生化代谢、DNA 合成等方面无显著差异，造成了化疗药物对相关组织中处于分裂期的正常细胞也有杀伤作用，只是轻重程度不同而已。所以化疗药物具有一定的毒副作用。

（1）过敏反应　许多药物可引起过敏反应，多数为 I 型变态反应。表现为低血压、喉痉挛、呼吸急促、荨麻疹等。过敏反应处理不当有时会危及患者生命。用药前详细了解患者有无药物过敏史，遵医嘱使用预防过敏的药物。用药后密切观察有无过敏反应，如出现及时停药，并立即通知医生。

（2）胃肠道反应 恶心、呕吐是最常见的不良反应，严重的呕吐可导致患者出现食欲减退，水、电解质、酸碱平衡紊乱，免疫力下降等反应，造成患者精神紧张及焦虑，甚至放弃治疗。用药前遵医嘱预防性使用止吐药；化疗前2～3h进食易消化、营养丰富的食物，可少量多餐，进食前后避免大量饮水，进食后不要立即躺下；根据药物的致吐性联合使用地塞米松与5-HT$_3$受体拮抗剂和（或）NK-1受体拮抗剂止吐，对于难治性呕吐可加用氟哌啶醇、氯丙嗪等精神类药物。呕吐严重者补液，保持水电解质平衡。

（3）骨髓抑制 用于恶性骨肿瘤的化疗药物几乎均可导致骨髓抑制，最先出现的是粒细胞减少，然后是血小板减少，化疗后期才会出现贫血。粒细胞减少的直接后果是感染的机会增加，限制探视，严重者行保护性隔离，让患者得到充分的休息和睡眠，保暖、预防感染；遵医嘱使用人粒细胞集落刺激因子，预防性使用抗生素，如患者在48～72h内对抗生素无反应或感染进一步加重，应输注粒细胞；血小板减少可应用血小板生成素、白介素-11等，促进血小板水平提高，病情严重者需要输注血小板，并指导患者不要抠鼻子，卧床休息，防治便秘，停止刷牙，每天用漱口水漱口，避免食用较硬的食物。

（4）黏膜损伤 包括口腔炎、舌炎、食管炎、唇炎、口腔溃疡、胃肠道黏膜损伤。注意口腔卫生，餐前餐后用生理盐水或淡盐开水漱口，软毛牙刷刷牙。药物输注后4h四氢叶酸溶液含漱，输注后6h肌注四氢叶酸解救。如口腔溃疡，可用锡类散或养阴生肌散涂于患处，还可于进食前用利多卡因含漱止痛。持续腹泻需要止泻、补液治疗，避免脱水，用鞣酸软膏保护肛周皮肤。避免刺激性和坚硬带刺的食物。

（5）心脏毒性 临床表现有急性和慢性蓄积性心脏毒性。急性毒性反应可发生在用药后数分钟至数小时，与剂量无关，表现为节律异常和传导异常。慢性毒性是剂量限制型心脏病，一旦发生则不能被修复，表现为乏力、气促、呼吸困难和双下肢水肿等。用药前监测心脏状态，使用保护心脏的药物；使用后观察患者有无胸闷、心悸、气促、心前区疼痛，监测心率节律变化，必要时行心电监护，发现异常及时通知医生。

（6）肝脏毒性 肝损伤可以是急性而短暂的肝损伤，包括坏死、炎症等，也可以是由于长期用药引起的慢性肝损伤，如纤维化、脂肪性变、嗜酸性粒细胞浸润等。化疗前后检查肝功能，使用护肝药物；观察病情，重视患者主诉，必要时停用或换用化疗药；严重肝功能异常者应卧床休息。

（7）泌尿系统毒性 大剂量顺铂可造成严重的肾小管坏死，顺铂与多柔比星合用肾毒性的发生率上升。甲氨蝶呤在酸性条件下易于结晶沉积于肾小管和集合管而产生肾毒性。化疗时大量细胞溶解释放大量尿酸，可导致高尿酸血症。应用大剂量环磷酰胺，40%的患者可出现出血性膀胱炎，一般剂量时有10%发生率。异环磷酰胺在临床应用中疗效好，且毒性小，目前应用较多。化疗前检查肾功能，使用甲氨蝶呤前充分碱化尿液，使尿液的pH大于7，鼓励患者多饮水，保证液体入量在

3000ml/m²，每日尿量在 2000～3000ml。

（8）神经系统毒性　主要表现为末梢神经炎和脑功能障碍。长春新碱最易引起外周神经变性，主要表现为肢体远端麻木，常呈对称性；顺铂可导致耳鸣、听力下降；使用异环磷酰胺的患者可产生代谢性脑病，表现为精神错乱、视物模糊、癫痫发作，甚至昏迷。注意观察病情，发现异常及时通知医生，立即停药或换药。

（9）局部毒性反应　外周静脉给药可引起静脉炎，若药物外渗，处理不及时可导致局部组织坏死。所以应避免从外周静脉使用化疗药，发现患者有静脉炎的表现应及时处理。

（10）脱发　往往发生在用药后 1～2 周，2 个月内最为显著。告知患者脱发只是暂时现象，停药后头发会重新长出来，减轻患者心理负担。指导患者在化疗期间最好剪短发，应使用温和的洗发液，软的梳子，必须使用电吹风时应使用低温档，不要染发和卷发。可以使用假发修饰或戴头巾、帽子。

（11）致癌、致畸和生殖系统毒性等　化疗前一定要向患者及其家属交代清楚，对于需要使用可能导致永久性无精或提前闭经的药物而有生育要求的患者可采用预存精子、卵子的方法。已经怀孕的患者应劝说患者终止妊娠。

二、化疗药物主要毒副作用、治疗和护理

不同的肿瘤依据肿瘤的生物学特性及对抗肿瘤药物的敏感性选择不同的化疗药物。由于肿瘤细胞对单药化疗容易产生耐药性，因此将对疾病有效但不相互增加毒性的化疗药物联合应用，以使每一种化疗药物可以达到最大的可耐受剂量，可提高疗效。

（1）甲氨蝶呤（MTX）　抗代谢类的抗癌药物，主要是抑制二氢叶酸还原酶，妨碍 DNA/RNA 和蛋白质的合成，是细胞周期特异性药物，主要作用于 S 期（DNA 合成期）。目前临床上多以大剂量甲氨蝶呤（HD-MTX）与甲酰四氢叶酸钙（CF）解救模式来应用此药，已成为骨肉瘤治疗的基本步骤。MTX 用量为 8～12g/m²（10 岁以下 12g/m²，10 岁以上 8g/m²）。MTX 的主要毒副作用有骨髓抑制、胃肠道反应（主要是恶心呕吐）、皮肤黏膜和消化道出血倾向、出血性口腔溃疡、血性腹泻、肝与肾功能损害等。

（2）顺铂（DDP）　常用的金属铂类络合物，能与 DNA 结合，引起交叉联结，从而破坏 DNA 的功能，并抑制细胞有丝分裂，是细胞周期非特异性药物。DDP 用量是 80～120mg/m²，静脉滴注或动脉注射。DDP 的主要毒副作用有肾脏毒性、神经系统毒性、胃肠道反应、耳毒性和过敏反应。

（3）多柔比星（ADM）　属于蒽环类的抗癌药，是从链霉菌株发酵液中提取的一种氨基糖苷类抗生素，主要是通过对拓扑异构酶Ⅱ的蒽环作用，引起 DNA 断裂，是细胞周期非特异性药物。ADM 用量为 60mg/m²，分 2～3 天给药。ADM 主要的毒副作用为骨髓抑制和心脏毒性，可导致心肌损伤、心力衰竭。有局部组织刺激作用，药液不能外漏，否则可引起局部坏死。

（4）吡柔比星（THP）　该药作用机制与适应证与 ADM 类似，对 ADM 耐药的肿瘤细胞也有效。THP 用量为 60mg/m^2，分 2～3 天给药。THP 较 ADM 心脏毒性低，骨髓抑制是其主要毒性反应。有局部组织刺激作用，药液不能外漏，否则可引起局部坏死。

（5）表柔比星（E-ADM）　作用机制和适应证与 ADM 相似。E-ADM 用量为 $60\sim90\text{mg/m}^2$，单次给药或 $40\sim50\text{mg/}(\text{m}^2\cdot\text{d})$，连续 2 天滴注。E-ADM 毒副作用与 ADM 相同，但毒副作用一般较轻，尤其是心脏毒性。有局部组织刺激作用，药液不能外漏，否则可引起局部坏死。

（6）多柔比星脂质体　是将多柔比星包封于脂质体中，因而其毒性反应程度有所不同，心脏毒性风险降低，发生渗漏时所产生的局部刺激或损害相对较轻。主要不良反应有骨髓抑制、滴注反应、手足综合征。滴注反应表现为潮红、气短、面部水肿、头痛、寒战、喉部收窄感，低血压等。一般发生在第 1 个疗程。

（7）环磷酰胺（CTX）　属于烷化剂类，进入人体内被肝脏或肿瘤内存在的过量的磷酰胺酶或磷酸酶水解，变为活化作用型的磷酰胺氮芥而起作用的氮芥类衍生物。CTX 单药用量为 1g/m^2，静脉推注，联合用药时剂量酌减。CTX 主要毒副作用是骨髓抑制和出血性膀胱炎。

（8）异环磷酰胺（IFO）　属于烷化剂类，是环磷酰胺的异构体，需要在进入体内经肝脏活化后才有作用，是细胞周期非特异性药物。作用机制为与 DNA 发生交叉联结，抑制 DNA 的合成，也可干扰 RNA 的功能。IFO 用量为 2g/m^2 静滴，连用 3～5 天。IFO 主要毒副作用是骨髓抑制和出血性膀胱炎。

（9）长春新碱（VCR）　夹竹桃科植物长春花中提取的生物碱，通过抑制微管蛋白的聚合，妨碍纺锤体的形成而发挥作用，它还可使细胞增殖同步化，在其后数小时使用的其他化疗药物可以提高疗效。本品属细胞周期特异性药物，作用于 M 期。每次用量为 0.03mg/kg，静脉给药。VCR 主要毒副作用是神经系统毒性，表现为足趾麻木、腱反射迟钝或消失，外周神经炎。有局部组织刺激作用，药液不能外漏，否则可引起局部坏死。

（10）依托铂苷（VP-16）　又称鬼臼乙叉苷。本品为细胞周期特异性抗肿瘤药物，作用于 DNA 拓扑异构酶 Ⅱ，形成药物-酶-DNA 稳定的可逆性复合物，阻碍 DNA 修复。用量为 $60\sim100\text{mg/m}^2$，连用 3～5 天。VP-16 的主要毒副作用为骨髓抑制、胃肠道反应。

三、化疗血管通道装置的选择和护理

恶性骨肿瘤常常需要多周期、多药联合化疗。常用的化疗药物多柔比星、表柔比星，吡柔比星、长春新碱等发疱性药物，如发生静脉渗漏后可能会引起严重的持续性组织损伤和坏死。而甲氨蝶呤、环磷酰胺、异环磷酰胺、顺铂、依托铂苷等刺激性药物，发生渗漏后能引起炎症反应、刺痛、肿胀、脱皮、色素沉着等。所以恶

性骨肿瘤的静脉化疗应尽量选择中心静脉，可选择的血管通道装置有经外周置入中心静脉导管（peripherally inserted central catheter，PICC）和植入式输液港（implantable venous access port，PORT）。在满足治疗需要的情况下，尽量选择直径最小和管腔最少的导管。

1. PICC

PICC 是指经外周静脉（贵要静脉、头静脉、肘正中静脉、肱静脉）穿刺置入，导管尖端被送到上腔静脉的导管。导管材质有硅胶、聚氨酯或弹性体水凝胶，有单腔和双腔导管。导管末端开口或末端为三项瓣膜、压力激活安全阀结构。导管有耐高压和非耐高压 2 种，非耐高压导管不能使用高压注射泵。PICC 主要用于中长期化疗、肠外营养或抗菌治疗。任何年龄的恶性骨肿瘤化疗患者均适合，但肘下置管可能对患者上肢的活动有些影响。PICC 的置入需要有参加过相关培训课程并取得资质的护士完成。

（1）不适合选择 PICC 的情况　包括：①已知对导管材质过敏；②穿刺部位有感染、损伤、放射治疗史；③穿刺部位有静脉血栓形成史或外科手术史；④严重出血性疾病；⑤腋下淋巴清扫的术侧肢体；⑥锁骨下淋巴结肿大或有肿块侧；⑦安装起搏器的一侧。

（2）PICC 的维护　包括更换敷料，冲、封管和更换接头，在治疗间隙期应至少每周维护 1 次。置管后 24h 内更换 1 次敷料，纱布敷料常规更换 1 次/2d，当敷料潮湿、卷边、松脱、完整性受损、污染或穿刺点渗液、压痛及有感染征象时必须及时更换敷料；每次给药或输液前需要用生理盐水 10～20ml 采用脉冲的方法冲洗导管，连续输液每 8h 冲管 1 次，采血或输血及使用甘露醇等大分子物质后冲洗液量需要增加，以确保导管冲洗干净；给药或输液后使用生理盐水或预冲式冲洗注射器采用脉冲正压的方法冲管和封管或冲管后用 10U/ml 的肝素钠溶液封管，封管液的量不低于导管加延长管容积的 2 倍。双腔导管需要冲洗每个管腔；接头更换至少 1 次/7d，接头内有血液残留，完整性受损或取下接头后都需重新更换。

（3）并发症的观察　PICC 在留置的过程中可能会发生静脉炎、穿刺点渗液、导管堵塞、导管异位、皮肤反应、导管相关性感染及导管相关性血栓等并发症，需要每日观察和评估穿刺点有无渗液、渗血，周围皮肤及血管有无红肿、触痛，手臂有无肿胀，导管是否通畅及有无渗漏，贴膜是否完好等，发现异常情况及时处理。导管不需要时及时拔除。

2. PORT

PORT 是一种埋藏于皮下组织中的植入式，可长期留置的中心静脉通路装置。由供穿刺的输液港座和导管两部分组成。对于在相当一个时期内需要进行化疗、输血、营养支持及血液采集的患者来说，PORT 是目前公认的一个安全有效的方法。PORT 不限制患者的活动，治疗间隙期每 4 周维护 1 次，可以减少患者往返医院的次数，给患者带来了方便，可以提高患者的生活质量。但 PORT 需要由经过培训的医生置入，拆除时需要进行一次手术，每次穿刺时患者有轻微的疼痛感，功能异常时纠正比较困难。

（1）不适合选择 PORT 的情况　　包括：①已知对导管材质过敏；②预期植入部位有感染、损伤、放射治疗史；③预期植入部位有静脉血栓形成史或血管外科手术史；④严重出血倾向；⑤患菌血症或容易导致菌血症的疾病。

（2）PORT 的维护　　包括无损伤针的穿刺和拔针，更换敷料，冲、封管和更换接头。①持续输液时无损伤针及无菌透明敷料更换 1 次/7d；②当穿刺部位发生渗液、渗血，敷料潮湿、卷边、松脱、完整性受损、污染时，应随时更换，纱布敷料常规更换 1 次/2d；③接头更换至少 1 次/7d，接头内有血液残留、完整性受损或取下后都需要重新更换；④每次给药或输液前需要用生理盐水 20ml 采用脉冲的方法冲洗导管，采血或输血及使用甘露醇等大分子物质后冲洗液量需要增加，以确保导管冲洗干净；⑤连续输液冲管 1 次/8h。给药或输液后使用生理盐水采用脉冲正压的方法冲管后再用 100U/ml 的肝素钠溶液封管，封管液的量不低于导管加延长管容积的 2 倍。在治疗间隙期应至少每 4 周冲、封管 1 次。

（3）并发症的观察　　PORT 在植入过程中可能会发生气胸、血胸、空气栓塞、心律失常等并发症。①植入中病情观察：发现患者出现异常情况立即通知医生，并协助医生处理。②PORT 植入后早期并发症：观察有无发生囊袋血肿、切口裂开、输液港座翻转等并发症。③PORT 延期（植入术后＞30 天）并发症：导管相关性感染、相关性血栓、堵塞、断裂、移位、栓塞和回血受阻、皮肤损伤、药物外渗、囊袋感染等并发症。需要观察输液港植入侧肩部、颈部及同侧上肢是否有肿胀、麻木、疼痛，胸部及注射座周围皮肤有无肿胀、渗血、血肿、感染、破溃、过敏，输液是否顺畅等。④触摸注射座的位置有无异常，如发生注射座翻转，不能随意调整，应通知医生处理。

四、化疗护理措施

（1）一般护理　　对初次化疗患者应做好患者及其家属的教育，使其了解具体的化疗计划、可能出现的毒副反应、毒副反应的自我应对方法。

（2）心理护理　　与患者多交流、沟通，了解患者心理动态，坦诚回答患者的疑问，消除患者对肿瘤和化疗的恐惧，指导患者保持放松、积极、良好的心态。

（3）饮食护理　　饮食应细软易消化，少量多餐，严禁抽烟喝酒。

（4）睡眠护理　　为患者提供安静舒适的睡眠环境，尽量减少对患者睡眠的干扰，保证患者的睡眠时间每天不少于 7h。

（5）毒副反应护理　　参见本节化疗药物主要毒副作用、治疗和护理。

（6）出院指导

① 心理护理：保持良好心情，树立信心。

② 预防感染：避免去人多场所，减少交叉感染的机会。生活要有规律，劳逸

结合，保证充足的睡眠。适当进行锻炼，以增加机体的抗病能力。

③ 管理护理：保护 PICC、PORT，按时维护。注意观察 PICC 导管和 PORT 港座周围有无发红、疼痛、肿胀、有无渗出，贴膜有无卷曲、松动，贴膜下有无汗液或浸湿，发现异常及时去医院就诊。

④ 饮食指导：进食高蛋白、高维生素、易消化的食物。如出现严重的恶心、呕吐且进食少，及时到当地医院补液治疗。

⑤ 化验监测：每 3 天抽血查 1 次血常规，肝、肾功能。

⑥ 生活指导：在病情允许的情况适当的性生活有利于身体康复，告知患者不要有顾虑。

（王玉花　肖霞　李小燕　彭芳敏　陈洁　满亚　周阳）

护理学是一门理论与实践相结合的学科。而临床护理教学正是帮助学生将以往课堂上所学的知识、技能与临床紧密结合的关键环节，是促使学生获得护士所必须具备的专业技能、态度和行为的重要途径。一般分为理论教学、临床见习和毕业实习三个阶段。教学的对象有大专学生、本科学生、研究生，另外还有护理进修生、骨科专科护士资格认定培训学员等。本章仅介绍骨科专科护士资格认定培训相关教学内容（以湖南省为例）。

第一节 • 骨科专科护士资格认定培训

一、教学目标

总目标：提升骨科护士专科护理能力，包括：评估、病情观察、护患沟通，专科操作、疾病照护、康复指导、护理科研及综合素养等。

接受培训的人员要求：具有本科及以上学历且有 2 年及以上骨科临床护理工作经验，或大专及以上学历且有 5 年及以上骨科临床护理工作经验的注册护士；学习态度端正，虚心、主动学习，能运用反思学指导临床实践。

（一）理论

包括专业与公共课程，涉及骨科总论与分论（亚专科）、护理管理、护理科研及专业发展等，内容参见表 27-1。具体要求如下。

（1）掌握 骨科基础知识；常见疾病的病因、病理、临床表现、治疗与护理；常见症状、并发症及合并症的观察与处理；围术期管理；急危重症患者的急救与护理；骨科常见仪器设备的应用与管理等。

（2）熟悉 骨科患者感染防控、病室管理、护理科研基础知识等；沟通及 PPT 制作技巧等。

（3）了解 骨科护理工作的范围、特点及发展趋势；护理查房/病例讨论程序与方法、临床护理教学管理等。

表 27-1 湖南省骨科专科护士资格认定培训课程

周次	学时	授课内容	授课方式	授课老师
第1周	1	课前测试	试题	基地主任、秘书、班主任
	1	开学典礼		
	1	解读骨科专科护士培训方案	多媒体	基地主任
		总论		
	2	骨科新进展及常用治疗技术	多媒体	基地骨科主任
	2	骨科常用护理技术	多媒体	实践科室护士长
	2	骨科常用药物及护理	多媒体	实践科室总带教,护理硕士
	2	运动系统解剖与生理	多媒体	主治医师
	3	骨科专科评估、病史采集(含示范)	多媒体	医疗副教授/主治医师
	2	骨科患者影像学、实验室检查及护理配合	多媒体	骨病专科主任/主治医师
		护理科研		
	2	护理科研Ⅰ(科研设计与论文撰写)	多媒体	基地主任,主任护师
	2	护理科研Ⅱ(科研数据收集方法与分析)	多媒体	公卫硕士,实践科室护士长
	2	护理科研Ⅲ(文献检索) 文献检索(实践,学员带电脑)	多媒体	护理科学硕士,贾氏学者
	1	护理综述撰写	多媒体	护理硕士,实践科室总带教
	1	护理个案撰写	多媒体	实践科室护士长,骨科专科护士
		创伤骨科		
	2	骨折概论	多媒体	创伤专科主任/主治医师
	2	骨折急救(含演练)	多媒体	实践科室创伤专科护士长,副主任护师
	2	骨折手法复位和石膏固定(含整复室见习)	多媒体	骨科整复室副主任技师
	2	骨盆及髋臼骨折	多媒体	创伤专科主任/主任医师
	2	上肢骨折	多媒体	创伤专科主任/副主任医师
	2	上肢骨折患者的护理	多媒体	实践科室护士长
	2	下肢骨折	多媒体	创伤专科主任/副主任医师
	2	下肢骨折患者的护理	多媒体	实践科室护士长,副主任护师
	1	师生交流会		基地主任/班主任
第2周		关节外科		
	3	关节外科新进展 3D打印在骨科中的应用 快速康复在骨科中的应用	多媒体	关节专科主任/副主任医师

续表

周次	学时	授课内容	授课方式	授课老师
	2	髋关节疾病	多媒体	关节专科主任/主治医师
	2	膝关节疾病	多媒体	关节专科主任/主治医师
	2	膝关节损伤的治疗与康复	多媒体	关节专科主任/副主任医师
	2	关节置换患者的评估、护理及康复指导（含碟片播放）	多媒体	骨科专科护士（关节专科）
		骨病专科		
	2	骨与软组织肿瘤规范化诊治	多媒体	骨病专科主任
	1	良性骨肿瘤及骨巨细胞瘤	多媒体	骨病专科主任/副主任医师
	2	恶性骨肿瘤	多媒体	骨病专科主任/副主任医师
	2	软组织肿瘤	多媒体	骨病专科主任/副主任医师
	2	骨肿瘤患者护理	多媒体	骨病专科护士长，主任护师
	2	骨与关节感染性疾病患者护理	多媒体	实践科室护士长
第2周	2	代谢性骨病患者护理	多媒体	实践科室护士长
		脊柱外科		
	2	脊柱专科评估	多媒体	脊柱外科主任/主治医师
	1	常见脊柱疾病的诊断与鉴别诊断		
	2	颈椎病与腰椎间盘突出症的外科治疗	多媒体	脊柱外科主任/副主任医师
	2	脊柱骨折与脊髓损伤	多媒体	脊柱外科主任/副主任医师
	2	脊柱结核与脊柱畸形	多媒体	脊柱外科主任/主治医师
	1	颈椎退行性病变患者护理	多媒体	脊柱外科副主任护师
	1	腰椎退行性病变患者护理	多媒体	实践科室脊柱外科护士长
	2	脊柱疾病围术期护理评估、并发症的观察与护理	多媒体	实践科室脊柱外科护士长，副主任护师
	2	脊柱外科患者康复护理	多媒体	实践基地负责人，脊柱外科护士长，副主任护师
	1	师生交流会		基地主任/班主任
		小儿骨科		
	3	矫形技术及其新进展	多媒体	小儿骨科副教授/主治医师
		Ilizarov矫形技术		
第3周	2	先天性畸形	多媒体	小儿骨科副教授/主治医师
	2	小儿骨科常见疾病患者护理	多媒体	小儿骨科副主任护师
		手显微外科		
	2	穿支皮瓣的应用进展	多媒体	手显微外科主任

续表

周次	学时	授课内容	授课方式	授课老师
	2	肢体大血管损伤	多媒体	手显微外科主任/主治医师
	2	周围神经损伤	多媒体	手显微外科主任/副主任医师
	2	慢性溃疡创面的显微外科修复	多媒体	手显微外科主任/主治医师
	2	手外伤、断肢(指)再植	多媒体	手显微外科主任/主治医师
	2	手显微外科护理	多媒体	实践科室手显微外科护士长,副主任护师
		MEWS及SBAR沟通模式在创伤骨科的应用		
		足踝外科		
	2	足踝外科新进展	多媒体	足踝外科副主任医师
		足踝畸形矫形		
第3周	2	踇外翻诊治	多媒体	足踝外科副主任医师/主治医师
		足踝外科围术期处理		
	2	足踝患者护理	多媒体	骨科专科护士
		运动医学科		
	2	运动系统慢性损伤	多媒体	运动医学科主任/主治医师
	2	关节脱位	多媒体	运动医学科主任/主治医师
	2	肌骨超声诊断在运动损伤中的应用	多媒体	运动医学科主任/主治医师
	2	肩关节疼痛的病因与诊疗	多媒体	运动医学科主任/主治医师
	2	关节镜患者护理	多媒体	实践科室关节外科护士长
		骨科患者常见内科合并症护理		
	2	骨科患者合并肾内科疾病的观察与处理	多媒体	肾内科护士长,副主任护师
	2	骨科患者合并糖尿病的观察与处理	多媒体	内分泌科护士长,副主任护师
	1	师生交流会		基地主任/班主任
	2	骨科患者合并呼吸系统疾病的观察与处理	多媒体	呼吸内科主任护师
	2	骨科患者合并脑梗死、脑出血的观察与处理	多媒体	神经内科护士长
	2	骨科患者合并心力衰竭、心肌梗死的观察与处理	多媒体	心内科护士长
第4周		围术期管理		
	2	骨科患者麻醉护理	多媒体	实践基地负责人,副主任护师
	2	骨科患者围术期护理	多媒体	实践基地负责人,副主任护师
	2	骨科患者围术期健康教育(含Teach-back、碟片播放)	多媒体	实践科室护士长,副主任护师,骨科专科护士
	2	骨科患者疼痛管理	多媒体	基地主任
	2	骨科患者营养管理	多媒体	护理科学硕士,贾氏学者

续表

周次	学时	授课内容	授课方式	授课老师
	2	骨科患者感染防控	多媒体	实践基地负责人,副主任护师
	2	骨科患者 VTE 院内护理预警	多媒体	基地顾问
		护理管理		
	2	骨科病室管理	多媒体	实践科室脊柱外科护士长
	2	质量管理工具在病区护理管理中的应用 (含 RCA 分析)	多媒体	护理部分管质控副主任,副主任护师
	2	骨科交接班规范	多媒体	实践科室创伤骨科护士长
	2	骨科交接班规范(07:30-09:30)	现场演示	实践科室脊柱外科护士长、创伤 骨科护士长、关节外科护士长
		专业发展		
第4周	2	基础与专科并重,提升人民群众护理 服务获得感	多媒体	省卫健委医政处护理专员
	1	护理学科建设与思考	多媒体	护理学院副院长
	1	国际骨科护士节的由来与骨科护理发展趋势	多媒体	国际骨科护士协作会 (ICON)中国区成员
	1	如何才能成为一名合格的骨科专科护士	多媒体	基地顾问
	2	护士礼仪及护患沟通技巧 如何制作学术 PPT	多媒体	国家级礼仪培训师
	2	在职护士培训 临床综合能力现场评价(含示范)	多媒体	实践科室总带教
	1	骨科护士培养之我思我想	多媒体	基地主任
	1	理论考试	试题	基地主任、秘书、班主任
	1	实习布置	多媒体	基地主任/班主任
		师生交流会		
第5~8周		临床实践		
第8周		毕业典礼		

（二）技能

（1）掌握骨科专科护理操作技术。

① 拐杖、轮椅、助行器、冰敷、冷疗、外固定支具、被动关节活动器、皮牵

引、间歇充气加压装置等（骨科病房完成）。

② 轴线翻身，颈围、护腰带、助行器使用等（脊柱外科病房完成）。

③ 功能锻炼的方法与技巧（骨科、脊柱外科病房完成）。

（2）了解关节腔注射。

（三）综合能力

包括理论、技能、临床综合能力现场考核合格，能在科室进行小讲课（如实习生小讲课），能独立护理骨科疑难危重患者并撰写有借鉴意义的个案，或者阅读文献写一篇护理综述。

二、教学安排

（一）理论

共1个月（含见习），多媒体授课、情景模拟及小组讨论等，课程内容见表27-1。

（二）见习

石膏固定、手法复位、康复器材、护理查房/病例讨论及规范化交接班等。

（三）实习

共1个月，采取一对一跟班带教方式，分管患者，科内讲课、辅以查房等形式。实习内容与要求参见表27-2。

表 27-2　湖南省骨科专科护士资格认定培训临床实践与评价指引

项目		护理实践与观察			评价			
		时间	频次	学员签字	了解	熟悉	掌握	教师签字
1.专科评估								
量诊	肢体长度							
	肢体周径							
	关节活动范围							
动诊	脊柱活动							
	肩关节活动							
	髋关节活动							
	膝关节活动							
神经系统检查	肌张力							
	肌力							
	感觉							
	反射							
	自主神经							

续表

项目		护理实践与观察			评价			教师签字
		时间	频次	学员签字	了解	熟悉	掌握	
各部位检查	脊柱							
	肩部							
	肘部							
	腕部							
	手部							
	髋部							
	膝部							
	踝和足部							
上肢神经功能检查								
下肢神经功能检查								
脊髓功能检查								
肢体血液循环观察								
2.影像学检查								
X线								
CT								
MRI								
SPECT								
肌电图								
3.患者护理								
颈椎								
胸椎								
腰椎								
骨盆								
肩关节								
肘关节								
腕关节								
髋关节								
膝关节								
踝关节								
四肢								
手								
周围组织损伤	神经							
	血管							

续表

项目		护理实践与观察			评价			
		时间	频次	学员签字	了解	熟悉	掌握	教师签字
4. 专科护理技术								
创伤急救	止血							
	包扎							
	固定							
	转运							
关节功能位摆放								
关节功能活动								
关节腔注射								
肌力训练								
轴线翻身								
深呼吸与叩背								
伤口护理								
引流护理								
牵引护理								
石膏护理								
支具护理								
外展支架护理								
外固定架护理								
冷疗、热疗技术								
氦氖光仪器使用								
骨折治疗仪使用								
关节被动活动器使用								
间歇充气加压装置使用								
助行器使用								
轮椅使用								
平车使用								
5. 专科并发症预防与护理								
骨筋膜室综合症								
神经损伤								
关节腔内血肿								
人工关节脱位								

续表

项目	护理实践与观察			评价			
	时间	频次	学员签字	了解	熟悉	掌握	教师签字
脊髓水肿/血肿							
静脉血栓栓塞症(VTE)							
伤口感染							
压力性损伤							
坠积性肺炎							
泌尿系统感染							
骨化性肌炎							
关节僵硬							
足下垂							

三、教学师资

(一) 理论与见习

骨科医师、骨科护士长、持专科护士资格认定培训证的资深骨科护士、相关管理者，与骨科相关的资深专科人员，其职称在副高或高年资中级及以上。

(二) 实习带教

具有 3 年及以上实习或者进修护士带教经验，持有骨科专科护士资格认定培训证或科室总带教或硕士学历等人员，其职称在中级及以上。

1. 骨科专科护士资格认定培训临床实践科室总带教老师职责

① 按照骨科专科护士培训目标与实习要求，拟定培训计划与细则，负责所在病区的带教工作，与病区护士长一同遴选病区带教老师。

② 根据实习计划，结合医院实际情况，组织学员参加相关培训及教学活动。

③ 组织学员参加疑难病例讨论，针对病区常见疾病护理进行小讲课，定期组织床旁查房。

④ 负责安排学员的病区轮转工作并进行考勤。

⑤ 定期检查并督促临床带教任务的完成情况，及时解答学员的疑惑。

⑥ 经常征求学员与带教老师的意见，协调学与教之间的关系，持续改进。

⑦ 负责学员出科时的考核及鉴定工作。

2. 骨科专科护士资格认定培训临床实践科室带教老师职责

① 在护士长的领导下，在科室总带教老师的指导下，按照科室制定的培训计

划与细则进行带教。

② 引导学员尽快适应临床实习工作，做好角色转换。

③ 关心并了解学员的学习、生活和思想状态，针对学员的实习目标和任务，按照规定进度完成带教任务。

④ 带教过程中，遵守医学伦理、相关法律法规及医院规章制度；重视基础理论、专科知识和技能的融会贯通，使其学会解决患者临床护理问题的方法与技巧，并运用反思学进行改进。

⑤ 指导学员完成各项临床护理操作技术并考核、完成护理个案/综述撰写。

⑥ 及时向病区总带教反馈带教过程中存在的困难、问题及解决的建议。

四、教学评估

包括日常考核与综合能力考核。见表 27-3～表 27-6。

表 27-3   湖南省骨科专科护士资格认定培训综合评价

项目		评价形式、内容、时间、地点
日常考核	形式	考勤、课堂参与
	时间	贯穿于培训期间
理论考核	形式	闭卷考试
	时间	理论课程结束当日
	地点	理论课程授课教室
技能考核	形式	考核(项目抽签)
	时间	临床实习第 2 周、第 4 周
	地点	临床实习基地
临床综合能力现场考核	形式	现场考核(随机抽查)分管患者
	时间	临床实习第 4 周
	地点	临床实习基地
小讲课	形式	PPT 授课(10min)
	时间	临床实习第 4 周
	地点	临床实习基地
护理个案	形式	上交文档、PPT 汇报(10min)
	时间	临床实习第 4 周
	地点	理论课程授课教室
护理综述	形式	上交文档、PPT 汇报(10min)
	时间	临床实习第 4 周
	地点	理论课程授课教室

注:个案、综述,任选一项。

表 27-4　湖南省骨科专科护士资格认定培训临床综合能力评价表

项目	内容	要求		考核形式	分值/分	扣分原因	扣分/分
护理评估（40 分）	一般情况	年龄、性别、职业、经济状况、文化背景、宗教信仰、主诉、诊断		现场收集	2		
	病史	外伤史、现病史、既往史、家族史、用药史		提问	2		
	主要症状	内容及相关因素			4		
	体格检查	全身：生命体征、神志、心/肺/腹部/其他部位		实查	4		
		专科	视	实查	12		
			触				
			叩				
			动				
			量				
			神经系统检查				
			各部位特殊检查,如直腿抬高和加强试验、浮髌试验等				
			肢体血液循环检查				
		伤口			1		
		导管			1		
	主要体征	内容及相关因素		提问	4		
	主要检查	阳性结果、意义及护理配合			3		
	主要检验	阳性结果、意义及护理配合			3		
	其他	饮食,大、小便,睡眠,心理-社会状况		现场收集	4		
护理问题/诊断（10 分）		主要护理问题/诊断及相关因素		提问	10		
干预措施（40 分）	护理措施	针对主要护理问题的相关措施及其依据		现场查看与提问	5		
	治疗药物	药物名称、用法、注意事项			5		
	病情观察	观察的要点及依据			5		
		意外或紧急情况的处理			10		

续表

项目	内容	要求	考核形式	分值/分	扣分原因	扣分/分
干预措施 (40分)	专科护理操作	操作方法、要点、注意事项,应急处理	实操与提问	10		
	护理书写	记录考核时段相关内容 体现专科知识点	实查	5		
效果评价 (10分)	护士素质	仪表规范、举止得体		1		
	人文关怀	尊重患者、保护隐私		1		
	沟通能力	方法适宜、体现专科特色、效果好		2		
	院感防控	无菌原则、消毒隔离、医疗废物处理规范		3		
	患者安全	核对、安全防范意识和措施规范		2		
	考核时间	60 min内完成(每超 5 min 扣 1 分,超 10 min 扣完 2 分并结束考核)		1		
总分						

表 27-5　湖南省骨科专科护士资格认定培训护理个案评价

项目	评价标准	占分/%	得分/分	评语
病例选择	恰当,系临床实践中护理过的一例或一类疾病患者,有借鉴意义	5		
病例介绍	主、客观资料收集准确、完整:一般情况;主诉、临床表现及辅助检查;诊疗、护理过程及效果	10		
护理措施	护理措施详细,且有依据(含循证)	30		
护理效果与体会	体现该病例护理过程中成功的经验、失败的教训及启示,或者在此护理过程中获得的新知识、新技术及新理念	20		
参考文献	正确运用参考文献(格式、真实性及年限);文献来自近 3~5 年国内外核心期刊或最新版指南、共识、书籍	5		
PPT制作	排版合理、界面美观、能恰当使用多媒体元素(图片、音频、视频)	10		
仪表	规范,淡妆,符合汇报发言风格	5		
语言表达	清晰,发音标准、声音洪亮、抑扬顿挫	5		
互动	汇报气氛好,提问自然,解答自如	5		
时间安排	能在规定时间内完成汇报	5		
总分				

表 27-6　湖南省骨科专科护士资格认定培训护理综述评价

内容	评价标准	占分/%	得分/分	评语
选题	恰当、必要、新颖,结合自身实践领域和兴趣	5		
文献查阅	全面;阅读不少于 30 篇,引用不少于 15 篇	15		
综述质量	格式正确;题目贴切;摘要概括恰当且全面,突出主题,一目了然;前言叙述目的和意义,简明扼要;主体以论据和论证的形式,提出问题、分析问题、解决问题,思路清晰、用语规范,引文正确;观点阐述客观、全面,表述详略得当;小结与前言内容相呼应,对主体部分概括恰当	45		
参考文献	格式正确;文献选择保证时效性,近 5 年内的文献占 80%;编码顺序正确;来源翔实	5		
PPT 制作	排版合理、界面美观、能恰当使用多媒体元素(图片、音频、视频)	10		
着装	规范,淡妆,符合汇报发言风格	5		
语言表达	清晰,发音标准、声音洪亮、抑扬顿挫	5		
课堂互动	课堂气氛好,提问自然,解答自如	5		
时间安排	能在规定时间内完成汇报	5		
总分				

第二节·护理查房与病例讨论

一、护理查房

护理查房是落实规章制度、检查与提高护理质量及护理人员业务水平最有价值的活动。包括业务查房、教学查房、行政查房。在此重点介绍业务查房和教学查房。

（一）组织与准备

（1）选择合适病例、主持人、参与人和适宜的查房方法。

（2）先将病例相关资料加以整理,尽可能作出书面或多媒体摘要,事先发给参加查房的人员。

（3）责任护士和主持人（护士长或主管护师及以上人员）负责介绍及解答有关病情、诊断、治疗、护理等方面的问题并提出分析意见。

（4）全程记录保存。

（二）病例类型

（1）临床查房　新入院、危重等患者。

（2）个案查房　罕见、特殊手术、病情复杂、住院时间较长的患者,开展的新业务、新技术。

（3）教学查房　根据教学大纲，选择常见典型病例。

（三）病例选择

危重；大手术；存在或潜在压力性损伤、院外带入Ⅱ期以上压力性损伤、院内发生的压力性损伤；诊断未明确；护理效果不佳存在安全隐患的患者等。

（四）记录格式

（1）眉栏　时间、地点、病例类型、主题、主持人、记录人、参加人员。

（2）内容　简要记录病史和诊疗护理过程、护理评估、护理诊断/问题、护理目标、护理措施、护理评价、参加人员发言内容。

（五）查房步骤

（1）主持人介绍护理查房的主题与目的。

（2）责任护士报告病例、简要病史、诊疗护理现况、已实施的护理措施及效果。

（3）主持人带领参加查房人员代表到患者床旁进行问诊和体查。

（4）责任护士汇报健康评估（体查）、护理诊断/问题、护理目标、拟实施的护理措施。

（5）参加人员发言　根据患者的病情与护理目标提出意见和建议。

（6）主持人答疑解惑，总结性发言，介绍新理念、新方法。

（六）注意事项

（1）护理查房是日常工作之一，核心是患者。

（2）上级护师（主管护师以上人员）应具有查房能力，应清楚告知患者及责任护士查房的目的。

（3）查房要携带病历及需要的检查资料。

（4）责任护士提出的问题应与患者紧密相关，是患者目前存在的护理问题。

（5）健康评估（体查）应专业，查体后应总结患者的情况。

（6）查房者提出的前沿信息及指导是查房的关键。

（7）护理业务查房与护理教学查房的区别见表 27-7。

表 27-7　护理业务查房与护理教学查房的区别

项目	业务查房	教学查房
参与人员	具备独立工作能力的护士	护生、低年资护士
查房目标	指导护士，提高护理质量	巩固知识、理论联系临床
查房重点	针对性、个性化护理	疾病相关基础知识、常规护理
病例选择	疑难、危重、罕见病	常见、多发病
主查人	护士长、总带教、责任组长	护理总带教或临床护理的带教人员

二、病例讨论

护理病例讨论是召集护理及相关人员（如营养、药学、医疗等）对病情危重、大手术和新开展的手术以及死亡病例进行讨论，以提高护理质量。

（一）组织与准备

参见护理查房。

（二）病例类型

死亡、出院、在院病例。

（三）病例选择

疑难、危重、病情复杂且护理难度大；新开展的手术；抢救；死亡；涉及多学科且护理问题较多的病例。

（四）记录格式

参见护理查房。

（五）病例讨论步骤

（1）主持人介绍病例讨论的主题与目的。

（2）责任护士报告病例　简要病史、诊治过程、护理评估、护理诊断/问题、护理目标、护理措施、护理评价。

（3）参加人员发言　根据患者的病情与护理情况，提出护理意见和建议。

（六）注意事项

（1）认真进行讨论，提出最佳护理方案。若对拟新开展的手术进行术前护理讨论，应制定术后观察事项及护理要求等；对于死亡病例、特殊病例，应对护理经验与教训及如何提高护理业务水平进行讨论。

（2）避免下述情况

① 讨论前预告准备不够充分，目的交代不清。

② 病例讨论与业务讲座混淆　个案特点不突出，讨论问题设置不切实际；主查人讲的多，参加人发言机会少，缺少互动；查阅文献资料意识淡薄，对问题或依据的讨论欠深入，对国内外护理动态了解少；讨论形式单一，忽略了针对性。

③ 讨论当时无记录，事后补记，难免有重点内容疏漏，以至于从记录中难以评价主查人及参会人员的业务水平。

（贺爱兰　周阳　余婕　杨佳琪　曾必云　彭芳敏　李凯霖　钟平）

参考文献

[1] Han Y M，Way N，et al. Orthopedic nursing in developing nations：A collaboration between the Republic of the Union of Myanmar（Burma）and Australia [J]. International journal of orthopedic and trauma nursing，2017，27：41-45.

[2] 田发秀，陈湘玉，陈丽萍.骨科护理门诊高级护理实践现况调查分析 [J].护理学杂志，2018，33（14）：56-59.

[3] 黄天雯，肖萍，陈晓玲，等.骨科专科护理质量评价指标研究 [J].护理管理杂志，2015，15（12）：861-863.

[4] Biddle M I，Adler N R，et al. Nurse-led clinic：effective and efficient delivery of assessment and review of patients with hepatitis B and C [J]. Int Med J，2014，44（6）：581-585.

[5] Albert N M，Rice K L，et al. Clinical nurse specialist roles in conducting research：changes over 3 years [J]. Clinical Nurse Spec，2016，30（5）：292-301.

[6] Clark K C，Guerin S T，et al. Implementinggerontologicalnursing evidence-based practice guidelines in a BSN curriculum [J]. J Gerontological Nurse，2015，41（7）：21-28.

[7] 吴欣娟，李佳倩，李真，等.加强专科护士培养与使用　助力专科护理跨越式发展 [J].中国护理管理，2017，17（7）：872-874.

[8] 宁艳花，吕云凤，刘国莲，等.我国专科护士相关研究的文献计量学分析 [J].中国护理管理，2017，17（2）：202-205.

[9] 胡贝贝，杨丽黎，江云，等.脑卒中专科护士角色的设立及实践 [J].中华护理杂志，2017，52（10）：1195-1199.

[10] 俞梦盈，刘晓，何桂娟.美国老年护理专科护士实践发展及对我国的启示 [J].中华现代护理杂志，2017，23（14）：1933-1936.

[11] 吴文芳，娄凤兰.基于SWOT分析法的国内专科护士发展现况 [J].解放军护理杂志，2016，32（21）：42-45.

[12] 汤爱玲，翁素贞，叶文.上海市专科护士培养与管理方案 [J].护理管理杂志，2016，16（4）：289-291.

[13] 蔡文智，张莉.护士长管理工作指引 [M].北京：人民军医出版社，2014.

[14] 幺莉.护理敏感质量指标监测基本数据集实施指南（2018版）[M].北京：人民卫生出版社，2018.

[15] 彭刚艺，陈伟菊.护理管理工作规范 [M].第4版.广州：广东科技出版社，2011.

[16] 叶文琴，王筱慧，张伟英.实用医院护理人力资源管理学 [M].北京：科学出版社，2014.

[17] 黄天雯，肖萍，陈晓玲，等.骨科护理质量敏感指标的构建 [J].中华护理杂志，2018，53（08）：945-949.

[18] 倪语星，张祎博，糜琛蓉.医院感染防控与管理 [M].第2版.北京：科学出版社，2016.

[19] 柏树令，丁文龙.系统解剖学 [M].第9版.北京：人民卫生出版社，2018.

[20] 陈金宝.临床人体解剖图谱：骨科分册 [M].上海：上海科学技术出版社，2017.

[21] 周毅.诊断学 [M].北京：北京大学医学出版社，2012.

[22] 裴福兴，陈安民.骨科学 [M].北京：北京大学医学出版社，2016.

[23] 韩显林.外科住院医师手册 [M].北京：北京大学医学出版社，2012.

[24] 邱贵兴.骨科学高级教程 [M].北京：中华医学电子音像出版社，2016.

[25] 湖南省省卫生和计划生育委员会.湖南省常用护理操作技术规范 [M].长沙：湖南科学技术出版社，2017.

[26] 李小寒，尚少梅.基础护理学［M］.北京：人民卫生出版社，2017.

[27] 李乐之，路潜.外科护理学［M］.北京：人民卫生出版社.2017.

[28] 万学红，卢雪峰.诊断学［M］.北京：人民卫生出版社，2016.

[29] 白人驹，徐克.医学影像学［M］.第7版.北京：人民卫生出版社，2013.

[30] 王欣，许蕊凤，郑群怡.骨科护士规范操作指南［M］.北京：人民卫生出版社，2017.

[31] 陈秀云，于梅.骨科护士专科技能操作与考评［M］.北京：人民卫生出版社，2016.

[32] 程海东，李莉.外科护士分层培训手册［M］.北京：人民卫生出版社，2016.

[33] 高小雁，韩冰.积水潭脊柱外科护理与康复［M］.北京：人民卫生出版社，2016.

[34] 蒋琪霞.压力性损伤护理学［M］.北京：人民卫生出版社，2015.

[35] 丁炎明.伤口护理学［M］.北京：人民卫生出版社，2017.

[36] 张艳.早期护理干预对防治腰椎压缩性骨折患者腹胀的效果评价［J］.中国实用医药，2018，13（17）：178-179.

[37] 许湘丽.综合护理干预对创伤性骨折伴抑郁焦虑患者的影响［J］.护理实践与研究，2018，15（9）：137-139.

[38] 夏玲，张兆波.冷疗法在骨科康复中临床应用进展［J］.中国康复医学杂志，2014，29（06）：591-594.

[39] 高娜.北京协和医院骨科护理工作指南［M］.北京：人民卫生出版社，2016.

[40] 李春敏，张金庆，崔亚南.不同长度梯度压力袜对预防关节置换术后下肢深静脉血栓形成的效果研究［J］.护士进修杂志，2012，27（23）：2200-2201.

[41] Ritsema D F，Watson J M，et al. Sequential compression devices in postoperative urological patients：an observational trial and survey study on the influence of patient and hospital factors on compliance［J］. Bmc Urology，2013，13（1）：1-7.

[42] Kahn S R，Shapiro S，et al. Compression stockings to prevent post-thrombotic syndrome：a randomized placebo-controlled trial［J］. Journal of Vascular Surgery，2014，59（5）：880-888.

[43] 陈燕琴，任红俤.康复专科护士实践手册［M］.北京：化学工业出版社，2014.

[44] 杨宝峰，苏定冯.药理学［M］.第8版.北京：人民卫生出版社，2014.

[45] 陈新谦，金有豫，汤光.新编药物学［M］.第17版.北京：人民卫生出版社，2011.

[46] 刘保江，晁储璋.麻醉护理学［M］.北京：人民卫生出版社，2018.

[47] 周宗科，翁习生，曲铁兵，等.中国髋膝关节置换术加速康复-围术期管理策略专家共识［J］.中华骨与关节外科杂志，2016，9（1）：1-9.

[48] 中国加速康复外科专家组.中国加速康复外科围术期管理专家共识（2016版）［J］.中华消化外科杂志，2016，15（6）：527-533.

[49] 孙玉梅，张立力.健康评估［M］.第4版.人民卫生出版社，2017.

[50] 王印川，王庆丰，苗琴，等.三种不同清洗方法的术前皮肤消毒效果对比研究［J］.中华医院感染学杂志，2016，26（20）：4763-4765.

[51] 薛鹏飞，崔志明.术前心理评估量表的应用［J/CD］.中华临床医师杂志（电子版），2017，11（15）：2140-2143.

[52] 朱小娟.骨科临床护理手册［M］.人民卫生出版社，2014.

[53] 魏革，刘苏君，王方.手术室护理学［M］.第3版.人民军医出版社，2014.

[54] 何梅，周满丽，王雯，等.出院准备度护理评估工具研究进展［J］.中国护理管理，2018，18（09）：1252-1256.

[55] 张宁，亓建洪，张延明.膝关节术后僵硬的相关研究进展［J］.中国矫形外科杂志，2016，24（18）：1683-1687.

[56] 岳辰，周宗科，裴福兴，等.中国髋、膝关节置换围术期抗纤溶药序贯抗凝血药应用方案的专家共识

[J].中华骨与关节外科杂志，2015，8（04）：281-285.

[57] 邓广肖.气压止血带在四肢手术中的应用研究 [J].护理研究，2017，31（06）：650-652.

[58] 蒋琪霞.伤口护理实践原则 [M].第 3 版.北京：人民卫生出版社，2017.

[59] 蔡东联.实用营养学 [M].第 2 版.北京：人民卫生出版社，2012.

[60] 蔡威译.临床营养学基础（第 4 版）.上海：2013，上海交通大学出版社.

[61] 中华医学会骨科学分会.中国骨科大手术静脉血栓栓塞症预防指南（2016 版）.中华骨科杂志，2016，36（2）：65.

[62] 赵玉沛，陈孝平.外科学 [M].第 3 版.北京：人民卫生出版社，2015.

[63] 徐永清，林涧，郑和平.穿支皮瓣 [M].北京：人民卫生出版社，2015.

[64] 李晓芳.手外科穿支皮瓣移植术后血管危象的护理策略 [J].实用手外科杂志，2016，30（4）：494-495.

[65] 李娜，张秀秀，葛华平，等.游离皮瓣血管危象探查术后观察与护理的体会 [J].中华显微外科杂志，2018，41（5）：514-515.

[66] 张秀秀，李娜，王燕婷.32 例腓动脉终末穿支蒂皮瓣修复足踝部创面的护理 [J].实用手外科杂志，2016，30（1）：120-121.

[67] 韩芹，陈步国，赵安娜，等.自由设计的穿支皮瓣在腓肠神经皮瓣供区修复中的护理 [J].实用手外科杂志，2017，31（2）：266-267.

[68] 彭小苑，谷忠建，欧阳艳菲.骨科健康教育手册 [M].北京：人民卫生出版社，2018.

[69] Terry, S. Canale. , James H. Beaty. 坎贝尔骨科手术学 [M].第 12 版.北京：人民军医出版社，2013.

[70] 陈孝平，汪建平.外科学 [M].第 9 版.北京：人民卫生出版社，2018.

[71] 李岩，赵梅珍，赵体玉.外伤致气性坏疽患者急诊手术管理的循证护理 [J].护理学杂志，2015，30（4）：52-55.

[72] 张建中.足踝外科学精要 [M].第 2 版.北京：北京大学医学出版社，2013.

[73] 刘艳芳，曾庆旺，万伟，等.外科及护理学 [M].济南：山东大学出版社，2011.

[74] 孙徐妹，朱燕霞，屠晓华，等.自体血回输的研究进展 [J].解放军护理杂志，2016，33（23）：31-35.

[75] 尤黎明，吴瑛.内科护理学 [M].第 5 版.北京：人民卫生出版社，2012.

[76] 徐波，陆宇晗.肿瘤专科护理 [M].北京：人民卫生出版社，2018.

[77] 郭卫.中华骨科学骨肿瘤卷 [M].北京：人民卫生出版社，2010.

[78] 湖南省卫生厅.湖南省医院护理工作规范 [M].长沙：湖南科学技术出版社，2012.

[79] 胡颖.临床护理教学中存在的问题与对策 [J].实用临床护理，2018，48（3）：181-182.

[80] 杨士来，王晓霞.临床护理教学研究进展 [J].护理学报，2015，24（22）：34-36.

[81] 黄人健，李秀华.外科护理学 [M].北京：中国医学电子音像出版社，2016：454-458.

[82] 吴孟超，吴在德，吴肇汉，等.外科护理学 [M].第 8 版.北京：人民卫生出版社，2013.

[83] 李峥，刘宇.护理学研究方法 [M].北京：人民卫生出版社，2012.

[84] 李康，贺佳，杨土保.医学统计学 [M].第 7 版.人民卫生出版社.2018.

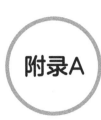

附录A ▶▶ 日常生活能力评定工具

附表 A-1　Barthel 指数量表（BI）

项目	完全独立/分	需部分帮助/分	需极大帮助/分	完全依赖/分	评定日期 （年/月/日）	评定日期 （年/月/日）
进食	10	5	0	—		
洗澡	5	0	—	—		
修饰	5	0	—	—		
穿衣	10	5	—	—		
控制大便	10	5	0	—		
控制小便	10	5	0	—		
如厕	10	5	0	—		
床椅转移	15	10	5	0		
平地行走	15	10	5	0		
上下楼梯	10	5	0	—		
总分/分						
评定者签名						

注：评定时机：入院/转入、术后当日、术后第3日、病情变化时、出院前。

附录B ▶▶ 压力性损伤风险评估工具

附表 B-1　Braden 压力性损伤危险评估量表

	评估标准		分数/分	评估日期 （年/月/日）
感知能力	完全受限	对疼痛刺激无反应	1	
	非常受限	对疼痛刺激有反应但不能用语言表达，只能用呻吟、烦躁不安表示	2	
	轻微受限	对指令性语言有反应，但不能总是用语言表达不适，或部分肢体感受疼痛能力或不适能力受损	3	
	无损害	对指令性语言有反应，无感觉受损	4	

续表

	评估标准		分数/分	评估日期 （年/月/日）
潮湿度	持续潮湿	每次移动或翻动病人时总是看到皮肤被分泌物、尿液浸湿	1	
	非常潮湿	床单、被子频繁受潮，至少每班更换一次	2	
	偶尔潮湿	皮肤偶尔潮湿，床单约每日更换一次	3	
	罕见潮湿	皮肤通常是干的，床单按常规时间更换	4	
活动能力	卧床不起	被限制在床上	1	
	能坐轮椅	不能步行活动，必须借助椅子或轮椅活动	2	
	扶助行走	白天偶尔步行，但距离非常短	3	
	活动自如	能自主活动，经常步行	4	
移动能力	完全受限	病人在他人帮助下方能改变体位	1	
	重度受限	偶尔能轻微改变身体或四肢的位置，但不能独立改变体位	2	
	轻度受限	只是轻微改变身体或四肢位置，可经常移动且独立进行	3	
	不受限	可独立进行随意体位的改变	4	
营养摄取能力	非常差	从未吃过完整一餐，或禁食和（或）进无渣流质饮食	1	
	可能不足	每餐很少吃完，偶尔加餐或少量流质饮食或管饲饮食	2	
	充足	每餐大部分能吃完，但会常常加餐；不能经口进食病人能通过鼻饲或静脉营养补充大部分营养	3	
	良好	三餐基本正常	4	
摩擦力剪切力	存在问题	需要协助才能移动病人，移动病人时皮肤与床单表面没有完全托起，病人坐床上或椅子上经常会向下滑动	1	
	潜在问题	很费力地移动病人，大部分时间能保持良好的体位，偶尔有向下滑动	2	
	不存在问题	在床单上或椅子里能独立移动，并保持良好的体位	3	

注：18 分是发生压力性损伤危险的临界值；15~18 分，轻度危险；13~14 分，中度危险；10~12 分，高度危险；<9 分，极度危险。

附录C ▶▶ 跌倒风险评估工具

附表 C-1　Morse 跌倒危险因素评估量表

项目	评分标准/分	MFS 分值/分
近 3 个月有无跌倒	无：0　有：25	
多于一个疾病诊断	无：0　有：15	

续表

项目	评分标准/分		MFS 分值/分
步行需要帮助	否:0 拐杖、助步器、手杖:15		
	轮椅、平车:0		
接受药物治疗	无:0 有:20		
步态/移步	正常、卧床不能移动:0		
	虚弱:10 严重虚弱:20		
精神状态	自主行为能力:0		
	无控制能力:15		

总得分/分

注:零危险:0～24分;低度危险:25～45分;高度危险:>45分。

附表 C-2 Johns Hopkins 医院跌倒风险评估量表

第一部分	低风险	高风险		如果患者情况不符合量表第一部分的任何条目,则进入第二部分的评定
	患者昏迷或完全瘫痪	住院前6个月内有>1次跌倒史	住院期间有跌倒史	

第二部分	患者年龄	分值/分	大小便排泄	分值/分	患者携带管道数	分值/分
	60～69 岁	1	失禁	2	1	1
	70～79 岁	2	紧急和频繁的排泄	2	2	2
	≥80 岁	3	紧急和频繁的失禁	4	3 及 3 根以上	3
	活动能力	分值/分	认知能力	分值/分	跌倒史	分值/分
	患者移动/转运或行走时需要辅助或监管	2	定向力障碍	1	最近 6 个月有 1 次不明原因跌倒经历	5
	步态不稳	2	烦躁	2		
	视觉或听觉障碍而影响活动	2	认知限制或障碍	4		
	高危药物				分值/分	
	高危用药如镇痛药[患者自控镇痛(PCA)和阿片类药]、抗惊厥药、降压利尿药、催眠药、泻药、镇静药和精神类药数量				1 个高危药物	3
					2 个及以上	5
					24h 内有镇静史	7

第二部分得分范围为 0～35 分,为 3 个等级:<6 分为低度风险;6～13 分为中度风险;>13 分为高度风险。

附表 C-3　Hendrich 跌倒风险评估量表

项目	分值/分	备注
意识模糊或定向力障碍或行为冲动	4	
抑郁状态	2	
排泄方式改变	1	
头晕或眩晕	1	
男性	1	
服用抗癫痫药物	2	
服用苯二氮䓬类药物	1	
起立——行走测试		
不需撑扶可自行站起——步态平稳	0	
撑扶一次即可站起	1	
尝试多次才能站起	2	
测试中需要他人辅助才能站起或医嘱要求他人辅助和(或)绝对卧床,如不能评估在病历上注明日期时间	4	

注:≥5 分为高风险。

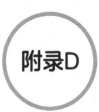

营养风险筛查评定工具

附表 D-1　NRS 2002 营养风险筛查量表

一、患者资料			
年龄		性别	
身高/cm		体重/kg	
体重指数(BMI)		蛋白质/(g/L)	

二、疾病状态		
疾病状态	分数/分	若"是"请打钩
• 骨盆骨折或者慢性病患者合并有以下疾病:肝硬化、慢性阻塞性肺疾病、长期血液透析、糖尿病、肿瘤	1	
• 腹部重大手术、脑卒中、重症肺炎、血液系统肿瘤	2	
• 颅脑损伤、骨髓抑制、加护病患(APACHE>10 分)	3	
合计		

续表

三、营养状态		
营养状况指标（单选）	分数/分	若"是"请打钩
• 正常营养状态	0	
• 3个月内体重减轻＞5％或最近1周进食量（与需要量相比）减少20％～50％	1	
• 2个月内体重减轻＞5％或BMI18.5～20.5或最近1周进食量（与需要量相比）减少50％～75％	2	
• 1个月内体重减轻＞5％（或3个月内减轻＞15％）或BMI＜18.5（或血清白蛋白＜35g/L）或最近1周进食量（与需要量相比）减少70％～100％	3	
合计		
四、年龄		
年龄≥70岁	1	
五、评估结果与处理		
营养风险筛查总分＝疾病严重程度评分＋营养状态低减评分＋年龄评分		
处理		
□总分≥3.0:患者有营养不良的风险,需营养支持治疗		
□总分＜3.0:若患者将接受重大手术,则每周重新评估其营养状况		

注:三、营养状态中,3项问题任一个符合就按其分值,几项都有按照高分值为准。

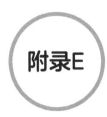

附录E ▶▶ Harris髋关节功能评分标准

国内外髋关节功能评分方法众多，以 Harris 髋关节功能评分标准最为常用。它由 Harris（1969）提出，适用于各种髋关节疾患的疗效评价，内容包括疼痛（44 分）、功能（47 分）、畸形（4 分）和关节活动度（5 分）四个方面。

Harris 髋关节功能评分标准

姓名 _____ 性别 _____ 年龄 _____ 诊断 _____ 联系方式 _____

项目	得分/分			项目	得分/分		
	第一次	第二次	第三次		第一次	第二次	第三次
一、疼痛				2. 功能活动			
无　(44)				(1)上楼梯			
轻微　(40)				正常　(4)			
轻度,偶服镇痛药　(30)				正常,需扶楼梯　(2)			
轻度,常服镇痛药　(20)				勉强上楼　(1)			
重度,活动受限　(10)				不能上楼　(0)			
不能活动　(0)							
二、功能				(2)穿袜子,系鞋带			
1. 步态				容易　(4)			
				困难　(2)			
				不能　(0)			
(1)跛行				(3)坐椅子			
无　(11)				任何角度坐椅子,大于1h　(5)			
轻度　(8)				高椅子坐半个小时以上　(3)			
中度　(5)				坐椅子不能超过半小时　(0)			
重度　(0)				上公共交通　(1)			
不能行走　(0)				不能上公共交通　(0)			
(2)行走时辅助				三、畸形			
不用　(11)				具备下述四条可记4分:			
长距离用一个手杖　(7)				a. 固定内收畸形<10°			
全部时间用一个手杖　(5)				b. 固定内旋畸形<10°			
拐杖　(4)				c. 肢体短缩<3.2cm			
2个手杖　(2)				d. 固定屈曲畸形<30°			
2个拐杖　(0)							
不能行走　(0)							
(3)行走距离				四、活动度(屈+展+收+内旋+外旋)			
不受限　(11)				210°～300°　(5)			
1km以上　(8)				160°～209°　(4)			
500m左右　(5)				100°～159°　(3)			
室内活动　(2)				60°～99°　(2)			
卧床或坐椅　(0)				30°～59°　(1)			
				0°～29°　(0)			

总分/分			
	第一次		
	第二次		
	第三次		

　　注:Harris 评分是一个广泛应用的评价髋关节功能的方法,常常用来评价保髋治疗和关节置换的效果。满分 100 分,90 分以上为优良,80～89 分为较好,70～79 分为尚可,<70 分为差。

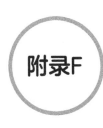

膝关节KSS评分

单位:分

		一、单纯膝关节功能评分		
疼痛	50		不痛	50
		轻度	偶尔觉轻微疼痛	45
			上下楼时轻微疼痛	40
			平地行走时伴轻微疼痛	30
		中度	偶尔疼得比较厉害	20
			经常疼得比较厉害	10
			严重(疼得特别厉害,需要服药)	0
活动度	25		由屈曲到伸膝(每5°=1分)	
稳定性(在任何位置上的最大活动度)	25	前后侧(10)	<5mm	10
			5~10mm	5
			>10mm	0
		内外侧(15)	<5°	15
			6°~9°	10
			10°~14°	5
			>15°	0
减分	−50	屈曲挛缩(−15)	5°~10°	−2
			10°~15°	−5
			16°~20°	−10
			>20°	−15
		伸展延迟(−15)	<10°	−5
			10°~20°	−10
			>20°	−15

续表

一、单纯膝关节功能评分				
减分	−50	对线 (−20)	正常外翻 5°～10°	0 分
			内翻 0～4°	每度 −3 分
			外翻 11°～15°	每度 −3 分
			更严重内外翻	−20 分
一、总分				

二、患者整体功能评分			
行走能力	50	无任何限制	50
		约 1km 以上	40
		500～1000m	30
		不到 500m	20
		仅能在室内活动	10
		不能步行	0
上下楼	50	正常上下楼梯	50
		正常上楼,下楼梯需扶栏杆	40
		上下楼梯均需扶栏杆	30
		借助扶手能上楼,但不能下楼	15
		完全不能上下楼梯	0
减分	−20	用手杖	−5
		用双手杖	−10
		需使用腋杖或助行器辅助活动	−20
二、总分			

注:1.优:85～100分;良:70～84分;可:60～69分;差:<60分。

2.方框内标有"分"的填具体分数;方框内标有"°"的填具体度数;方框内无任何标志的只需在相应项打"√",肌力项除外。

调查者签名:

日期: 年 月 日

膝关节HSS评分标准

评分/分		评分/分	
疼痛(30 分)		肌力(10 分)	
任何时候均无疼痛	30	优:完全对抗阻力	10
行走时无疼痛	15	良:部分对抗阻力	8
行走时轻微疼痛	10	可:能带动关节活动	4
行走时中度疼痛	5	差:不能带动关节活动	0
行走时重度疼痛	0	固定畸形(10 分)	
休息时无疼痛	15	无畸形	10
休息时轻微疼痛	10	小于 5°	8
休息时中度疼痛	5	5°~10°	5
休息时重度疼痛	0	大于 10°	0
功能(22 分)		不稳定(10 分)	
行走和站立无限制	12	无	10
行走距离 5~10 个街区		轻度:0°~5°	8
和间断站立<30min	10	中度:5°~15°	5
行走距离 1~5 个街区		重度:大于 15°	0
和站立超过 30min	8	减分	
行走距离少于 1 个街区	4	单手拐	1
不能行走	0	单拐	2
能上楼梯	5	双拐	3
能上楼梯但需要支撑	2	伸直滞缺 5°	2
能自由移动	5	伸直滞缺 10°	3
能移动但需要支撑	2	伸直滞缺 15°	5
活动范围(18 分)		每内翻 5°	1
每活动 8°得 1 分		每外翻 5°	1
最多 18 分	18		